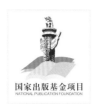

国家出版基金项目
NATIONAL PUBLICATION FOUNDATION

叶华谷　李楚源　叶文才　曾飞燕　主编

中国中草药志

3

化学工业出版社
·北京·

内容简介

本书以图文结合的形式，收录我国野生及栽培的药物共 418 种，主要从药物资源的利用角度，介绍了每种药物的科名、中文名、中药拉丁名、别名、动植物拉丁名、基原、形态特征、生长环境、地理分布、采集加工、药材性状、性味归经、功能主治、用法用量等，有些种类还有附方和附注。为了安全起见，在一些有毒植物的性味功能后面标明"有大毒""有小毒""有毒"等字样，提醒读者慎用。

本书可供药物研究、教育、资源开发利用及科普等领域人员参考使用。

图书在版编目（CIP）数据

中国中草药志. 3/ 叶华谷等主编. —北京：化学工业出版社，2022.5
ISBN 978-7-122-40625-5

Ⅰ.①中… Ⅱ.①叶… Ⅲ.①中药志 Ⅳ.① R281.4

中国版本图书馆 CIP 数据核字（2022）第 011732 号

责任编辑：李 丽 刘 军
文字编辑：赵爱萍
责任校对：边 涛
装帧设计：关 飞

出版发行：化学工业出版社
　　　　　（北京市东城区青年湖南街 13 号　邮政编码 100011）
印　　装：中煤（北京）印务有限公司
787mm×1092mm　1/16　印张 37³⁄₄　字数 941 千字
2022 年 9 月北京第 1 版第 1 次印刷

购书咨询：010-64518888　　　售后服务：010-64518899
网　　址：http://www.cip.com.cn
凡购买本书，如有缺损质量问题，本社销售中心负责调换。

定　　价：298.00 元　　　　　　　版权所有　违者必究

本书编写人员名单

主编

叶华谷　李楚源　叶文才　曾飞燕

副主编

刘芳芳　刘源源　林什全　王发国　叶育石　李健容

编写人员（以姓名汉语拼音为序）

白国华	蔡京津	蔡明慧	陈海山	陈洪源	陈玉笋
段士民	范春林	范小静	付　琳	付绍智	谷海燕
管开云	黄晓芳	黄　娅	黄志海	贾　晗	康　宁
李策宏	李成文	李楚源	李海涛	李健容	李如良
李仕裕	李书渊	李小杰	李泽贤	廖文波	廖宇杰
林什全	刘芳芳	刘　梅	刘晓峰	刘源源	卢　野
鲁　松	马　羚	聂丽云	秦新生	全　健	申明亮
孙尚传	唐秀娟	王德勤	王发国	王果平	王　俊
王喜勇	魏雪莹	夏　静	肖　波	徐　蕾	杨　毅
叶华谷	叶文才	叶育石	叶　赟	易思荣	尹林克
余碧莲	余小玲	曾飞燕	张凤秋	张慧晔	张秋颖
张树鹏	张晓琦	朱吉彬	朱　强	邹　滨	

序

中医药学以整体观念为指导，追求人与自然和谐共生，倡导养生保健、个体化诊疗，中医药在防治常见病、多发病、慢性病及重大疾病中的疗效和作用日益得到国际社会的认可和接受。例如，青蒿素的发现及后续药物的研制成功，挽救了全球数百万人的生命，屠呦呦研究员也因为发现青蒿素，获得了诺贝尔生理学或医学奖，表明中医药为人类健康作出卓越贡献。

很高兴参与到中国科学院华南植物园、广州医药集团有限公司、暨南大学等专家团队中，与化学工业出版社、德国施普林格·自然集团合作出版发行《中国中草药志（1～5）》中英文版。该著作力求以全球视野来系统介绍近2200种中国中草药的形态特征、药理药性、功能主治、用法用量、生境分布等，同时结合当代科研成果，希望能为中草药资源保护和科学利用提供参考。希望通过该著作的出版能让世界更好地认识和了解中医药，更好地共同为全世界人民的健康努力。

中医学、西医学两种医学体系不同，但目的是共同的，就是维护健康、解除病痛。我对利用现代科学研究手段（分子生物学等）分析中草药的有效成分及作用机制非常感兴趣，希望越来越多的科研机构和企业努力促进中医药传统思维与现代科技融合发展，用更为科学的手段展现中医药的疗效。

为此，愿向读者推荐该系列著作，乐之为序。

中国工程院院士，天津中医药大学教授

2022 年 1 月

中医药学包含着中华民族几千年的健康养生理念及其实践经验，是中华文明的一个瑰宝，凝聚着中国人民和中华民族的博大智慧。中华民族使用中草药防病治病历史悠久，中药资源是中药产业和中医药事业发展的重要物质基础，也是我们国家的战略性资源，数千年来为中华民族健康繁衍生息作出重要贡献。中医药的传承与发展有赖于丰富的中药资源的支撑。

随着健康观念和医学模式的转变，中医药在防治常见病、多发病、慢性病及重大疾病中的疗效和作用日益得到国际社会的认可和接受，中医药已传播到180余个国家和地区。屠呦呦研究员因发现青蒿素获得2015年诺贝尔生理学或医学奖，充分表明中医中药为人类健康作出卓越贡献。历史上，中医药为抗击疫病作出过重要贡献；如今，中医药又为新冠肺炎疫情防控作出突出贡献。在此次抗击疫情中，中医中药参与的广度和深度都是空前的，取得的效果也是显著的。近年来，我国在中草药资源筛选与挖掘、鉴定、栽培繁育、抗病毒的药理、炮制和临床应用、新药研发等方面获得了很好的进展，取得了丰硕的成果。

为了更好地传承和发展中医药文化，主要作者们历尽艰辛，跋山涉水，足迹遍布大江南北，在原植物生境拍摄了大量的高清原色图片，生动地反映了植物不同生长期的原貌，并为近千种常用中药材拍摄了高清晰度的药材图片，科学地呈现了药材的显著鉴别特征，并查阅大量文献，系统介绍近2200种中国中草药的别名、基原、形态特征、生境、分布、采集加工、药材性状、性味归经、功能主治、用法用量、注意、附方和附注等，厘清近似种及易混淆种的区别要点。

本套书全面收集了中国中草药资源，包括藻类、菌类、蕨类、种子植物、树脂类、动物类到矿物类，以图文并茂的形式展现中国主要的中草药资源，通俗易懂、科普性强。本套书力求以全球视野来描述中草药的生境分布和历史沿革，同时结合当代科研成果，可为中草药资源保护和科学利用提供参考。英文版已与国际著名科技图书出版集团——德国施普林格·自然集团（Springer Nature）签订了合作出版协议，并入选2019年度"丝路书香工程"，具有重要的学术价值和国际影响力。

本套书以深入浅出、形象生动的方式阐述我国常用中草药资源，有助于弘扬中医药文化，促进形成符合"治未病"理念的健康工作方式和生活方式，坚定树立中医药是中华优秀传统文化瑰宝这一文化自信。同时，书中科普的特色中草药植物资源，可教育带动各地民众、企业在当地种植中草药，为实施乡村振兴战略、脱贫攻坚、乡村绿色发展规划作出贡献，并可产生良好的社会效益和经济效益。

编者

2022 年 1 月

凡例

1. 本套书共五卷，共收录近 2200 味常见中草药。按生物进化顺序，从低等到高等的顺序排列，分别为藻类、菌类、苔藓、蕨类、裸子植物、被子植物、树脂类、动物、矿物共 9 大类。同一类的则按生物进化顺序排列，被子植物按哈钦松系统排列，属、种按字母顺序排列。

2. 本套书以中草药的正名或习用名为辞目，按顺序列有：正名（中文名和拉丁学名及拉丁中药名）、别名、基原、形态特征、生境、分布、采集加工、药材性状、性味归经（有些不太常用中药未列归经）、功能主治、用法用量、注意、附注、附方 14 个条目，资料不全的条目从略，通用药材有药材性状描述，有些中草药没有药材性状描述。

3. 本套书中的物种拉丁名主要以《中国植物志》（中文版）和《中华人民共和国药典》为标准，各物种学名没有紧跟分类学上新名称的变化而变化。

4. 本套书物种拉丁名的属名、种名用斜体；药材拉丁名用大写正体；别名放在中括号中，属名、种名用斜体排版，以示区别。

5. 本套书中绝大多数中草药为单一来源，但也有部分药材为多来源，对多来源的种类在图片中标注明种类名称，单一来源的则不标注。

6. 药材性状条目下，对于多来源的药材品种按来源分别叙述，但也有少量区别不明显的未分别叙述。

7. 凡有毒性的中草药，均在性味归经条目内注明。非毒性的药材则不再标注。

8. 用法先列内服法，后列外用法，除另有规定外，用法系指水煎服。剂量以克为单位，如无特别说明，书中用量均为成人 1 日量，应用时需要灵活掌握，但对有毒性的药物用量则须慎重。

9. 本套书附有中文名索引和拉丁名索引。

10. 本套书附方仅供读者参考，需要时须咨询中医师，在中医辨证论治后使用。

目录

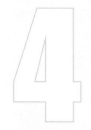

4

被子植物门

4.87 荨麻科

4.87.1 海岛苎麻

BOEHMERIAE FORMOSANAE FOLIUM

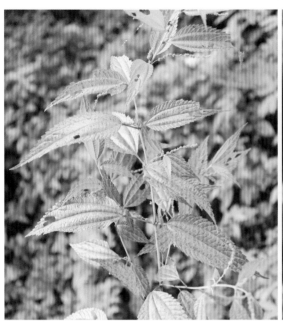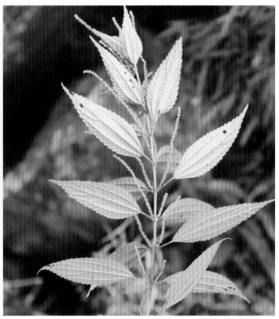

【基原】来源于荨麻科 Urticaceae 苎麻属 *Boehmeria* 海岛苎麻 *Boehmeria formosana* Hayata 的叶入药。

【形态特征】多年生草本或亚灌木；茎高 80~150cm，通常不分枝，上部疏或稍密，被短伏毛或无毛。叶对生或近对生；叶纸质，长圆状卵形、长圆形或披针形，长 8~15（21）cm，宽 2.5~6.5（8）cm，顶端尾状或长渐尖，基部钝或圆形，边缘在基部之上有多数牙齿，两面疏被短伏毛或近无毛；侧脉 3~4 对；叶柄长 0.5~6cm。穗状花序通常单性，雌雄异株，不分枝，长 3.5~9cm，有时雌雄同株，分枝，长达 16cm，生茎上部的为雌性，其下的为雄性或两性，后者下部的团伞花序为雄性，上部的团伞花序为雌性或两性；团伞花序直径 1~2mm。雄花：无梗，花被片 4 枚，椭圆形，长约 1.2mm，下部合生，外面有短毛；雄蕊 4 枚，花药长约 0.6mm；退化雌蕊倒卵形，长约 0.5mm。雌花：花被椭圆形，长约 0.6mm，顶端有 2 小齿，外面有短毛，果期呈菱状倒卵形至宽菱形，长 1.2~2mm。瘦果近球形，直径约 1mm，光滑。花期 7~8 月。

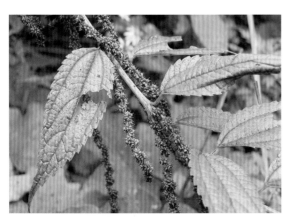

【生境】生于海拔 1400m 以下的疏林、灌丛中或沟边。

【分布】广西、广东、湖南、江西、福建、台湾、浙江、安徽。日本也有分布。

【采集加工】夏、秋季采收，叶鲜用。

【性味归经】味辛、苦，性平。

【功能主治】活血散瘀，消肿止痛。治跌打损伤，瘀血肿痛。

【用法用量】外用鲜品捣烂敷患处。

4.87.2 大叶苎麻

BOEHMERIAE LONGISPICAE HERBA

【别名】蒙自苎麻、野线麻、山麻、大蛮婆草、火麻风

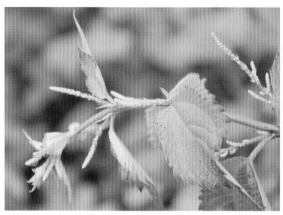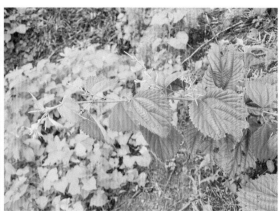

【基原】来源于荨麻科 Urticaceae 苎麻属 Boehmeria 大叶苎麻 Boehmeria longispica Steud. [Boehmeria grandifolia Wedd., Boehmeria japonica Miq.] 的全草入药。

【形态特征】亚灌木或多年生草本，高 0.6~1.5m，上部通常有较密的开展或贴伏的糙毛。叶对生，同一对叶等大或稍不等大；叶片纸质，近圆形、圆卵形或卵形，长 7~17（26）cm，宽 5.5~13（20）cm，顶端骤尖，有时不明显三骤尖，基部宽楔形或截形，边缘在基部之上有粗齿，下部的较小，近正三角形，上部的大，三角形，顶端锐尖，全缘或常有 1 小齿，叶面粗糙，有短糙伏毛，背面沿脉网有短柔毛，侧脉 1~2 对；叶柄长达 6（8）cm。穗状花序单生叶腋，雌雄异株，不分枝，有时具少数分枝，雄的长约 3cm，雌的长 7~20（30）cm；雄团伞花序直径约 1.5mm，约有 3 花，雌团伞花序直径 2~4mm，有极多数雌花；苞片卵状三角形或狭披针形，长 0.8~1.5mm。雄花：花被片 4，椭圆形，长约 1mm，基部合生，外面被短糙伏毛；雄蕊 4，花药长约 0.5mm；退化雌蕊椭圆形，长约 0.5mm。雌花：花被倒卵状纺锤形，长 1~1.2mm，顶端有 2 小齿，上部密被糙毛，果期呈菱状倒卵形，长约 2mm；柱头长 1.2~1.5mm。瘦果倒卵球形，长约 1mm，光滑。花期 6~9 月。

【生境】生于海拔 300~600m 的丘陵或山地灌丛、疏林、田边或溪边。

【分布】广东、广西、江西、湖南、湖北、安徽、四川、贵州、河南、陕西、山东。日本也有分布。

【采集加工】夏、秋季采收，将全草晒干。

【性味归经】味甘、辛，性凉。

【功能主治】清热解毒，化瘀消肿。治风热感冒，麻疹，痈肿，毒蛇咬伤，皮肤瘙痒，风湿痹痛，跌打损伤，骨折，疮疖。

【用法用量】6~15g，水煎服。外用鲜叶捣烂敷患处。

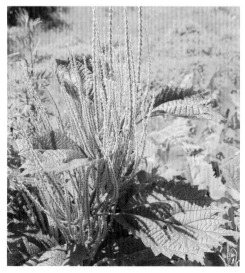

4.87.3　长叶苎麻

BOEHMERIAE PENDULIFLORAE RADIX

【别名】密球苎麻、水麻、水细麻

【基原】来源于荨麻科 Urticaceae 苎麻属 *Boehmeria* 长叶苎麻 *Boehmeria penduliflora* Wedd. 的根入药。

【形态特征】灌木，直立，有时枝条蔓生，高 1.5~4.5m；小枝多少密被短伏毛，近方形，有浅纵沟。叶对生；叶片厚纸质，披针形或条状披针形，长 14~28cm，宽 2.2~5.2cm，顶端长渐尖或尾状，基部钝、圆形或不明显心形，边缘自基部之上有多数小钝牙齿，上面脉网下陷，常有小泡状隆起，粗糙，无毛或有疏短毛，很快变无毛，下面沿隆起的脉网有疏或密的短毛，侧脉 3~4 对；叶柄长 0.6~3cm；托叶钻形，长达 1.5cm。穗状花序通常雌雄异株，有时枝上部的雌性，单生叶腋，长 6~32cm，其下的为雄性，常 2 条生叶腋，长 4.5~8cm；雄团伞花序直径 1~2mm，有少数雄花，雌团伞花序直径 2.5~6mm，有极多数密集的雌花。雄花：花被片 4，椭圆形，长约 1.2mm，下部合生，外面有短毛；雄蕊 4，长约 1.8mm，花药长约 0.6mm；退化雌蕊椭圆形，长约 0.5mm。雌花：花被倒披针形或狭倒披针形，长（1.2）1.6~2.2mm，顶端圆形，突缩缩成 2 小齿，外面上部疏被短毛，有时近无毛；柱头长（0.7）1.2~2.2mm。瘦果本身椭圆球形或卵球形，长约 0.5mm，周围具翅，并具长约 1.2mm 的柄。花期 7~10 月。

【生境】生于丘陵及山谷林中、灌丛中、林边或溪边，海拔 500~2000m。

【分布】西藏东南、四川西南、云南、贵州西南、广西西部和南部。越南、老挝、泰国北部、缅甸北部、不丹、尼泊尔、印度北部也有分布。

【采集加工】全年可采根晒干备用。

【性味归经】味辛，性平。

【功能主治】清热，宣肺解表，祛风止痛。治发热，恶寒，咽痛，咳嗽，咳痰，中耳炎，消化不良，疳积，风湿性关节炎。

【用法用量】6~9g，水煎服。

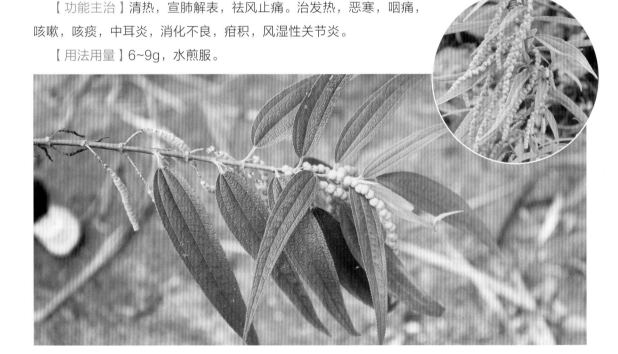

4.87.4 苎麻根

BOEHMERIAE NIVEAE RADIX ET CAULIS

【别名】野麻、野苎麻

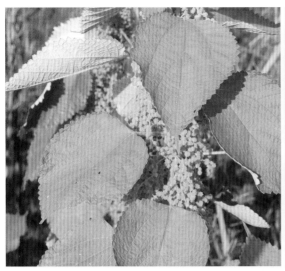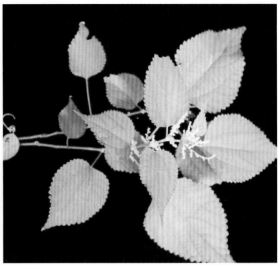

【基原】来源于荨麻科 Urticaceae 苎麻属 *Boehmeria* 苎麻 *Boehmeria nivea*（L.）Gaud. 的根和根状茎入药。

【形态特征】亚灌木，高 1~2.5m，具分枝，小枝被柔毛。单叶互生，阔卵形或近圆形，长 7~15cm，宽 6~12cm，顶端渐尖或尾尖，基部圆形或浅心形，边缘有粗锯齿，上面绿色，粗糙，有散生疏毛和密集分布均匀的点状钟乳体。下面密被紧贴交织的白色绵毛；叶脉三出，侧边两条伸达叶片中部以上，中央 1 条有侧脉 3~4 对；叶柄长 3~10cm；被毛；托叶披针形，长 1~1.5cm，脱落。花单性，淡绿色，细小，组成腋生圆锥状团伞花序，雌花序生于上部叶腋内，雄花序通常位于雌花序之下。雄花：花萼 4 裂，裂片阔椭圆形或倒卵形，长 1~1.5mm，无花瓣。雌花：花萼管状，顶端 3~4 齿裂；花柱纤细，宿存。瘦果长圆形，被毛，聚合成小球状。花期 8~10 月。

【生境】多生于石灰岩风化土中或溪涧边土质较肥的湿润处。

【分布】主要产区为长江以南、南岭以北各省区。越南、老挝也有分布。

【采集加工】冬季至次年春季采挖，除去泥沙，晒干。

【药材性状】本品呈圆柱形，稍弯曲，长 8~25cm，直径 0.8~2cm，表面灰棕色或淡褐色，有纵皱纹及横生皮孔，并有多数疣状突起，残留细根及根痕明显可见。质硬而脆；断面纤维状，皮部灰褐色，木部淡棕色，有时中间有几圈环纹。气微，味淡，嚼之有黏性。以色灰棕、无空心者为佳。

【性味归经】味甘，性寒。归心、肝、肾、膀胱经。

【功能主治】清热利尿，凉血安胎。治感冒发热，麻疹高热，尿路感染，肾炎水肿，孕妇腹痛，胎动不安，先兆流产；外用治跌打损伤，骨折，疮疡肿毒。

【用法用量】根 9~15g，水煎服。

【附方】① 治骨折：鲜苎麻根，鲜葱头，鲜小驳骨茎、叶，鲜艾各适量，共捣烂，加入米酒至

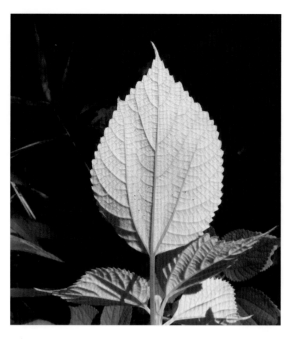

药湿透为度，放入砂锅内隔水蒸沸半小时，取出药物加入新鲜鸡血调匀。先烫后敷，4 小时即可涂药。若是粉碎性骨折，8 小时后重敷 1 次。以后，用小驳骨、艾叶、马尾松幼苗（松笔）、大三月泡（大叶蛇泡簕）*Rubus alceaefolius* Poir.、蛇泡簕各适量，水煎外洗，每日 1~2 次。

② 治孕妇腹痛、胎动不安或妊娠期漏红：苎麻根 30g（鲜根 60~90g），水煎浓汁，去渣，一日 2~3 次分服。

③ 治肺结核咯血：苎麻根、白及各等量，制成浸膏后，压成 0.5g 片，每服 4~6 片，每日 3 次，连服 7~10 天。

④ 治尿血、血淋或妇女赤白黄色带下：苎麻根 30~60g，水煎去渣，一日分 2 次服。

⑤ 治脱肛不收、妇女子宫脱垂：鲜苎麻根一把，切碎捣烂，煎水熏洗，一日 2~3 次。

⑥ 治痈疽发背、乳痈、无名肿毒：鲜苎麻根或嫩茎、叶，捣烂敷于患部，干则更换，肿消为度。

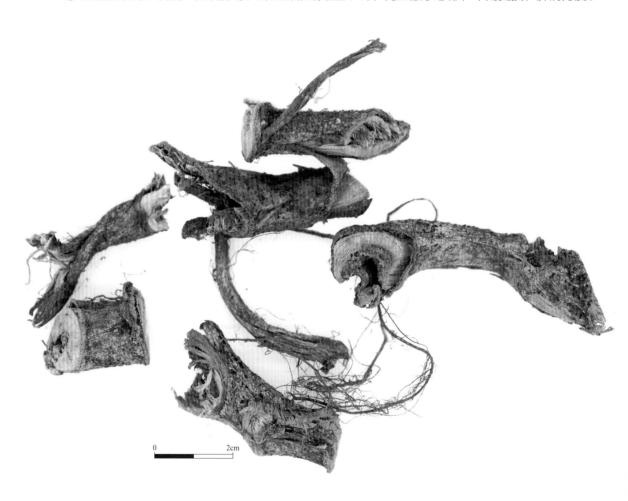

0   2cm

4.87.5 悬铃叶苎麻

BOEHMERIAE TRICUSPIS RADIX ET FOLIUM

【别名】方麻、水苎麻、水麻

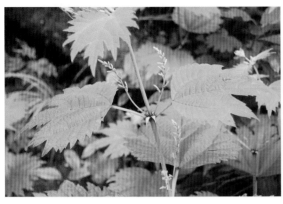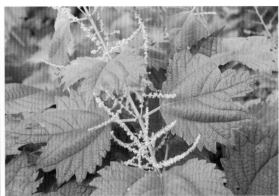

【基原】来源于荨麻科 Urticaceae 苎麻属 *Boehmeria* 悬铃叶苎麻 *Boehmeria tricuspis* （Hance）Makino [*B. platanifolia* Franch. et Sav.] 的根或叶入药。

【形态特征】亚灌木或多年生草本；茎高 50~150cm，中部以上与叶柄和花序轴密被短毛。叶对生，稀互生；叶片纸质，扁五角形或扁圆卵形，茎上部叶常为卵形，长 8~12（18）cm，宽 7~14（22）cm，顶部三骤尖或三浅裂，基部截形、浅心形或宽楔形，边缘有粗锯齿，叶面粗糙，有糙伏毛，背面密被短柔毛，侧脉 2 对；叶柄长 1.5~6（10）cm。穗状花序单生叶腋，或同一植株的全为雌性，或茎上部的雌性，其下的为雄性，雌的长 5.5~24cm，分枝呈圆锥状或不分枝，雄的长 8~17cm，分枝呈圆锥状；团伞花序直径 1~2.5mm。雄花：花被片 4 枚，椭圆形，长约 1mm，下部合生，外面上部疏被短毛；雄蕊 4 枚，长约 1.6mm，花药长约 0.6mm；退化雌蕊椭圆形，长约 0.6mm。雌花：花被椭圆形，长 0.5~0.6mm，齿不明显，外面有密柔毛，果期呈楔形至倒卵状菱形，长约 1.2mm；柱头长 1~1.6mm。花期 7~8 月。

【生境】生于山谷疏林下、沟边或田边。

【分布】广西、贵州、湖南、广东、江西、福建、浙江、江苏、安徽、湖北、四川、甘肃、陕西、河南、山西、山东、河北。朝鲜、日本也有分布。

【采集加工】夏、秋季采收，根、叶晒干。

【性味归经】味涩、微苦，性平。

【功能主治】清热解毒，收敛止血，生肌。治咯血，衄血，尿血，崩漏，跌打损伤，无名肿毒，痔。

【用法用量】6~15g，水煎服。外用适量煎水熏洗或捣烂敷患处。

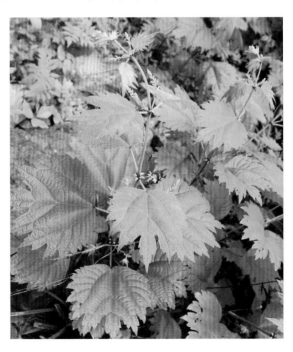

4.87.6　微柱麻

CHAMABAINIAE CUSPIDATAE HERBA

【别名】小米麻草

【基原】来源于荨麻科 Urticaceae 微柱麻属 Chamabainia 微柱麻 Chamabainia cuspidata Wight. 的全草入药。

【形态特征】多年生草本。叶对生，草质，菱状卵形或卵形、稀狭卵形，长 1~6.5cm，宽 0.6~3cm，顶端通常骤尖，基部宽楔形，边缘在下部全缘，其上每侧有 3~10 个小牙齿，两面均有稀疏的短柔毛，侧脉约 2 对；叶柄长 2~10mm；托叶膜质，斜三角形，长 4~6mm，常包围团伞花序，中肋在顶端伸出成短尖头。团伞花序单性，雌雄异株，如若雌雄同株，茎顶部的雄性，其下为雌性，有多数密集的花；雄花序的苞片卵形、三角形至披针形，长 1~1.5mm，雌苞片极小，钻形或狭披针形，长 0.6~1mm。雄花：花梗长达 3mm；花被片 3~4，狭椭圆形，长 1.5~2mm，合生至中部，顶端尾状渐尖，外面上部有疏毛，在顶端之下有短角状突起；雄蕊 3~4，长约 2mm；退化雌蕊倒卵形或长椭圆形，长约 0.3mm。雌花：花被椭圆形或倒卵形，长 0.6~0.8mm，顶部有短毛，果期菱状宽倒卵形或倒卵形，长 1~1.2mm，周围有狭翅。瘦果近椭圆球形，长约 1mm，暗褐色，稍带光泽。

【生境】生于山地林中、灌丛、沟边或石上。

【分布】西藏、云南、广西、贵州、四川、湖北、湖南、广东、江西、福建、台湾。尼泊尔、印度、斯里兰卡、缅甸、越南也有分布。

【采集加工】夏、秋采收，将全草晒干。

【性味归经】味微酸、苦，性平。

【功能主治】止血，生肌敛疮。治金疮出血，痢疾，腹痛。

【用法用量】9~20g，水煎服。外用鲜品捣烂敷患处。

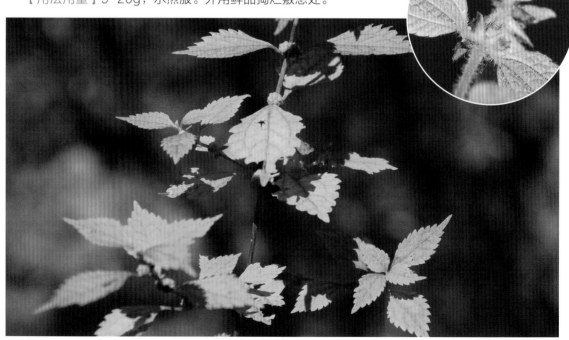

4.87.7 水麻

DEBREGEASIAE ORIENTALIS FOLIUM

【别名】柳莓、水麻桑、水麻叶

【基原】来源于荨麻科 Urticaceae 水麻属 *Debregeasia* 水麻 *Debregeasia orientalis* C. J. Chen [*D. edulis*（Sieb. et Zucc.）Wedd.] 的枝和叶入药。

【形态特征】灌木。叶纸质或薄纸质，长圆状狭披针形或条状披针形，顶端渐尖或短渐尖，基部圆形或宽楔形，长 5~20cm，宽 1~3.5cm，边缘有齿，叶面有泡状隆起，疏生短糙毛，钟乳体点状，背面被白色或灰绿色毡毛，在脉上疏生短柔毛，基出脉 3 条，其侧出 2 条达中部边缘，近直伸，二级脉 3~5 对；叶柄短，长 3~10mm。花序雌雄异株，稀同株，2 回二歧分枝或二叉分枝，具短梗或无梗，长 1~1.5cm，每分枝的顶端各生一球状团伞花簇，雄的团伞花簇直径 4~6mm，雌的直径 3~5mm；苞片宽倒卵形，长约 2mm。雄花在芽时扁球形，直径 1.5~2mm；花被片 4 片，在下部合生，裂片三角状卵形，背面疏生微柔毛；雄蕊 4；退化雌蕊倒卵形，长约 0.5mm，在基部密生雪白色绵毛；雌花几无梗，倒卵形，长约 0.7mm；花被薄膜质紧贴于子房，倒卵形，顶端有 4 齿，外面近无毛；柱头画笔头状，从一小圆锥体上生出一束柱头毛。瘦果小浆果状，倒卵形，长约 1mm，鲜时橙黄色。

【生境】生于海拔 300m 以上的溪谷河旁。

【分布】西藏、云南、广西、贵州、四川、甘肃、陕西、湖北、湖南、广东、台湾。日本也有分布。

【采集加工】夏、秋季采收，枝、叶晒干。

【性味归经】味辛、微苦，性凉。

【功能主治】疏风止咳，清热透疹，化瘀止血。治外感咳嗽，咯血，小儿急惊风，麻疹不透，跌打损伤，妇女腹中包块，外伤出血。

【用法用量】15~30g，水煎服。外用鲜品捣烂敷患处。

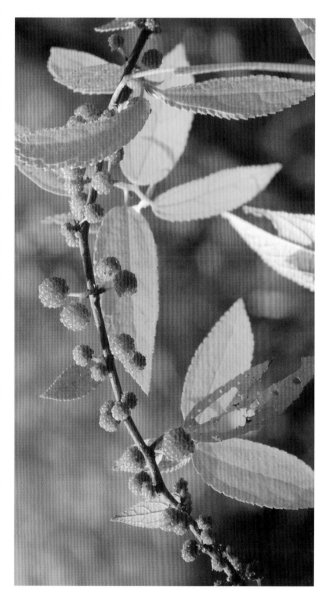

4.87.8 鳞片水麻

DEBREGEASIAE SQUAMATAE FRUTEX

【别名】大血吉、野苎麻、山苎麻、山草麻、山野麻

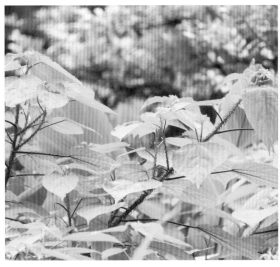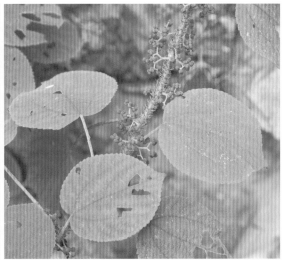

【基原】来源于荨麻科 Urticaceae 水麻属 *Debregeasia* 鳞片水麻 *Debregeasia squamata* King ex Hook. f. 的全株入药。

【形态特征】落叶矮灌木。被皮刺和贴生短柔毛。叶薄纸质，卵形或心形，顶端短渐尖，基部圆形至心形，长 6~20cm，宽 4~12cm，边缘具牙齿，叶面疏生伏毛，有时老叶具细泡状隆起，背面脉网内被一层薄的短毡毛，在脉上有短柔毛，钟乳体点状，基出脉 3 条，侧脉常 3 对；叶柄长 2.5~8cm，毛被同小枝。花序雌雄同株，生当年生枝和老枝上，长 1~2cm，2~3 回二歧分枝，花序梗长 0.5cm，团伞花簇由多数雌花和少数雄花组成，直径 3~4mm；雄花具短梗，在芽时球形，直径约 1.2mm，黄绿色，干时变棕褐色：花被片 3（4）片，合生至中部，宽卵形，顶端锐尖，背面密被短柔毛；雄蕊 3（4）枚；退化雌蕊倒卵形，长约 0.6mm，顶端凸尖，基部具长柄，围以雪白色绵毛；雌花较小，黄绿色，倒卵形，长约 0.6mm；花被薄膜质，合生成梨形，顶端 4 齿；子房倒卵形，具短柄；柱头短圆锥状，长约 0.2mm，周围生帚刷状的长毛，宿存。瘦果浆果状，橙红色。

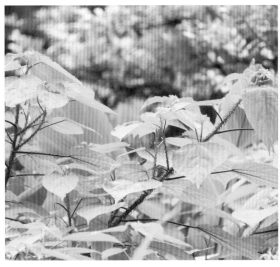

【生境】生于中海拔至高海拔的山谷中潮湿地方。

【分布】广西、广东、海南、福建、云南、贵州。越南、马来西亚也有分布。

【采集加工】夏、秋季采收，全株鲜用。

【性味归经】味辛、微苦，性凉。

【功能主治】凉血止血。治跌打损伤、刀伤出血。

【用法用量】外用鲜品捣烂敷患处。

4.87.9　锐齿楼梯草

ELATOSTEMA MATIS CYRTANDRIFOLII HERBA

【别名】台湾楼梯草、钟乳楼梯草

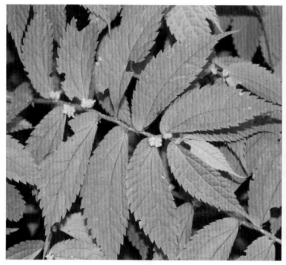 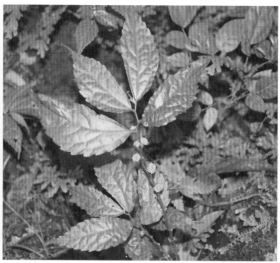

【基原】来源于荨麻科 Urticaceae 楼梯草属 Elatostema 锐齿楼梯草 Elatostema cyrtandrifolium（Zoll. et Mor.）Miq. 的全草入药。

【形态特征】多年生草本。叶具短柄或无柄；叶片草质或膜质，斜椭圆形或斜狭椭圆形，长5~12cm，宽2.2~4.7cm，顶端长渐尖或渐尖，基部在狭侧呈楔形，在宽侧呈宽楔形或圆形，边缘在基部之上有牙齿，叶面散生少数短硬毛，背面沿中脉及侧脉有少数短毛或变无毛，钟乳体稍明显，密，长0.2~0.4mm，具半离基三出脉或三出脉，侧脉在每侧3~4条；叶柄长0.5~2mm。花序雌雄异株；雄花序单生叶腋，有梗，直径约9mm；花序梗长约6mm，有短毛；花序托直径约6mm，二浅裂；苞片大，约5枚，宽卵形，长约2.5mm，疏被短柔毛；小苞片多数，密集，膜质，白色，船形，长约2mm，无毛；雄花蕾直径约1.2mm，四基数，无毛；雌花序近无梗或有短梗；花序梗长达2mm；花序托宽椭圆形或椭圆形，长5~9mm，不分裂或二浅裂。瘦果褐色，卵球形，长约0.8mm，有6条或更多的纵肋。花期4~9月。

【生境】生于山谷溪边石上或山洞林中。

【分布】云南、广西、台湾、福建、广东、江西、湖南、贵州、湖北、四川、甘肃。喜马拉雅南麓山区、中南半岛余部、印度尼西亚也有分布。

【采集加工】夏、秋季采收，将全草晒干。

【性味归经】味微苦、辛，性凉。

【功能主治】祛风除湿，解毒杀虫。治风湿痹痛，痈肿，疥疮。

【用法用量】9~15g，水煎服。外用鲜品捣烂敷患处。

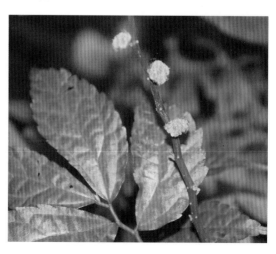

4.87.10　宽叶楼梯草

ELATOSTEMATIS PLATYPHYLLI HERBA

【别名】峦大冷清草

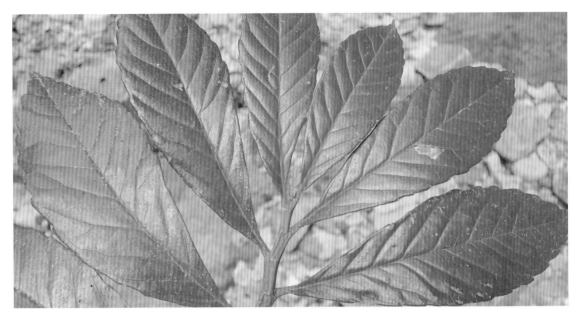

【基原】来源于荨麻科 Urticaceae 楼梯草属 *Elatostema* 宽叶楼梯草 *Elatostema platyphyllum* Wedd. 的全草入药。

【形态特征】亚灌木，高达 1.5m。叶具短柄，无毛；叶片草质，斜椭圆形或斜狭椭圆形，长 14~21cm，宽 6~10cm，顶端渐尖或尾状渐尖，基部在狭侧钝或浅心形，在宽侧耳形（耳垂部分稍镰状弯曲，长 1~1.4cm），边缘在狭侧自中部或中部以上、在宽侧自下部起至顶端有小牙齿，钟乳体明显或不明显，密，长 0.2~0.4mm，三出脉、半离基或离基三出脉，侧脉每侧约 3 条；叶柄长 2~6mm；托叶大，披针形，长 2~4cm，顶端锐长渐尖。雌雄异株；雄花序具极短梗，有多

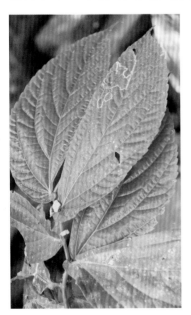

数密集的花；花序托 2 裂，近蝴蝶形，宽约 2.5cm，边缘有少数不明显的扁卵形苞片，无毛；小苞片多数，匙状长圆形，长约 2mm，有疏睫毛；雄花有短梗，四基数；雌花序具短梗，近长方形，长约 7mm，有极多密集的花；花序梗长约 5mm；花序托二浅裂，边缘有少数扁卵形苞片，无毛；小苞片多数，匙形，长约 0.7mm，上部有柔毛。雌花：花被片极小；子房椭圆形，与花被片近等长。花期 3~4 月。

【生境】生于山谷、密林中或石缝上。

【分布】广西、云南、湖南等地。

【采集加工】夏、秋季采收，全株晒干。

【性味归经】味苦，性寒。

【功能主治】清热解毒。治咽喉肿痛，痈肿疮疡，肺痈，痢疾。

【用法用量】9~12g，水煎服。外用鲜品捣烂敷患处。

4.87.11 大钱麻

GIRARDINIAE DIVERSIFOLIAE HERBA

【别名】大蝎子草、虎掌荨麻、掌叶蝎子草

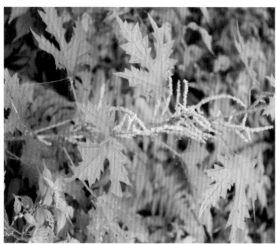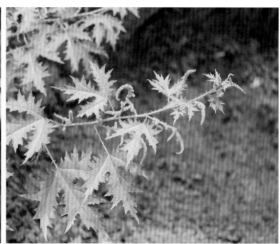

【基原】来源于荨麻科 Urticaceae 蝎子草属 *Girardinia* 大蝎子草 *Girardinia diversifolia*（Link）Friis 的全草和根入药。

【形态特征】一年生直立草本。叶具长柄；叶片草质，轮廓宽卵形、扁圆形或五角形，长、宽均 8~25cm，具 5~7 深裂片，裂片或叶片顶端长渐尖，叶片基部宽心形或近截形，边缘自基部有粗大牙齿或重牙齿，上面绿色，疏生刺毛和糙伏毛，下面生较密的细糙毛或短硬毛，基出 3 脉，叶柄长 3~15cm，被毛同茎；托叶宽大，卵状心形或长圆状卵形，长 8~17mm，顶端明显 2 裂。雌雄异株或同株，后种情况雌花序生于上部叶腋；雄花序常 3 次二叉状分枝，长达 15cm；雌花序呈穗状或少分枝的圆锥状，果时长 10~25cm，具长梗，下部常间断，主轴具贴生的细糙毛或伸展的粗毛，小团伞花序轴上密生长刺毛和细糙毛。雄花花蕾时直径约 1mm：花被片 4，卵形，内凹，外面疏生细糙毛；退化雌蕊杯状。雌花小，长约 0.5mm；花被片大的 1 片呈舟形，长约 0.4mm，顶端有 3 齿，小的 1 片线形，较短；子房狭长圆状卵形，边缘生刚毛。瘦果近心形，双凸透镜状，直径约 2mm，成熟时深褐色，有粗疣点，边缘生刚毛。

【生境】生于山谷、溪旁、山地林边或疏林下。

【分布】西藏、云南、贵州、四川、湖北。尼泊尔、印度北部、印度尼西亚、埃及也有分布。

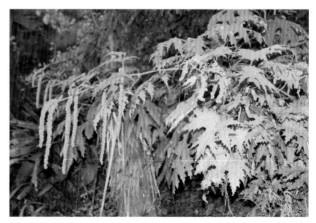

【采集加工】全年可采，鲜用或晒干。

【性味归经】味苦、辛，性凉；有毒。

【功能主治】祛痰，利湿，解毒。治咳嗽痰多，水肿。外用治疮毒。

【用法用量】30~50g，水煎服。外用适量煎水洗患处。

4.87.12 糯米团

GONOSTEGIAE HIRTAE HERBA

【别名】糯米草、糯米藤、糯米条

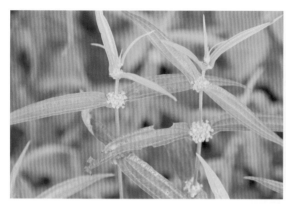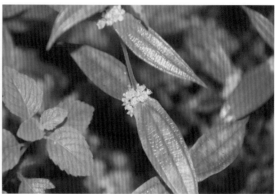

【基原】来源于荨麻科 Urticaceae 糯米团属 *Gonostegia* 糯米团 *Gonostegia hirta*（Bl.）Miq. [*Memorialis hirta*（Blume）Wedd.] 的全草入药。

【形态特征】多年生、蔓生、铺地草本。叶对生；叶片草质或纸质，宽披针形至狭披针形、狭卵形，稀卵形或椭圆形，长 2~10cm，宽 1~2.8cm，顶端长渐尖至短渐尖，基部浅心形或圆形，边缘全缘，叶面稍粗糙，有稀疏短伏毛或近无毛，背面沿脉有疏毛或近无毛，基出脉 3~5 条；叶柄长 1~4mm；托叶钻形，长约 2.5mm。团伞花序腋生，通常两性，有时单性，雌雄异株，直径 2~9mm；苞片三角形，长约 2mm。雄花：花梗长 1~4mm；花蕾直径约 2mm，在内折线上有稀疏长柔毛；花被片 5 片，分生，倒披针形，长 2~2.5mm，顶端短骤尖；雄蕊 5 枚，花丝条形，长 2~2.5mm，花药长约 1mm；退化雌蕊极小，圆锥状。雌花：花被菱状狭卵形，长 1mm，顶端有 2 小齿，有疏毛，果期呈卵形，长约 1.6mm，有 10 条纵肋；柱头长约 3mm，有密毛。瘦果卵球形，长约 1.5mm，白色或黑色，有光泽。花期 5~9 月。

【生境】生于溪旁、林下、沟边或田野草地潮湿处。

【分布】河南、陕西以南各省区。澳大利亚及亚洲热带和亚热带余部地区也有分布。

【采集加工】夏、秋季采收，将全草晒干。

【性味归经】味淡，性平。

【功能主治】健脾消食，清热利湿，解毒消肿。治消化不良，食积胃痛，白带。外用治血管神经性水肿，疔疮疖肿，乳腺炎，跌打肿痛，外伤出血。

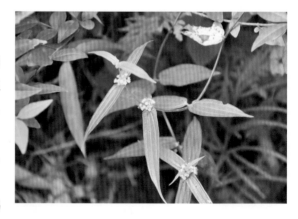

【用法用量】30~60g，水煎服。外用适量，鲜全草捣烂敷患处。

【附方】① 治小儿腹泻：糯米团根、飞来鹤各 15g，刺梨根 12g，积雪草、马兰、焦米各 9g，青木香、藿香各 3g，水煎服。

② 治血管神经性水肿：鲜糯米团根适量，加食盐少量同捣烂，敷患处，4~6 小时换药 1 次。

4.87.13 珠芽艾麻

LAPORTEAE BULBIFERAE RADIX

【别名】牡丹三七、华艾麻草、红禾麻根、铁秤砣

【基原】来源于荨麻科 Urticaceae 艾麻属 *Laportea* 珠芽艾麻 *Laportea bulbifera*（Sieb. et Zucc.）Wedd. 的根入药。

【形态特征】多年生草本。根数条，丛生，纺锤状，红褐色。茎下部多少木质化，高 50~150cm，具 5 条纵棱；珠芽 1~3 个，常生于不生长花序的叶腋，球形，直径 3~6mm。叶卵形至披针形，长 8~16cm，宽 3.5~8cm，顶端渐尖，基部宽楔形。花序雌雄同株，圆锥状，序轴上生短柔毛和稀疏的刺毛；雄花序生茎顶部以下的叶腋，具短梗，长 3~10cm，分枝多，开展；雌花序生茎顶部或近顶部叶腋，长 10~25cm，花序梗长 5~12cm。雄花：具短梗或无梗，直径约 1mm，花被 5 片，长圆状卵形，内凹，外面近顶端无角状突起物，外面有微毛；雄蕊 5 枚；退化雌蕊倒梨形，长约 0.4mm。雌花：具梗，花被 4 片，不等大，分生，侧生的二枚较大，紧包被着子房，长圆状卵形或狭倒卵形，长约 1mm；子房具雌蕊柄，直立，后弯曲；柱头丝形，长 2~4mm，周围密生短毛。瘦果圆状倒卵形或近半圆形，偏斜，扁平，长 2~3mm，光滑，有紫褐色细斑点。花期 6~8 月；果期 8~12 月。

【生境】生于海拔 1000~2400m 山坡林下或林缘路边半阴坡湿润处。

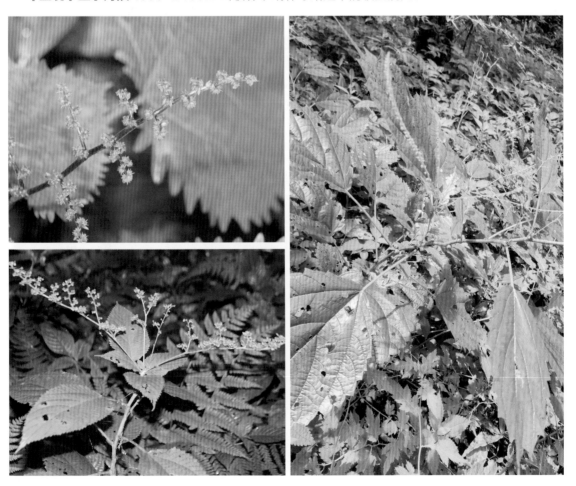

【分布】黑龙江、吉林、辽宁、山东、河北、山西、河南、安徽、陕西、甘肃、四川、重庆、西藏、云南、贵州、广西、广东、湖南、湖北、江西、浙江和福建。日本、朝鲜、俄罗斯、印度、斯里兰卡和印度尼西亚也有分布。

【采集加工】秋季采挖根部，除去茎、叶及泥土，晒干。

【性味归经】味辛，性温。

【功能主治】祛风除湿，活血止痛。治风湿痹痛，肢体麻木，跌打损伤，骨折疼痛，月经不调，劳伤乏力，肾炎水肿。

【用法用量】9~15g，水煎服。外用适量，煎水洗患处。

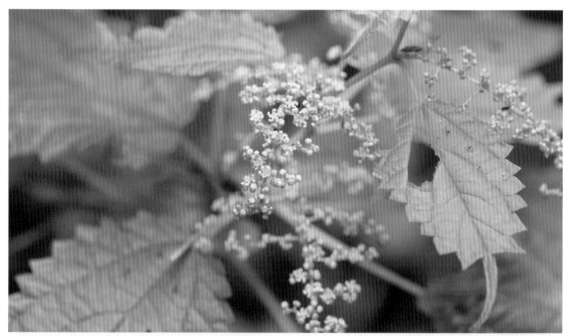

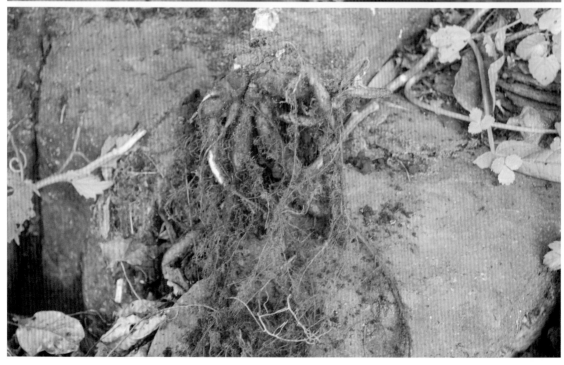

4.87.14 艾麻

LAPORTEAE CUSPIDATAE RADIX

【别名】蝎子草、红火麻、红线麻、千年老鼠屎

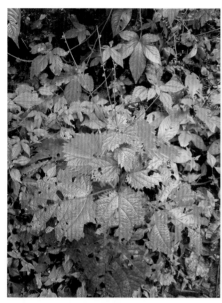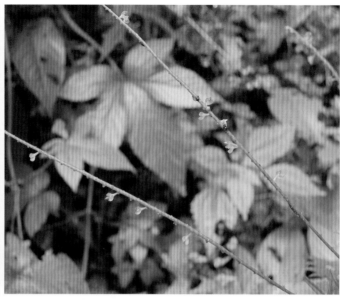

【基原】来源于荨麻科 Urticaceae 艾麻属 *Laportea* 艾麻 *Laportea cuspidata*（Wedd.）Friis [*L. macrostachya*（Maxim.）Ohwi] 的根入药。

【形态特征】多年生草本。叶近膜质至纸质，卵形、椭圆形，长 7~22cm，宽 3.5~17cm，顶端长尾状，基部心形或圆形，边缘具粗大的锐牙齿，两面疏生刺毛和短柔毛，钟乳体细点状，在上面稍明显，基出脉 3 条，稀离基三出脉，其侧出的一对近直伸达中部齿尖，侧脉 2~4 对，斜出达齿尖；叶柄长 3~14cm，被毛同茎上部。花序雌雄同株，雄花序圆锥状，直立，长 8~17cm；雌花序长穗状，生于茎梢叶腋，在果时长 15~25cm，小团伞花簇稀疏着生于单一的序轴上，花序梗较短，长 2~8cm；雄花具短梗或近无梗，直径约 1.5mm；花被片 5 枚，狭椭圆形，疏生微毛；雄蕊 5 枚；雌花具梗；花被片 4 枚，不等大，侧生 2 枚紧包被着子房，长圆状卵形，长约 0.7mm，外面有微毛，背生一枚圆卵形，内凹，长约 0.6mm，腹生一枚宽卵形，长约 0.4mm；柱头丝形，长约 0.2mm；雌蕊柄短，在果时明显增长。瘦果卵形，歪斜，双凸透镜状，长近 2mm，绿褐色，光滑，具短的弯折的柄。

【生境】生于海拔 800~2700m 山坡林下或沟边。

【分布】河北西部、山西、河南、安徽、江西、湖南、湖北、陕西南部、甘肃东南部、四川、贵州、广西北部、云南和西藏东南部。日本和缅甸也有分布。

【采集加工】夏、秋季采挖根，洗净、晒干备用。

【性味归经】味辛、苦，性寒；有小毒。

【功能主治】祛风除湿，通经活络，消肿，解毒。治风湿痹痛，肢体麻木，腰腿疼痛，水肿，淋巴结结核，蛇咬伤。

【用法用量】6~12g，水煎服，或浸酒服。外用鲜品捣烂敷患处。

4.87.15 红火麻

GIRARDINIAE SUBORBICULATAE HERBA

【别名】活麻、红线麻

【基原】来源于荨麻科 Urticaceae 蝎子草属 *Girardinia* 红火麻 *Girardinia suborbiculata* C. J. Chen subsp. *triloba*（C. J. Chen）C. J. Chen 的全草入药。

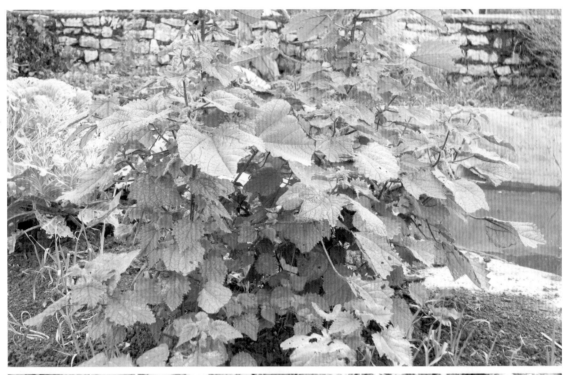

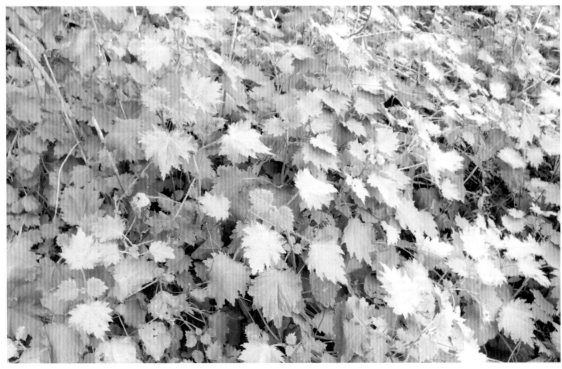

【形态特征】一年生草本。茎高 30~100cm。麦秆色或紫红色，茎、叶柄和下面的叶脉常带紫红色。叶膜质，宽卵形，中部 3 裂，裂片三角形，中裂片长 3~7cm，侧裂片长 1.5~3cm，边缘具多数较整齐的牙齿。花雌雄同株，雌花序单个或雌雄花序成对生于叶腋；雄花序穗状，长 1~2cm；雌花序短穗状，常在下部有一短分枝，长 1~6cm；团伞花序枝密生刺毛，连同主轴生近贴生的短硬毛。雄花具梗，在芽时直径约 1mm；花被片 4 深裂，卵形，外面疏生短硬毛；退化雌蕊杯状。雌花近无梗，花被片大的

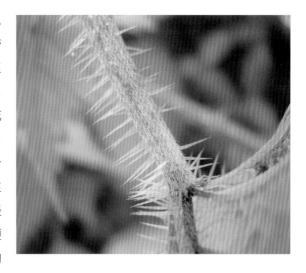

一枚近盔状，顶端 3 齿，长约 0.4mm，在果时增长至约 0.8mm，外面疏生短刚毛，小的一枚小，条形，长约为大的一枚的一半，有时败育。瘦果宽卵形，双凸透镜状，长约 2mm，熟时灰褐色，有不规则的粗疣点。花期 7~9 月；果期 9~11 月。

【生境】生于海拔 300~1300m 的山坡林下和溪边阴湿处以及住宅旁。

【分布】湖南、重庆、贵州、四川和秦岭山脉。

【采集加工】夏、秋季采收，多鲜用。

【性味归经】味辛，性温；有毒。

【功能主治】祛风除湿，活血，清热解表。治风湿痹痛。

【用法用量】外用适量鲜草在痛处敷数次，至局部发红、发热、起疙瘩。

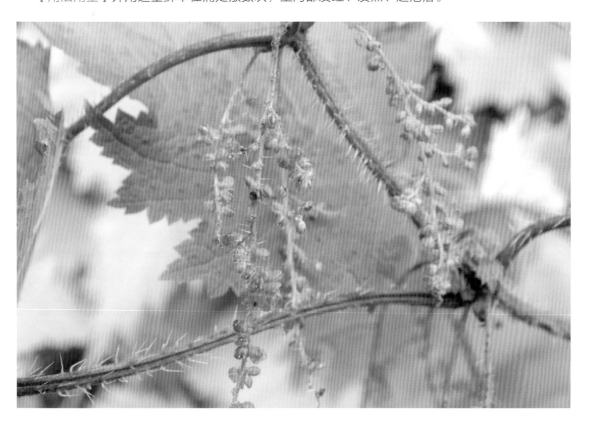

4.87.16 假楼梯草

LECANTHI PEDUNCULARIS HERBA

【别名】长梗盘花麻、头花荨麻、水苋菜

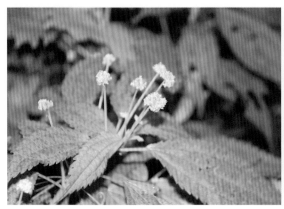
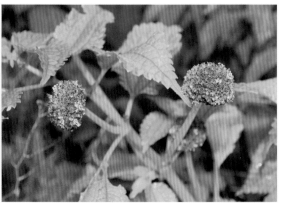

【基原】来源于荨麻科 Urticaceae 假楼梯草属 *Lecanthus* 假楼梯草 *Lecanthus peduncularis* (Wall. ex Royle) Wedd. 的全草入药。

【形态特征】草本。叶同对的常不等大，卵形，稀卵状披针形，长 4~15cm，宽 2~6.5cm，顶端渐尖，基部稍偏斜，圆形，有时宽楔形，边缘有牙齿或牙齿状锯齿，叶面疏生透明硬毛，背面脉上疏生短柔毛，钟乳体条形，两面明显，具基出 3 脉；叶柄长 2~8cm，疏生短柔毛。花序雌雄同株或异株，单生于叶腋，具盘状花序托，花着生其上；雄花序托盘状，直径 8~18mm，花序梗长 5~20cm；雌花序托盘直径 5~10mm，花序梗长 3~12cm，总花梗较短而纤细；总苞片生于花序托盘的边缘，膜质，卵形或近三角形，长约 1mm。雄花具梗：花被片 5 枚，外面近顶端常有角状突起；雄蕊 5 枚；退化雌蕊很小，近圆锥形；雌花具短梗，长约 1mm：花被片（3）4（5）枚，近等大，长圆状倒

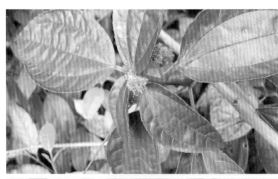

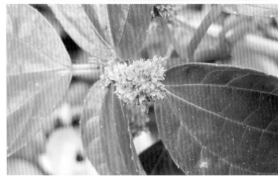

卵形，其中 2 枚外面顶端的下面有短角状突起；退化雄蕊明显，椭圆状长圆形，长约 0.8mm。瘦果椭圆状卵形，长 0.8~1mm，熟时灰褐色，表面散生疣点。

【生境】生于海拔 1300m 左右的山谷林下阴湿处。

【分布】西藏、云南、四川、湖南、广东、广西、江西、福建、台湾。印度、尼泊尔、中南半岛余部、印度尼西亚、斯里兰卡和埃塞俄比亚也有分布。

【采集加工】夏、秋季采收，将全草晒干。

【性味归经】味甘，性寒。

【功能主治】润肺止咳，止血。治肺热咳嗽或阴虚久咳，咯血。

【用法用量】6~15g，水煎服。

4.87.17 毛花点草

NANOCNIDES LOBATAE HERBA

【别名】花点草、雪药、油点草、灯笼草、蛇药草

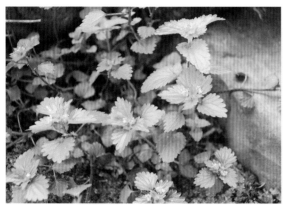
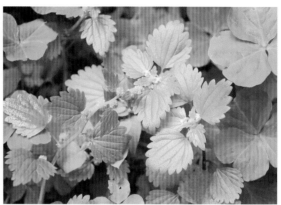

【基原】来源于荨麻科 Urticaceae 花点草属 *Nanocnide* 毛花点草 *Nanocnide lobata* Wedd. [*N. pilosa* Migo] 的全草入药。

【形态特征】草本。叶膜质，宽卵形至三角状卵形，长 1.5~2cm，宽 1.3~1.8cm，顶端钝或锐尖，基部近截形至宽楔形，边缘每边具 4~5 枚粗齿，茎下部的叶较小，扇形，顶端钝或圆形，基部近截形或浅心形，叶面深绿色，疏生小刺毛和短柔毛，背面浅绿色，在脉上密生紧贴的短柔毛，基出脉 3~5 条，两面散生短杆状钟乳体；有叶柄。雄花序常生于枝的上部叶腋，稀数朵雄花散生于雌花序的下部，具短梗，长 5~12mm；雌花序由多数花组成团聚伞花序，生于枝的顶部叶腋或茎下部裸茎的叶腋内，直径 3~7mm，具短梗或无梗；雄花淡绿色，直径 2~3mm；花被（4）5 深裂，裂片卵形，长约 1.5mm；雄蕊（4）5 枚，长 2~2.5mm；退化雌蕊宽倒卵形，长约 0.5mm，透明；雌花长 1~1.5mm；花被片绿色，不等 4 深裂。瘦果卵形，压扁，褐色，长约 1mm，有疣点状突起，外面围以稍大的宿存花被片。

【生境】生于水沟边或林缘湿润处。

【分布】广东、广西、贵州、湖南、江西、浙江、江苏、安徽等地。

【采集加工】全草晒干备用或鲜用。

【性味归经】味酸，性凉。

【功能主治】清热解毒，消肿散结。治肺热咳嗽、咯血，瘰疬，烧、烫伤，疮疖，痈肿，跌打损伤，蛇伤，外伤出血，痱子。

【用法用量】15~30g，水煎服。外用鲜草捣烂敷患处。

【附方】治烧伤：雪药全草 500g，洗净阴干，菜油 5000g，将全草浸泡于菜油中 1 个月以上，取上层油轻搽烧伤面。

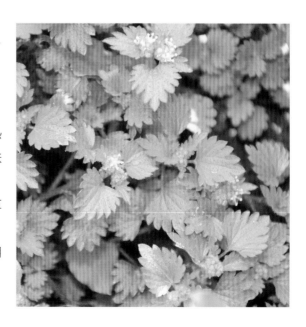

4.87.18 紫麻

OREOCNIDES FRUTESCENTIS HERBA

【别名】山麻、紫苎麻、白水苎麻、野麻

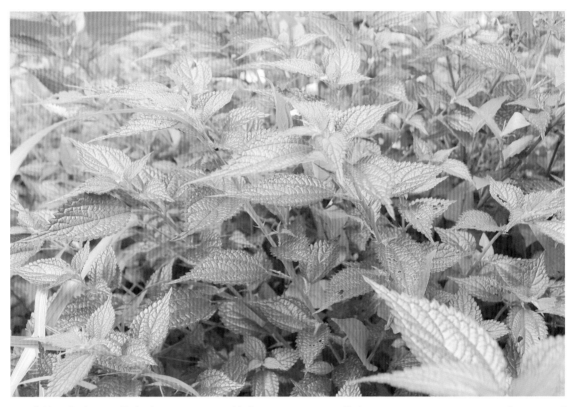

【基原】来源于荨麻科 Urticaceae 紫麻属 *Oreocnide* 紫麻 *Oreocnide frutescens*（Thunb.）Miq. 的全株入药。

【形态特征】灌木。叶常生于枝的上部，草质，卵形、狭卵形、稀倒卵形，长 3~15cm，宽 1.5~6cm，顶端渐尖，基部圆形，稀宽楔形，边缘自下部以上有锯齿或粗牙齿，叶面常疏生糙伏毛，有时近平滑，背面常被灰白色毡毛，以后渐脱落，或只生柔毛或多少短伏毛，基出脉 3，其侧出的一对稍弧曲，与最下一对侧脉环结，侧脉 2~3 对，在近边缘处彼此环结；叶柄长 1~7cm，被粗

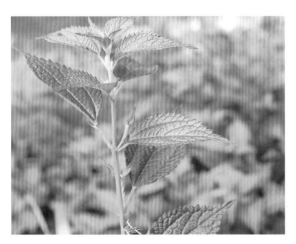

毛。花序生于上年生枝和老枝上，几无梗，呈簇生状，团伞花簇直径 3~5mm；雄花在芽时直径约 1.5mm；花被片 3 片，在下部合生，长圆状卵形，内弯，外面上部有毛；雄蕊 3 枚；退化雌蕊棒状，长约 0.6mm，被白色绵毛；雌花无梗，长 1mm。瘦果卵球状，两侧稍压扁，长约 1.2mm；宿存花被变深褐色，外面疏生微毛，内果皮稍骨质，表面有多数细洼点；肉质花托浅盘状，围以果的基部，熟时则常增大呈壳斗状，包围着果的大部分。

【生境】生于海拔 300~1500m 的山谷和林缘半阴湿处或石缝中。

【分布】香港、海南、广东、广西、江西、福建、浙江、安徽、湖南、湖北、陕西、甘肃、四川、云南。中南半岛余部和日本也有分布。

【采集加工】夏、秋季采收，全株晒干。

【性味归经】味甘，性凉。

【功能主治】清热解毒，行气活血，透疹。治感冒发热，跌打损伤，牙痛，麻疹不透，肿疡。

【用法用量】30~60g，水煎服。外用鲜品捣烂敷患处。

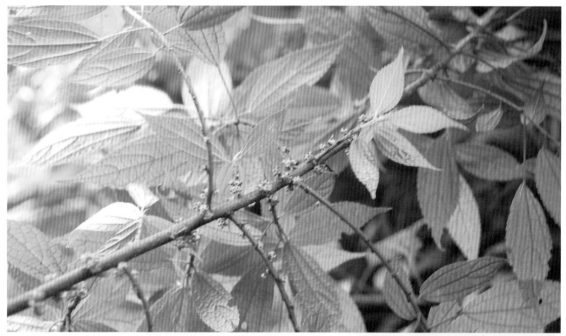

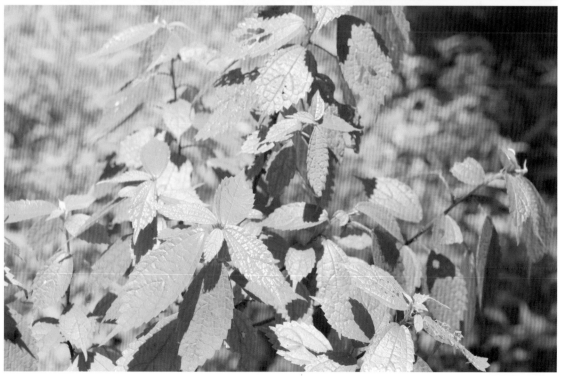

4.87.19 倒卵叶紫麻

OREOCNIDES OBOVATAE RADIX

【别名】倒卵叶花点草、凸尖紫麻

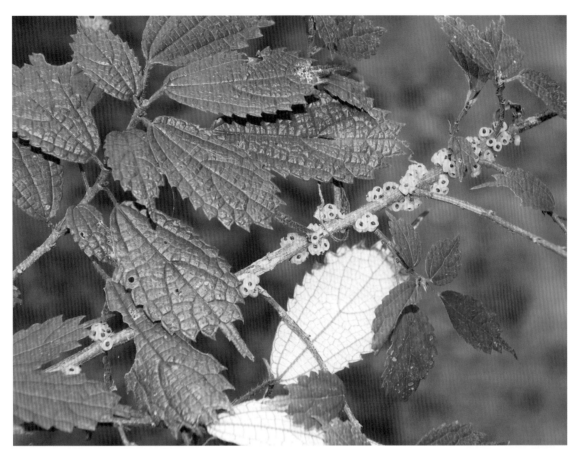

【基原】来源于荨麻科 Urticaceae 紫麻属 Oreocnide 倒卵叶紫麻 Oreocnide obovata（C. H. Wright）Merr. 的根入药。

【形态特征】灌木，高 1.5~3m。叶倒卵形或狭倒卵形，稀倒披针形，长 7~17cm，宽 3~9cm，顶端骤凸或短尾状，基部钝圆形、宽楔或微缺，边缘有锯齿，叶面粗糙，有时有泡状隆起，背面被一层浅的灰色毡毛，有的以后变无毛，脉上有短粗毛，基出脉 3，其侧生一对伸达上部近边缘处与最下一对倒脉环结，侧脉 2~4 对，最下一对自叶中下部伸出，其余各对在近边缘处彼此环结；叶柄长 1~7cm，被短粗毛和短柔毛；托叶条形，长 7~10mm，背面中肋上疏生短粗毛。花序生当年生枝和老枝上，长 0.8~1.5cm，2~3 回二歧分枝，花序梗上被短粗毛，团伞花簇直径 3~4mm；雄花在芽时直径约 1mm；花被片 3 片，稀 2 片，卵形，长约 0.7mm，外面生微毛；雄蕊 3 枚，稀 2 枚；退化雌蕊棒状，长 0.4mm，被绵毛；小苞片卵形，长 0.5mm，中肋疏生微毛；雌花卵形，长约 1mm。瘦果卵形，稍压扁，长 1~1.2mm，外面生微毛，肉质"花托"盘状，生于果的基部。

【生境】生于海拔 200~1400m 山谷水旁林下。

【分布】云南、广西、广东、湖南。越南也有分布。

【采集加工】夏、秋季采收，根晒干。

【性味归经】味辛，性温。

【功能主治】发表透疹，祛风化湿，活血散瘀。治小儿麻疹，水痘，风湿，跌打损伤，骨折。

【用法用量】3~9g，水煎服。外用鲜品捣烂敷患处。

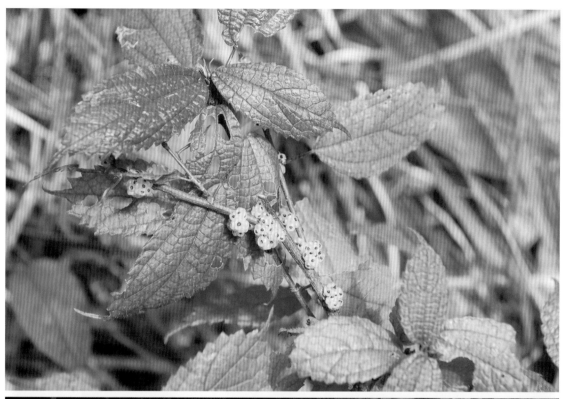

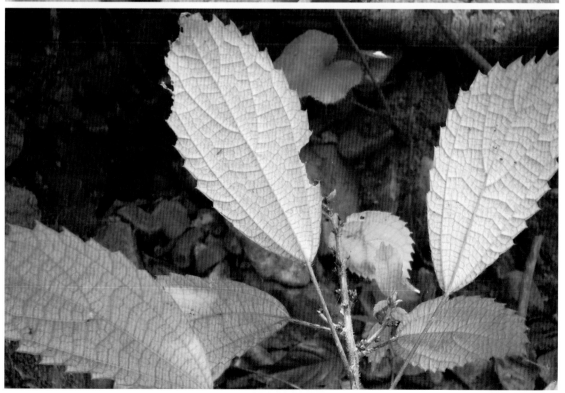

4.87.20 赤车

PELLIONIAE RADICANTIS HERBA

【别名】赤车使者、岩下青、坑兰、拔血红

【基原】来源于荨麻科 Urticaceae 赤车属 *Pellionia* 赤车 *Pellionia radicans*（Sieb. et Zucc.）Wedd. 的全草入药。

【形态特征】多年生草本。叶斜狭菱状卵形或披针形，草质，长 2~5（8）cm，宽 1~2.7cm，顶端短渐尖至长渐尖，基部在狭侧钝，在宽侧呈耳形，边缘小牙齿，两面无毛或近无毛，钟乳体稍明显或不明显，密或稀疏，长约 0.3mm，半离基三出脉，侧脉在狭侧有 2~3 条，在宽侧有 3~4 条；叶柄长 1~4mm；托叶钻形，长 1~4.2mm，宽约 0.2mm。花序通常雌雄异株；雄花序为稀疏的聚伞花序，长 1~5（8）cm；花序梗长 4~45mm，与分枝无毛或有乳头状小毛；苞片狭条形或钻形，长 1.5~2mm。雄花：花被片 5 片，椭圆形，长约 1.5mm，外面无毛或有短毛，顶部的角状突起长 0.4~0.8mm；雄蕊 5 枚；退化雌蕊狭圆锥形，长约 0.6mm。雌花序通常有短梗，直径 3~5mm，有多数密集的花；花序梗长 0.5~3mm，有少数极短的毛；苞片条状披针形，长约 1.6mm。雌花：花被 5 片，长约 0.4mm；子房与花被片近等长。瘦果近椭圆球形，长约 0.9mm，有小瘤状凸起。

【生境】生于海拔 200~1500m 的山谷林下、灌丛中阴湿处。

【分布】云南、广西、福建、台湾、广东、香港、江西、湖南、贵州、四川、湖北、安徽。越南、朝鲜、日本也有分布。

【采集加工】夏、秋季采收，将全草晒干。

【性味归经】味辛、苦，性温；有小毒。

【功能主治】祛风除湿，活血散瘀。治风湿关节痛，跌打损伤，骨折，疮疖痈肿，牙痛，骨髓炎，丝虫病引起的淋巴管炎，肝炎，咳嗽，虫蛇咬伤，烧、烫伤。

【用法用量】15~30g，水煎服。外用鲜品捣烂敷患处。

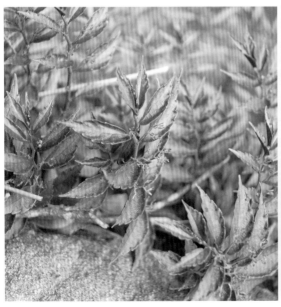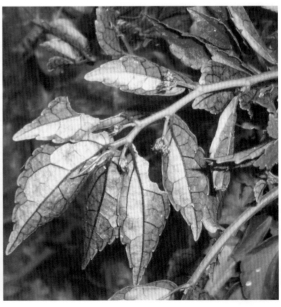

4.87.21 吐烟花

PELLIONIAE REPENTIS HERBA

【别名】吐烟草、吐团花、哇烟花

【基原】来源于荨麻科 Urticaceae 赤车属 Pellionia 吐烟花 Pellionia repens（Lour.）Merr. 的全草入药。

【形态特征】多年生草本。茎肉质，平卧，长 20~60cm，在节处生根。叶具短柄；叶斜长椭圆形或斜倒卵形，长 1.8~7cm，宽 1.2~3.7cm，顶端钝、微尖或圆形，基部在狭侧钝，在宽侧耳形，边缘有波状浅钝齿或近全缘，叶面无毛，背面沿脉有短毛，钟乳体明显，密，长 0.3~0.8mm，半离基三出脉，侧脉在狭侧有 1~2 条，在宽侧有 2~3 条；叶柄长 1.5~5mm；托叶膜质，三角形，长 4~8mm，宽 2~5mm；退化叶小，卵形或近条形，长约 1mm。花序雌雄同株或异株；雄花序有长梗，宽 0.6~3cm；花序梗长 2~11cm，与花序分枝均有短伏毛；苞片三角形，长约 1mm。雄花：花被片 5，宽椭圆形或椭圆形，长 2~3mm，下部合生，无毛；雄蕊 5 枚；退化雌蕊棒状，长约 1mm。雌花序无梗，直径约 3mm，有多数密集的花；苞片条状披针形，长约 1mm。雌花：花被片 5 片；子房狭椭圆形，长约 0.7mm。瘦果有小瘤状突起。花期 5~10 月。

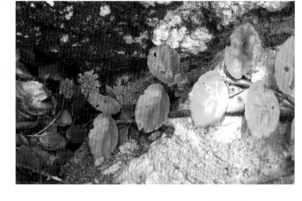

【生境】生于山谷林下、溪边阴湿地。

【分布】海南、香港、广东、云南。越南、老挝、柬埔寨也有分布。

【采集加工】夏、秋季采收，将全草晒干。

【性味归经】味甘、微涩，性凉。

【功能主治】清热利湿。治急、慢性肝炎，神经衰弱。

【用法用量】干品 6~15g，鲜品 30~60g，水煎服。外洗治过敏性皮炎，下肢溃疡及疔肿。也可鲜品捣烂敷患处。

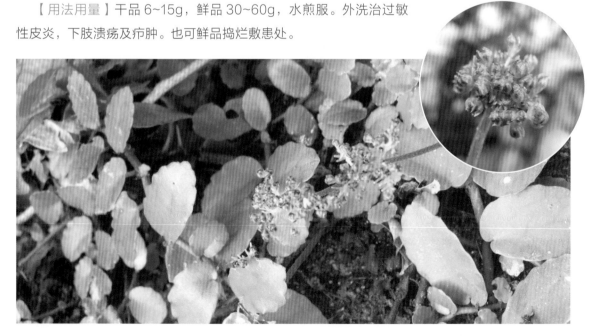

4.87.22　蔓赤车

PELLIONIAE SCABRAE HERBA

【别名】毛赤车、羊眼草、石解骨、坑兰、坑冷

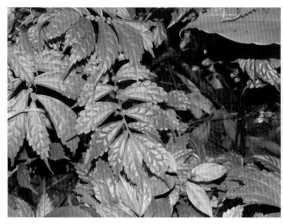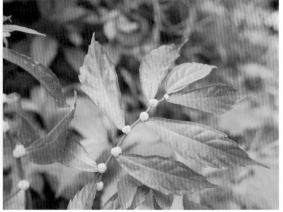

　　【基原】来源于荨麻科 Urticaceae 赤车属 *Pellionia* 蔓赤车 *Pellionia scabra* Benth. 的全草入药。

　　【形态特征】亚灌木。叶斜狭菱状倒披针形或斜狭长圆形，草质，长 3.2~10cm，宽 1~3.2cm，顶端渐尖、长渐尖或尾状，基部在狭侧微钝，在宽侧宽楔形、圆形或耳形，边缘下部全缘，其上有少数小牙齿，叶面有少数贴伏的短硬毛，沿中脉有短糙毛，背面有密或疏的短糙毛，钟乳体不明显或稍明显，长 0.2~0.4mm，半离基三出脉；叶柄长 0.5~2mm。花序通常雌雄异株；雄花为稀疏的聚伞花序，长达 4.5cm；花序梗长 0.3~3.6cm，与花序分枝有密或疏的短毛；苞片条状披针形，长 2.5~4mm。雄花：花被片 5 片，雄蕊 5 枚；雌花序近无梗或有梗，直径 2~10mm，有多数密集的花；花序梗长 1~4mm，密被短毛；苞片条形，长约 1mm，有疏毛。雌花：花被 4~5 片，狭长圆形，长约 0.5mm，其中 2~3 个较大，船形，外面顶部有短或长的角状凸起，其余的较小，平，无凸起；退化雄蕊极小。瘦果近椭圆球形，长约 0.8mm，有小瘤状凸起。

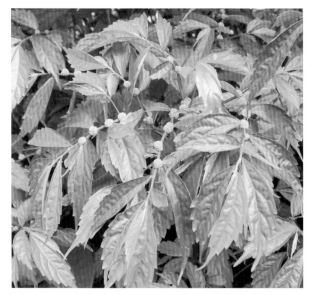

　　【生境】生于海拔 700m 以下的山谷溪边或林中。

　　【分布】云南、广西、贵州、四川、湖南、海南、广东、香港、江西、安徽、浙江、福建、台湾。越南、日本也有分布。

　　【采集加工】夏、秋季采收，将全草晒干。

　　【性味归经】味甘、淡，性凉。

　　【功能主治】清热解毒，凉血散瘀。治急性结膜炎、流行性腮腺炎、扭挫伤、牙痛、带状疱疹、妇女闭经、毒蛇咬伤等。

　　【用法用量】30~60g，水煎服。

4.87.23　长柄赤车

PELLIONIAE TSOONGII HERBA

【基原】来源于荨麻科 Urticaceae 赤车属 Pellionia 长柄赤车 Pellionia tsoongii Merr. 的全草入药。

【形态特征】多年生草本。叶互生，有长柄；叶斜椭圆形或斜长圆状倒卵形，纸质，长 12.5~20cm，宽 5.8~11cm，顶端渐尖，基部在狭侧耳形或浅心形，在宽侧呈倒耳形，边缘全缘，两面无毛或下面沿脉有短糙毛，钟乳体明显，密，长 0.5~0.7mm，基出脉 3 条；叶柄长 4~19cm，粗壮，无毛或有毛；托叶三角形，长 12~18mm，宽 3~6mm；退化叶卵形或狭卵形，长 3~4mm。花序通常雌雄异株；雄聚伞花序宽 2~4cm，分枝密被短毛，有多数密集的花；花序梗长 3.2~10cm，无毛；苞片披针形，长约 2.5mm。雄花：花被 5 片，近椭圆形，长约 1.6mm，基部合生，无毛；雄蕊 5 枚，花药卵形，长约 0.6mm；退化雌蕊圆锥形，长约 0.2mm。雌聚伞花序宽 2~3cm，有多数密集的花；花序梗长 2~10cm；苞片三角形或狭卵形，长约 0.8mm。雌花：花被 5 片，通常 3 片较大，船状狭长圆形，长约 0.8mm；子房卵形。瘦果卵球形，长约 1mm，有小瘤状凸起。

【生境】生于山谷溪边林下。

【分布】云南、广西、海南。越南、柬埔寨也有分布。

【采集加工】全草鲜用。

【性味归经】味甘、淡，性凉。

【功能主治】清热解毒。治疮毒。

【用法用量】外用鲜品捣烂敷患处。

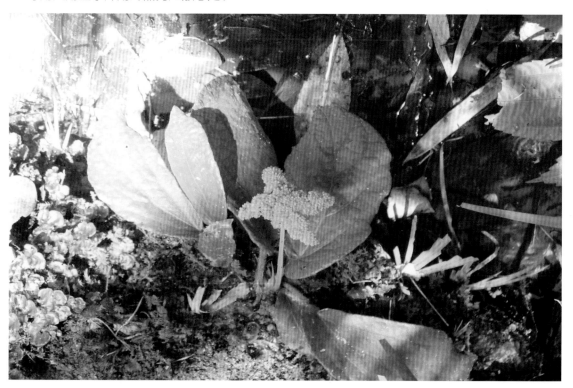

4.87.24　波缘冷水花

PILEAE CAVALERIEI HERBA

【别名】石油菜、石苋菜、肥奴奴草、肉质冷水花

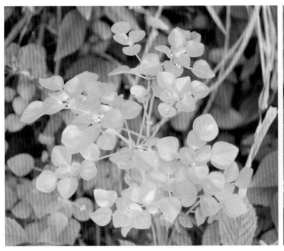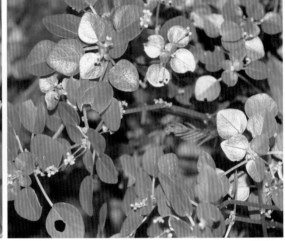

【基原】来源于荨麻科 Urticaceae 冷水花属 *Pilea* 波缘冷水花 *Pilea cavaleriei* Lévl. 的全草入药。

【形态特征】草本，无毛。叶集生于枝顶部，同对的常不等大，宽卵形、菱状卵形或近圆形，长 8~20mm，宽 6~18mm，顶端钝，近圆形或锐尖，基部宽楔形、近圆形或近截形，在近叶柄处常有不对称的小耳突，边缘全缘，稀波状，叶面绿色，背面灰绿色，呈蜂巢状，钟乳体仅分布于叶上面，条形，纤细，长约 0.3mm，在边缘常整齐纵行排列一圈，基出脉 3 条，不明显，其侧出的一对达中部边缘，侧脉 2~4 对，斜伸出；叶柄纤细，长 5~20mm。雌雄同株；聚伞花序常密集成近头状，有时具少数分枝，雄花序梗纤细，长 1~2cm，雌花序梗长 0.2~1cm，稀近无梗；苞片三角状卵形，长约 0.4mm；雄花具短梗或无梗，淡黄色；花被片 4 片，倒卵状长圆形，内弯，外面近顶端几乎无短角突起；雄蕊 4 枚，花丝下部贴生于花被；退化雌蕊小，长圆锥形；雌花近无梗或具短梗，长约 0.5mm；花被片 3 片，不等大。瘦果卵形，稍扁，顶端稍歪斜，边缘变薄，长约 0.7mm，光滑。

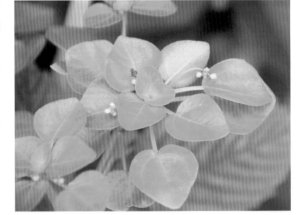

【生境】生于海拔 200~1500m 的林下石上湿处。

【分布】福建、浙江、江西、海南、广东、广西、湖南、贵州、湖北、四川。

【采集加工】夏、秋季采收，将全草晒干。

【性味归经】味甘、淡，性凉。

【功能主治】清热解毒，润肺止咳，消肿。治肺热咳嗽，肺结核病，肾炎水肿。外用治跌打损伤，烧、烫伤，疮疖肿毒。

【用法用量】全草 15~30g，水煎服。外用适量，鲜草捣烂敷患处。

4.87.25 山冷水花

PILEAE JAPONICAE HERBA

【别名】山美豆、苔水花、华东冷水花

【基原】来源于荨麻科 Urticaceae 冷水花属 *Pilea* 山冷水花 *Pilea japonica*（Maxim.）Hand.-Mazz. 的全草入药。

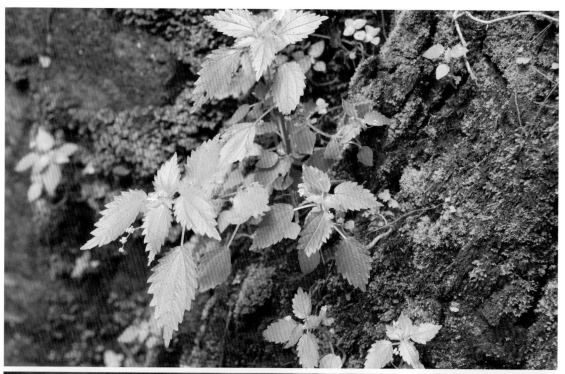

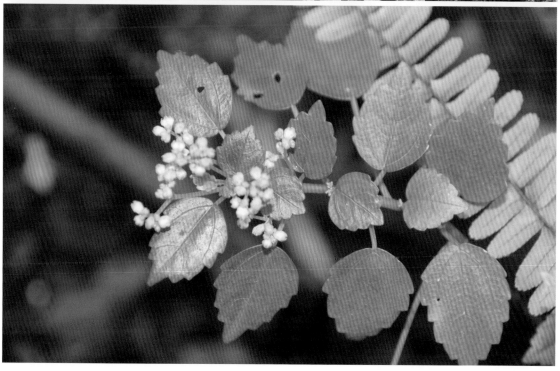

【形态特征】草本，茎肉质。叶对生，同对的叶不等大，菱状卵形或卵形，稀三角状卵形或卵状披针形，长1~6cm，宽0.8~3cm，顶端常锐尖，有时钝尖或粗尾状渐尖，基部楔形，稀近圆形或近截形，稍不对称，边缘具短睫毛，下部全缘，上部有数枚圆锯齿或钝齿，两面生极稀疏的短毛，基出脉3条，其侧生的一对弧曲，伸达叶中上部齿尖，侧脉2~3（5）对，钟乳体细条形，长0.3~0.4mm，在上面明显；叶柄纤细，长0.5~2（5）cm，无毛。花单性，雌雄同株，常混生，或异株，雄聚伞花序具细梗，常紧缩成头状或近头状，长1~1.5cm；雌聚伞花序具纤细的长梗，连同总梗长1~3（5）cm，团伞花簇常紧缩成头状或近头状，一枚、二枚或数枚疏松排列于花枝上；雄花具梗，在芽时倒卵形或倒圆锥形，长约1mm；花被片5枚，覆瓦状排列；雄蕊5枚；退化雌蕊明显，长圆锥状，长约0.5mm；雌花具梗；花被片5枚；子房卵形。瘦果卵形，稍扁，长1~1.4mm，熟时灰褐色，外面有疣状凸起，几乎被宿存花被包裹。

【生境】生于林下、山谷溪旁草丛中或石缝、树干长苔藓的阴湿处。

【分布】吉林、辽宁、河北、河南、陕西、甘肃、四川、贵州、云南、广西、广东、湖南、湖北、江西、安徽、浙江、福建和台湾。俄罗斯、朝鲜和日本也有分布。

【采集加工】夏、秋季采收，将全草晒干。

【性味归经】味甘，性凉。

【功能主治】清热解毒，利水通淋。治小便淋痛，尿血，喉痛，乳蛾，小儿胎毒，丹毒，赤白带下，阴痒。

【用法用量】6~9g，水煎服。

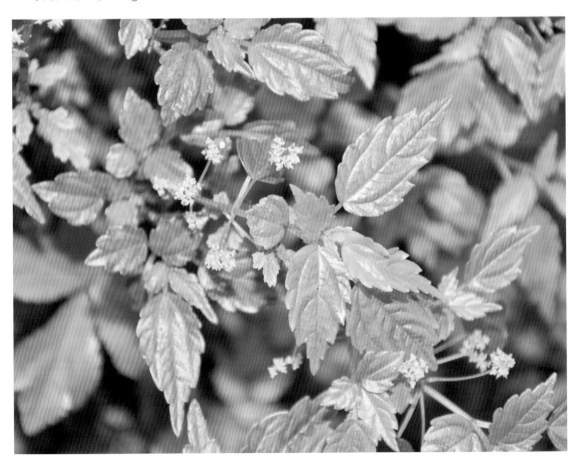

4.87.26　小叶冷水花

PILEAE MICROPHYLLAE HERBA

【别名】透明草、玻璃草

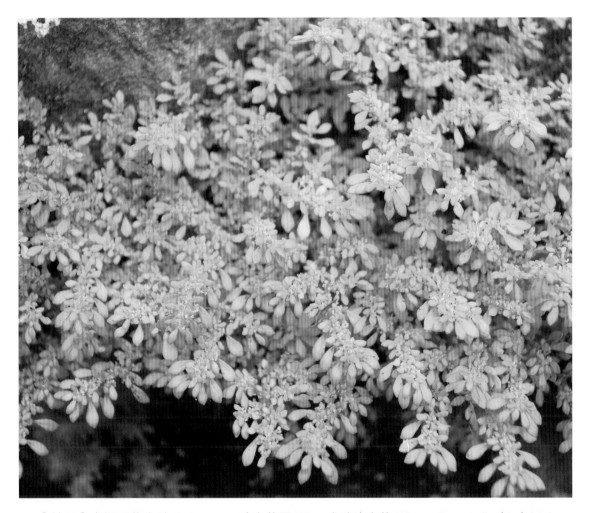

【基原】来源于荨麻科 Urticaceae 冷水花属 *Pilea* 小叶冷水花 *Pilea microphylla*（L.）Liebm. 的全草入药。

【形态特征】纤细小草本。茎肉质，多分枝，高 3~17cm，粗 1~1.5mm，干时常变蓝绿色，密布条形钟乳体。叶小，同对的不等大，倒卵形至匙形，长 3~7mm，宽 1.5~3mm，顶端钝，基部楔形或渐狭，边缘全缘，稍反曲，叶面绿色，背面浅绿色，干时呈细蜂巢状，钟乳体条形，上面明显，长 0.3~0.4mm，横向排列，整齐，叶脉羽状，中脉稍明显，在近顶端消失，侧脉数对，不明显；叶柄纤细，长 1~4mm；托叶不明显，三角形，长约 0.5mm。雌雄同株，有时同序，聚伞花序密集成近头状，具梗，稀近无梗，长 1.5~6mm；雄花具梗，在芽时长约 0.7mm；花被片 4 片，卵形，外面近顶端有短角状凸起；雄蕊 4 枚；退化雌蕊不明显；雌花更小；花被片 3 片，稍不等长，果时中间的一枚长圆形，稍增厚，与果近等长，侧生二枚卵形，顶端锐尖，薄膜质，较长的一枚短约 1/4；退化雄蕊不明显。瘦果卵形，长约 0.4mm，熟时变褐色，光滑。花期夏、秋季；果期秋季。

【生境】常生于路边石缝和墙上阴湿处。

【分布】广东、广西、福建、江西、浙江和台湾有逸生。原产南美洲热带，后被引入亚洲、非洲热带地区。

【采集加工】夏、秋季采收，全草鲜用。

【性味归经】味淡、涩，性凉。

【功能主治】清热解毒。治痈疮肿痛，无名肿毒，烧、烫伤。

【用法用量】鲜全草捣烂，调红糖少许，外敷。

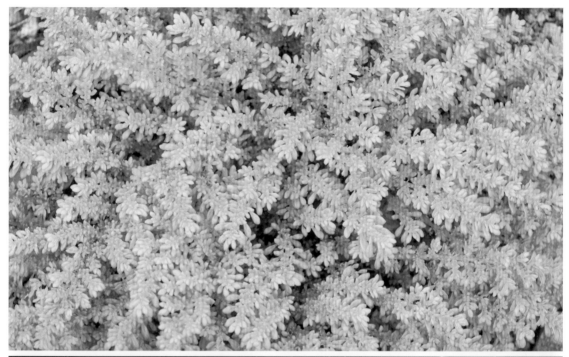

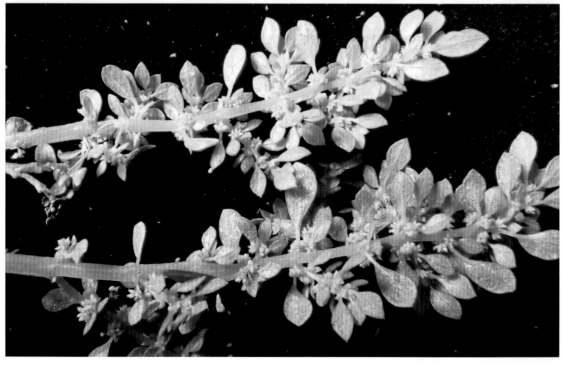

4.87.27 冷水花

PILEAE NOTATAE HERBA

【别名】长柄冷水麻

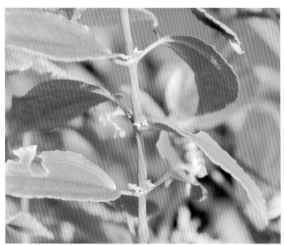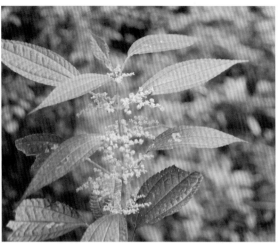

【基原】来源于荨麻科 Urticaceae 冷水花属 Pilea 冷水花 Pilea notata C. H. Wright 的全草入药。

【形态特征】多年生草本。叶纸质，同对的近等大，狭卵形、卵状披针形或卵形，长 4~11cm，宽 1.5~4.5cm，顶端尾状渐尖或渐尖，基部圆形，稀宽楔形，边缘自下部至顶端有浅锯齿，稀有重锯齿，叶面深绿，有光泽，背面浅绿色，钟乳体条形，长 0.5~0.6mm，两面密布，明显，基出脉 3 条，其侧出的二条弧曲，伸达上部与侧脉环结，侧脉 8~13 对，稍斜展呈网脉；叶柄纤细，长 1.7cm，常无毛，稀有短柔毛。花雌雄异株；雄花序聚伞总状，长 2~5cm，有少数分枝，团伞花簇疏生于花枝上；雌聚伞花序较短而密集；雄花具梗或近无梗，在芽时长约 1mm；花被片绿黄色，4 深裂，卵状长圆形，顶端锐尖，外面近顶端处有短角状突起；雄蕊 4 枚，花药白色或带粉红色，花丝与药隔红色；退化雌蕊小，圆锥状。瘦果小，圆卵形，顶端歪斜，长近 0.8mm，熟时绿褐色，有明显刺状小疣点突起；宿存花被片 3 深裂，等大，卵状长圆形，顶端钝，长及果的约 1/3。

【生境】生于海拔 300~1500m 的山谷、溪旁或林下阴湿处。

【分布】广东、广西、湖南、湖北、贵州、四川、甘肃、陕西、河南、安徽、江西、浙江、福建和台湾。日本也有分布。

【采集加工】夏、秋季采收，将全草晒干。

【性味归经】味淡、微苦，性凉。

【功能主治】清热利湿，生津止渴，利胆退黄。治湿热黄疸，肺痨，小儿夏季热，消化不良，神经衰弱，赤白带下，淋浊，尿血。

【用法用量】15~30g，水煎服。

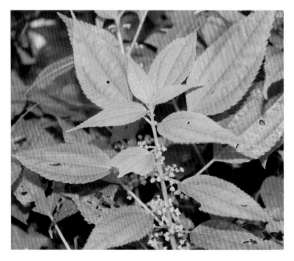

4.87.28　盾叶冷水花

PILEAE PELTATAE HERBA

【别名】背花疮、石苋菜

【基原】来源于荨麻科 Urticaceae 冷水花属 *Pilea* 盾叶冷水花 *Pilea peltata* Hance 的全草入药。

【形态特征】肉质草本，无毛。叶肉质，在同对稍不等大，常盾状着生，近圆形，稀扁圆形，长 1~6cm，宽 1~3.5cm，顶端锐尖或钝，基部心形、微缺或圆形，稀截形，边缘自下部有时自基部以上有数枚圆齿，两面干时常带蓝绿色，干时下面呈蜂巢状，钟乳体条形，长约 0.2mm，上面密布，基出脉 3 条；叶柄长 0.6~4.5cm。雌雄同株或异株；团伞花序由数朵花紧缩而成，数个稀疏着生于单一的序轴上，呈串珠状，雄花序长 3~4cm，其中花序梗长 1~1.7cm，雌花序长 1~2.5cm，其中花序梗 0.5~1cm；苞片披针形，长约 0.4mm；雄花具短梗或无梗，淡黄绿色；

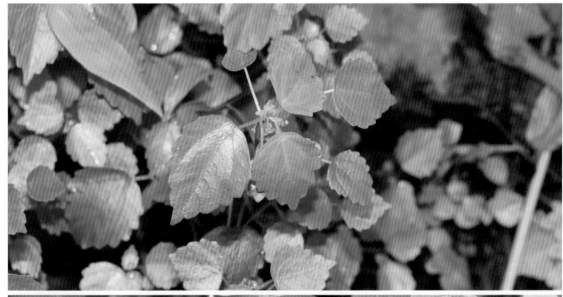

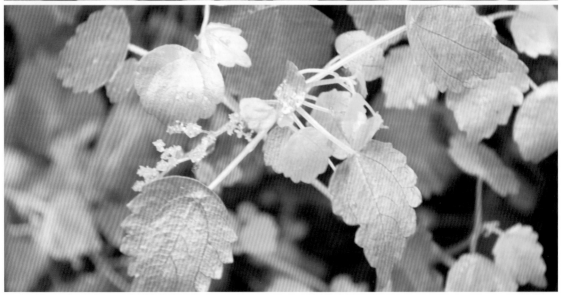

花被片 4 片，幼时帽状，顶端有一长而稍扁的角状凸起，熟时变兜形，外面近顶端有角状凸起，外面上部有明显的钟乳体；雄蕊 4 枚，花丝下部与花被片贴生；退化子房极小，长圆形；雌花近无梗；花被片 3 片，不等大。瘦果卵形，果时扁，顶端歪斜，长约 0.6mm，棕褐色，光滑，边缘内有一圈不明显的条纹。

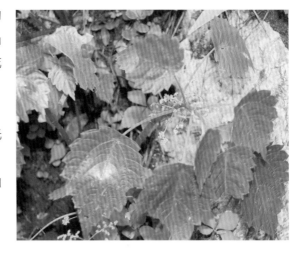

【生境】常生于海拔 100~500m 石灰岩山上石缝或灌丛阴处。

【分布】广西、广东、湖南。

【采集加工】夏、秋季采收，将全草晒干。

【性味归经】味辛、淡，性凉。

【功能主治】清热解毒，祛痰止咳，化瘀。治肺热咳嗽，肺痨咳喘、咯血，疮疡肿毒，跌打损伤，外伤出血，小儿疳积。

【用法用量】5~15g，水煎服。外用鲜品捣烂敷患处。

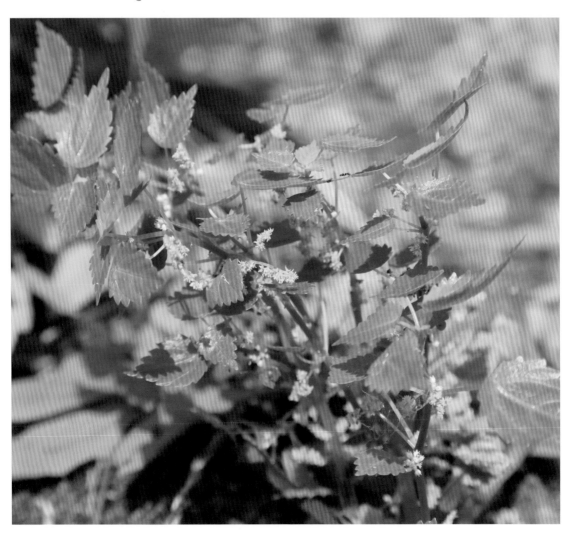

4.87.29　西南冷水花

PILEAE PLATANIFLORAE HERBA

【别名】全缘冷水花、石稔草

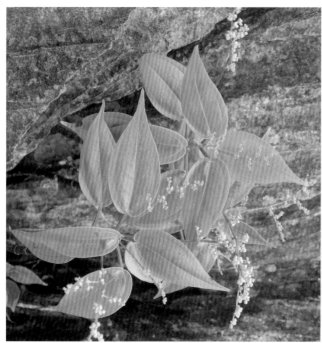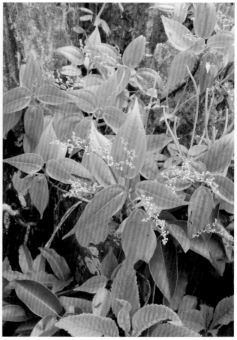

【基原】来源于荨麻科 Urticaceae 冷水花属 Pilea 西南冷水花 Pilea plataniflora C. H. Wright 的全草入药。

【形态特征】多年生草本。叶薄纸质或近膜质，同对的不等大或近等大，形状大小变异很大，卵形、卵状披针形、椭圆状披针形、卵状或倒卵状长圆形，长 1~15cm，宽 0.6~5cm，顶端尾状渐尖，基部常偏斜，圆形、浅心形或心形，边缘稍厚，全缘，疏生腺点，钟乳体梭形，长 0.3~0.4mm，基出脉 3（5）条；叶柄长 0.5~7cm。雌雄同株或异株，有时雌雄同序；花序聚伞圆锥状，有时仅有少数分枝，呈总状，雄花序梗长，纤细，团伞花序疏松着生于花枝上；雌花序在雌雄异株时常聚伞圆锥状，与叶近等长或稍短，花序梗长，纤细，团伞花序较密地着生于花枝上，在雌雄同株时，常仅有少数分枝，呈总状，与叶柄近等长，花序梗较短；雄花带绿黄色或紫红色，近无梗，在芽时长约 1.5mm；花被 4 片；雄蕊 4 枚；雌花带绿色，近无梗；花被 3 片，不等大，果时中间一枚卵状长圆形，背面增厚略呈龙骨状，长及果的 1/2 或更长；侧生的二枚三角形。瘦果卵形，顶端稍歪斜，双凸透镜状，长 0.5~0.6mm，熟时深褐色，有细疣点。

【生境】生于山谷密林中或石缝上。

【分布】海南、云南、贵州、四川、湖南、广西、台湾等地。

【采集加工】夏、秋季采收，将全草晒干。

【性味归经】味辛、酸，性温。

【功能主治】舒筋活络，消肿利尿。治风寒湿痹，筋骨疼痛，手足麻木，肾炎水肿，尿闭。

【用法用量】10~30g，水煎服或泡酒服。

4.87.30　透茎冷水花

PILEAE PUMILAE HERBA

【别名】美青豆、直苎麻、肥肉草

【基原】来源于荨麻科 Urticaceae 冷水花属 Pilea 透茎冷水花 Pilea pumila（L.）A. Gray [P. mongolica Wedd.] 的全草入药。

【形态特征】一年生草本，茎肉质。叶近膜质，菱状卵形或宽卵形，长 1~9cm，宽 0.6~5cm，顶端渐尖、短渐尖、锐尖或微钝，基部常宽楔形，有时钝圆，边缘除基部全缘外，其上有牙齿或牙状锯齿，稀近全缘，两面疏生透明硬毛，钟乳体条形，长约 0.3mm，基出脉 3 条，侧出的一对微弧曲，伸达上部与侧脉网结或达齿尖，侧脉数对，不明显，上部的几对常网结；叶柄长 0.5~4.5cm，上部近叶片基部常疏生短毛。花雌雄同株并常同序，雄花常生于花序的下部，花序蝎尾状，密集，生于几乎每个叶腋，长 0.5~5cm，雌花枝在果时增长；雄花具短梗或无梗，在芽时倒卵形，长 0.6~1mm；花被片常 2 片，有时 3~4，近船形，外面近顶端处有短角凸起；雄蕊 2（3）~4；雌花花被片 3 片，近等大，或侧生的二枚较大，中间的一枚较小，条形。瘦果三角状卵形，扁，长 1.2~1.8mm，初时光滑，常有褐色或深棕色斑点，熟时色斑多少隆起。

【生境】生于海拔 400m 以上的山坡林下或岩石缝的阴湿处。

【分布】除新疆、青海、台湾和海南外，分布几遍全国各地。俄罗斯西伯利亚、蒙古、朝鲜、日本和北美温带地区广泛分布。

【采集加工】夏、秋季采收，将全草晒干。

【性味归经】味甘，性寒。

【功能主治】利尿解热，安胎。治糖尿病，孕妇胎动，先兆流产。叶为止血剂，治创伤出血，瘀血。根、叶并治急性肾炎，尿道炎，出血，子宫脱垂，子宫内膜炎，赤白带下。

【用法用量】4.5~9g，水煎服。

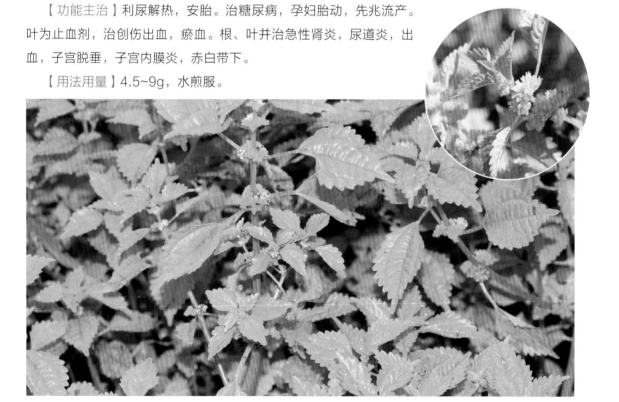

4.87.31 啜脓膏

POUZOLZIAE ZEYLANICAE HERBA

【别名】地消散、脓见消、吸脓膏

【基原】来源于荨麻科 Urticaceae 雾水葛属 *Pouzolzia* 雾水葛 *Pouzolzia zeylanica*（L.）Benn. 的全草入药。

【形态特征】多年生草本；茎披散或呈匍匐状，长达 1m，无毛或疏被硬毛。单叶，互生，或茎下部叶有时对生，膜质，卵形至卵状披针形，长 1.5~4cm，宽 0.5~2cm，顶端短尖，基部钝圆，

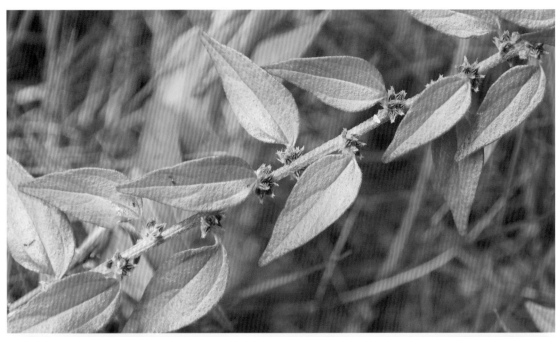

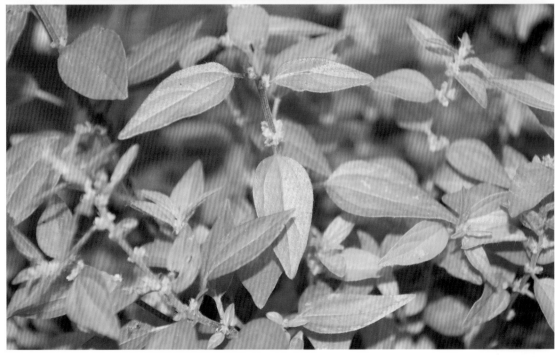

边全缘，两面均被紧贴的硬毛，背面的毛较密，叶面有密集而匀称的点状钟乳体；叶脉三出，侧边两条伸达叶片中部以上，中央 1 条为羽状脉，有侧脉 1~2 对；叶柄长 2~6mm，被毛。花淡绿色或淡紫色，细小，组成腋生的团伞花序，雌雄花混生于同一花序上；雄花花萼 4 裂，裂片卵圆形，长约 1mm，顶端短尖或芒状，疏被短柔毛；无花瓣；雄蕊 4 枚，突出；雌花花萼壶状，长约 1.5mm，上部 4 齿裂，被毛；子房直，花柱纤细，于子房顶端具关节，脱落。瘦果卵形，苞藏于花萼内，长约 1mm，顶端尖，黑色，光亮。花期 8~10 月。

【生境】生于田野、旷地、沟边、村边路旁等湿润处。

【分布】香港、广东、海南、广西、福建、江西、浙江、安徽、湖南、湖北、云南、四川、甘肃。亚洲其他热带地区也有分布。

【采集加工】全年可采，拔取全草，抖净泥沙，晒干。

【药材性状】本品常绕扎成小把，全长 50~90cm。根圆柱形或呈纺锤状，稍弯曲。茎略呈圆柱形或稍扁，多分枝，深棕色，可见纵皱纹或沟纹，有凸起的横生皮孔；质稍韧。叶皱卷，绿色，展平后卵状披针形或卵形，长 1~4cm，宽 0.5~2cm，两面略被硬毛。气微，味甘淡，口嚼有黏滑感。以叶色青绿、茎枝红棕色、带根者为佳。

【性味归经】味甘，性凉。

【功能主治】清热利湿，解毒排脓。治风火牙痛，肠炎，痢疾，尿路感染。外用治疖肿，乳腺炎。

【用法用量】15~30g，水煎服。外用适量鲜品捣烂敷患处。

【附方】① 治疖肿：鲜雾水葛、鲜一点红各适量，共捣烂，敷患处。

② 治乳腺炎：鲜雾水葛、鲜犁头草、鲜木芙蓉、鲜蒲公英各适量，共捣烂，敷患处。

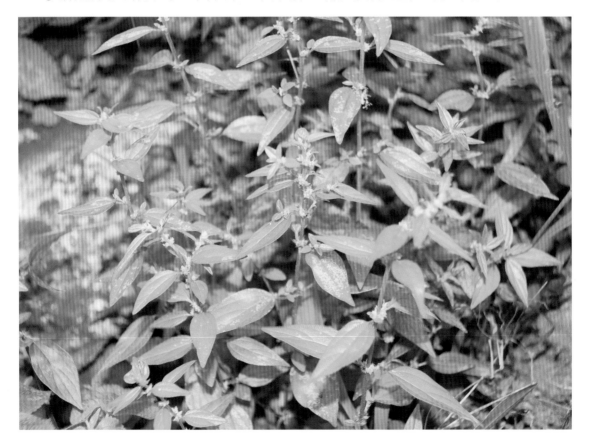

4.87.32 藤麻

PROCRIS WIGHTIANAE HERBA

【别名】平滑楼梯草、石羊草、虾公菜

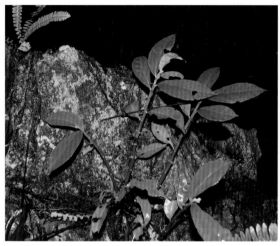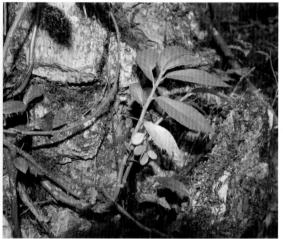

【基原】来源于荨麻科 Urticaceae 藤麻属 *Procris* 藤麻 *Procris wightiana* Wall. et Wedd. 的全草入药。

【形态特征】多年生草本。茎肉质，高 30~80cm，不分枝或分枝，无毛。叶生茎或分枝上部，无毛；叶片两侧稍不对称，狭长圆形或长椭圆形，长 5~20cm，宽 2~4.5cm，顶端渐尖，基部渐狭，边缘中部以上有少数浅齿或波状，钟乳体稍明显或明显，长 0.1~0.3mm，侧脉每侧 5~8 条；叶柄长 1.5~12mm；托叶极小，卵形，脱落；退化叶狭长圆形或椭圆形，长 5~17mm，宽 1.5~7mm。雄花序通常生于雌花序之下，簇生，有短丝状花序梗，有少数花；雄花五基数；花被片长圆形或卵形，长约 1.5mm，顶端之下有短角状突起；雌花序簇生，有短而粗的花序梗，或有时无梗，直径 1.5~3mm，有多数花；花序托半圆球形，无毛，无苞片；小苞片倒卵形或椭圆形，

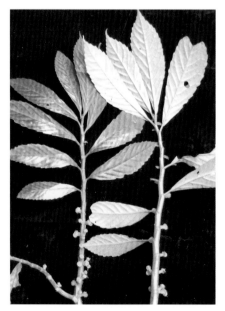

长约 0.4mm，无毛；雌花无梗；花被片约 4 枚，船状椭圆形，长约 3.5mm，无毛；子房椭圆形，长约 0.3mm，柱头小。瘦果褐色，狭卵形，扁，长 0.6~0.8mm，常有多数小条状凸起或近光滑。

【生境】生于山谷林下、水沟旁边或石上。

【分布】广西、贵州、云南、西藏、四川、广东、福建、台湾等地。菲律宾、加里曼丹岛、中南半岛余部、斯里兰卡、印度、不丹、尼泊尔、非洲也有分布。

【采集加工】夏、秋季采收，将全草晒干。

【性味归经】味淡，性凉。

【功能主治】清热解毒，散瘀消肿。治水泻、痈疮疖肿、脓成未溃、枪炮伤等。

【用法用量】15~30g，水煎服。外用鲜品捣烂敷患处。

4.87.33　麻叶荨麻

URTICAE CANNABINAE HERBA

【别名】焮麻，蝎子草

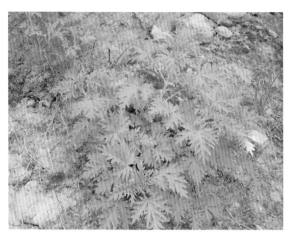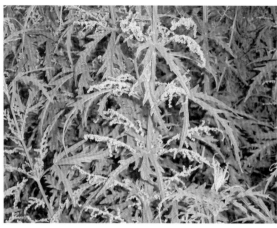

【基原】来源于荨麻科 Urticaceae 荨麻属 *Urtica* 麻叶荨麻 *Urtica cannabina* L. 的全草入药。

【形态特征】多年生草本。叶呈五角形，掌状 3 全裂、稀深裂，一回裂片再羽状深裂，自下而上变小，在其上部呈裂齿状，二回裂片常有数目不等的裂齿或浅锯齿，侧生的一回裂片的外缘最下一枚二回裂片常较大而平展，叶面常只疏生细糙毛，后渐变无毛，背面有短柔毛和在脉上疏生刺毛，钟乳体细点状，于叶面密布；叶柄长 2~8cm，生刺毛或微柔毛。花雌雄同株，雄花序圆锥状，生下部叶腋，长 5~8cm，斜展，生最上部叶腋的雄花序中常混生雌花；雌花序生上部叶腋，常穗状，有时在下部有少数分枝，长 2~7cm，序轴粗硬，直立或斜展；花被片 4 枚，合生至中部，裂片卵形，外面被微柔毛；雌花序有极短的梗。瘦果狭卵形，顶端锐尖，稍扁，长 2~3mm，表面有明显或不明显的褐红色点；宿存花被片 4，在下部三分之一合生，近膜质，内面二枚椭圆状卵形，顶端钝圆，长 2~4mm，外面生刺毛 1~4 根和细糙毛，外面的二枚卵形或一长圆状卵形，是内面长度的 1/4~1/3，外面常有 1 根刺毛。

【生境】生于山地林缘、路旁、田埂及村庄附近。

【分布】新疆、甘肃、四川西北部、陕西、山西、河北、内蒙古、辽宁、吉林和黑龙江。蒙古、俄罗斯西伯利亚、中亚和欧洲也有分布。

【采集加工】夏、秋二季割取全草，晒干。收割时，手顺着蜇毛方向抓，可避免触蜇。

【性味归经】味苦、辛，性温；有小毒。

【功能主治】祛风湿，活血，止痉，解毒。治产后惊厥，小儿惊风；外用治风湿痹痛，荨麻疹，毒蛇咬伤。

【用法用量】3~9g，水煎服。外用适量，煎汤洗，鲜品捣汁涂擦或捣敷。

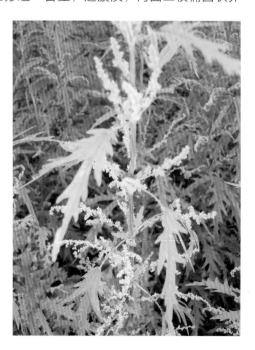

4.88 大麻科

4.88.1 火麻仁

CANNABIS FRUCTUS

【别名】大麻仁、火麻、线麻子

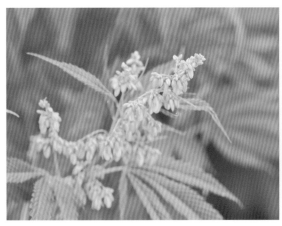 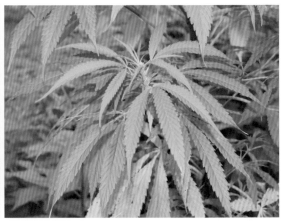

【基原】来源于大麻科 Cannabinaceae 大麻属 *Cannabis* 大麻 *Cannabis sativa* L. 的成熟种子入药。

【形态特征】一年生草本，植株高 1~3m。茎直立，多分枝，具纵沟，密生短柔毛，基部稍木质化，皮层纤维发达。掌状复叶互生或下部对生，总叶柄长 4~15cm，有线状披针形托叶；小叶片 3~11 枚，披针形或线状披针形，两端渐尖，边缘具粗齿，表面深绿色，有糙毛，下面密被灰白色毡毛。花单性，雌雄异株，雄花集成长而疏散的圆锥花序，顶生或腋生，花被片 5，长卵形，黄绿色；雌花丛生于叶腋，每花外有 1 卵形苞片，花被片 1 枚，绿色，膜质；雌蕊 1，子房圆球形，花柱 2。瘦果扁圆形，长 4~5mm，外包有黄褐色苞片，有毛，果皮坚硬，灰白色至灰褐色，表面平滑，具网纹。种子 1 枚。花期 5~7 月；果期 6~9 月。

【生境】栽培，喜生于排水良好的砂质或黏质土壤。

【分布】我国各地均有栽培。原产亚洲西部。

【采集加工】秋季果实成熟时采割全株，晒干、打下种、筛去泥土及杂质即可。

【药材性状】本品果实呈卵圆形，长 4~5.5mm，表面灰绿色或灰黄色，有光泽，并可见细微的白色或棕色网纹，顶端略尖，基部钝圆，有 1 微凹的圆形果梗痕。果皮薄而脆，易碎。种皮绿色，子叶 2 枚，乳白色，富油性。气微，味淡（如嚼碎后稍有麻舌感）。以粒大、种仁饱满、无杂质者为佳。

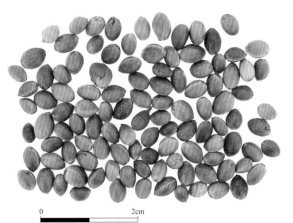

0　　　　2cm

【性味归经】味甘，性平。归脾、胃、大肠经。

【功能主治】润肠通便。治血虚津亏，肠燥便秘。

【用法用量】10~15g，水煎服。

【附方】治大便秘结：（麻仁滋脾丸）火麻仁、白芍、枳实、大黄各 30g，厚朴、杏仁各 15g。共研细粉，炼蜜为丸，每服 9g，每日 1~2 次。

4.88.2 葎草

HUMULI JAPONICI HERBA

【别名】拉拉藤、割人藤、五爪龙、勒草

【基原】为大麻科 Cannabinaceae 葎草属 Humulus 葎草 Humulus japonicus Sieb. et Zucc. [Humulus scandens（Lour.）Merr.] 的全草入药。

【形态特征】多年生缠绕草本。茎枝和叶柄有倒生皮刺。下部叶通常对生，上部叶互生，近肾状五角形，径7~10cm，掌状深裂，裂片5~7，边缘有粗锯齿，两面均有粗糙刺毛，背面有黄色小腺点，基部心形；叶柄长5~20cm。花单性，雌雄异株，圆锥花序长15~25cm；雄花小，淡黄色，花被和雄蕊各5；雌花10余朵，聚成近圆形的穗状花序，腋生，卵形苞片有白刺毛和黄色小腺点，花被退化为1全缘的膜质片，花柱2。瘦果扁球状，淡黄色，为增大的苞片包围。花期7~8月；果期8~9月。

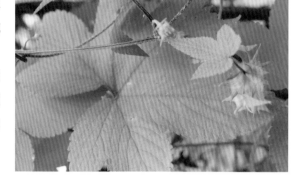

【生境】生于沟边、村边、路旁的绿篱中。

【分布】我国除新疆外，全国各地均有分布。日本、越南也有分布。

【采集加工】夏、秋季割取全草，切段，晒干备用。

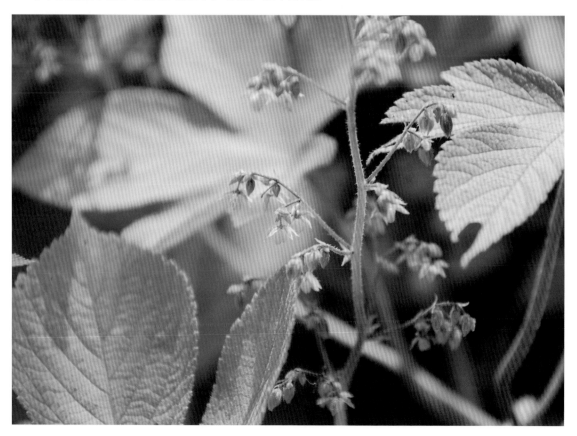

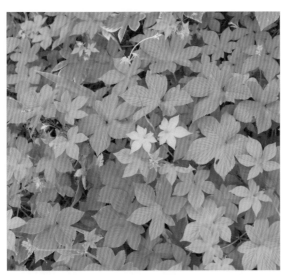

【药材性状】本品多皱缩卷曲。茎枝灰褐色，圆柱形，纤细，有倒生皮刺，质软而韧。叶片皱卷或破碎，灰绿色，完整叶片肾状五角形，径 7~10cm，掌状深裂，裂片 5~7，两面均有粗刺毛，脉上有刚毛，背面有黄色小腺点。圆锥花序顶生，灰绿色，雌雄异株。苞片卵形，有白刺毛和黄色腺点。瘦果扁圆形，长 4~5mm，质坚硬。气淡，味略苦涩。以身干、色绿、叶多、质柔嫩、无杂质者为佳。

【性味归经】味甘、苦，性寒。归肺、肾、脾、膀胱经。

【功能主治】清热，利尿，消瘀，解毒。治淋病，小便不利，疟疾，腹泻，痢疾，肺结核，肺脓疡，肺炎，癞疮，痔疮，痈毒，瘰疬。

【用法用量】9~18g，水煎服。外用鲜品捣敷或煎水熏洗。

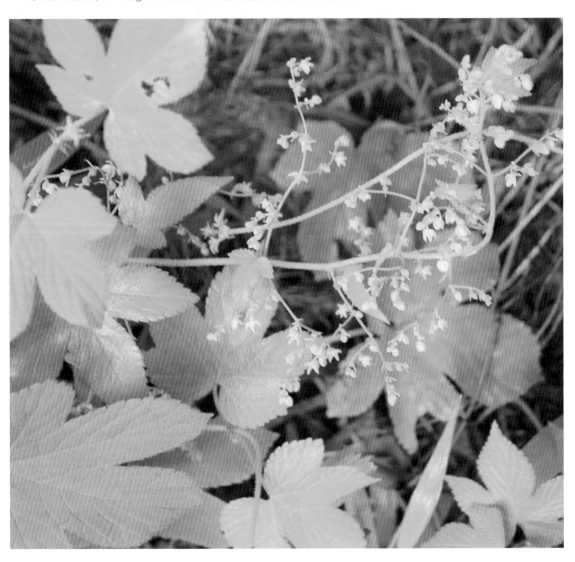

4.88.3 啤酒花

HUMULI LUPULI FRUCTUS

【别名】忽布、酒花、野酒花、香蛇麻花

【基原】来源于大麻科 Cannabinaceae 葎草属 Humulus 啤酒花 Humulus lupulus L. 的未成熟的果穗入药。

【形态特征】多年生缠绕草本。茎枝、叶柄密生细毛，并有倒钩刺。叶对生，纸质，卵形，长4~11cm，宽4~8cm，不裂或3~5深裂，边缘有粗锯齿，叶面密生小刺毛，背面疏生毛和黄色小油点；叶柄长。雌雄异株；雄花细小，排成圆锥花序，花被片和雄蕊各5枚；雌花每2朵生于一苞片腋部，苞片覆瓦状排列成近圆形的穗状花序。果穗呈球果状，长3~4cm，宿存苞片干膜质，增大，有黄色腺体，气芳香。瘦果扁圆形，褐色。花期8月；果期9~10月。

【生境】生于河谷灌丛、林缘。

【分布】河北、陕西、山西、甘肃、新疆、四川、浙江等地区。我国东北、华北及山东、甘肃等地有栽培。亚洲北部和东北部其他地区、美洲东部也有分布。

【采集加工】秋季果穗呈绿色略带黄色时摘下，晒干或烘干。

【性味归经】味苦，性平。

【功能主治】健胃，清热，利水，化痰止咳，安神。治食少腹胀，消化不良，失眠多梦，心悸易惊，淋证，水肿，咳嗽，肺结核，胸膜炎，麻风，伤口感染。

【用法用量】1.5~4.5g，水煎服。

【附方】① 治消化不良：啤酒花4.5g，炒麦芽9g，水煎服。

② 治失眠：啤酒花4.5g，缬草6g，酸枣根15g，水煎服。

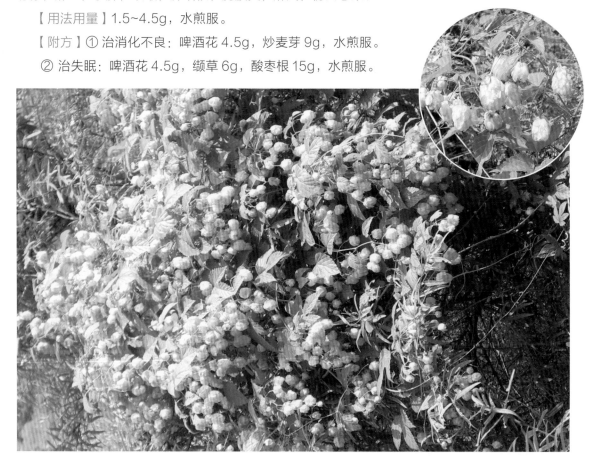

4.89 冬青科

4.89.1 满树星

ILICIS ACULEOLATAE RADIX

【别名】鼠李冬青、秤星木、天星木

【基原】来源于冬青科 Aquifoliaceae 冬青属 *Ilex* 满树星 *Ilex aculeolata* Nakai 的根皮入药。

【形态特征】落叶灌木。叶在长枝上互生，在短枝上 1~3 枚簇生于顶端，叶片膜质或薄纸质，倒卵形，长 2~6cm，宽 1~3.5cm，顶端急尖，稀钝，基部楔形且渐尖，边缘具锯齿，叶面绿色，背面淡绿色，侧脉 4~5 对；叶柄长 5~11mm。花序单生于长枝的叶腋内或短枝顶部的鳞片腋内；花白色，芳香，4 或 5 基数；雄花序具 1~3 花，总花梗长 0.5~2mm，花梗长 1.5~3mm，无毛，基部具 2 枚小苞片，小苞片三角形，具缘毛；花萼盘状，直径约 2.5mm，4 深裂，裂片阔三角形，具缘毛；花冠辐状，直径约 7mm，花瓣圆卵形，直径约 3mm，啮蚀状，具稀疏的缘毛，基部稍

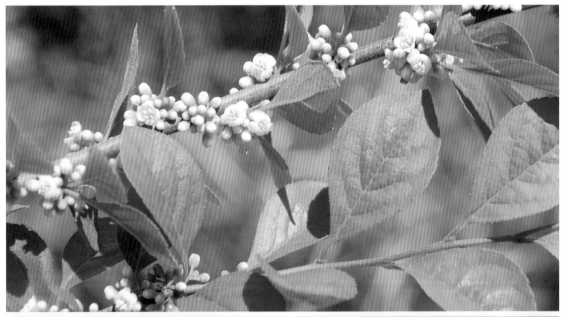

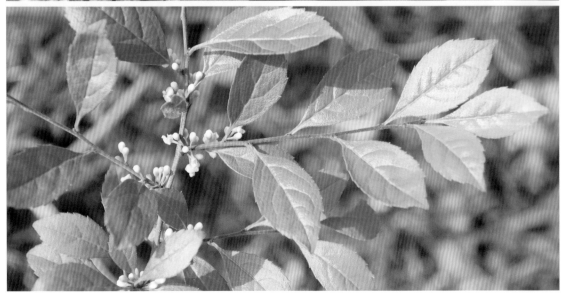

合生；雄蕊 4 或 5 枚，花药长圆形；不育子房卵球形，具短喙且浅裂；雌花单花生于短枝鳞片腋内或长枝叶腋内，花梗长 3~4mm，基部具 2 枚具缘毛的小苞片；花萼与花冠同雄花；退化雄蕊长为花瓣的 2/3，败育花药箭头状；子房卵球形，直径约 1.5mm，柱头厚盘状，4 浅裂。果球形，直径约 7mm，成熟时黑色。

【生境】生于山坡次生林或灌木丛中。

【分布】广东、海南、浙江、江西、福建、湖北、湖南、广西、贵州。

【采集加工】夏、秋季采收，根皮晒干。

【性味归经】味微苦、甘，性凉。

【功能主治】清热解毒，化痰止咳。治感冒咳嗽，烧、烫伤，牙痛。

【用法用量】9~15g，水煎服。

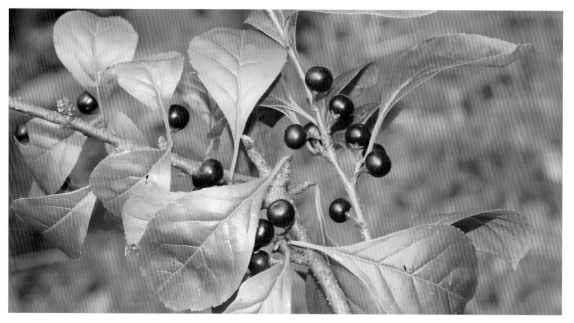

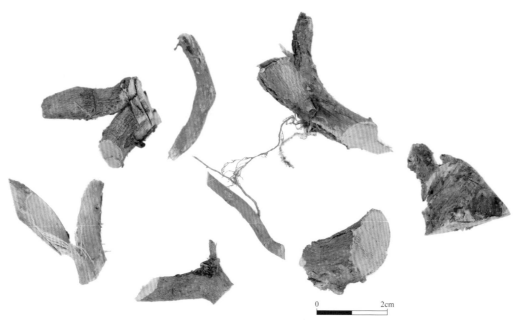

4.89.2 岗梅根

ILICIS ASPRELLAE RADIX ET CAULIS

【别名】岗梅、秤星树、点称星、土甘草、山梅根、假青梅

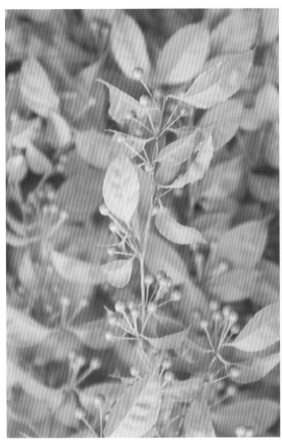
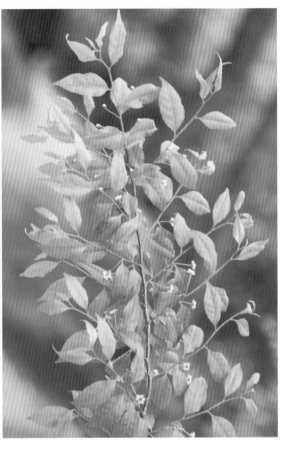

【基原】来源于冬青科 Aquifoliaceae 冬青属 *Ilex* 梅叶冬青 *Ilex asprella* （Hook. et Arn.）Champ. ex Benth. 的根和叶入药。

【植物特征】落叶灌木。高达 1~4m。根粗壮，黄白色；枝圆柱形，紫褐色，散布白色皮孔。叶互生，膜质，卵形或卵状椭圆形，长 3~8cm，宽 1.5~3cm，顶端渐尖，边缘有锯齿，叶面疏被短毛，有光泽，背面无毛；侧脉 6~8 对；叶柄长 3~8mm。花单性，白色，雄花常 1~4 朵聚生于叶或鳞片腋内；花萼宿存，其裂片、花瓣和雄蕊均 4 数，雄蕊与花瓣互生并稍附着于花冠管上；雌花单生叶腋，无花盘；花柱极短，常宿存；花梗长 2~2.5cm。核果球形，直径 5~6mm，成熟时黑色，常具分核 4~6 颗。花期 2~3 月；果期 4~7 月。

【生境】生于山地疏林、丘陵灌丛、村边路旁或旷地上。

【分布】香港、广东、海南、广西、江西、福建、台湾、浙江等地。菲律宾也有分布。

【采集加工】全年均可采收。挖取根，洗净，劈成小块片，晒干。叶随时可采。

【药材性状】根为不规则块片，直径 1.5~5cm。外皮浅棕褐色或浅棕红色，稍粗糙，有纵皱纹及须根痕，皮孔白色，秤星状。皮部灰白色至灰黄色，木部淡黄白色。质坚硬，不易折断，断面有放射状纹理。气微，味苦而后甜。以块片均匀、质坚、色白者为佳。

【性味归经】味苦、甘，性凉。归肺、大肠、肝、肾经。

【功能主治】清热解毒，生津止渴。治感冒，高热烦渴，扁桃体炎，咽喉炎，气管炎，百日咳，肠炎，痢疾，传染性肝炎，野蕈、砒霜中毒。

【用法用量】15~30g，水煎服。为凉茶主要原料。

【附方】① 治流行性感冒：岗梅根90g，大叶桉叶、甘草各50g，水煎，分3次服。

② 治偏头痛：鲜岗梅根90g，鸡矢藤60g，鸭蛋2枚，水煎，食蛋喝汤。

③ 治头目眩晕：鲜岗梅根60g，臭牡丹根30g，水煎服。

④ 治小儿百日咳：岗梅根、白茅根各30g，水煎服。可以加蜂蜜兑服。

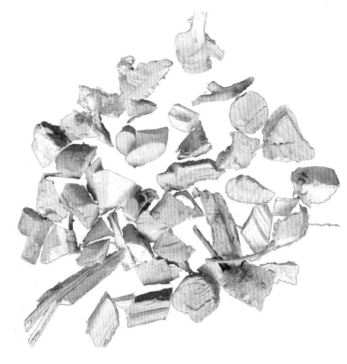

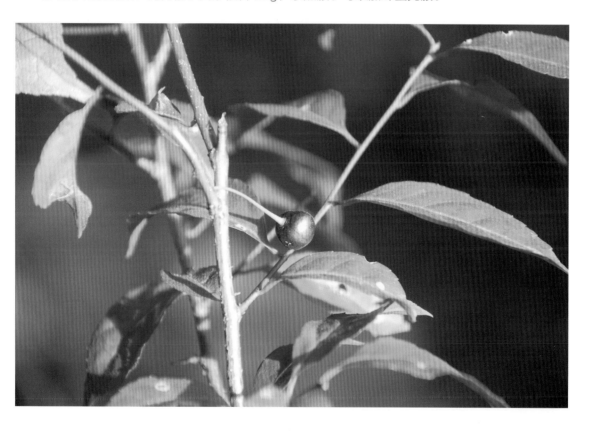

4.89.3 四季青

ILICIS CHINENSIS FOLIUM

【别名】红冬青

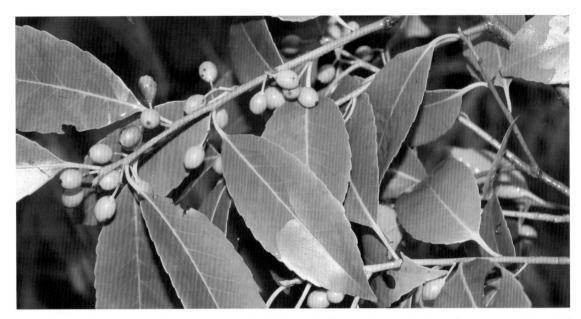

【基原】来源于冬青科 Aquifoliaceae 冬青属 Ilex 冬青 Ilex chinensis Sims [I. purpurea Hassk.] 的叶入药。

【形态特征】常绿小或中等大乔木，高 3.5~10m，有时更高；树皮深灰色；小枝淡绿色。叶互生，具短柄；叶片革质，椭圆形、披针形或有时近卵形，长 6~8cm，宽 3~3.5cm，顶端短渐尖，全缘，干时褐黑色，无毛，有腺点。花夏季开，雌雄异株，于当年生枝上组成腋生聚伞花序；雄花序有花 7~20 余朵，总花梗长 7~14mm；雌花序有花 3~7 朵；萼小，5~6 裂；花冠紫色，直径 6~7mm，花瓣卵状长圆形，长约 3mm，核果浆果状，椭圆形，长 10~12mm，成熟时深红色，干后变紫黑色；分核 4 或 5 个，背部平滑，两边略隆起，中间具 1 条浅而阔的纵沟。花期 6 月；

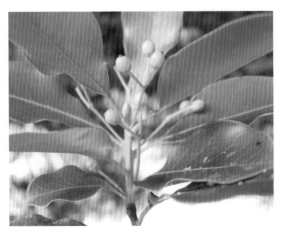

果期 8~11 月。

【生境】常生于密林中。

【分布】长江以南各地。日本也有分布。

【采集加工】秋、冬二季采收叶，晒干。

【药材性状】本品长椭圆形，长 6~8cm，宽 3~3.5cm，顶端短渐尖，基部楔形，边全缘，革质，上面棕褐色或灰绿色，有光泽，下面色较浅；叶柄长约 1cm。味苦、涩，微有清香。

【性味归经】味苦、涩，性凉。归肝、肾经。

【功能主治】清热解毒，消肿祛瘀。治肺炎，急性咽喉炎，痢疾，胆道感染，尿路感染；外治烧伤，下肢溃疡，麻风溃疡。

【用法用量】15~60g，水煎服。外用适量，水煎外涂。

4.89.4 枸骨叶

ILICIS CORNUTAE FOLIUM

【别名】猫儿刺、功劳叶

【基原】来源于冬青科 Aquifoliaceae 冬青属 Ilex 枸骨 Ilex cornuta Lindl. et Paxt. 的叶入药。

【形态特征】常绿灌木或小乔木，高达 6m；小枝干后变灰色。叶互生，具短柄；叶片硬革质，二形，四角形而具阔三角形、顶端针刺状的齿，或椭圆形、心形而全缘，长 4~7cm，顶端刺尖或渐尖，基部截平或圆，边缘深波状，通常有 2~5 对锐齿；侧脉不明显。聚伞花序通常退化为单花，常数个簇生叶腋。花夏初开，单性，雌雄异株，4 数，绿白色或黄色。雄花：萼盘状，直径 2.5mm；花冠直径约 7mm；雄蕊和花瓣近等长。雌花：萼片被疏柔毛和缘毛；花瓣长 3.5mm；不育雄蕊比花瓣短。核果球形，直径 8~10mm，成熟时红色；分核 4，长 7~8mm，表面有皱纹和洼点，两端有小沟，骨质。花期 4~5 月；果期 10~12 月。

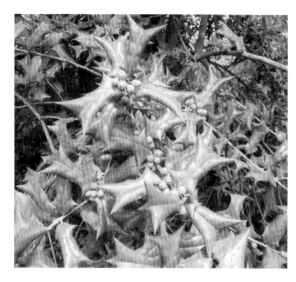

【生境】生于丘陵、谷地、溪边或山坡水边。

【分布】广东、江西、上海、安徽、浙江、湖北、湖南、云南。朝鲜也有分布。

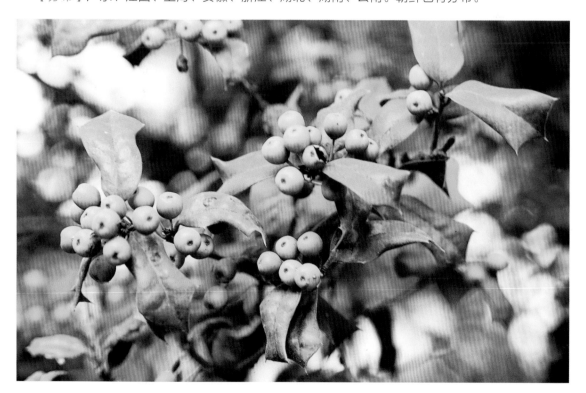

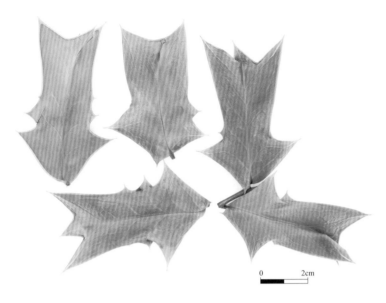

【采集加工】秋季采收叶，晒干。

【药材性状】本品为叶片，革质，二形，一类为四方形或长方形，具阔三角形、顶端针刺状的齿，另一类为椭圆形或心形，边缘深波状，无齿，长4~7cm或稍过之，上面黄绿色或灰绿色，有光泽，下面灰绿色或灰黄色。无臭，味微苦。以叶大而完整，色绿者为佳。

【性味归经】味苦，性凉。归肝、肾经。

【功能主治】滋阴清热，补肾壮骨。治肺结核潮热、咳嗽、咯血，骨结核，头晕耳鸣，腰酸脚软，高血压。

【用法用量】6~15g，水煎服。

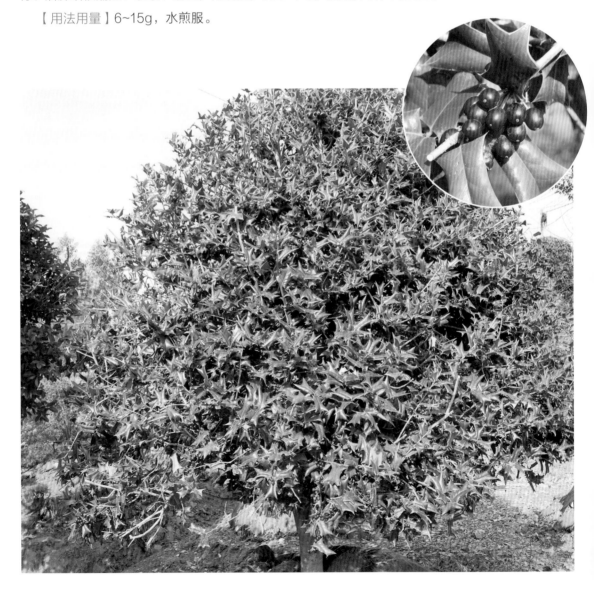

4.89.5　苦丁茶

ILICIS LATIFOLIAE FOLIUM

【别名】大叶茶

【基原】来源于冬青科 Aquifoliaceae 冬青属 Ilex 大叶冬青 Ilex latifolia Thunb. 的叶入药。

【植物特征】乔木。高 6~20m。小枝粗壮，灰褐色，无毛，当年生枝有明显的棱角。叶互生，革质，长圆状椭圆形或倒披针形，长 14~28cm，宽 6~8cm，顶端短渐尖或钝，基部渐狭，边缘有小锯齿，齿钝而有黑色尖头，叶面光亮，两面无毛；中脉上面沟状，侧脉每边 10~14 条；叶柄长 1.7~2cm，有翅。雌雄异株，雄花序为腋生，由聚伞花序组成的假圆锥花序生于二年生枝的叶腋内，有花 3~7 朵；花萼直径 2.5mm，裂片 4，卵形或三角状圆

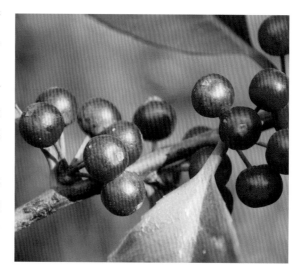

形，干时干膜质；花冠轮状，花瓣 4 片，倒卵状长圆形，长 3.5~4mm；雄蕊 4 枚，比花瓣短。果序腋生，假总状，总轴粗壮，长 4~6mm。核果球形，直径 1~1.2cm，红色；分核 4 个，长圆形，长约 7mm。花期 4 月；果期 9~10 月。

【生境】生于山坡疏林中。

【分布】安徽、浙江、福建、江西、广东、湖南、广西等地。

【采集加工】夏、秋季采摘叶片，晒干，或将叶片叠齐，扎成小把，晒干。

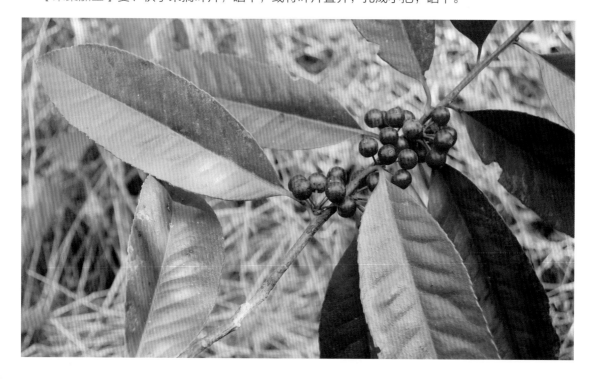

【药材性状】叶片完整而平直，通常长圆形，长 8~25cm 或过之，叶缘有疏锯齿，齿的尖头黑色，上表面光滑、青黄色或青灰色，下表面青灰色或黄灰色；叶脉明显。质脆，易折断。气微，味苦，微甘。以叶片大、色青黄、味苦者为佳。

【性味归经】味苦、甘，性大寒。归肺、肝、肾经。

【功能主治】清热解毒，止渴生津。治热病烦渴，头痛，牙痛，目赤，疟疾。

【用法用量】3~10g，水煎服。可配成凉茶。

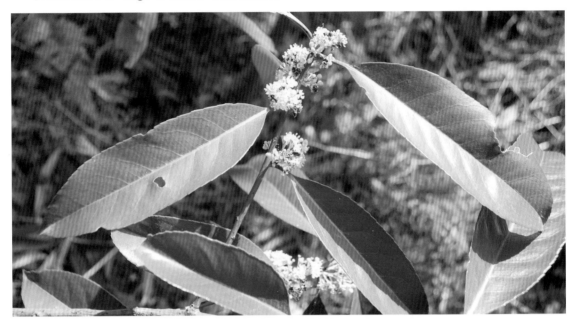

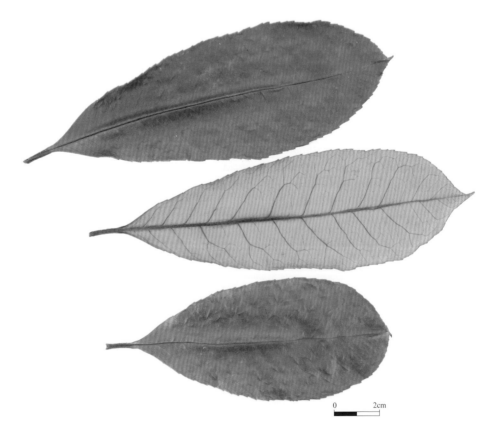

4.89.6 大果冬青

ILICIS MACROCARPAE ARBOR

【别名】见水蓝、狗沾子、臭樟树、青刺香

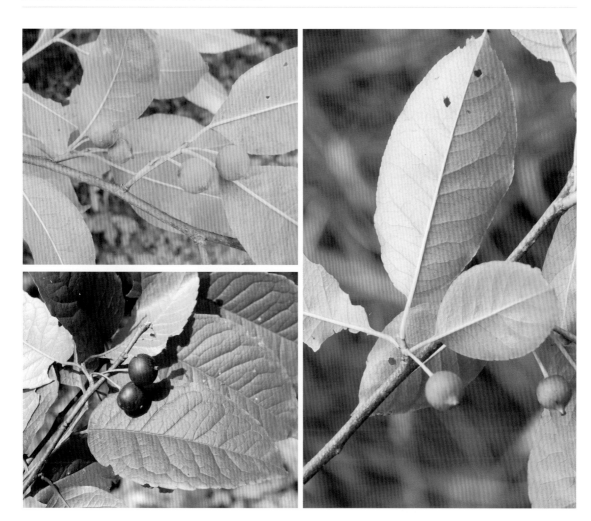

【基原】来源于冬青科 Aquifoliaceae 冬青属 *Ilex* 大果冬青 *Ilex macrocarpa* Oliv. 的全株入药。

【形态特征】落叶乔木。叶在长枝上互生，在短枝上为 1~4 片簇生，叶片纸质至坚纸质，卵形、卵状椭圆形，稀长圆状椭圆形，长 4~13cm，宽 4~6cm，顶端渐尖至短渐尖，基部圆形或钝，边缘具细锯齿，叶面深绿色，背面浅绿色，两面无毛，侧脉 8~10 对；叶柄长 1~1.2cm。雄花序单花或为 2~5 花的聚伞花序，单生或簇生于当年生或二年生枝的叶腋内，总花梗长 2~3mm，花梗长 3~7mm，均无毛；花白色，5 或 6 基数；花萼盘状，5 或 6 浅裂，裂片三角状卵形，具缘毛；花冠辐状，直径约 7mm，花瓣倒卵状长圆形，长约 3mm，宽 1.5~2mm，基部稍联合；雄蕊与花瓣互生，近等长，花药长圆形。雌花单生丁叶腋或鳞片腋内，花梗长 6~18mm，无毛；花 7~9 基数，花萼盘状，直径约 5mm，7~9 浅裂，裂片卵状三角形，顶端钝或圆形，具缘毛；花冠辐状，直径 1~1.2cm，花瓣长 4~5mm，基部稍联合；子房圆锥状卵形。果球形，直径 10~14mm，成熟时黑色，具分核 7~9 粒。

【生境】生于山地林中。

【分布】陕西、江苏、安徽、浙江、福建、河南、湖北、湖南、广东、香港、广西、四川、贵州、云南。

【采集加工】夏、秋季采收，将全株切片晒干。

【性味归经】味辛、苦，性平。

【功能主治】清热解毒，润肺止咳，祛风止痛。治风湿骨痛，肺热咳嗽，喉头肿痛，咯血，眼翳。

【用法用量】9~15g，水煎服。

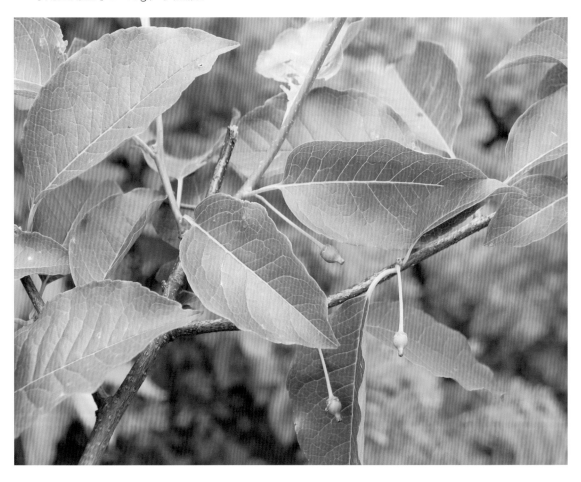

4.89.7　小果冬青

ILICIS MICROCOCCAE RADIX

【别名】细果冬青、球果冬青

【基原】来源于冬青科 Aquifoliaceae 冬青属 *Ilex* 小果冬青 *Ilex micrococca* Maxim. 的根、树皮、叶入药。

【形态特征】落叶乔木。叶片膜质或纸质，卵形、卵状椭圆形或卵状长圆形，长 7~13cm，宽 3~5cm，顶端长渐尖，基部圆形或阔楔形，常不对称，边缘近全缘或具芒状锯齿，叶面深绿色，背面淡绿色，两面无毛，主脉在叶面微下凹，侧脉 5~8 对；叶柄纤细，长 1.5~3.2cm。伞房状

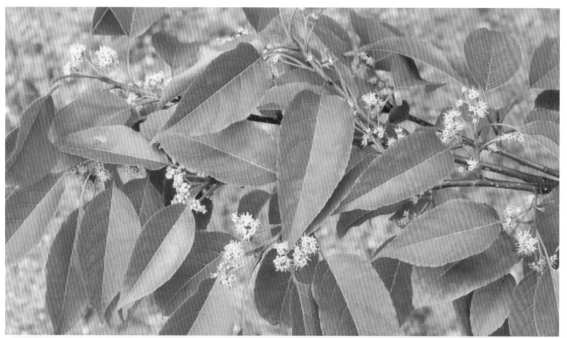

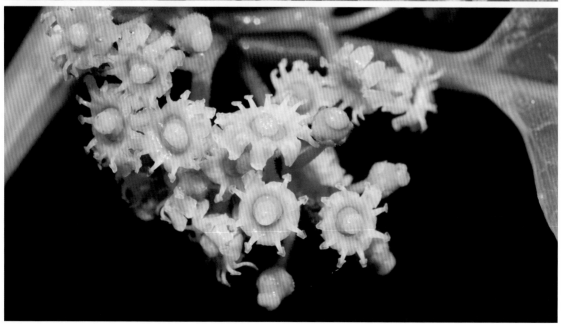

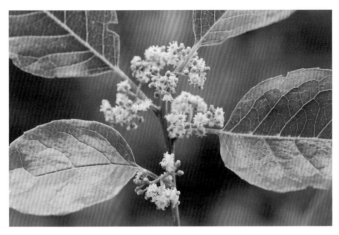

2~3 回聚伞花序单生于当年生枝的叶腋内，无毛；总花梗长 9~12mm，具沟，在果时多皱，二级分枝长 2~7mm，花梗长 2~3mm，基部具 1 三角形小苞片。雄花：5 或 6 基数，花萼盘状，5 或 6 浅裂，裂片钝，无毛或疏具缘毛；花冠辐状，花瓣长圆形，长 1.2~1.5mm，基部合生；雄蕊与花瓣互生，且近等长，花药卵球状长圆形，长约 0.5mm。雌花：6~8 基数，花萼 6 深裂，裂片钝，具缘毛；花冠辐状，花瓣长圆形，长约 1mm，基部合生；子房圆锥状卵球形，直径约 1mm，柱头盘状，柱头以下之花柱稍缢缩。果实球形，直径约 3mm，成熟时红色。

【生境】生于海拔 500~1300m 山地常绿阔叶林中。

【分布】广东、海南、浙江、安徽、福建、台湾、江西、湖北、湖南、广西、四川、贵州、云南。日本、越南也有分布。

【采集加工】夏、秋季采收，根、树皮、叶鲜用。

【性味归经】味苦，性凉。

【功能主治】清热解毒，疗疮消肿。治痈疮疔肿。

【用法用量】外用鲜品捣烂敷患处。

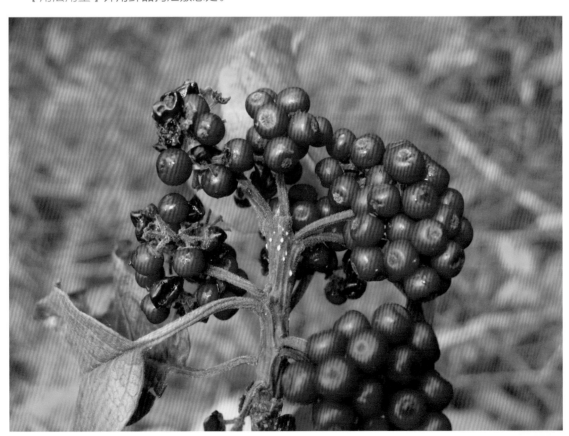

4.89.8　毛冬青

ILICIS PUBESCENTIS RADIX

【别名】乌尾丁、酸味木、毛披树、细叶冬青、山熊胆

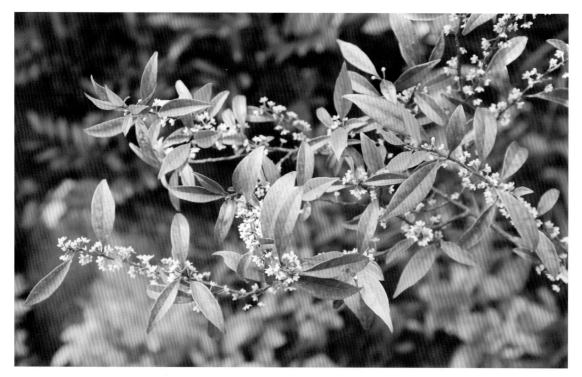

　　【基原】来源于冬青科 Aquifoliaceae 冬青属 *Ilex* 毛冬青 *Ilex pubescens* Hook. et Arn. 的根入药。

　　【植物特征】常绿灌木。高约 3m。小枝有纵棱，与叶柄和叶脉均被短柔毛。叶互生，纸质，长卵形、卵形或椭圆形，长 2~5.5cm，宽 1~2.5cm，顶端渐尖或短尖，全缘或有锯齿；叶柄长 3~5mm。花单性，雌雄异株；聚伞花序，或雌花序结成假圆锥状，腋生，每小花序有花 1~3 朵；花白色或淡紫色，雄花 4~5 数，雄蕊与花瓣互生，贴生于花瓣基部；雌花 6~8 数，较雄花稍大，花柱极短，常有退化雄蕊。果球形，直径 4mm，成熟时红色，宿存柱头厚盘状，分核常 6 个，稀 5 或 7 个。花期 4~5 月；果期 8~11 月。

　　【生境】生于山坡、丘陵、林边、疏林或灌木丛中。

　　【分布】华东、华南各地。

　　【采集加工】全年均可采收。挖取根，洗净，砍成块片，晒干。

　　【药材性状】本品呈圆柱形，有的分枝。表面灰褐色至棕褐色，外皮稍粗糙，有细皱纹和横向皮孔。质坚实，不易折断，断面皮部窄，木质部黄白色或淡黄棕色，有致密的放射状纹

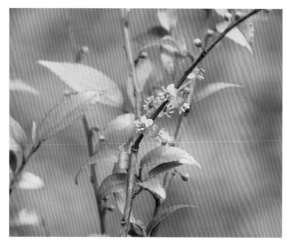

理及环纹。气微，味苦、涩而后微甜。以质坚实、断面灰黄色、味微苦而后甜者为佳。

【性味归经】味甘、苦、涩，性寒；有小毒。归心、肝、肺、胃经。

【功能主治】凉血，活血通脉，消肿止痛，清热解毒。治心绞痛，心肌梗死，血栓闭塞性脉管炎，中心性视网膜炎，慢性肾炎，扁桃体炎，咽喉炎，小儿肺炎，慢性盆腔炎，炎性输卵管阻塞，萎缩性鼻炎，烧、烫伤。

【用法用量】叶，3~9g，水煎服。外用适量，煎水洗或干叶研粉调油搽患处。

【附方】① 治冠状动脉硬化、血栓闭塞性脉管炎、中心性视网膜炎、心绞痛：a. 毛冬青片，每次 3~6 片，每日 3 次。b. 毛冬青糖浆，每次 20ml，每日 3 次。发生溃疡时外用毛冬青根 150g，煎水浸泡局部，浸泡后外敷生肌膏。

② 治肺热喘咳：毛冬青 9g。煎水，加白糖适量，分 3 次服。

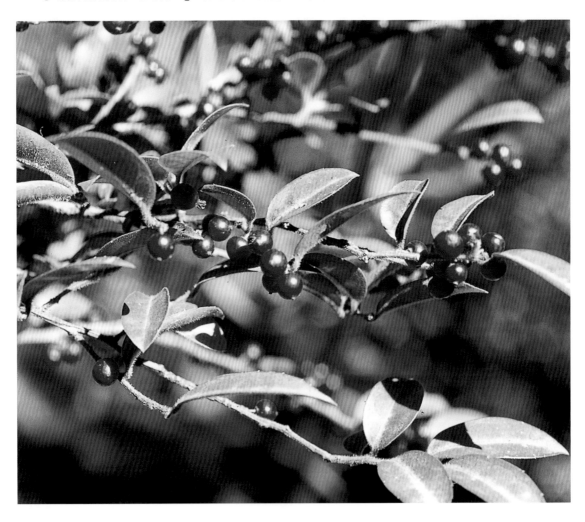

4.89.9　救必应

ILICIS ROTUNDAE CORTEX

【别名】熊胆木、白银香、白银树皮、九层皮、白兰香

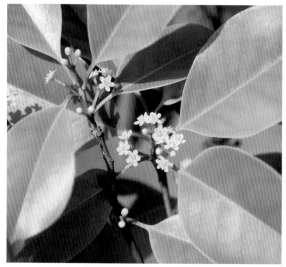
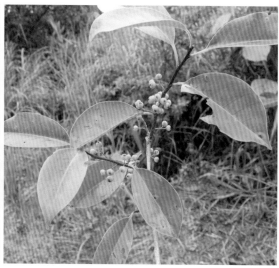

【基原】来源于冬青科 Aquifoliaceae 冬青属 Ilex 铁冬青 Ilex rotunda Thunb. 的树皮、叶、根入药。

【植物特征】常绿乔木。树皮淡灰色。叶互生，纸质和薄革质，卵形至倒卵状椭圆形，长4~9.5cm，宽1.8~4cm，顶端短尖至钝圆，基部钝或楔形，全缘，两面无毛；侧脉每边6~9条。聚伞花序或伞形状花序单生于当年生枝的叶腋内，花单性；雄花序有花5~20余朵，雌花序少花。雄花：花萼4浅裂；花瓣基部合生，长约2.5mm；雄蕊略长于花瓣。雌花：花萼碟状；花瓣近倒卵形，长约2mm，基部合生；退化雄蕊丝状。核果近球形，直径约6mm，成熟时红色，含4~6个分核。花期4月；果期8~12月。

【生境】生于山谷、溪边的疏林中或丘陵、村边旷地上。

【分布】江苏、浙江、台湾、福建、江西、海南、广东、香港、广西、湖南等地。朝鲜、日本、越南北部也有分布。

【采集加工】树皮、叶入药。夏、秋季采收。剥取树皮，晒干。叶全年可采，叶多为鲜用。

【药材性状】本品呈卷筒状或略卷曲的片状，长短不一，厚0.3~1.5cm，外表面灰白色、灰黄色或淡褐色，粗糙，常有横皱纹和白色斑块，内表面棕褐色至黑褐色，稍有光泽，有细纵皱纹；质硬而脆，可折断，断面近平坦，稍显颗粒状，黄白色或淡黄褐色。气微香，味苦、微涩。以皮厚、苦味浓者为佳。

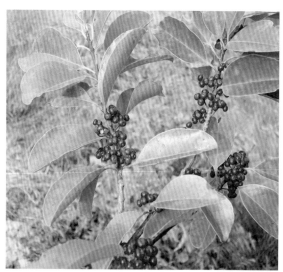

【性味归经】味苦，性凉。归肺、脾经。

【功能主治】清热解毒，消肿止痛。治感冒，

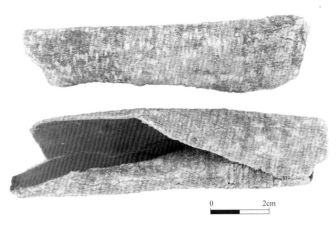

0   2cm

扁桃体炎，咽喉肿痛，急性胃肠炎，风湿骨痛。外用治跌打损伤，痈疖疮疡，外伤出血，烧、烫伤。

【用法用量】9~15g，水煎服。外用适量，树皮研粉调油敷；鲜叶或根捣烂敷患处。

【附方】① 治胃炎，胃、十二指肠溃疡：救必应、黑老虎各15g，簕党子3g，晒干研粉。每次2g，每日2次，小儿酌减。

② 治感冒、腹泻：救必应250g，地胆草、丁癸草、南五味子根各90g，薄荷60g。晒干，研粗粉，瓶装，备用。每服12~15g，每日3~4次，泡开水服。

③ 治小儿消化不良：救必应、番石榴叶各6g，布渣叶、火炭母各9g。水煎，分3~4次服。每日1剂。发热加金银花6g。脱水者适当补液。

④ 治烫伤：鲜救必应叶或根500g，洗净捣烂，用纱布包洗（叶500g用清水250g，根500g用清水360g），反复搓洗，蘸药汁涂于患处，干后再涂。如药液成冻，可加少量菜油调涂。

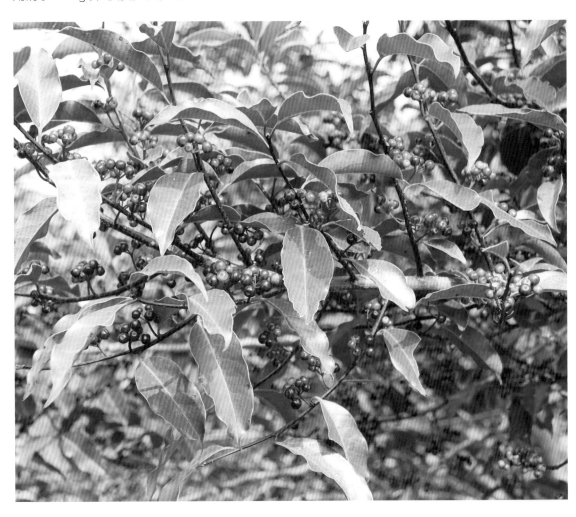

4.89.10 绿冬青

ILICIS VIRIDIS RADIX ET FOLLIUM

【别名】亮叶冬青、细叶三花冬青

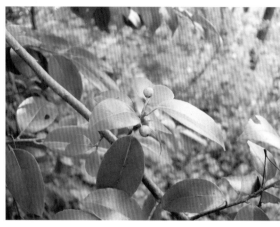 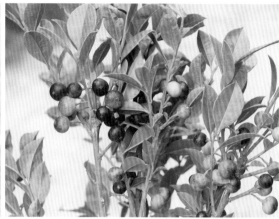

【基原】来源于冬青科 Aquifoliaceae 冬青属 Ilex 绿冬青 Ilex viridis Champ. ex Benth. 的根和叶入药。

【形态特征】灌木,高 1~5m。叶片革质,倒卵形、倒卵状椭圆形,长 2.5~7cm,宽 1.5~3cm,顶端钝,急尖或短渐尖,基部钝或楔形,边缘略外折,具细圆齿状锯齿,叶面绿色,光亮,背面淡绿色;叶柄长 4~6mm。雄花 1~5 朵排成聚伞花序,单生于当年生枝的鳞片腋内或下部叶腋内,或簇生于二年生枝的叶腋内;总花梗长 3~5mm,花梗长约 2mm;花白色,4 基数;花萼盘状,直径 2~3mm,裂片阔三角形,边缘啮蚀状,无缘毛;花冠辐状,直径约 7mm,花瓣倒卵形或圆形,长约 2.5mm,基部稍合生;雄蕊 4 枚,长约为花瓣的 2/3,花药长圆形,长约 1.5mm。雌花单花生于当年生枝的叶腋内,花梗长 12~15mm,无毛,向顶端逐渐增粗,其中部生 2 枚钻形小苞片;花萼直径 4~5mm,无毛,4 裂,裂片近圆形;花瓣 4,卵形,长约 2.5mm,基部稍合生;子房卵球形,直径约 2mm,柱头盘状突起。果球形或略扁球形,直径 9~11mm,成熟时黑色;果梗长 1~1.7cm。

【生境】生于海拔 300~1200m 的山地常绿阔叶林中。

【分布】广东、海南、安徽、浙江、江西、福建、湖北、香港、广西、贵州。

【采集加工】夏、秋季采收,根和叶晒干备用。

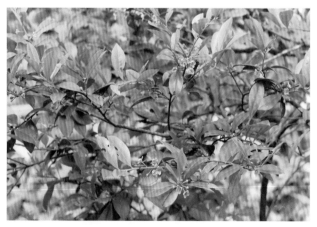

【性味归经】味甘、微辛,性凉。

【功能主治】凉血解毒,去腐生新。治烫伤,溃疡久不愈合,闭塞性脉管炎,急、慢性支气管炎,肺炎,尿路感染,菌痢,外伤出血,冻疮,皲裂。

【用法用量】10~15g,水煎服。外用鲜品适量捣烂敷患处。

4.90 卫矛科

4.90.1 过山枫

CELASTRI ACULEATI RADIX

【别名】南蛇藤

【基原】来源于卫矛科 Celastraceae 南蛇藤属 *Celastrus* 过山枫 *Celastrus aculeatus* Merr. 的根、茎入药。

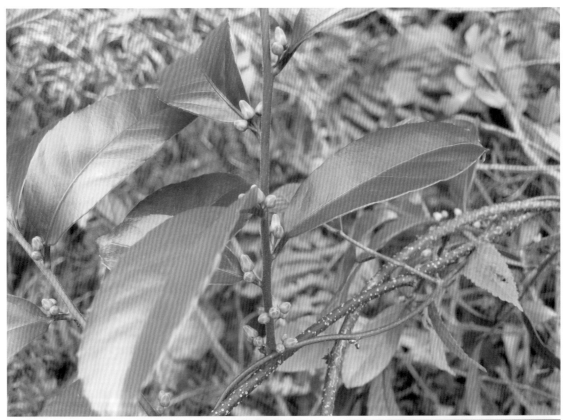

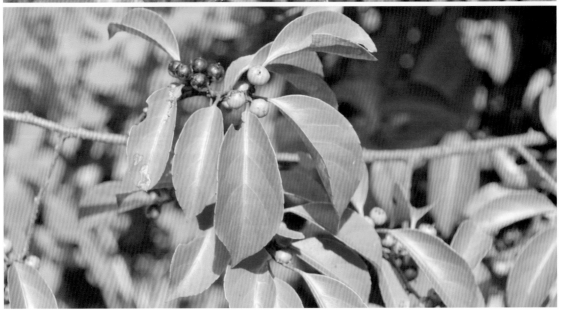

【形态特征】小枝幼时被棕褐色短毛；冬芽圆锥状，长 2~3mm，基部芽鳞宿存，有时坚硬成刺状。叶椭圆形或长方形，长 5~10cm，宽 3~6cm，顶端渐尖或窄急尖，基部阔楔形，稀近圆形，边缘上部具疏浅细锯齿，下部多为全缘，侧脉多为 5 对，干时叶背常呈淡棕色，两面光滑无毛，或脉上被有棕色短毛；叶柄长 10~18mm。聚伞花序短，腋生或侧生，通常 3 花，花序梗长 2~5mm，小花梗长 2~3mm，均被棕色短毛，关节在上部；萼片三角卵形，长达 2.5mm；花瓣长披针形，长约 4mm，花

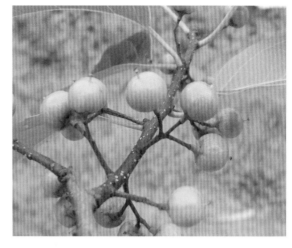

盘稍肉质，全缘，雄蕊具细长花丝，长 3~4mm，具乳突，在雌花中退化，长仅 1.5mm，子房球状，在雄花中退化，长 2mm 以下。蒴果近球状，直径 7~8mm，宿萼明显增大；种子新月状或弯成半环状，长约 5mm，表面密布小疣点。

【生境】生于海拔 100~1000m 的山地灌丛或路边疏林中。

【分布】浙江、福建、江西、广东、广西、云南。

【采集加工】夏、秋采收，将根、茎晒干。

【性味归经】味苦，性凉。

【功能主治】祛湿止痛，利胆，平肝潜阳。治风湿痹痛，痛风，肾炎，胆囊炎。

【用法用量】9~20g，水煎服。

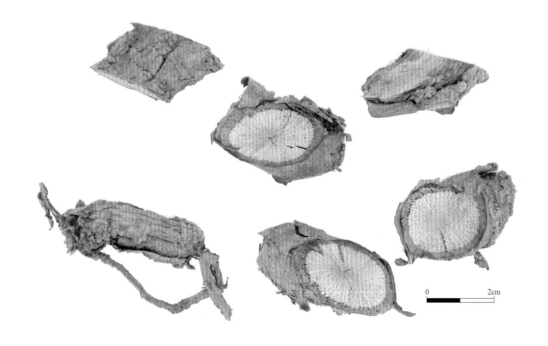

4.90.2 苦皮藤

CELASTRI ANGULATI RADIX

【别名】苦树皮、马断肠、老虎麻

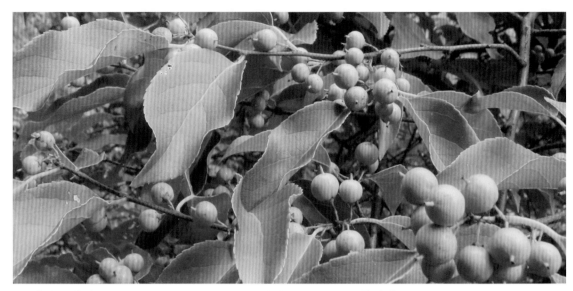

【基原】来源于卫矛科 Celastraceae 南蛇藤属 Celastrus 苦皮藤 Celastrus angulatus Maxim. 的根入药。

【形态特征】木质藤本；小枝常具 4~6 纵棱，皮孔密生，圆形到椭圆形，白色，腋芽卵圆状，长 2~4mm。叶大，近革质，长方阔椭圆形、阔卵形或圆形，长 7~17cm，宽 5~13cm，顶端圆阔，中央具尖头，侧脉 5~7 对，在叶面明显突起，两面光滑或稀于叶背的主侧脉上具短柔毛；叶柄长 1.5~3cm；托叶丝状，早落。聚伞圆锥花序顶生，下部分枝长于上部分枝，略呈塔锥形，长 10~20cm，花序轴及小花轴光滑或被锈色短毛；小花梗较短，关节在顶部；花萼镊合状排列，三角形至卵形，长约 1.2mm，近全缘；花瓣长方形，长约 2mm，宽约 1.2mm，边缘不整齐；花盘肉质，浅盘状或盘状，5 浅裂；雄蕊着生花盘之下，长约 3mm，在雌花中退化雄蕊长约 1mm；雌蕊长 3~4mm，子房球状，柱头反曲，在雄花中退化雌蕊长约 1.2mm。蒴果近球状，直径 8~10mm；种子椭圆状，长 3.5~5.5mm，直径 1.5~3mm。

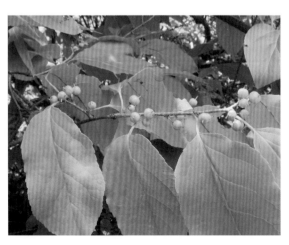

【生境】生于山地丛林及山坡灌丛中。

【分布】河北、山东、河南、陕西、甘肃、江苏、安徽、江西、湖北、湖南、四川、贵州、云南、广西、广东。

【采集加工】夏、秋采收，将根晒干。

【性味归经】味辛、苦，性凉；有毒。

【功能主治】祛风除湿，舒筋活络，消肿止血，清热解毒。治风湿痹痛，骨折，闭经，疮疡溃烂，头癣，阴痒。

【用法用量】10~20g，水煎服。

4.90.3 大芽南蛇藤

CELASTRI GEMMATI RADIX

【别名】哥兰叶、霜红藤、地南蛇、米汤叶、绵条子

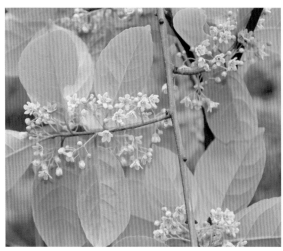
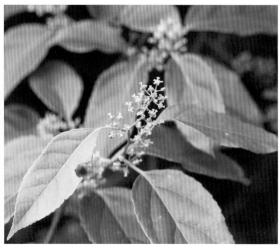

【基原】来源于卫矛科 Celastraceae 南蛇藤属 Celastrus 大芽南蛇藤 Celastrus gemmatus Loes. 的根入药。

【形态特征】藤状灌木，小枝多皮孔，冬芽大，长卵状到长圆锥状，长可达 12mm。叶长方形，卵状椭圆形或椭圆形，长 6~12cm，宽 3.5~7cm，顶端渐尖，基部圆阔，近叶柄处变窄，边缘具浅锯齿，侧脉 5~7 对，小脉成较密网状，两面均突起，叶面光滑但手触有粗糙感，叶背光滑或稀于脉上具棕色短柔毛；叶柄长 10~23mm。聚伞花序顶生及腋生，顶生花序长约 3cm，侧生花序短而少花；花序梗长 5~10mm；小花梗长 2.5~5mm，关节在中部以下；萼片卵圆形，长约 1.5mm，边缘啮蚀状；花瓣长方倒卵形，长 3~4mm，宽 1.2~2mm；雄蕊约与花冠等长，花药顶端有时具小突尖，花丝有时具乳突状毛，在雌花中退化，长约 1.5mm；花盘浅杯状，裂片近三角形，在雌花中裂片常较钝；雌蕊瓶状，子房球状，花柱长 1.5mm。蒴果球状，直径 10~13mm，小果梗具明显突起皮孔；种子阔椭圆状到长方椭圆状，长 4~5.5mm，直径 3~4mm，两端钝，红棕色，有光泽。

【生境】生于海拔 100m 以上的密林或灌丛中。

【分布】广东、广西、江西、福建、台湾、湖南、湖北、浙江、安徽、河南、陕西、甘肃、贵州、四川、云南。

【采集加工】夏、秋采收根晒干。

【性味归经】味涩，性温。

【功能主治】舒筋活血，散瘀。治风湿关节痛，月经不调。

【用法用量】1~9g，水煎服。

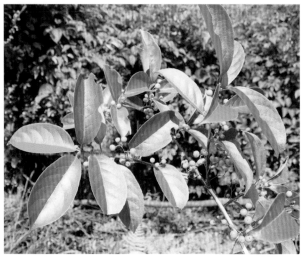

4.90.4 青江藤

CELASTRI HINDSII RADIX

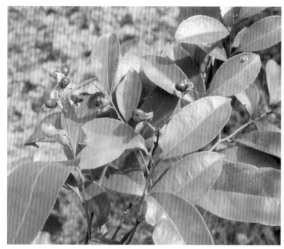 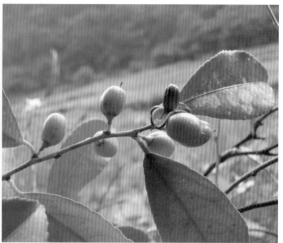

【基原】来源于卫矛科 Celastraceae 南蛇藤属 Celastrus 青江藤 Celastrus hindsii Benth. 的根入药。

【形态特征】常绿藤本。叶纸质或革质，干后常灰绿色，长方窄椭圆形或卵窄椭圆形至椭圆倒披针形，长 7~14cm，宽 3~6cm，顶端渐尖或急尖，基部楔形或圆形，边缘具疏锯齿，侧脉 5~7 对，侧脉间小脉密而平行成横格状，两面均突起；叶柄长 6~10mm。顶生聚伞圆锥花序，长 5~14cm，腋生花序具 1~3 花，稀成短小聚伞圆锥状。花淡绿色，小花梗长 4~5mm，关节在中部偏上；花萼裂片近半圆形，覆瓦状排列，长约 1mm；花瓣长方形，长约 2.5mm，边缘具细短缘毛；花盘杯状，厚膜质，浅裂，裂片三角形；雄蕊着生花盘边缘，花丝锥状，花药卵圆状，在雌花中退化，花药箭形卵状；雌蕊瓶状，子房近球状，花柱长约 1mm；柱头不明显 3 裂，在雄花中退化。果实近球状或稍窄，长 7~9mm，直径 6.5~8.5mm，幼果顶端具明显宿存花柱，长达 1.5mm，裂瓣略皱缩；种子 1 粒，阔椭圆状到近球状，长 5~8mm，假种皮橙红色。花期 5~7 月；果期 7~10 月。

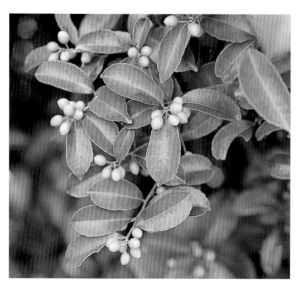

【生境】生于海拔 300m 以上的灌丛或山地林中。

【分布】江西、湖北、湖南、贵州、四川、台湾、福建、广东、海南、广西、云南、西藏。越南、缅甸、印度、马来西亚也有分布。

【采集加工】夏、秋采收根切片晒干。

【性味归经】味辛、苦，性平。

【功能主治】通经，利尿，祛风除湿，壮筋骨。治经闭，小便不利。

【用法用量】6~15g，水煎服。

【注意】孕妇慎服。

4.90.5　圆叶南蛇藤

CELASTRI KUSANOI RADIX

【别名】过山枫、秤星蛇、双虎排牙

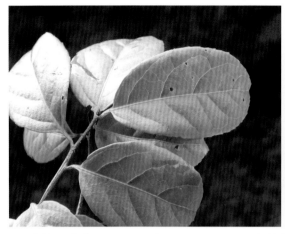
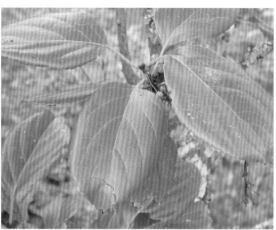

【基原】来源于卫矛科 Celastraceae 南蛇藤属 *Celastrus* 圆叶南蛇藤 *Celastrus kusanoi* Hayata 的根入药。

【形态特征】落叶藤状灌木。叶纸质，幼时近膜质；果期厚纸质，阔椭圆形到圆形，长 6~10cm，宽 4~9（11）cm，顶端圆阔，具短小凸尖或小骤尖，基部圆形，很少呈极宽楔形或近心形，边缘上部具稀疏浅锯齿，下部近全缘，侧脉 3~4 对，较疏离，弯弓状，小脉连成疏网，叶面光滑无毛，叶背在叶脉基部常被有棕白色短毛；叶柄长 1.5~2.8cm，稀达 3.5cm。花序腋生和侧生，雄花序偶有顶生者，小聚伞有花 3~7 朵；花序梗长约 1cm，被棕色极短硬毛；小花梗长 2~3（5）mm，关节位于基部，亦被极短硬毛；萼片长方三角形，顶端平钝，长约 1mm；花瓣长方窄倒卵形，长约 4mm，边缘稍啮蚀状；花盘薄而平，无明显裂片；雄蕊长约 3mm，花丝下部具乳突状毛；子房近球状，柱头 3 裂外弯。蒴果近球状，直径 7~10mm，其下宿萼常窄缩或近平截，果皮具横皱纹；果序梗及果梗长约 2cm，被极短硬毛；种子圆球状或稍弯近新月状，长 3.5~5mm，成熟后黑褐色。

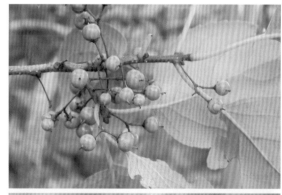
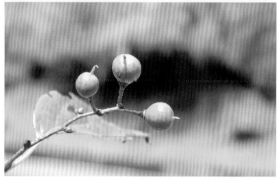

【生境】生于山谷、山沟疏林或灌木丛中。

【分布】广东、广西和台湾。

【采集加工】夏、秋采收根切片晒干。

【性味归经】味微甘，性平。

【功能主治】宣肺除痰，止咳解毒。治喉痛、喉炎，初期肺结核。

【用法用量】15~30g，水煎冲蜜糖服。

4.90.6　南蛇藤

CELASTRI ORBICULATI RADIX ET CAULIS

【别名】南蛇枫、过山枫

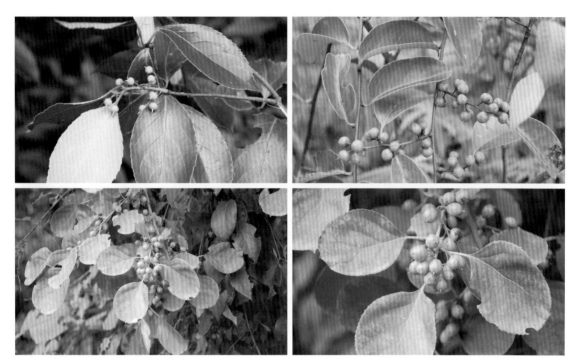

【基原】来源于卫矛科 Celastraceae 南蛇藤属 *Celastrus* 南蛇藤 *Celastrus orbiculatus* Thunb. 的根和茎入药。

【形态特征】落叶攀援灌木或藤本，长可达 10m。根粗壮，紫褐色，蜿蜒生于地下。小枝圆柱形，无毛，具多数黄白色皮孔，髓坚实，白色；冬芽卵圆形、长 1~3mm。单叶互生，叶柄长 1~2cm；叶形变化大，近圆形、阔椭圆形、卵形或圆状卵形，长 5~10cm，宽 5~7cm，基部阔楔形或近圆形，边缘有细钝齿，顶端尖或突尖。聚伞花序腋生或顶生，花梗短，雌雄同株或异株；雄花萼片 5，卵形；花瓣 5，卵状长椭圆形，长 4~5mm；雄蕊 5，着生于花盘边缘；退化雌蕊柱状；雌花雄蕊不育，子房 3 室，其基部包围在杯状花盘中，花柱细长，柱头 3 裂。蒴果近球形，深黄色，直径 7~10mm，有宿存花柱。种子有红色假种皮。花期 5~6 月；果期 9~10 月。

【生境】生于山沟、山坡灌木丛中。

【分布】黑龙江、吉林、辽宁、内蒙古、河北、山东、山西、河南、陕西、甘肃、江苏、安徽、江西、广东、湖北、四川。日本、朝鲜也有分布。

【采集加工】夏、秋采收根和茎晒干。

【药材性状】干燥茎藤呈圆柱形，无毛，表面黑褐色，小枝散生多数黄褐色或黑褐色皮孔。质柔韧，不易折断，断面髓坚实，白色。气微，微辛。以身干、粗壮者为佳。

【性味归经】味辛，性温。

【功能主治】祛风湿，活血脉。治筋骨疼痛，四肢麻木，小儿惊风，痢疾，牙痛，闭经，痔疮。

【用法用量】9~15g，水煎服。

4.90.7　刺果卫矛

EUONYMI ACANTHOCARPI RADIX

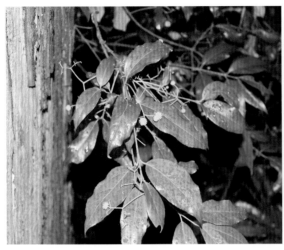
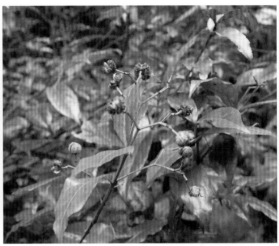

【基原】来源于卫矛科 Celastraceae 卫矛属 Euonymus 刺果卫矛 Euonymus acanthocarpus Franch. 的根入药。

【形态特征】攀援灌木，高 2~3m；小枝密被黄色细疣突。叶革质，长方椭圆形、长方卵形或窄卵形，少为阔披针形，长 7~12cm，宽 3~5.5cm，顶端急尖或短渐尖，基部楔形、阔楔形或稍近圆形，边缘疏浅齿不明显，侧脉 5~8 对，在叶缘边缘处结网，小脉网通常不显；叶柄长 1~2cm。聚伞花序较疏大，多为 2~3 次分枝；花序梗扁宽或 4 棱，长 2~8cm，第一次分枝较长，通常 1~2cm，第二次稍短；小花梗长 4~6mm；花黄绿色，直径 6~8mm；萼片近圆形；花瓣近倒卵形，基部窄缩成短爪；花盘近圆形；雄蕊具明显花丝，花丝长 2~3mm，基部稍宽；子房有柱状花柱，柱头不膨大。蒴果成熟时棕褐带红，近球状，直径连刺 1~1.2cm，刺密集，针刺状，基部稍宽，长约 1.5mm；种子外被橙黄色假种皮。

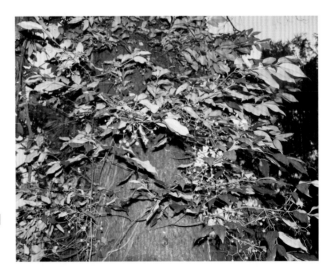

【生境】生于山坡、沟边林缘。

【分布】广西、香港、江西、浙江、湖南、湖北、云南、贵州、四川、西藏。

【采集加工】全年可采根晒干备用。

【性味归经】味辛，性温。

【功能主治】祛风除湿，活血止痛，利水消肿。治风湿痹痛，劳伤，水肿。

【用法用量】15~30g，水煎服。

4.90.8 鬼箭羽

EUONYMI ALATI CAULIS

【别名】麻药、四棱树

【基原】来源于卫矛科 Celastraceae 卫矛属 *Euonymus* 卫矛 *Euonymus alatus*（Thunb.）Sieb. 的带木栓质翅枝条或木栓质翅入药。

【形态特征】落叶灌木，高 1~3m，全体无毛，小枝绿色，老枝灰褐色，具 2~4 纵列木栓质翅，翅宽达 1cm，棕褐色，稀无翅。单叶对生，叶片倒卵形至倒卵状椭圆形或宽披针形，长 3~7cm，宽 1~3cm，顶端渐尖或短突尖，基部楔形，边缘具细密的锐锯齿，两面无毛，叶柄长 1~2mm，或无柄。聚伞花序腋生，通常具 3 花，总花梗纤细，长 5~20mm；花小，两性，萼片 4，半圆形；

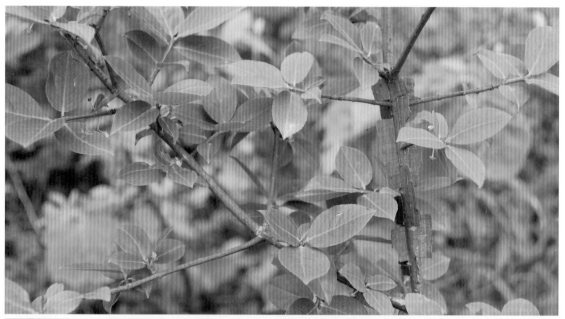

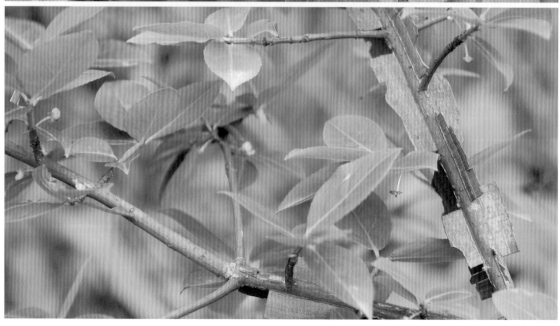

花瓣 4，黄绿色，倒卵圆形，长约 3.5mm，边缘有时呈微波状；雄蕊 4，花丝长不超过花药，着生于花盘的边缘；花盘肥厚，4 浅裂；子房与花盘合生，4 室，花柱短。蒴果带紫色，光滑，深裂，通常 1~3 心皮发育；种子褐色，椭圆形，外被橘红色假种皮。花期 5~6 月；果期 9~10 月。

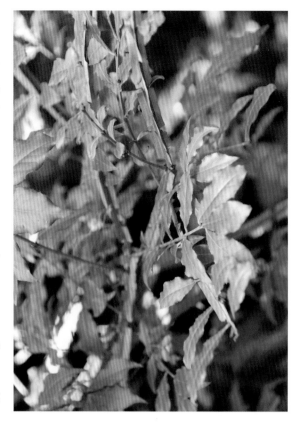

【生境】生于山坡、沟边林缘。

【分布】除东北、新疆、青海、西藏、海南以外，全国各地均有。日本、朝鲜也有分布。

【采集加工】夏、秋季采收枝翅或带翅的小枝，去嫩枝及叶，晒干。

【药材性状】本品干燥枝条呈细长圆柱形，长 40~50cm，直径 0.4~1cm，表面灰绿色，有纵皱纹，四面生有灰褐色木栓翅，形似箭羽，枝坚硬而韧，断面淡黄白色，粗纤维性；木栓翅为扁平长形薄片，通常长约 4cm，宽 0.4~1cm，厚约 2mm，表面灰棕色，有微细致密纵直纹或微波状弯曲纹理。质轻而脆，易折断，断面较平整，棕红色。气微，味微苦涩。以身干、枝条均匀、木栓翅齐全者为佳。

【性味归经】味苦，性寒。归肝经。

【功能主治】破血，通经，杀虫。治闭经，癥瘕，产后瘀滞腹痛，虫积腹痛。

【用法用量】6~9g，煎汤内服或入丸、散。

【附方】① 治月经不调、产后瘀血腹痛：鬼箭羽、当归各 6g，益母草 12g，水煎服。

② 治跌打损伤、瘀血肿痛：鬼箭羽 30g，赤芍 15g，红花、桃仁各 9g，大黄 3g，共研细粉，每服 3g，日服 3 次。

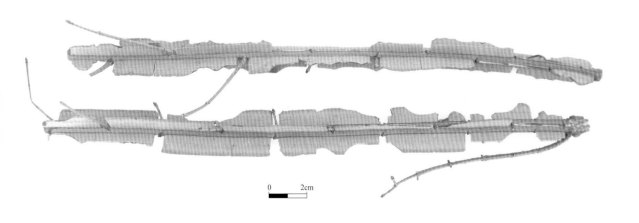

0　　2cm

4.90.9　紫刺卫矛

EUONYMI ANGUSTATI RADIX

【基原】来源于卫矛科 Celastraceae 卫矛属 *Euonymus* 紫刺卫矛 *Euonymus angustatus* Sprague 的根入药。

【形态特征】常绿高大藤状灌木；小枝 4 棱状，棱有时宽扁呈窄翅状。叶近革质，长方卵形或

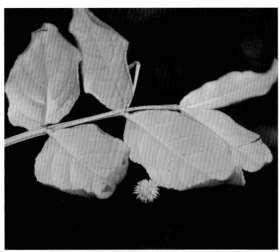 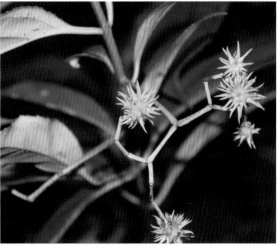

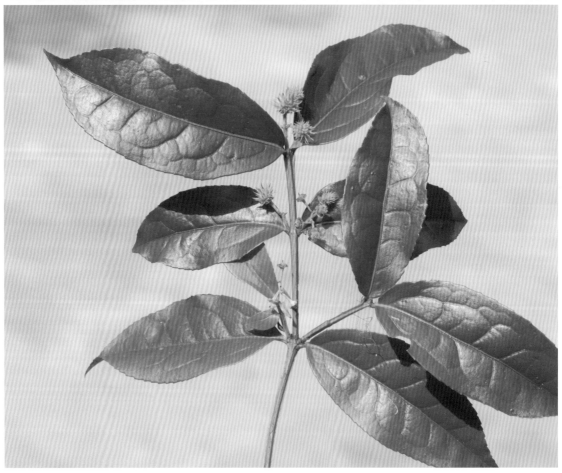

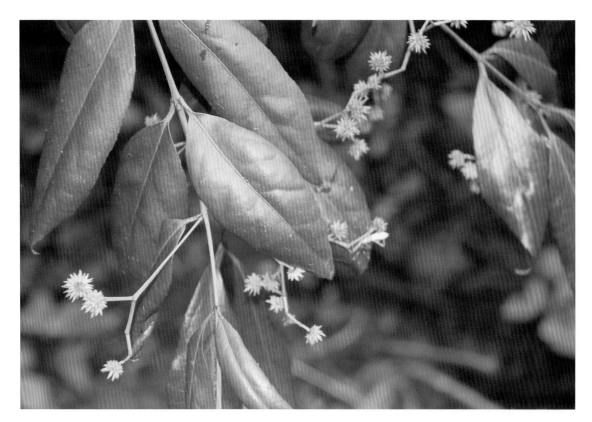

长方窄卵形，长 7~10cm，宽 2~5cm，顶端渐尖，基部近圆形或阔楔形，边缘上半部有较明显锯齿，侧脉较明显，小脉不显；叶柄粗壮，长 6~9mm。花序顶生及侧生，大而多花，直径 7~8cm，4~5 次平叉式分枝；花序梗及分枝均粗壮宽扁，并有明显窄翅；花淡白绿色，直径 7~10mm，4 数；萼片扁圆，花瓣近圆形，长 4~5mm；花盘圆形，4 浅裂，雄蕊着生其近缘处，花丝短锥状；子房三角卵状，花柱不明显。蒴果紫褐带红，近球状，直径连刺 1.5~2.5cm，刺粗大扁宽，长 6~9mm，基部宽达 2.5mm；种子每室 1 或 2，长方椭圆状，长 7~8mm，直径 3~4mm，紫棕色，种脊黄白色，约占长度 2/3，假种皮淡黄色。花期 4~5 月；果期 9~10 月。

【生境】生于山地疏林中，攀附于其他树上。

【分布】广东、香港、广西、湖南等地。

【采集加工】夏、秋采收，根晒干。

【性味归经】味辛、微苦，性温。

【功能主治】驱风除湿，舒筋活络。治风湿疼痛，脚抽筋。

【用法用量】15~30g，水煎服。

4.90.10 缙云卫矛

EUONYMI CHLORANTHOIDIS HERBA

【别名】绿花卫矛

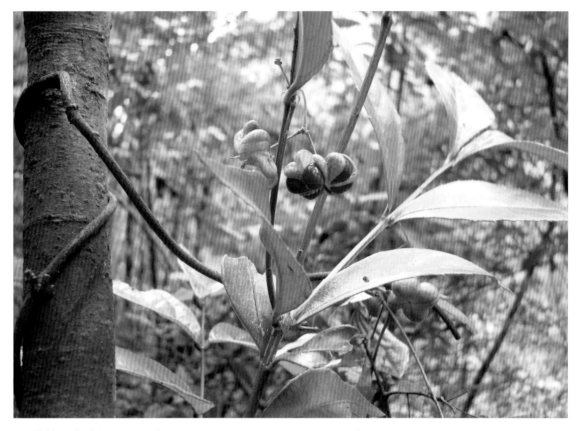

【基原】来源于卫矛科 Celastraceae 卫矛属 Euonymus 缙云卫矛 Euonymus chloranthoides Yang 的全株入药。

【形态特征】常绿小灌木，高约 1m；小枝方形，具 4 条窄棱。叶薄革质，倒卵形至窄椭圆形，长 4~12cm，宽 2~5cm，边缘具整齐刺状齿。聚伞花序腋生，具 3 花；花黑紫色，直径约 1cm；萼片近圆形，与花盘近等大；花瓣倒卵形，边缘稍有不整齐浅齿；花丝长不及 1mm；子房每室有 1~2 胚珠，无花柱，柱头圆头状。蒴果 5 裂至果体近半处；种子近圆球状，鲜时橙红色，干时红色，假种皮鲜时橙红色干时淡黄色，由种脐端包围种子大部。花期 10~11 月；果期翌年 5~8 月。

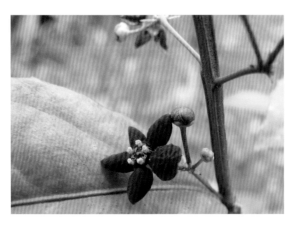

【生境】生于山坡路边树荫下。

【分布】重庆北碚和南川等地。

【采集加工】全年可采集，切碎晒干。

【性味归经】味甘、微辛，性微温。

【功能主治】益肾气，健腰膝。治水肿、腰膝酸痛、跌打损伤、骨折等。

【用法用量】10~20g，水煎服。

4.90.11 鸦椿卫矛

EUONYMI EUSCAPHIS RADIX

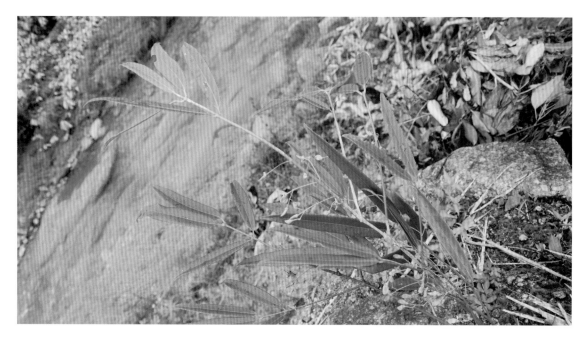

【基原】来源于卫矛科 Celastraceae 卫矛属 Euonymus 鸦椿卫矛 Euonymus euscaphis Hand.-Mazz. 的根入药。

【形态特征】直立灌木。叶革质，披针形，长 6~18cm，宽 1~3cm，顶端渐尖，基部近圆形或阔楔形，边缘具浅细锯齿；叶柄短或近无柄。聚伞花序 3~7 花；花序梗细，长达 1.5cm；小花梗与之近等长或稍短；花 4 数，绿白色，直径约 8mm；雄蕊无花丝。蒴果 4 深裂，裂瓣卵圆状，长达 8mm，常仅 1~2 瓣成熟；种子每瓣内 1 个，包围在橘红色假种皮内。

【生境】生于山间林中及山坡路边。

【分布】安徽、浙江、福建、广西、广东、江西、湖南、湖北、贵州。

【采集加工】夏、秋采收，根晒干。

【性味归经】味辛、苦，性平。

【功能主治】活血通络，祛风除湿，消肿解毒。治跌打损伤，瘀肿，腰痛，血栓闭塞性脉管炎，痛经，风湿痹痛，痔疮，漆疮。

【用法用量】6~15g，水煎服。外用煎水洗患处。

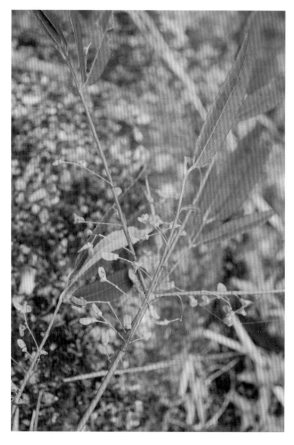

4.90.12 裂果卫矛

EUONYMI DIELSIANI RADIX

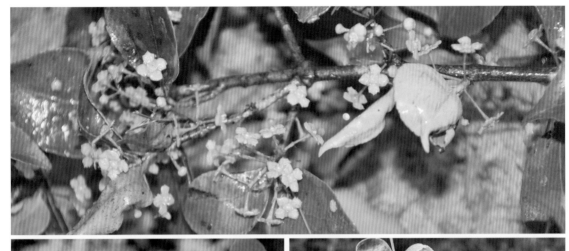

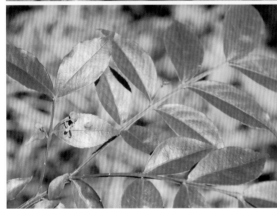
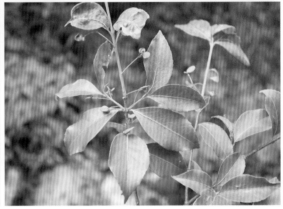

【基原】来源于卫矛科 Celastraceae 卫矛属 *Euonymus* 裂果卫矛 *Euonymus dielsianus* Loes. ex Diels 的根入药。

【形态特征】灌木和小乔木，高 1~7m。叶片革质，窄长椭圆形或长倒卵形，长 4~12cm，宽 2~4.5cm，顶端渐尖或短长尖，近全缘，少有疏浅小锯齿，齿端常具小黑腺点；叶柄长达 1cm。聚伞花序 1~7 花；花序梗长达 1.5cm；小花梗长 3~5mm；花 4 数，直径约 5mm，黄绿色；萼片较阔圆形，边缘具锯齿，齿端具黑色腺点；花瓣长圆形，边缘稍呈浅齿状；花盘近方形；雄蕊花丝极短，着生花盘角上，花药近顶裂；子房 4 棱形，无花柱，柱头细小头状。蒴果 4 深裂，裂瓣卵状，长约 8mm，斜升，1~3 裂成熟，每裂有成熟种子一个；种子长圆状，长约 5mm，枣红色或黑褐色，假种皮橘红色，盔状，包围种子上半部。花期 6~7 月，果期 10 月前后。

【生境】生于山顶岩石上或山坡、溪边的疏林中及山谷中。

【分布】广东、广西、湖南、湖北、四川、云南、贵州。

【采集加工】全年可采，根晒干备用。

【性味归经】味甘、微苦，性微温。

【功能主治】强筋壮骨，活血调经。治肾虚腰膝酸痛，月经不调，跌打损伤。

【用法用量】15~30g，水煎服。

4.90.13 扶芳藤

EUONYMI FORTUNEI FOLIUM

【别名】爬行卫矛

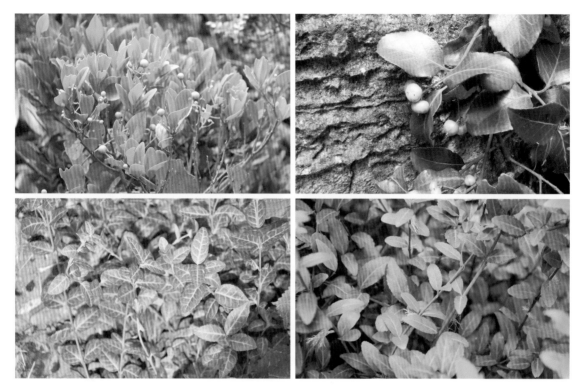

【基原】来源于卫矛科 Celastraceae 卫矛属 *Euonymus* 扶芳藤 *Euonymus fortunei*（Turcz.）Hand.-Mazz. 的茎和叶入药。

【形态特征】常绿藤状灌木，高 1~5m。叶薄革质，椭圆形、长方椭圆形或长倒卵形，宽窄变异较大，可窄至近披针形，长 3.5~8cm，宽 1.5~4cm，顶端钝或急尖，基部楔形，边缘齿浅不明显，侧脉细微和小脉全不明显；叶柄长 3~6mm。聚伞花序 3~4 次分枝；花序梗长 1.5~3cm，第一次分枝长 5~10mm，第二次分枝 5mm 以下，最终小聚伞花密集，有花 4~7 朵，分枝中央有单花，小花梗长约 5mm；花白绿色，4 数，直径约 6mm；花盘方形，直径约 2.5mm；花丝细长，长 2~3mm，花药圆心形；子房三角锥状，四棱，粗壮明显，花柱长约 1mm。蒴果粉红色，果皮光滑，近球状，直径 6~12mm；果序梗长 2~3.5cm；小果梗长 5~8mm；种子长方椭圆状，棕褐色，假种皮鲜红色，全包种子。花期 6 月；果期 10 月。

【生境】绕树、爬墙或匍匐于石上。

【分布】广西、广东、江西、江苏、浙江、安徽、湖南、湖北、贵州、四川、陕西等地。

【采集加工】夏、秋采收，将茎、叶晒干。

【性味归经】味甘、苦，性温。

【功能主治】舒筋活络，散瘀止血。治咯血，月经不调，功能性子宫出血，风湿性关节痛。外用治跌打损伤，骨折，创伤出血。

【用法用量】6~12g，水煎或泡酒服。外用适量，研粉撒患处或捣烂敷患处。

4.90.14 调经草

EUONYMI JAPONICI RADIX

【别名】大叶黄杨

【基原】来源于卫矛科 Celastraceae 卫矛属 *Euonymus* 冬青卫矛 *Euonymus japonicus* Thunb. 的根入药。

【形态特征】常绿灌木或小乔木，高 3~6m。枝有白色皮孔，小枝近四棱形。叶对生，厚革质，表面有光泽，倒卵形或狭椭圆形，长 3~6cm，宽 2~3cm，顶端尖或钝，基部楔形，边缘有细

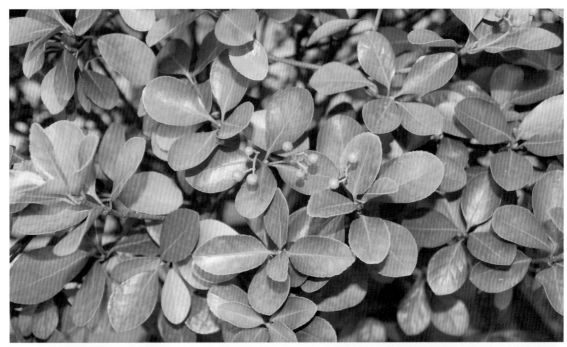

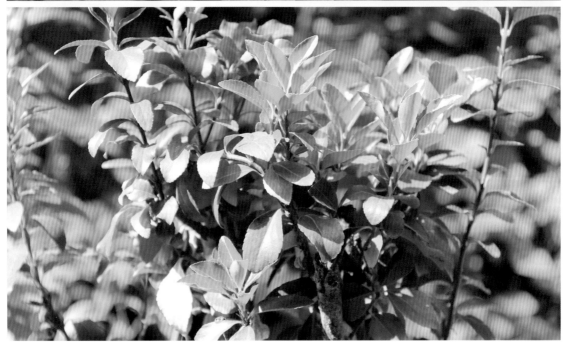

钝锯齿，上面深绿色，下面色较淡，叶柄长6~12mm。花绿白色，4数，5~12朵排列成密集的聚伞花序，腋生，总花梗长2.5~3.5cm。蒴果扁球形，浅红色，无毛，有4浅沟，直径约1cm；果梗四棱形，较粗壮。种子棕色，假种皮橘红色。花期6~7月；果期9~10月。

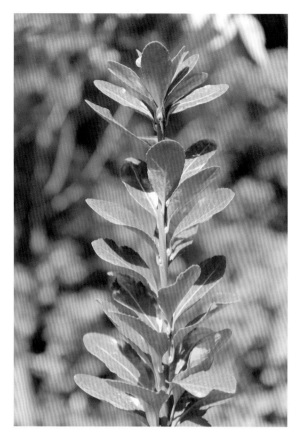

【生境】各地庭园中常有栽培。

【分布】各地常有栽培。原产日本。

【采集加工】全年可采，将根挖出后，除去残茎、泥土及须根，晒干或切片晒干。

【药材性状】根圆柱形，略弯曲，常有分枝，长5~12cm，直径0.5~2cm，表面黄棕色至黄褐色，具不规则细纵皱纹及突起的横向皮孔，有残留的细根及点状细根痕，外表皮脱落处显淡红棕色，质坚硬，难折断，断面可见细密的白色胶丝，皮部淡红棕色，木部黄白色，具放射状纹理。气弱，味微甜。以身干、质坚、无须根、无泥杂者为佳。

【性味归经】味辛，性温。

【功能主治】调经化瘀。治月经不调，痛经，疮毒。

【用法用量】9~15g，水煎服。

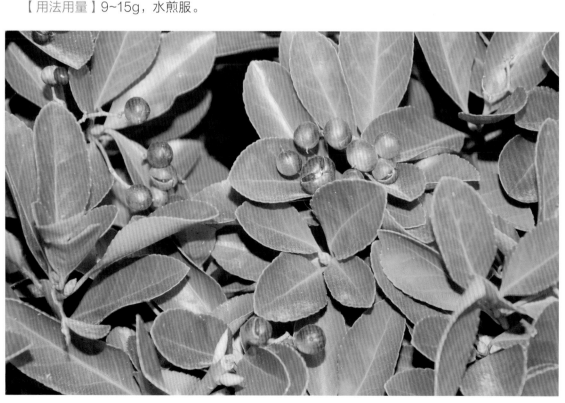

4.90.15 疏花卫矛

EUONYMI LAXIFLORI RADIX

【别名】山杜仲、飞天驳、土杜仲、木杜仲

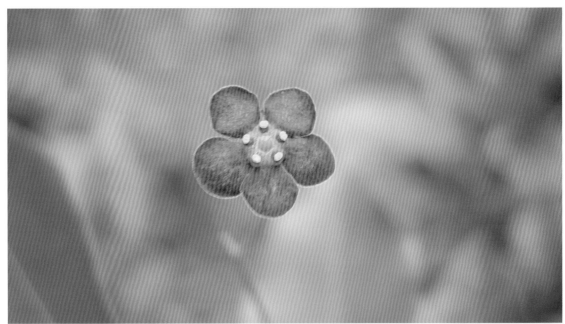

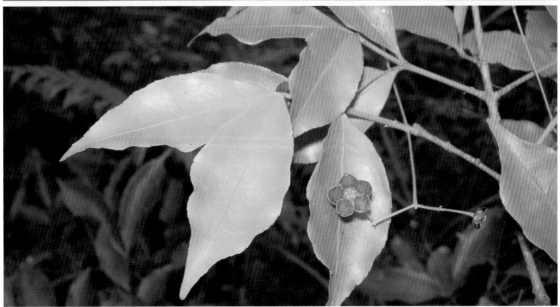

【基原】来源于卫矛科 Celastraceae 卫矛属 Euonymus 疏花卫矛 Euonymus laxiflorus Champ. ex Benth. 的根和树皮入药。

【形态特征】灌木，高达 4m。叶纸质或近革质，卵状椭圆形、长方椭圆形或窄椭圆形，长 5~12cm，宽 2~6cm，顶端钝渐尖，基部阔楔形或稍圆，全缘或具不明显的锯齿，侧脉多不明显；叶柄长 3~5mm。聚伞花序分枝疏松，5~9 花；花序梗长约 1cm；花紫色，5 数，直径约 8mm；萼片边缘常具紫色短睫毛；花瓣长圆形，基部窄；花盘 5 浅裂，裂片钝；雄蕊无花丝，花药顶裂；子房无花柱，柱头圆。蒴果紫红色，倒圆锥状，长7~9mm，直径约9mm，顶端稍平截；种子长圆状，长5~9mm，直径3~5mm，种皮枣红色，假种皮橙红色，高仅3mm左右，成浅杯状包围种子基部。花期3~6月；果期7~11月。

【生境】生于山谷林下、林缘或水边较阴湿处。

【分布】香港、海南、广东、台湾、江西、福建、湖南、广西、贵州、云南。越南也有分布。

【采集加工】夏、秋采收，将根、树皮切片晒干。

【性味归经】味淡、涩，性平。

【功能主治】祛风湿，强筋骨。治风湿骨痛，腰腿酸痛，跌打疼痛。

【用法用量】9~18g，水煎或泡酒服。外用适量，研末调敷。

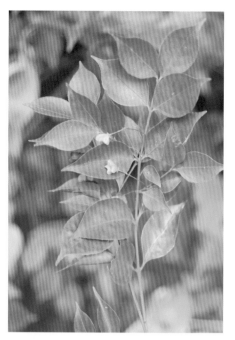

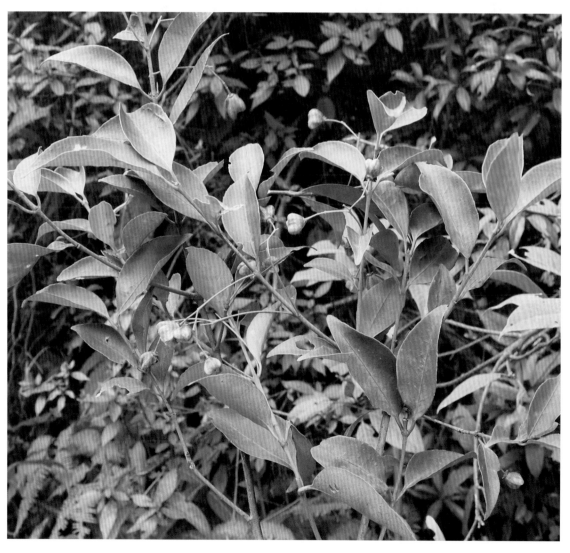

4.90.16　丝棉木

EUONYMI MAACKII RADIX

【别名】白杜、鸡血兰、明开夜合、桃叶卫矛、白桃树

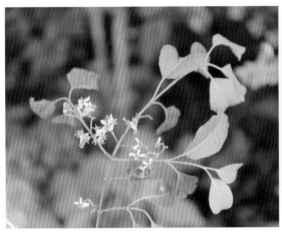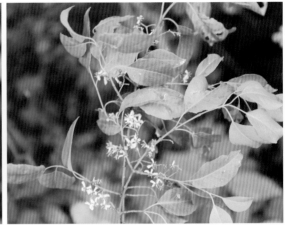

　　【基原】来源于卫矛科 Celastraceae 卫矛属 Euonymus 白杜 Euonymus maackii Rupr. [E. bungeanus Maxim.] 的根、树皮、枝叶入药。

　　【形态特征】小乔木。高达 6m。叶卵状椭圆形、卵圆形或窄椭圆形，长 4~8cm，宽 2~5cm，顶端长渐尖，基部阔楔形或近圆形，边缘具细锯齿，有时极深而锐利；叶柄通常细长，常为叶片的 1/4~1/3，但有时较短。聚伞花序 3 至多花，花序梗略扁，长 1~2cm；花 4 数，淡白绿色或黄绿色，直径约 8mm；小花梗长 2.5~4mm；雄蕊花药紫红色，花丝细长，长 1~2mm。蒴果倒圆心状，4 浅裂，长 6~8mm，直径 9~10mm，成熟后果皮粉红色；种子长椭圆状，长 5~6mm，直径约 4mm，种皮棕黄色，假种皮橙红色，全包种子，成熟后顶端常有小口。花期 5~6 月；果期 9 月。

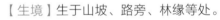

　　【生境】生于山坡、路旁、林缘等处。

　　【分布】辽宁、河北、河南、山东、山西、陕西、甘肃、安徽、江苏、浙江、福建、广东、江西、湖北、四川等地。俄罗斯和朝鲜半岛也有分布。

　　【采集加工】夏、秋季采收，根、树皮、枝叶晒干。

　　【性味归经】味苦、涩，性寒；有小毒。

　　【功能主治】根、树皮：止痛；治膝关节痛。枝叶：解毒。外用治漆疮。

　　【用法用量】6~30g，水煎服。外用适量，煎水熏洗。

　　【附方】治血栓闭塞性脉管炎：丝棉木 30g，土牛膝 15g（可用川、怀牛膝），鲜品加倍，每日 1 剂。随症加减，发黑发紫：加用桂枝、红花、当归尾或赤芍各 9g，王不留行 15g，藕节 30g，丹参 30g，虎杖根 30g。红肿灼痛：加用夏枯草、野菊花、蒲公英、阴地蕨或天竺根各 30g，或穿心莲 12g。坏死溃烂：加匍伏堇 15g，紫花地丁 30g 或蜈蚣 2~3 条。坏死将脱落：加威灵仙 12g，豨莶草 15g，苍耳草、白英各 30g。

4.90.17 大果卫矛

EUONYMI MYRIANTHI RADIX

【别名】黄褚、梅风、南川卫矛

【基原】来源于卫矛科 Celastraceae 卫矛属 Euonymus 大果卫矛 Euonymus myrianthus Hemsl. 的根入药。

【形态特征】常绿小乔木。高 1~6m。叶革质，倒卵形、窄倒卵形或窄椭圆形，有时窄至阔披针形，长 5~13cm，宽 3~4.5cm，顶端渐尖，基部楔形，边缘常呈波状或具明显钝锯齿，侧脉 5~7 对，与三出脉成明显网状；叶柄长 5~10mm。聚伞花序多聚生小枝上部，常数花序着生新枝顶端，2~4 次分枝；花序梗长 2~4cm，分枝渐短，小花梗长约 7mm，均具 4 棱；苞片及小苞片卵状披针形，早落；花黄色，直径达 10mm；萼片近圆形；花瓣近倒卵形；花盘四角有圆形裂片；

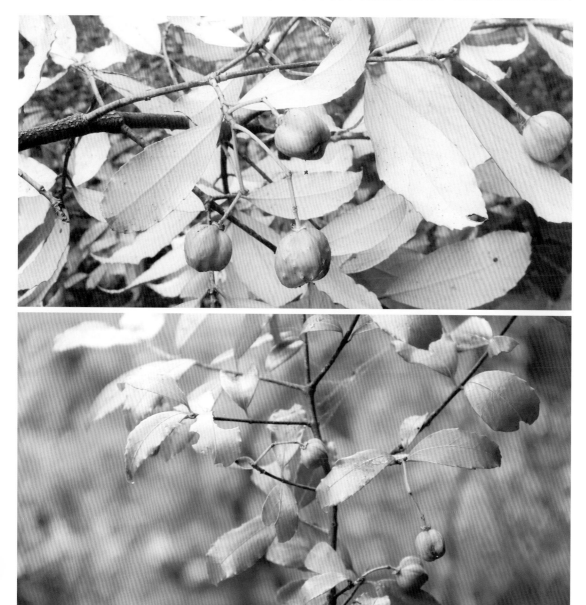

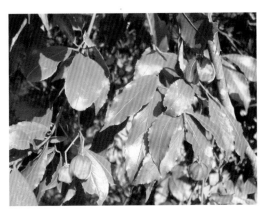

雄蕊着生裂片中央小凸起上，花丝极短或无；子房锥状，有短壮花柱。蒴果黄色，多呈倒卵状，长1.5cm，直径约1cm；果序梗及小果梗等较花时稍增长；种子4（2，3）成熟时假种皮橘黄色。

【生境】生于山谷林缘、溪旁沟边较湿润处。

【分布】四川、湖北、江西、安徽、浙江、福建、湖南、广东、广西、云南等地。

【采集加工】夏、秋季采收，根切片晒干。

【性味归经】味淡，性平。

【功能主治】补肾活血，健脾利湿。治妇女头痛，膀胱气痛，腰痛，产后恶露不清，口干潮热腹痛，脾胃虚弱。

【用法用量】6~10g，水煎服。

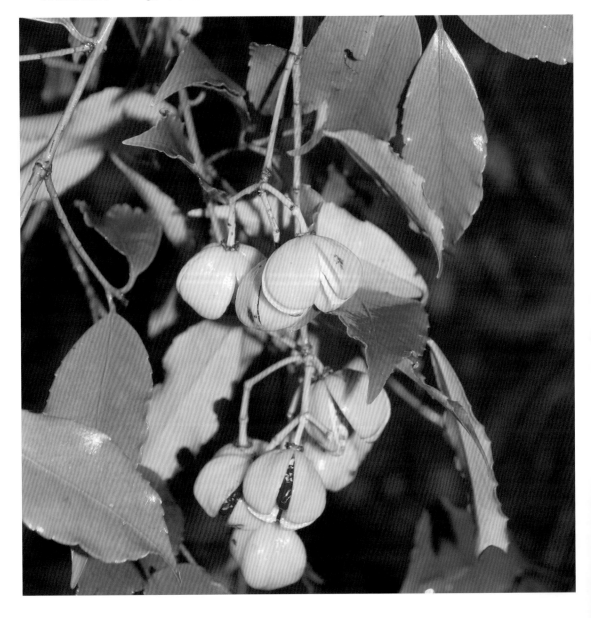

4.90.18 中华卫矛

EUONYMI NITIDI FRUTEX

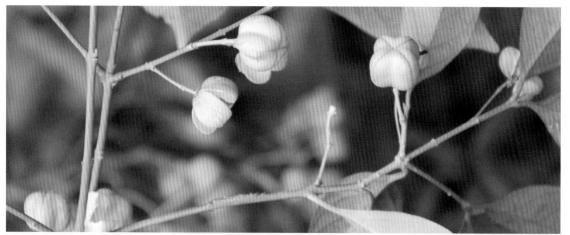

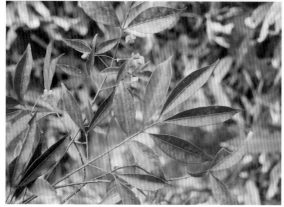
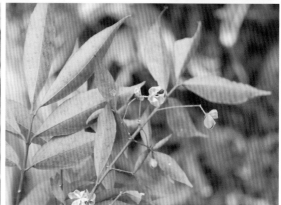

【基原】来源于卫矛科 Celastraceae 卫矛属 Euonymus 中华卫矛 Euonymus nitidus Benth. [E. chinensis Lindl.] 的全株入药。

【形态特征】常绿灌木或小乔木。高 1~5m。叶革质，质地坚实，常略有光泽，倒卵形、长方椭圆形或长方阔披针形，长 4~13cm，宽 2~5.5cm，顶端有长 8mm 渐尖头，近全缘；叶柄较粗壮，长 6~10mm，偶有更长者。聚伞花序 1~3 次分枝，3~15 花，花序梗及分枝均较细长，小花梗长 8~10mm；花白色或黄绿色，4 数，直径 5~8mm；花瓣基部窄缩成短爪；花盘较小，4 浅裂；雄蕊无花丝。蒴果三角卵圆状，4 裂较浅成圆阔 4 棱，长 8~14mm，直径 8~17mm；果序梗长 1~3cm；小果梗长约 1cm；种子阔椭圆状，长 6~8mm，棕红色，假种皮橙黄色，全包种子，上部两侧开裂。花期 3~5 月；果期 6~10 月。

【生境】生于山坡、林边或疏林中。

【分布】浙江、福建、广东、广西等地。

【采集加工】夏、秋季采收，全株切片晒干。

【性味归经】味微辛、涩，性平。

【功能主治】舒筋活络，强壮筋骨。治风湿腰腿痛，跌打损伤，高血压。

【用法用量】30~60g，水煎服。

4.90.19　无柄卫矛

EUONYMI SUBSESSILIS RADIX ET CORTEX

【基原】来源于卫矛科 Celastraceae 卫矛属 Euonymus 无柄卫矛 Euonymus subsessilis Sprague 的根和茎皮入药。

【形态特征】灌木直立或藤本状。高 2~7.5m；小枝常方形并有较明显的纵棱。叶在花期多为纸质，至果期稍增厚成半革质，椭圆形、窄椭圆形或长方窄卵形，大小变异颇大，一般长为 4~7cm，可达 10cm，宽 2~4.5cm，顶端渐尖或急尖，基部楔形、阔楔形或近圆形，叶缘有明显锯齿，侧脉明显，在叶面呈凹入状，小脉有时也呈凹入状；叶无柄或稀有短柄，有柄时，长 2~5mm。聚伞花序 2~3 次分枝；花序梗和分枝一般全具 4 棱，小花梗则圆柱状，顶端稍膨大，并常具细瘤点；花 4 数，黄绿色，直径约 5mm；花盘方形；雄蕊具细长花丝，长 2~3mm；子房具细长花柱。蒴果近球状，密被棕红色三角状短尖刺，直径连刺 1~1.2cm；果序梗具 4 棱，较粗壮；种子每室 1~2，假种皮红色。花期 5~6 月；果期 8 月以后。

【生境】生于路旁、田野、旷野。

【分布】广东、广西、江西、福建、浙江、安徽、湖南、湖北、云南、贵州、四川。

【采集加工】夏、秋季采收，根、茎皮晒干。

【性味归经】味微苦，性平。

【功能主治】祛风除湿，散瘀续骨。治风湿痹痛，跌打损伤，骨折。

【用法用量】10~30g，水煎服。外用鲜品捣烂敷患处。

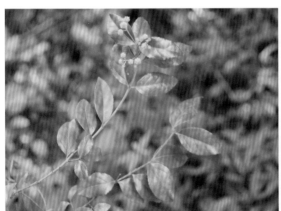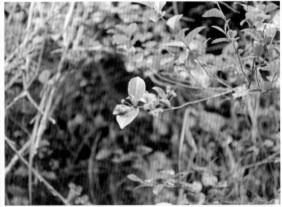

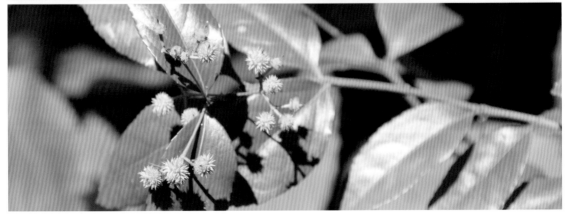

4.90.20 雷公藤

TRIPTERYGII RADIX

【别名】昆明山海棠、紫金藤

【基原】来源于卫矛科 Celastraceae 雷公藤属 Tripterygium 雷公藤 Tripterygium wilfordii Hook. f. 的根、叶、花和果实入药。

【形态特征】攀援灌木。高 1~3m，小枝棕红色，具 4 细棱，被密毛及细密皮孔。叶椭圆形、倒卵状椭圆形、长方椭圆形或卵形，长 4~7.5cm，宽 3~4cm，顶端急尖或短渐尖，基部阔楔形或圆形，边缘有细锯齿，侧脉 4~7 对，达叶缘后稍上弯；叶柄长 5~8mm，密被锈色毛。圆锥聚伞花序较窄小，长 5~7cm，宽 3~4cm，通常有 3~5 分枝，花序、分枝及小花梗均被锈色毛，花序梗长 1~2cm，小花梗细长达 4mm；花白色，直径 4~5mm；萼片顶端急尖；花瓣长方卵形，边缘微蚀；花盘略 5 裂；雄蕊插生花盘外缘，花丝长达 3mm；子房具 3 棱，花柱柱状，柱头稍膨大，3 裂。翅果长圆状，长 1~1.5cm，直径 1~1.2cm，中央果体较大，占全长 1/2~2/3，中央脉及 2 侧脉共 5 条，分离较疏，占翅宽 2/3，小果梗细圆，长达 5mm；种子细柱状，长达 10mm。

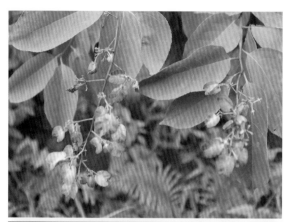

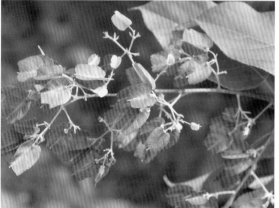

【生境】生于山谷林内阴湿处。

【分布】长江流域以南各地。

【采集加工】根、叶、花夏、秋季采收，秋冬季采收果实晒干。

【性味归经】味苦、辛，性凉，有大毒。

【功能主治】祛风，解毒，杀虫。外用治风湿性关节炎，皮肤发痒，杀蛆虫、孑孓，灭钉螺，毒鼠。

【用法用量】本品因有剧毒，内服必须在医师指导下进行，而且根皮必须除去。木质部用文火煎煮 2 小时以上方可。外用适量，捣烂敷患处，或捣汁搽患处，敷药时间不可超过半小时，否则起疱。

【附方】治头癣：取鲜根剥皮，将根皮晒干磨成细粉，调适量凡士林或醋，涂患处（预先将患处洗净去掉痂皮），每日 1~2 次。

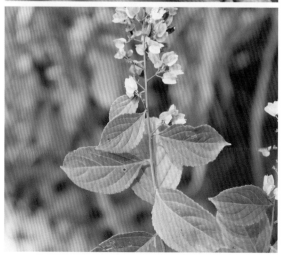

4.91 翅子藤科

4.91.1 五层龙

SALACIAE CHINENSIS RADIX ET CAULIS

【别名】桫拉木

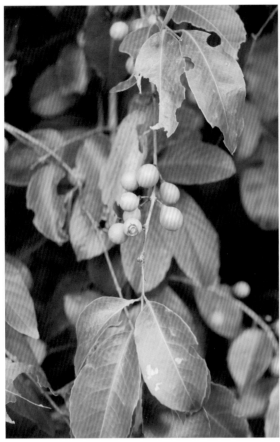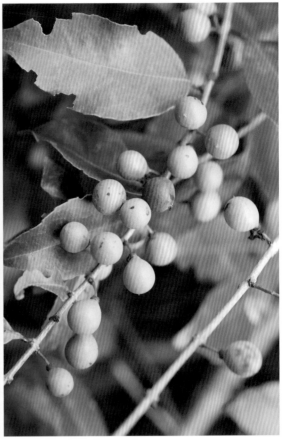

【基原】来源于翅子藤科 Hippocrateaceae 五层龙属 *Salacia* 五层龙 *Salacia chinensis* L. [*S. prinoides* DC.] 的根和茎入药。

【形态特征】攀援灌木，长达 4m，小枝具棱角。叶革质，椭圆形或窄卵圆形或倒卵状椭圆形，长（3）5~11cm，宽 2~5cm，顶端钝或短渐尖，边缘具浅钝齿，叶面光亮，干时表面橄榄绿色，背面褐绿色，侧脉 6~7 对；叶柄长 0.8~1cm。花小，3~6 朵簇生于叶腋内的瘤状突起体上；花

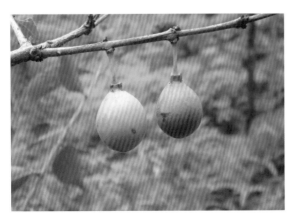

柄长 6~10mm；萼片 5 枚，三角形，长约 0.5mm，宽达 1mm，边缘具纤毛；花瓣 5 片，阔卵形，长约 3mm，广展或外弯，顶端圆形；花盘杯状，高约 1mm；雄蕊 3 枚，花丝短，扁平，着生于花盘边缘，药室叉开，子房藏于花盘内，3 室，胚珠每室 2 颗；花柱极短，圆锥形。浆果球形或卵形，直径仅 1cm，成熟时红色，有 1 颗种子；果柄长约 6.5mm。花期 12 月；果期翌年 1~2 月。

【生境】生于山地林中。

【分布】广东、广西、海南。印度、斯里兰卡、泰国、越南、缅甸、马来西亚、菲律宾也有分布。

【采集加工】夏、秋季采收，根、茎晒干。

【性味归经】味苦，性平。

【功能主治】通经活络，祛风除痹。治风湿性关节炎，腰腿痛，跌打损伤。

【用法用量】10~15g，水煎服。

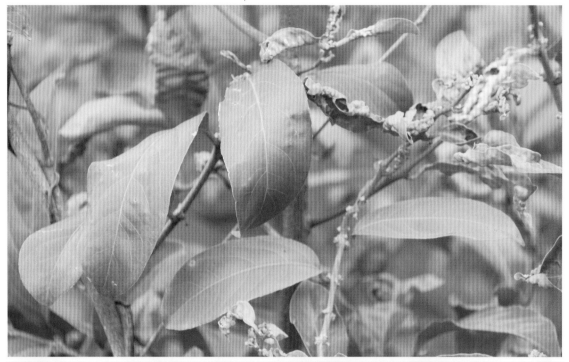

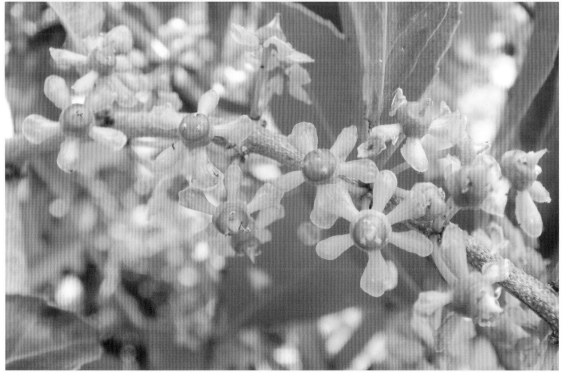

4.92 茶茱萸科

4.92.1 琼榄

GONOCARYI LOBBIANI RADIX

【别名】黄蒂、金蒂、黄柄木

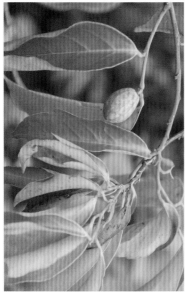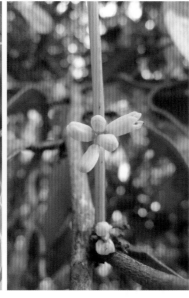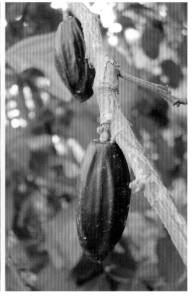

【基原】来源于茶茱萸科 Icacinaceae 琼榄属 *Gonocaryum* 琼榄 *Gonocaryum lobbianum* （Miers）Kurz 的根入药。

【形态特征】灌木或小乔木。叶革质，长椭圆形，长 9~20cm，宽 4~10cm，顶端骤然渐尖，基部阔楔形或近圆形而一侧偏斜，叶面深绿色具光泽，背面绿色，两面无毛，侧脉 5~6（9）对；叶柄粗壮，长 12cm。花杂性异株，雄花排列成腋生密集、间断的短穗状花序，雌花和两性花少数；雄花具短梗，长 7~8mm，萼片 5，长约 2mm，阔椭圆形，仅近基部联合，裂片镶合状排列，具缘毛；花冠管状，长约 6mm，白色，无毛，稍肉质，5 裂片呈三角形，边缘内弯，雄蕊 5 枚，着生于花冠管上，花丝长 3~4mm，花药卵形，长约 1.5mm；退化子房长约 2.5mm，被短柔毛；花盘环状。雌花较小：萼片 5 枚，卵形，长约 2.5mm，镶合状排列；花冠管状，长约 6mm，5 裂，裂片三角形；花丝长约 4mm，退化花药长约 0.5mm，子房阔卵形，无毛，花柱被毛，柱头小，3 裂；花盘环状。核果椭圆形至长椭圆形，长 3~4.5（6）cm，直径 1.8~2.5cm，由绿色转紫黑色，干时有纵肋，顶端具短喙。

【生境】生于山地林中。

【分布】海南、云南。柬埔寨、老挝、印度、马来西亚也有分布。

【采集加工】夏、秋季采收，根切片晒干。

【性味归经】味甘、苦，性平。

【功能主治】清热解毒。治黄疸性肝炎，胸胁闷痛。

【用法用量】10~15g，水煎服。

4.92.2 黄马胎

MAPPIANTHI IODOIDIS RADIX

【别名】定心藤、马比花、铜钻、藤蛇总管、黄狗骨

【基原】来源于茶茱萸科 Icacinaceae 定心藤属 Mappianthus 甜果藤 Mappianthus iodoides Hand.-Mazz. 的根入药。

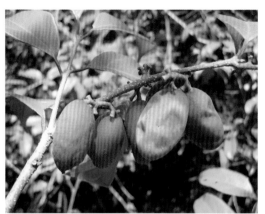

【植物特征】木质攀援藤本，有卷须。嫩枝有棱，密被糙伏毛，老枝有灰白色皮孔。单叶对生或近对生，长圆状椭圆形，长 7~13cm，宽 2.5~6.5cm，顶端骤尖，基部通常钝，全缘，叶面近无毛或被稀疏糙伏毛，背面干时淡黄色，被稀疏糙伏毛；网脉两面均明显；叶柄长 6~14mm。花单性异株，聚伞花序腋生；花黄色；花萼杯状，高不及 1mm，边缘近截平；花冠肉质，钟状漏斗形，长 4~6mm，裂片 5 片，长椭圆形，里面被疏柔毛；雄蕊 5 枚，花药线状披针形。核果近椭圆状，稍压扁，长 2~3cm，被糙伏毛，核有纵条纹。花期 4~8 月，雌花较晚；果期 6~12 月。

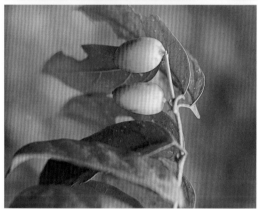

【生境】生于山谷林中或沟边湿润处，攀援于树上。

【分布】海南、广东、湖南、福建、广西、云南、贵州。越南也有分布。

【采集加工】全年可采。挖取根部，去除须根，晒干。

【药材性状】本品长条状，稍肉质，弯曲不直，弯处有凹痕；可见须根痕，表面灰黄色。横切面皮部厚而疏松，木质部黄白色，有明显的射线。气微香。以根条粗壮、表面灰黄、皮部肥厚者为佳。

【性味归经】味苦、涩，性平。归肝、脾经。

【功能主治】祛风除湿，活血调经，止痛。治风湿性关节炎，类风湿关节炎，黄疸，跌打损伤，月经不调，痛经，闭经。外用治外伤出血，毒蛇咬伤。

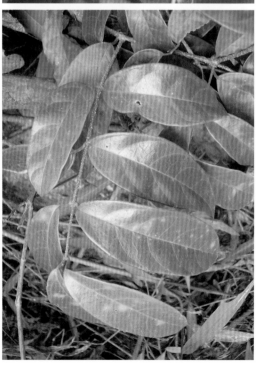

【用法用量】9~15g，水煎服。外用适量，捣烂敷患处。

【附方】治月经不调、痛经、产后风痛：黄马胎、乌药、冰片叶各少量，共研末，每次服 0.9~1.5g。

4.92.3 马比木

NOTHAPODYTEI PITTOSPOROIDEI RADIX

【别名】公黄珠子、追风伞

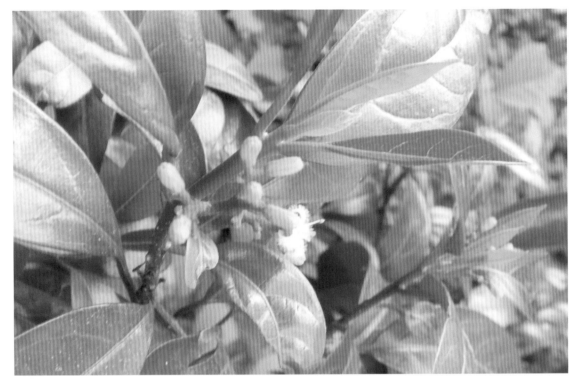

【基原】来源于茶茱萸科 Icacinaceae 假柴龙树属 Nothapodytes 马比木 Nothapodytes pittosporoides（Oliv.）Sleumer 的根皮入药。

【形态特征】灌木或小乔木。叶片长圆形或倒披针形，长 8~20cm，宽 2~5cm，顶端长渐尖，基部楔形，薄革质，叶面暗绿色，具光泽，背面淡绿发亮，幼时被金黄色糙伏毛，背面较密，老时无毛，侧脉 6~8 对，被长硬毛，叶柄长 1~3cm。聚伞花序顶生，花序轴通常平扁，被长硬毛。花萼绿色，钟形，长约 2mm，膜质，5 裂齿，裂齿三角形，外面疏被糙伏毛，边缘具缘毛，果时略增大；花瓣黄色，条形，长 6.3~7.4mm，宽 1~2mm，顶端反折，肉质，长 1mm，外面被糙伏毛，内面被长柔毛；花丝长 4~5mm，基部稍粗，花药卵形，长约 1mm；子房近球形，密被长硬毛，在开花期直径 1.1~1.4mm，花柱绿色，长 1.5~2mm，柱头头状；花盘肉质，具不整齐的裂片或深圆齿，内面疏被长硬毛，果时宿存。核果椭圆形至长圆状卵形，稍扁，幼果绿色，转黄色，熟时为红色，长 1~2cm，直径 0.6~0.8cm，顶端明显具鳞脐，通常在成熟时被细柔毛。

【生境】生于山地林中。

【分布】甘肃、湖北、湖南、广东、广西、四川、贵州。

【采集加工】夏、秋季采收，根皮晒干。

【性味归经】味辛，性温。

【功能主治】祛风利湿，理气散寒。治风寒湿痹，浮肿，疝气。

【用法用量】9~15g，水煎服。

4.93　铁青树科

4.93.1　赤苍藤

ERYTHROPALI SCANDENTIS CAULIS ET FOLIUM

【别名】茶藤、腥藤、土白芍、假黄藤

【基原】来源于铁青树科 Olacaceae 赤苍藤属 *Erythropalum* 赤苍藤 *Erythropalum scandens* Blume 的全株入药。

【形态特征】常绿藤本，长 5~10m，具腋生卷须。叶纸质或近革质，卵形、长卵形或三角状卵形，长 8~20cm，宽 4~15cm，顶端渐尖、钝尖或突尖，稀为圆形，基部变化大，微心形、圆形、截平或宽楔形，叶面绿色，背面粉绿色；基出脉 3 条，稀 5 条，基出脉每边有侧脉 2~4 条，在背

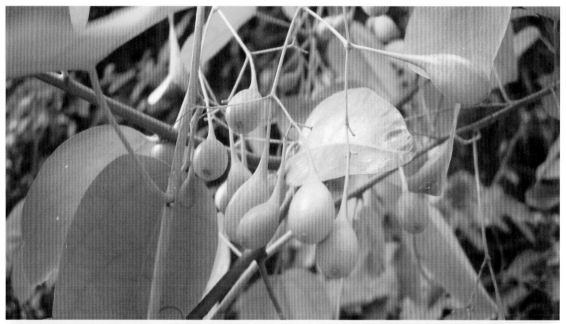

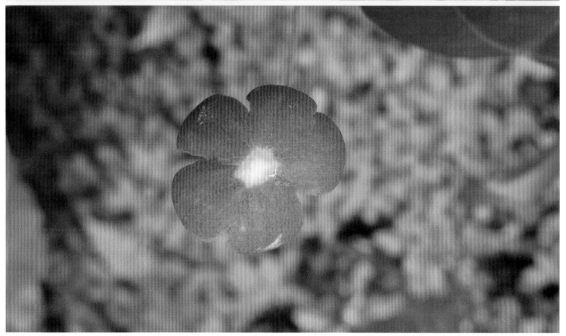

面凸起，网脉疏散，稍明显；叶柄长 3~10cm。花排成腋生的二歧聚伞花序，花序长 6~18cm，花序分枝及花梗均纤细，花后渐增粗、增长，花梗长 0.2~0.5mm，总花梗长（3）4~8（9）cm；花萼筒长 0.5~0.8mm，具 4~5 裂片；花冠白色，直径 2~2.5mm，裂齿小，卵状三角形；雄蕊 5 枚；花盘隆起。核果卵状椭圆形或椭圆状，长 1.5~2.5cm，直径 0.8~1.2cm，全为增大成壶状的花萼筒所包围，花萼筒顶端有宿存的波状裂齿，成熟时淡红褐色，干后为黄褐色，常不规则开裂为 3~5 裂瓣；果梗长 1.5~3cm；种子蓝紫色。花期 4~5 月；果期 5~7 月。

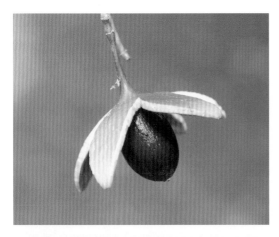

【生境】生于低海拔的密林或溪谷林缘中，攀援于树上。

【分布】广东、海南、广西、云南、贵州。印度、越南、老挝、马来西亚、印度尼西亚、菲律宾也有分布。

【采集加工】夏、秋季采收，全株晒干。

【性味归经】味微苦，性平。

【功能主治】清热利尿。治肝炎，肠炎，尿道炎，急性肾炎，小便不利。

【用法用量】12~15g，水煎服。

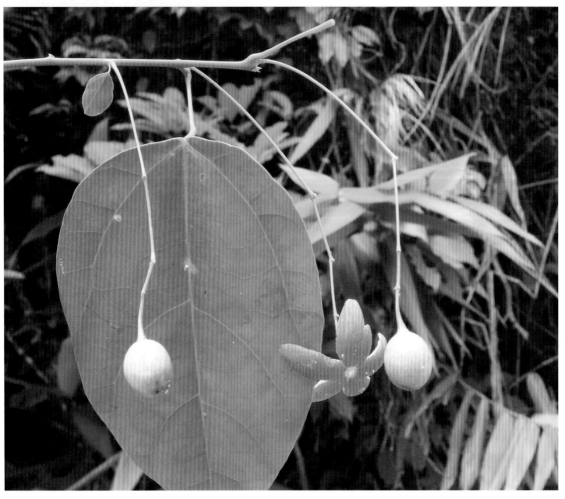

4.93.2　华南青皮木

SCHOEPFIAE CHINENSIS RAMULUS ET FOLIUM

【别名】管花青皮木、香芙木、退骨王、碎骨仔树

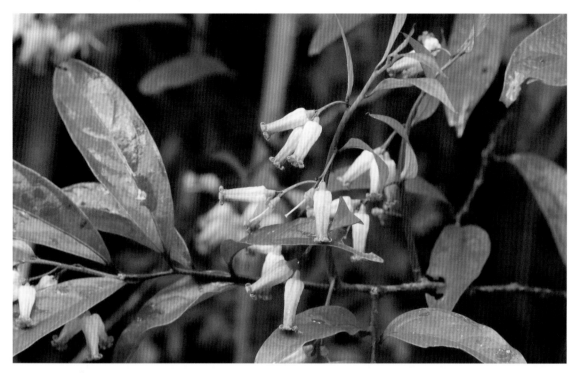

【基原】来源于铁青树科 Olacaceae 青皮木属 *Schoepfia* 华南青皮木 *Schoepfia chinensis* Gardn. et Champ. 的根、树枝、叶入药。

【形态特征】落叶小乔木，高 2~6m。叶纸质或坚纸质，长椭圆形、椭圆形或卵状披针形，长 5~9cm，宽 2~4.5cm，顶端渐尖、锐尖或钝尖，有时略呈尾状，叶面深绿色，背面淡绿色；叶脉红色，干后叶面脉深褐色，背面脉黄褐色，侧脉每边 3~5 条，两面均明显，网脉不明显；叶柄红色，长 3~6mm。花无梗，2~3（4）朵，排成短穗状或近似头状花序式的螺旋状聚伞花序，花序长 2~3.5cm，有时花单生，总花梗长 0.5~1cm，果时可增长至 1~2cm；花萼筒大部与子房合生，上端有 4~5 枚小萼齿；花冠管状，黄白色或淡红色，长 8~14mm，宽 3~4mm，具 4~5 枚小裂齿，裂齿卵状三角形，长 3~4mm，略外卷；雄蕊着生在花冠管上，花冠内部着生雄蕊处的下部各有一束短毛；子房半埋在花盘中，下部 3 室、上部 1 室，每室 1 胚珠，花柱通常不伸出或偶有略仲山花冠管外。果椭圆状或长圆形，长 0.7~1（1.2）cm，直径 4~7mm，成熟时几全部为增大成壶状的花萼筒所包围，花萼筒外部红色或紫红色，基部为略膨大的"基座"所承托；基座边缘具

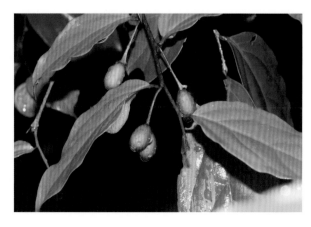

1枚小裂齿。花、叶同时开放。花期 2~4 月；果期 4~6 月。

【生境】生于山脊或山谷疏林中。

【分布】江西、福建、台湾、广东、香港、海南、湖南、广西、云南、四川、贵州等地。

【采集加工】夏、秋季采收，根、树枝、叶晒干。

【性味归经】味甘、淡，性凉。

【功能主治】清热利湿，消肿止痛。治急性黄疸性肝炎，风湿性关节炎，跌打损伤。

【用法用量】15~30g，水煎服。

【附方】治风湿痹痛、跌打损伤、骨折：华南青皮木枝叶 30~60g，水煎服或外洗；或用鲜枝捣烂敷患处。

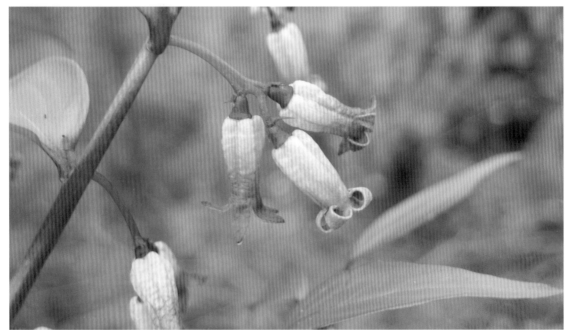

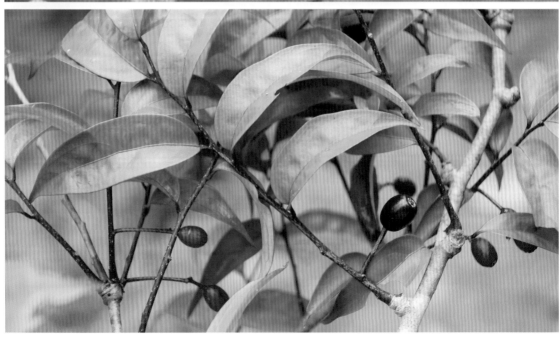

4.93.3　青皮木

SCHOEPFIAE JASMINODORAE CAULIS ET FOLIUM

【别名】脆骨风、碎骨风、吊钟花、鸡白柴、羊脆骨

【基原】来源于铁青树科 Olacaceae 青皮木属 Schoepfia 青皮木 Schoepfia jasminodora Sieb. et Zucc. 的全株入药。

【形态特征】落叶小乔木或灌木。叶纸质，卵形或长卵形，长 3.5~8cm，宽 2~5cm，顶端近尾状或长尖，基部圆形，稀微凹或宽楔形，叶面绿色，背面淡绿色，干后叶面黑色，背面淡黄褐色；侧脉每边 4~5 条，略呈红色；叶柄长 2~3mm，红色。花无梗，2~9 朵排成穗状花序状的螺旋状聚伞花序，花序长 2~6cm，总花梗长 1~2.5cm，红色，果时可增长到 4~5cm；花萼筒杯状，上端有 4~5 枚小萼齿；无副萼，花冠钟形或宽钟形，白色或浅黄色，长 5~7mm，宽 3~4mm，顶端具 4~5 枚小裂齿，裂齿长三角形，长 1~2mm，外卷，雄蕊着生在花冠管上，花冠内面着生雄蕊处的下部各有一束短毛；子房半埋在花盘中，下部 3 室、上部 1 室，每室具一枚胚珠；柱头通常伸出花冠管外。果椭圆状或长圆形，长 1~1.2cm，直径 5~8mm，成熟时几全部为增大成壶状的花萼筒所包围，增大的花萼筒外部紫红色，基部为略膨大的"基座"所承托。

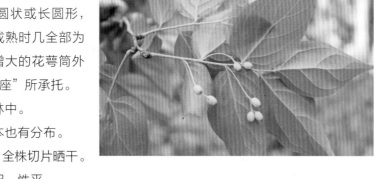

【生境】生于山坡、山谷疏林中。

【分布】长江以南各地。日本也有分布。

【采集加工】夏、秋季采收，全株切片晒干。

【性味归经】味甘、淡、微涩，性平。

【功能主治】散瘀消肿，止痛。治风湿性关节炎，跌打肿痛。

【用法用量】90~120g，水煎服。外用鲜品捣烂敷患处。

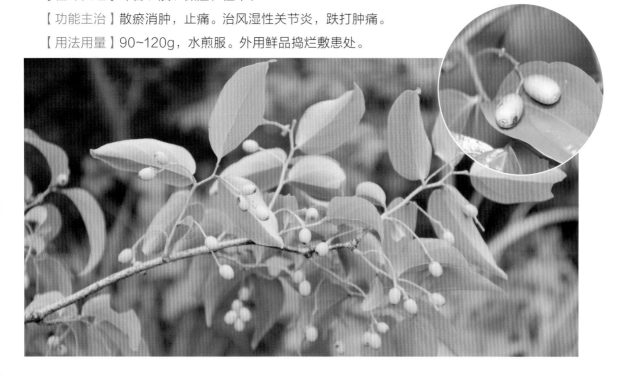

4.94 桑寄生科

4.94.1 云杉寄生

ARCEUTHOBII SICHUANENSIS CAULIS ET FOLIUM

【别名】油杉寄生

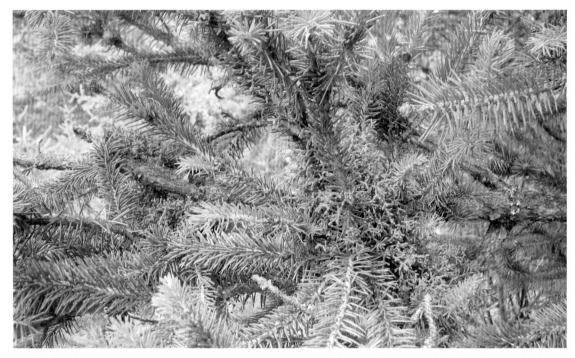

【基原】来源于桑寄生科 Loranthaceae 油杉寄生属 *Arceuthobium* 云杉寄生 *Arceuthobium sichuanense*（H. S. Kiu）Hawksw. et Wiens 的全株入药。

【形态特征】亚灌木。高 2~6cm，枝条黄绿色或绿色；主茎的节间长 5~15mm，粗 1~1.5mm；侧枝交叉对生，稀 3~4 条轮生，具多级分枝。叶呈鳞片状，长 0.5~1mm。花单朵顶生或腋生。雄花：1~2 朵生于短侧枝顶部，花蕾时近球形，长约 1mm，开花时直径 1.5~2mm，萼片 3 枚，卵形或椭圆形，长 1~1.5mm；花药圆形，直径约 0.5mm；花梗长 0.5mm。雌花：单朵生于短侧枝的腋部或顶部，卵球形，浅绿色，长约 1mm，花萼管长约 0.8mm；花柱红色。果椭圆状，长 3~4mm，直径 1.5~2mm，黄绿色，上半部为宿萼包围，下半部平滑，黄绿色；果梗长 1~1.5mm。花期 6~7 月；果期翌年 8~9 月。

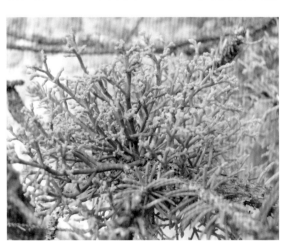

【生境】生于海拔 2800~4100m 的山地云杉林或乔松 - 云杉林中，寄生于川西云杉或西藏云杉上。

【分布】西藏、四川等地。

【采集加工】全年均可采，扎成束，晾干。

【性味归经】味淡，性平。

【功能主治】祛风止痛，止泻，止吐。治风湿关节痛、筋骨疼痛、腹泻、外伤出血等。

【用法用量】9~15g，水煎服。

4.94.2 离瓣寄生

HELIXANTHERAE PARASITICAE CAULIS ET FOLIUM

【别名】五瓣桑寄生

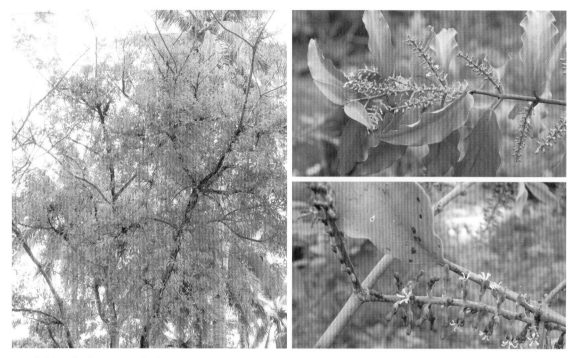

【基原】来源于桑寄生科 Loranthaceae 离瓣寄生属 *Helixanthera* 离瓣寄生 *Helixanthera parasitica* Lour. 的全株入药。

【形态特征】灌木，高 1~1.5m，枝和叶均无毛；小枝披散状，平滑。叶对生，纸质或薄革质，卵形至卵状披针形，长 5~12cm，宽 3~4.5cm，顶端急尖至渐尖，基部阔楔形至近圆形，干后通常暗黑色；侧脉两面明显；叶柄长 0.5~1.5cm。总状花序，1~2 个腋生或生于小枝已落叶腋部，长 5~10cm，具花 40~60 朵，花梗长 1~2mm；苞片卵圆形或近三角形，长 1~1.5mm；花红色、淡红色或淡黄色，被暗褐色或灰色乳头状毛，花托椭圆状，长 1.5~2mm；副萼环状，长约 0.5mm，全缘或具 5 浅齿；花冠花蕾时下半部膨胀，具 5 条拱起的棱，中部变窄，顶部椭圆状，花瓣 5 片，长（4）6~8mm，上半部披针形，反折；花丝长 1~2.5mm，花药长 1~1.5mm，4 室；花柱柱状，长 3~6mm，具五棱，中部有皱纹状缢痕，柱头头状。果椭圆状，红色，长约 6mm，直径 4mm，被乳头状毛。花期 1~7 月；果期 5~8 月。

【生境】寄生于樟属、柯属及壳斗科其他植物上。

【分布】海南、广东、广西、福建、云南、贵州、西藏。越南、印度、缅甸、泰国、柬埔寨、老挝、马来西亚、印度尼西亚、菲律宾也有分布。

【采集加工】夏、秋季采收，全株晒干。

【性味归经】味苦、甘，性平。

【功能主治】祛痰，止痢，祛风，消肿，补血气。治痢疾，肺结核，眼角炎。

【用法用量】15~20g，水煎服。

4.94.3 油茶离瓣寄生

HELIXANTHERAE SAMPSONI CAULIS ET FOLIUM

【别名】油茶桑寄生

【基原】来源于桑寄生科 Loranthaceae 离瓣寄生属 *Helixanthera* 油茶离瓣寄生 *Helixanthera sampsoni*（Hance）Danser [*Loranthus sampsoni* Hance] 的全株入药。

【形态特征】灌木。高约70cm，幼枝、叶密被锈色短星状毛，不久毛全脱落；小枝灰色，具密生皮孔。叶纸质或薄革质，通常对生，黄绿色，卵形、椭圆形或卵状披针形，长2~4cm，宽1~2cm，顶端短钝尖或短渐尖，基部阔楔形或楔形，稍下延；侧脉在上面略明显；叶柄长2~6mm。总状花序，1~2个腋生，有时3个生于短枝的顶部，具花2~4朵，花序梗长8~15mm；花梗长1~2mm；苞片卵形，长约1mm，被短毛；花红色，被短星状毛，花托坛状，长1.5~2mm；副萼环状，近全缘或浅波状；花冠花蕾时柱状，近基部稍膨胀，具4钝棱，花瓣4枚，披针形，长7~9mm，中部两侧具长约2mm内折的膜质边缘，上半部反折；花丝长约2.5mm，花药长2mm，2室；花盘垫状；花柱长6~7mm，四棱，柱头头状。果卵球形，红色或橙色，长约6mm，直径4mm，基部圆钝，顶部骤狭，果皮平滑。花期4~6月；果期8~10月。

【生境】寄生于山茶科、大戟科、柿科或樟科等植物上。

【分布】海南、广东、广西、云南、福建、台湾。越南也有分布。

【采集加工】夏、秋季采收，全株晒干。

【性味归经】味苦、甘，性平。

【功能主治】祛痰，消炎。治肺病，咳嗽，小儿积证。

【用法用量】9~15g，水煎服。

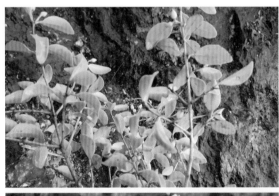

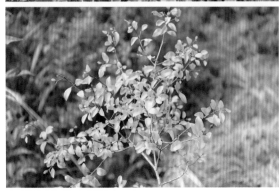

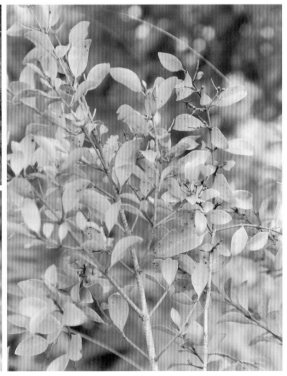

4.94.4 栗寄生

KORTHALSELLAE JAPONICAE RAMULUS ET FOLIUM

【别名】油茶寄生

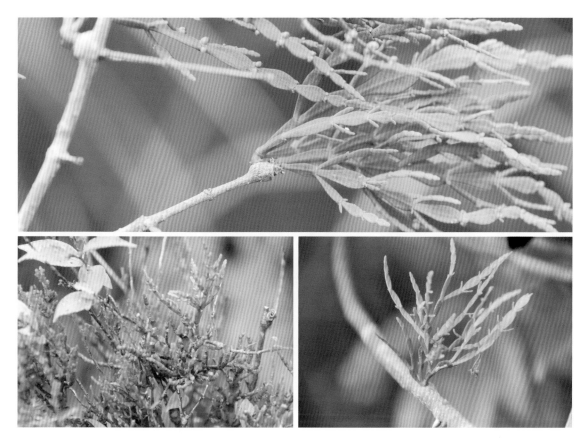

　　【基原】来源于桑寄生科 Loranthaceae 栗寄生属 *Korthalsella* 栗寄生 *Korthalsella japonica*（Thunb.）Engler 的全株入药。

　　【形态特征】亚灌木，高 5~15cm；小枝扁平，通常对生，节间狭倒卵形至倒卵状披针形，长 7~17mm，宽 3~6mm，干后中肋明显。叶退化呈鳞片状，成对合生呈环状。花淡绿色，有具节的毛围绕于基部。雄花：花蕾时近球形，长约 0.5mm，萼片 3 枚，三角形；聚药雄蕊扁球形；花梗短。雌花：花蕾时椭圆状，花托椭圆状，长约 0.5mm；萼片 3 枚，阔三角形，小；柱头乳头状。果椭圆状或梨形，长约 2mm，直径约 1.5mm，淡黄色。花果期几全年。

　　【生境】常寄生于山茶科或壳斗科植物上。

　　【分布】福建、浙江、台湾、湖北、海南、广东、广西、云南、四川、西藏等地。非洲、亚洲余地、大洋洲也有分布。

　　【采集加工】夏、秋采收，全株晒干。

　　【性味归经】味甘、苦，性微温。

　　【功能主治】祛风湿，补肝肾，行气活血，止痛。治风湿痹痛，肢体麻木，腰膝酸痛，头晕目眩，跌打损伤。

　　【用法用量】9~15g，水煎服。

4.94.5 椆树桑寄生

LORANTHI DELAVAYII RAMULUS ET FOLIUM

【别名】椆寄生

【基原】来源于桑寄生科 Loranthaceae 桑寄生属 *Loranthus* 椆树桑寄生 *Loranthus delavayi* Van Tiegh. 的带叶茎枝入药。

【形态特征】灌木。叶对生或近对生，纸质或革质，卵形至长椭圆形，稀长圆状披针形，长 6~10cm，宽 2.5~3.5cm，顶端圆钝或钝尖，基部阔楔形，稀楔形，稍下延；侧脉 5~6 对，明显；叶柄长 0.5~1cm。雌雄异株；穗状花序，1~3 个腋生或生于小枝已落叶腋部，长 1~4cm，具花 8~16 朵，花单性，对生或近对生，黄绿色；苞片杓状，长约 0.5mm；花托杯状，长约 1mm，副萼环状；花瓣 6 枚。雄花：花蕾时棒状，花瓣匙状披针形，长 4~5mm，上半部反折；花丝着生于花瓣中部，长 1~2mm，花药长 1~1.5mm，4 室；不育雌蕊的花柱纤细或柱状，长 1.5~2mm，顶端渐尖或浅 2 裂，稀急尖。雌花：花蕾时柱状，花瓣披针形，长 2.5~3mm，开展；不育雄蕊长 1~1.5mm，花药线状；花柱柱状，长约 2.5mm，六棱，柱头头状。果椭圆状或卵球形，长约 5mm，直径 4mm，淡黄色，果皮平滑。花期 1~3 月；果期 9~10 月。

【生境】寄生于山地林区的壳斗科等植物上。

【分布】陕西、湖北、湖南、福建、江西、广东、广西、云南、贵州、四川、西藏。越南、缅甸也有分布。

【采集加工】夏、秋季采收，扎成束，晒干。

【性味归经】味甘、苦，性微温。

【功能主治】补肝肾，祛风湿，续筋骨。治风湿痹痛，腰膝疼痛，骨折。

【用法用量】15~30g，水煎服。

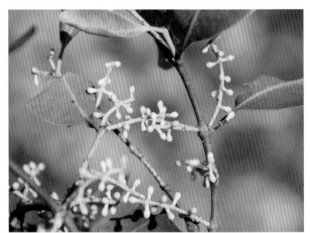

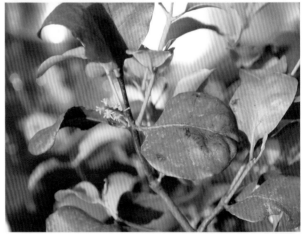

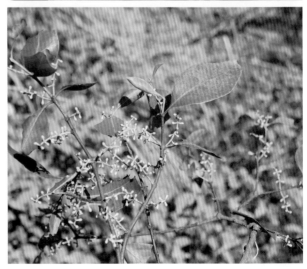

4.94.6 杉树寄生

MACROSOLINIS COCHINCHINENSIS RAMULUS ET FOLIUM

【别名】杉寄生、枫木鞘花、鞘花

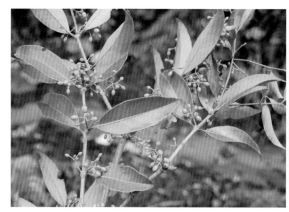
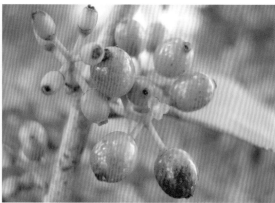

【基原】来源于桑寄生科 Loranthaceae 鞘花属 *Macrosolen* 鞘花 *Macrosolen cochinchinensis* (Lour.) Van Tiegh. [*Elytranthe fordii* (Hance) Merr.] 的全株入药。

【植物特征】常绿半寄生灌木。全株无毛。小枝灰白色。叶对生，革质，阔椭圆形至披针形，长 4~12cm，宽 2~7cm，顶端渐尖，基部楔尖至近圆钝；侧脉斜升，每边 6~8 条，网脉不明显；叶柄长 0.5~1cm。春季开橙黄色管状花，常 4~8 朵排成腋生总状花序，总花梗长约 2cm；花梗长 5~6mm，有 1 枚圆形苞片和 2 枚多少合生的小苞片；花托长圆形，长约 3mm，副萼全缘或有微齿；花被管状，长 12~15mm，下部膨大，檐部具 6 棱，6 裂，裂片披针形，长 6~7mm，反折。果夏、秋间成熟，为黄红色、长约 8mm 的球形浆果。花期 2~6 月；果期 5~8 月。

【生境】寄生于各种常绿阔叶林树上。

【分布】海南、广东、广西、云南、四川、贵州、西藏等地。越南、尼泊尔、孟加拉国、印度和东南亚余部也有分布。

【采集加工】夏、秋季采收，全株晒干。

【药材性状】茎呈圆柱形，常截成长 40~50cm、直径 0.5~1.2cm 的长段。表面灰色或灰棕色，具扭曲的纵皱纹和许多棕色皮孔。节部膨大，有侧枝脱落残痕。质硬而脆，易折断，断面不平坦，黄白色或棕色，中心有深棕色的髓。叶常较完整，对生，革质，长圆形至披针形，长 5~9cm 或过之，宽 2~3.5cm，全缘，黄绿色或灰绿色，上面光滑，极易脱落。气无，味甘淡。以枝幼、叶多者为佳。

【性味归经】味甘、淡，性平。归肺、胃经。

【功能主治】清热止咳，补肝肾，祛风湿。治癥瘕，胃气痛，咯血，咳嗽，疝气，痢疾，脚气肿痛。

【用法用量】30~60g，水煎服。

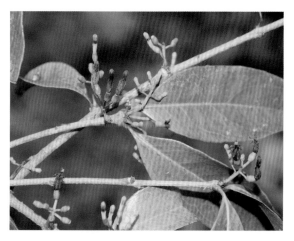

4.94.7 双花鞘花

MACROSOLINIS BIBRACTEOLATI RAMULUS ET FOLIUM

【别名】八角寄生、二苞鞘花

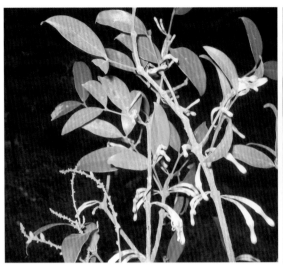 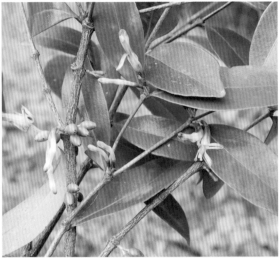

【基原】来源于桑寄生科 Loranthaceae 鞘花属 Macrosolen 双花鞘花 Macrosolen bibracteolatus（Hance）Danser 的全株入药。

【形态特征】灌木，高 0.3~1m，全株无毛；小枝灰色。叶革质，卵形、卵状长圆形或披针形，长 8~12cm，宽 2~5cm，顶端渐尖或长渐尖，稀略钝，基部楔形；中脉两面均凸起，侧脉两面明显或不明显；叶柄短，长约 2mm。伞形花序，1~4 个腋生或生于小枝已落叶腋部，具花 2 朵，总花梗长约 4mm；花梗长 4mm；苞片半圆形，长约 1mm；小苞片 2 枚，合生，近圆形，长 1mm；花托圆柱状，长约 4mm；副萼杯状，长 1.5mm；花冠红色，长 3.2~3.5cm，冠管下半部膨胀，喉部具 6 棱，裂片 6 枚，披针形，长约 1.4cm，反折，青色；花丝长 7~8mm，花药长 3mm；花柱线状，近基部具关节，柱头头状。果长椭圆状，长约 9mm，直径 7mm，红色，果皮平滑，宿存花柱基喙状，长约 1.5mm。花期 11~12 月；果期 12 月至翌年 4 月。

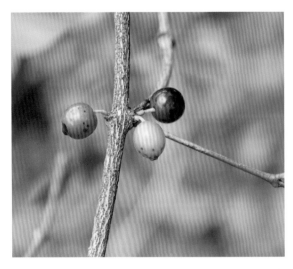

【生境】生于海拔 300~1800m 山地常绿阔叶林中，寄生于樟属、山茶属、五月茶属、灰木属等植物上。

【分布】云南南部、贵州东南部、广西、广东。越南北部、缅甸也有分布。

【采集加工】全年采集全株，晒干备用。

【性味归经】味辛，性温。

【功能主治】补肝肾，祛风湿。治风湿痹痛。

【用法用量】10~15g，水煎服。

4.94.8 红花寄生

SCURRULAE PARASITICAE RAMULUS ET FOLIUM

【别名】桑寄生、寄生茶

【基原】来源于桑寄生科 Loranthaceae 梨果寄生属 Scurrula 红花寄生 Scurrula parasitica L. [Loranthus parasiticus（L.）Merr.] 的全株入药。

【形态特征】灌木，高 0.5~1m；嫩枝、叶密被锈色星状毛，稍后毛全脱落，枝和叶变无毛，小枝灰褐色，具皮孔。叶对生或近对生，厚纸质，卵形至长卵形，长 5~8cm，宽 2~4cm，顶端钝，基部阔楔形；侧脉 5~6 对，两面均明显；叶柄长 5~6mm。总状花序，1~2（3）个腋生或生于小枝已落叶腋部，各部分均被褐色毛，花序梗和花序轴共长 2~3mm，有花 3~5（6）朵，花红色，密集；花梗长 2~3mm；苞片三角形，长约 1mm；花托陀螺状，长 2~2.5mm；副萼环状，全缘；花冠花蕾时管状，长 2~2.5cm，稍弯，下半部膨胀，顶部椭圆状，开花时顶部 4 裂，裂片披针形，长 5~8mm，反折；花丝长 2~3mm，花药长 1.5~2mm；花柱线状，柱头头状。果梨形，长约 10mm，直径约 3mm，下半部骤狭呈长柄状，红黄色，果皮平滑。花果期 10 月至翌年 1 月。

【生境】寄生于各种常绿阔叶林树上。

【分布】海南、广东、湖南、台湾、福建、江西、广西、云南、四川、贵州。亚洲东南余部也有分布。

【采集加工】夏、秋季采收，全株晒干。

【性味归经】味苦，性平。

【功能主治】补肝肾，祛风湿，养血安胎。治腰膝酸痛，风湿性关节炎，坐骨神经痛，高血压病，四肢麻木，胎动不安，先兆流产。

【用法用量】9~15g，水煎服。

【附方】① 治风湿腰腿痛：桑寄生、独活、秦艽、当归各 9g。水煎服。

② 治高血压病：桑寄生 60g，水煎服；或桑寄生 15g，夏枯草 30g，豨莶草 15g，牛膝 12g。水煎服。

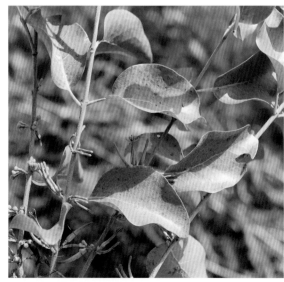
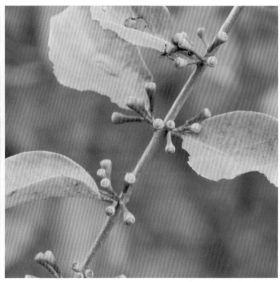

4.94.9 桑寄生

TAXILLI HERBA

【别名】广寄生

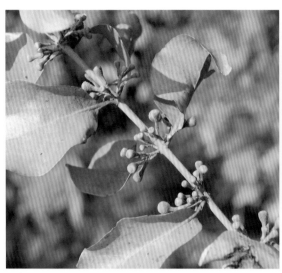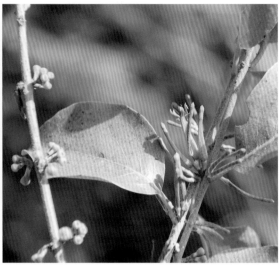

【基原】来源于桑寄生科 Loranthaceae 钝果寄生属 *Taxillus* 广寄生 *Taxillus chinensis*（DC.）Danser [*Loranthus chinensis* DC.] 的带叶茎枝入药。

【植物特征】半寄生灌木。高达 1.5m。小枝灰褐色，有皮孔，嫩部密被锈色星状毛，稍老逐渐脱落乃至无毛。叶对生或近对生，厚纸质，卵形或披针状卵形，长 3~6cm，宽 2.5~4cm，顶端钝或微圆，基部楔尖或阔楔尖，边缘常浅波状，嫩叶两面少许被锈色星状毛，老则脱净；侧脉疏离，通常不达叶缘即分枝消失；叶柄长不及 1cm。秋末冬初开褐色管状花，常 1~4 朵排成腋生伞形花

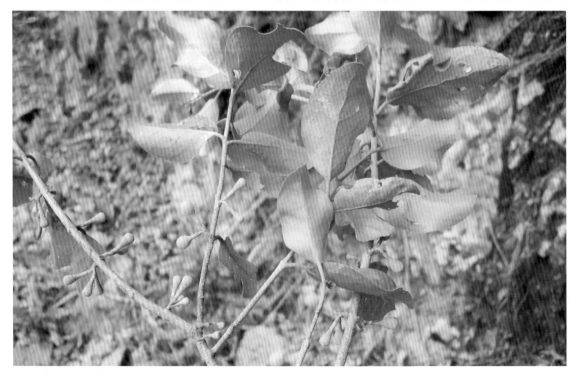

序，总花梗长 2~4mm，单生或成对；花梗长 6~7mm；苞片鳞片状；花托倒卵状，长约 2mm，基部钝圆；花被管状，微弯，外面有星状毛，长 2.5~2.7cm，檐部 4 裂，裂片匙形，长约 6mm，反折；花药比花丝长，4 室。浆果淡黄色，椭圆形或近球形，长 8~10mm，顶端截平，基部钝圆，幼果密生小瘤体，疏被柔毛，成熟时光滑无毛。

【生境】生于海拔 20~400 米的丘陵、平原或低丘陵地区。多寄生于各种乔木或果树上。如龙眼、桃等果树。

【分布】广西、海南、广东、香港、福建等地。越南、老挝、柬埔寨、泰国、印度尼西亚、马来西亚、菲律宾也有分布。

【采集加工】冬季至次春采割，除去粗茎，切段，干燥或蒸后干燥。

【药材性状】茎枝圆柱形，常切成 2~4cm 长段；表面棕褐色至红褐色或灰褐色，有多数细小的淡棕色皮孔及纵向细皱纹；嫩枝有的被棕色茸毛；质坚硬，折断面不平整，皮部薄，棕黄色或紫棕色，木部淡红紫色，髓心小，色稍深。单叶对生或近于对生，多已脱落，完整叶片呈卵形或长卵形，具短柄，茶色至黄褐色，两面无毛，但嫩叶有短茸毛。花果少见，易脱落或破碎。无臭，味淡微涩。以枝条幼嫩、叶多、叶色青绿者为佳。

【性味归经】味苦、甘，性平。归肝、肾经。

【功能主治】补肝肾，祛风湿，强筋骨，养血安胎。治腰膝酸痛，风湿性关节炎，坐骨神经痛，高血压病，四肢麻木，胎动不安，先兆流产。

【用法用量】9~15g，水煎服。

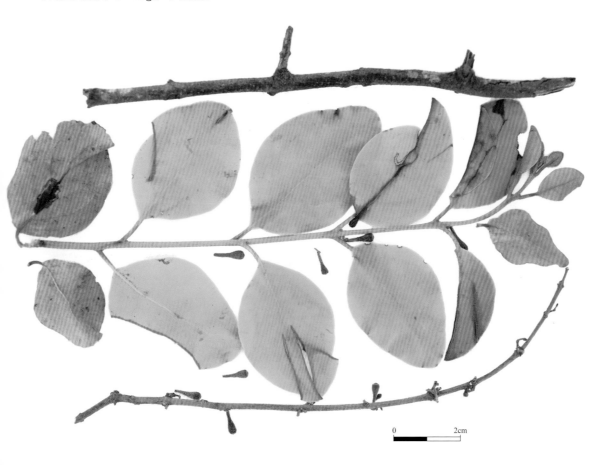

4.94.10　绣毛钝果寄生

TAXILLI LEVINEI RAMULUS ET FOLIUM

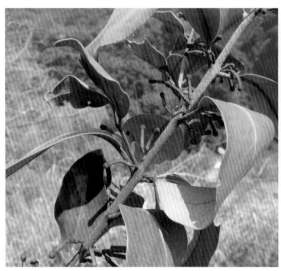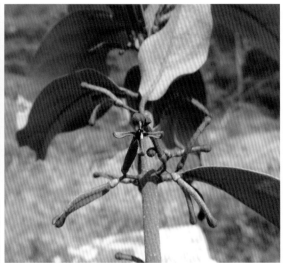

【基原】来源于桑寄生科 Loranthaceae 钝果寄生属 *Taxillus* 绣毛钝果寄生 *Taxillus levinei* (Merr.) H. S. Kiu [*Loranthus levinei* Merr.] 全株入药。

【形态特征】灌木，高 0.5~2m；嫩枝、叶、花序和花均密被锈色，稀褐色的叠生星状毛和星状毛；小枝灰褐色或暗褐色，无毛，具散生皮孔。叶互生或近对生，革质，卵形，稀椭圆形或长圆形，长 4~8cm，宽 2~4cm，顶端圆钝，稀急尖，基部近圆形，叶面无毛，干后橄榄绿色或暗黄色，背面被茸毛，侧脉 4~6 对，在叶上面明显；叶柄长 6~12mm，被茸毛。伞形花序，1~2 个腋生或生于小枝已落叶腋部，具花 1~3 朵，总花梗长 2.5~5mm；花梗长 1~2mm；苞片三角形，长 0.5~1mm；花红色，花托卵球形，长约 2mm；副萼环状，稍内卷；花冠花蕾时管状，长 1.8~2.2cm，稍弯，冠管膨胀，顶部卵球形，裂片 4 枚，匙形，长 5~7mm，反折；花丝长 2.5~3mm，花药长 1.5~2mm；花盘环状；花柱线状，柱头头状。果卵球形，长约 6mm，直径 4mm，两端圆钝，黄色，果皮具颗粒状体，被星状毛。花期 9~12 月；果期翌年 4~5 月。

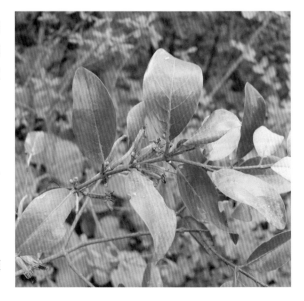

【生境】多寄生于油茶树等的常绿林中。

【分布】安徽、浙江、福建、江西、广东、广西、湖南、湖北等地。

【采集加工】夏、秋采收，将全株晒干。

【性味归经】味苦，性凉。

【功能主治】清肺止咳，祛风湿。治肺热咳嗽，风湿痹痛，皮肤疮疖。

【用法用量】10~15g，水煎服。

4.94.11 大苞寄生

TOLYPANTHI MACLUREI RAMULUS ET FOLIUM

【别名】榔榆寄生

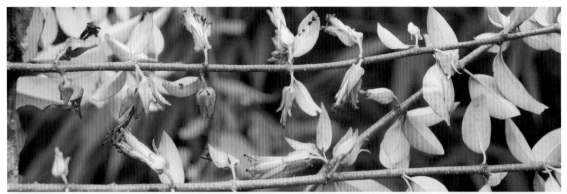

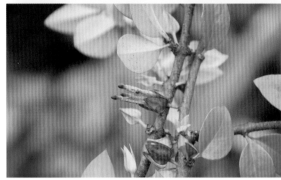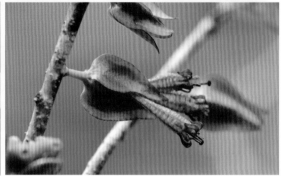

【基原】来源于桑寄生科 Loranthaceae 大苞寄生属 *Tolypanthus* 大苞寄生 *Tolypanthus maclurei*（Merr.）Danser [*Loranthus maclurei* Merr.] 的全株入药。

【形态特征】灌木，高 0.5~1m；幼枝、叶密被黄褐色或锈色星状毛，稍后毛全脱落；枝条披散状，淡黑色，平滑。叶薄革质，互生或近对生，或 3~4 枚簇生于短枝上，长圆形或长卵形，长 2.5~7cm，宽 1~3cm，顶端急尖或钝，基部楔形或圆钝；叶柄长 2~7mm。密簇聚伞花序，1~3 个生于小枝已落叶腋部或腋生，具花 3~5 朵，总花梗长 7~11mm，花梗长约 1mm；苞片长卵形，淡红色，长 12~22mm，宽 7~11mm，顶端渐尖，基部圆钝或浅心形，具直出脉 3~7 条，干后纸质；花红色或橙色，花托卵球形，长约 2mm，被黄褐色或锈色茸毛；副萼杯状，长约 1mm，具 5 浅齿；花冠长 2~2.8cm，具疏生星状毛，冠管上半部膨胀，具 5 纵棱，纵棱之间具横皱纹，裂片狭长圆形，长 6~8mm，反折；花丝长 2~2.5mm，花药长 1.5~2mm。果椭圆状，长 8~10mm，直径约 6mm，黄色，具星状毛，宿存副萼长约 1mm。花期 4~7 月；果期 8~10 月。

【生境】常寄生于山茶科、柿科等植物上。

【分布】广东、广西、江西、福建、湖南、贵州。

【采集加工】夏、秋季采收，全株晒干。

【性味归经】味苦、甘，性微温。

【功能主治】清热，补肝肾，祛风湿，止咳。治风湿性关节炎，内伤吐血，腰膝酸痛，风湿麻木。

【用法用量】15~30g，水煎服。

4.94.12　扁枝槲寄生

VISCI ARTICULATI HERBA

【别名】麻栎寄生

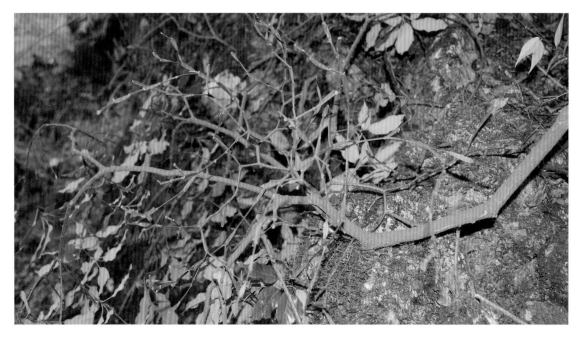

　　【基原】来源于桑寄生科 Loranthaceae 槲寄生属 *Viscum* 扁枝槲寄生 *Viscum articulatum* Burm. f. 的全株入药。

　　【形态特征】亚灌木，高 0.3~0.5m，直立或披散，茎基部近圆柱状，枝和小枝均扁平；枝交叉对生或二歧分枝，节间长 1.5~2.5cm，宽 2~3mm，稀长 3~4cm、宽 3.5mm，干后边缘薄，具纵肋 3 条，中肋明显。叶退化呈鳞片状。聚伞花序，1~3 个腋生，总花梗几无，总苞舟形，长约 1.5mm，具花 1~3 朵，中央 1 朵为雌花，侧生的为雄花，通常仅具 1 朵雌花或 1 朵雄花。雄花：花蕾时球形，长 0.5~1mm，萼片 4 枚；花药圆形，贴生于萼片下半部。雌花：花蕾时椭圆状，长 1~1.5mm，基部具环状苞片；花托卵球形；萼片 4 枚，三角形，长约 0.5mm；柱头垫状。果球形，直径 3~4mm，白色或青白色，果皮平滑。花、果期几全年。

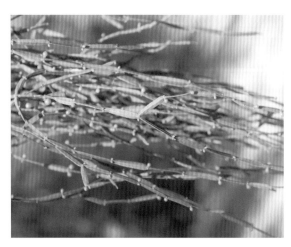

　　【生境】常寄生于桑寄生属、樟科、壳斗科等植物上。

　　【分布】海南、广东、广西、云南。东南亚余部、澳大利亚也有分布。

　　【采集加工】夏、秋季采收，全株晒干。

　　【性味归经】味辛、苦，性平。

　　【功能主治】祛风除湿，舒筋活血，止咳化痰，止血。治风湿痹痛，腰膝酸软，跌打疼痛，劳伤咳嗽，崩漏带下，产后血气虚。

　　【用法用量】9~15g，水煎服。

4.94.13 槲寄生

VISCI HERBA

【别名】寄生子、台湾槲寄生、北寄生

【基原】来源于桑寄生科 Loranthaceae 槲寄生属 Viscum 槲寄生 Viscum coloratum（Kom.）Nakai 的枝叶入药。

【形态特征】常绿寄生小灌木，高 30~60cm，茎圆柱形，黄绿色或绿色，节明显，节上 2~3 叉分枝，节间长 5~10cm，分枝处通常略膨大。单叶对生，叶片肥厚，黄绿色或绿色，无毛，有光

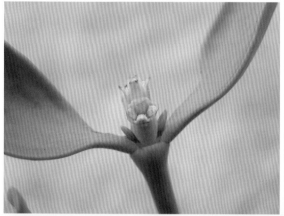
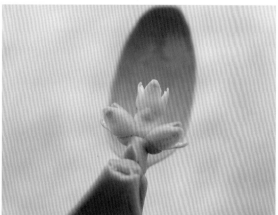

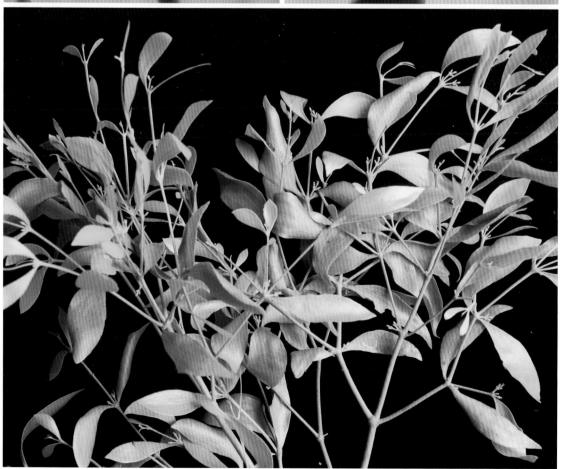

泽，长椭圆形或倒披针形，长 3~8cm，宽 7~15mm，顶端钝圆，基部楔形，全缘；基生脉 3~5 条，无叶柄。花小，单性，雌雄异株，花着生于小枝顶端或分叉处，无花梗，花被 4 裂，黄绿色，萼状；雄花序聚伞状，通常具花 3 朵，雄蕊与花被片同数，无花丝，花药多室，药室孔裂；雌花常 1~3 朵簇生，雌花被钟状，与子房合生，子房下位，1 室，无花柱，柱头乳头状。浆果圆球形，直径 6~8mm，成熟时橙红色，半透明，含黏胶质。花期 4~5 月；果期 6~7 月。

【生境】通常寄生于梨树、桦木、槲树、枫杨、桑树或柳树上。

【分布】东北、华北、华中、华东及陕西、甘肃等地区。俄罗斯、朝鲜、日本也有分布。

【采集加工】多于 12 月至第二年 2 月采收，将枝干从树上割下，除去粗大枝条，晒干。

【药材性状】干燥的茎枝呈圆柱形，2~3 叉状分枝，长约 30cm，直径 0.3~1cm。表面黄绿色、金黄色或黄棕色，有纵皱纹，节膨大，节上有分枝或枝痕，体轻，质脆，易折断，断面不平坦，皮部黄色，木部色较浅，射线放射状，髓部常偏向一侧。叶对生，易脱落，无柄，叶片呈长椭圆状披针形，长 2~7cm，宽 0.5~1.5cm，顶端钝圆，基部楔形，全缘，表面黄绿色，有细皱纹，革质，主脉 5 出，浆果，球形，皱缩。无臭，味微苦，嚼之有黏性。以身干、条匀、枝嫩、色黄绿、带叶、嚼之发黏者为佳。

【性味归经】味苦，性平。归肝、肾经。

【功能主治】祛风湿，补肝肾，强筋骨，安胎，通经络，益血。治风湿痹痛，腰膝酸软，胎动不安，胎漏血崩，产后乳汁不下。

【用法用量】9~15g，煎汤内服或入散剂，浸酒或捣汁内服。

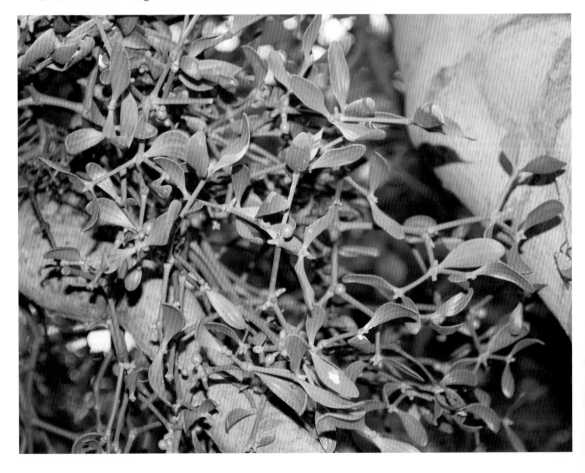

4.94.14　棱枝槲寄生

VISCI DIOSPYROSICOLI RAMULUS

【别名】柿寄生、桐木寄生

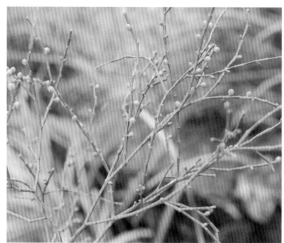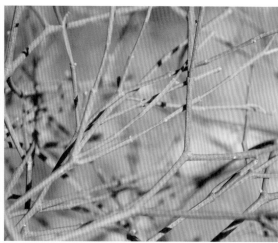

【基原】来源于桑寄生科 Loranthaceae 槲寄生属 *Viscum* 棱枝槲寄生 *Viscum diospyrosicolum* Hayata 的全株入药。

【形态特征】亚灌木，高 0.3~0.5m，直立或披散，枝交叉对生或二歧分枝，位于茎基部或中部以下的节间近圆柱状，小枝的节间稍扁平，长 1.5~2.5（3.5）cm，宽 2~2.5mm，干后具明显的纵肋 2~3 条。幼苗期具叶 2~3 对，叶片薄革质，椭圆形或长卵形，长 1~2cm，宽 3.5~6mm，顶端钝，基部狭楔形；基出脉 3 条；成长植株的叶退化呈鳞片状。聚伞花序，1~3 个腋生，总花梗几无；总苞舟形，长 1~1.5mm，具花 1~3 朵；3 朵花时中央 1 朵为雌花，侧生的为雄花，通常仅具 1 朵雌花或雄花。雄花：花蕾时卵球形，长 1~1.5mm，萼片 4 枚，三角形；花药圆形，贴生于萼片下半部。雌花：花蕾时椭圆状，长 1.5~2mm，基部具环状苞片或无；花托椭圆状；萼片 4 枚，三角形，长约 0.5mm；柱头乳头状。果椭圆状或卵球形，长 4~5mm，直径 3~4mm，黄色或橙色，果皮平滑。花、果期 4~12 月。

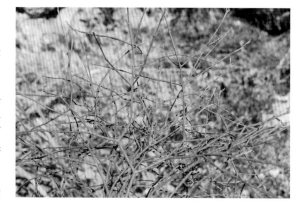

【生境】寄生于常绿阔叶林中，如壳斗科的青刚栎、锥栗等。

【分布】台湾、浙江、江西、湖南、湖北、广东、广西、贵州、云南、四川、西藏等地。

【采集加工】夏、秋季采收，全株晒干。

【性味归经】味苦、辛，性温；有小毒。

【功能主治】祛风，强壮舒筋，清热止咳。治风湿关节痛，肺病，吐血，水肿胀满。

【形态特征】用量：2~5g，水煎服。

4.94.15 枫香寄生

VISCI LIQUIDAMBARICOLI CAULIS

【别名】蟹爪寄生、螃蟹脚

【基原】来源于桑寄生科 Loranthaceae 槲寄生属 Viscum 枫香槲寄生 Viscum liquidambaricola Hayata 的茎枝入药。

【植物特征】寄生灌木。高达 70cm。茎绿色，二或三歧分枝，节部缢缩，节间扁平，有厚边，长 2~4cm，宽 4~6mm，干后有 5~7 条棱肋。叶退化成鳞片状，对生，仅在嫩枝节上可见。花单性，聚成腋生、少花的聚伞花序，总花梗极短，顶端有舟状总苞，通常仅 1 朵雌花或雄花发育；雄花球状，长约 1mm，花被裂片 4，三角形，雄蕊贴生于裂片上，花药多室，孔裂；雌花长圆形，长约 2mm，花被裂片三角形，早落。浆果长圆形，长 5~7mm，成熟时橙红色，平滑无毛。花、果期 4~12 月。

【生境】常寄生于壳斗科或枫香、柿等树上。

【分布】我国南部各地。亚洲东南余部至澳大利亚均有分布。

【采集加工】全年采集全株，晒干或阴干。

【药材性状】茎和大枝呈圆柱形，长 10~20cm，直径 0.5~1.5cm，多分枝。小枝扁平，有关节，节间宽 4~6mm，上宽下狭如蟹爪状，有 5~7 条纵肋。全体呈棕黑色、黄棕色或黄绿色，有明显的纵皱纹。质轻而脆，易折断。断面不平坦，有放射状纹。折断时有粉状物逸出。气微，味略苦。以茎枝蟹爪形、棕黑色者为佳。

【性味归经】味微苦，性平。归肝、肾经。

【功能主治】祛风祛湿，舒筋活络。治风湿性关节炎，腰肌劳损，瘫痪，血崩，衄血，小儿惊风。

【用法用量】10~15g，水煎服。

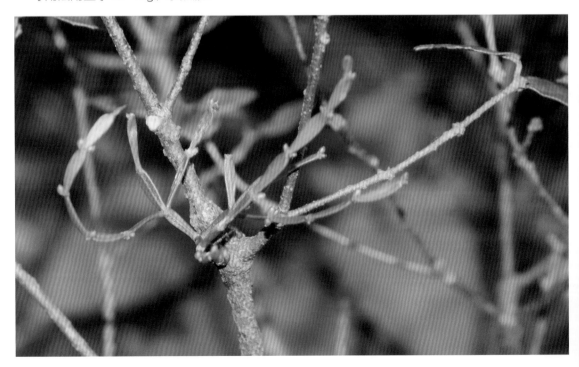

4.94.16 瘤果槲寄生

VISCI OVALIFOLII RUMULUS ET FOLIUM

【别名】柚寄生

【基原】来源于桑寄生科 Loranthaceae 槲寄生属 Viscum 瘤果槲寄生 Viscum ovalifolium Wall. et DC. 的全株入药。

【形态特征】灌木，高约 0.5m；茎、枝圆柱状；枝交叉对生或二歧分枝，节间长 1.5~3cm，粗 3~4mm，干后具细纵纹，节稍膨大。叶对生，革质，卵形、倒卵形或长椭圆形，长 3~8.5cm，宽 1.5~3.5cm，顶端圆钝，基部骤狭或渐狭；基出脉 3~5 条；叶柄长 2~4mm。聚伞花序，一个或多个簇生于叶腋，总花梗长 1~1.5mm；总苞舟形，长约 2mm，具花 3 朵；中央 1 朵为雌花，侧生的 2 朵为雄花，或雄花不发育，仅具一朵雌花。雄花：花蕾时卵球形，长约 1.5mm，萼片 4 枚，三角形；花药椭圆形。雌花：花蕾时椭圆状，长 2.5~3mm，花托卵球形，长 1.5~2mm；萼片 4 枚，三角形，长约 1mm；柱头乳头状。果近球形，直径 4~6mm，基部骤狭呈柄状，长约 1mm，果皮具小瘤体，成熟时淡黄色，果皮变平滑。花、果期几全年。

【生境】常寄生于柚、黄皮、柿等多种植物上。

【分布】香港、广东、海南、广西、云南。亚洲东南余部也有分布。

【采集加工】夏、秋季采收，全株晒干。

【性味归经】味苦、辛，性凉。

【功能主治】清热消滞，化痰止咳。治咳嗽、痢疾、小儿疳积、麻疹、水痘等。

【用法用量】6~15g，水煎服。

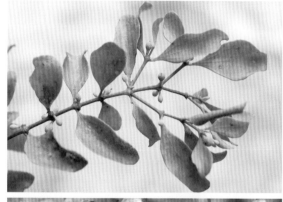
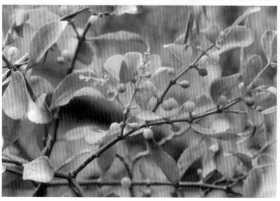
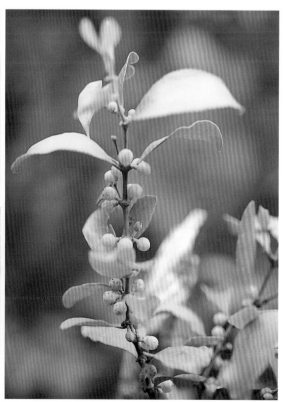

4.95 檀香科

4.95.1 寄生藤

DENDROTROPHES VARIANTIS HERBA

【别名】上树酸藤、大叶酸藤、黄藤、堂仙公、酸藤公

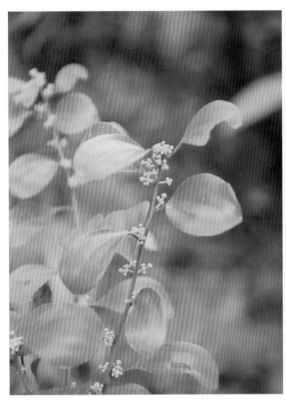
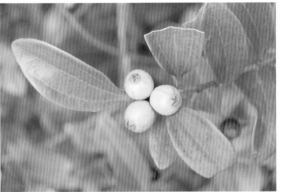
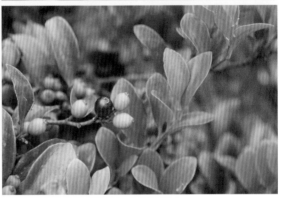

【基原】来源于檀香科 Santalaceae 寄生藤属 *Dendrotrophe* 寄生藤 *Dendrotrophe varians* （Blume）Miq. [*Henslowia frutescens* Champ.] 的全株入药。

【形态特征】木质藤本，常呈灌木状；枝长 2~8m，深灰黑色，嫩时黄绿色，三棱形，扭曲。叶厚，稍呈软革质，倒卵形至阔椭圆形，长 3~7cm，宽 2~4.5cm，顶端圆钝，有短尖，基部收狭而下延成叶柄，基出脉 3 条，侧脉大致沿边缘内侧分出，干后明显；叶柄长 0.5~1cm，扁平。花通常单性，雌雄异株。雄花：球形，长约 2mm，5~6 朵集成聚伞状花序；小苞片近离生，偶呈总苞状；花梗长约 1.5mm；花被 5 裂，裂片三角形，在雄蕊背后有疏毛一撮，花药室圆形；花盘 5 裂。雌花或两性花：通常单生。雌花：短圆柱状，花柱短小，柱头不分裂，锥尖形；两性花，卵形。核果卵状或卵圆形，带红色，长 1~1.2cm，顶端有内拱形宿存花被，成熟时棕黄色至红褐色。花期 1~3 月；果期 6~8 月。

【生境】生于山地疏林或丘陵灌木丛中。以根寄生，攀援于其他树上。

【分布】广东、海南、香港、广西、福建、云南等地。越南也有分布。

【采集加工】夏、秋季采收，全株晒干。

【性味归经】味微甘、苦、涩，性平。

【功能主治】疏风解热，除湿。治流行性感冒，跌打损伤。

【用法用量】15~30g，水煎服。

4.95.2　檀香

SANTALI ALBI LIGNUM

【别名】白檀、白檀木

【基原】来源于檀香科 Santalaceae 檀香属 Santalum 檀香 Santalum album L. 的树干心材入药。

【植物特征】常绿、根部寄生的乔木。高 5~10m。树皮褐色，粗糙。小枝圆柱状，柔软，光滑无毛。叶对生，薄革质，椭圆状卵形或卵状披针形，长 3~7cm，宽 2.5~3.5cm，顶端短尖，常稍钝头，基部阔楔尖，全缘，上面呈黄绿色，下面较苍白，两面无毛。花夏、秋间开放，很小，初为淡黄色，后变深紫色，多朵排成顶生或腋生的聚伞圆锥花序，密花；花被合生成钟状，檐部 4 裂，裂片卵圆形；蜜腺 4 个，着生在花被管的中部，与花被裂片互生；雄蕊 4 枚，与蜜腺互生，药室纵裂；子房半下位，柱头 3 裂。核果球形，成熟时黑色，外果皮肉质，核坚硬，有 3 短棱；种子 1 枚，圆形。花期 5~6 月；果期 7~9 月。

【生境】栽培。

【分布】我国南部和西南部有栽培。原产亚洲热带地区。

【采集加工】全年可采。将已成材的树干砍下，削去树皮和白色边材，取心材截成长段。

【药材性状】本品为长短不等、大小不一的段块，或为圆柱形长条，直或微弯曲。表面淡黄色或浅黄棕色，久置色变深，有刀削痕和纵裂纹。质致密，坚重，易劈裂，碎片块呈刺状。香气特异，燃烧时尤为浓烈。味淡而苦辛。以色黄、质坚而重、油润光滑、香气浓而纯者为佳。

【性味归经】味辛，性温。归脾、胃、心、肺经。

【功能主治】行气温中，开胃止痛。治胸腹疼痛，气逆，呕吐，胸中闷痛（冠心病）。

【用法用量】2~5g，水煎服。

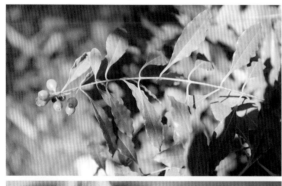
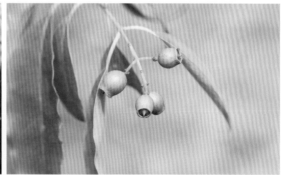
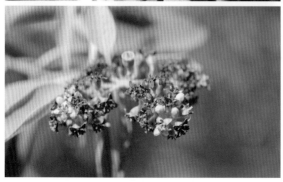
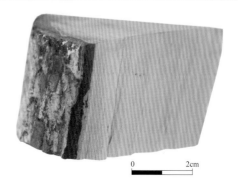

4.95.3 百蕊草

THESII CHINENSIS HERBA

【别名】积药草、珍珠草

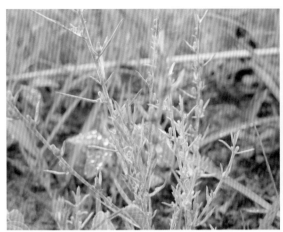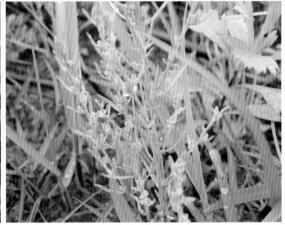

【基原】来源于檀香科 Santalaceae 百蕊草属 *Thesium* 百蕊草 *Thesium chinense* Turcz.
的全草入药。

【形态特征】多年生柔弱草本。高 15~40cm，全株多少被白粉，无毛；茎细长，簇生，基部以上疏分枝，斜升，有纵沟。叶线形，长 1.5~3.5cm，宽 0.5~1.5mm，顶端急尖或渐尖，具单脉。花单一，5 数，腋生；花梗短或很短，长 3~3.5mm；苞片 1 枚，线状披针形；小苞片 2枚，线形，长 2~6mm，边缘粗糙；花被绿白色，长 2.5~3mm，花被管呈管状，花被裂片顶端锐尖，内弯，内面的微毛不明显；雄蕊不外伸；子房无柄，花柱很短。坚果椭圆状或近球形，长或宽 2~2.5mm，淡绿色，表面有明显、隆起的网脉，顶端的宿存花被近球形，长约 2mm；果柄长3.5mm。花期 4~5 月；果期 6~7 月。

【生境】生于荒坡、草地上。

【分布】我国东北及内蒙古，南至广东、广西和云南。日本、朝鲜也有分布。

【采集加工】春、夏季采挖，除去泥沙，晒干。

【药材性状】本品主根呈圆锥形，直径 1~4mm，棕黄色，有纵皱纹。茎多枝丛生，纤细，长12~40cm，暗黄绿色，具直棱；质脆，易折断，断而中空。叶互生，线形，长 1~3.5cm。花单生于叶腋，近无梗。坚果球形，直径约 2mm，表面有隆起的花纹，顶端有宿存花被。气微，味淡。以叶多、色黄绿者为佳。

【性味归经】味辛、苦、涩，性平。

【功能主治】清热解毒，解暑。治感冒发热，肺炎，支气管炎，肺脓疡，扁桃体炎，中暑，急性乳腺炎，淋巴结结核，急性膀胱炎。

【用法用量】15~30g，水煎服。

【附方】① 治肺炎、肺脓疡、扁桃体炎、乳腺炎、上呼吸道感染：鲜百蕊草，春、夏季采者每日 15~60g，秋季采者 60~90g，小儿酌减，水煎服（煎药时，火不宜过大，时间不宜过长）。

　　② 治急性乳腺炎：百蕊草全草 15~20 株，煎水 300ml，以米酒送服。

4.96 鼠李科

4.96.1 多花勾儿茶

BERCHEMIAE FLORIBUNDAE RADIX ET CAULIS

【别名】勾儿茶、黄鳝藤

【基原】来源于鼠李科 Rhamnaceae 勾儿茶属 Berchemia 多花勾儿茶 Berchemia floribunda (Wall.) Brongn. 的根和茎入药。

【形态特征】藤状或直立灌木；幼枝黄绿色，光滑无毛。叶纸质，上部叶较小，卵形或卵状椭圆形至与卵状披针形，长 4~9cm，宽 2~5cm，顶端锐尖，下部叶较大，椭圆形至长圆形，长达 11cm，宽达 6.5cm，顶端钝或圆形，稀短渐尖，基部圆形，稀心形，叶面绿色，无毛，背面干时栗色，无毛，或仅沿脉基部被疏短柔毛，侧脉每边 9~12 条，两面稍凸起；叶柄长 1~2cm，稀 5.2cm，无毛；托叶狭披针形，宿存。花多数，常数个簇生排成顶生宽聚伞圆锥花序，或下部兼腋生聚伞总状花序，花序长可达 15cm，侧枝长在 5cm 以下，花序轴无毛或被疏微毛；花芽卵球形，顶端急狭成锐尖或渐尖；花梗长 1~2mm；萼三角形，顶端尖；花瓣倒卵形，雄蕊与花瓣等长。核果圆柱状椭圆形，长 7~10mm，直径 4~5mm，有时顶端稍宽，基部有盘状的宿存花盘；果梗长 2~3mm，无毛。花期 7~10 月；果期翌年 4~7 月。

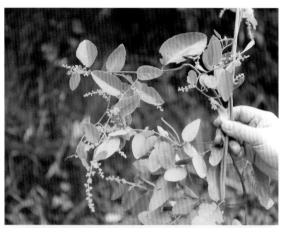

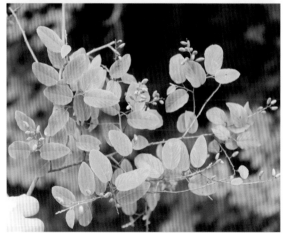

【生境】生于山地沟旁、路旁和林缘灌丛中或疏林下。

【分布】我国黄河以南各地有分布。印度、不丹、尼泊尔、越南、日本也有分布。

【采集加工】夏、秋采收，根、茎切片晒干。

【性味归经】味微涩，性温。

【功能主治】祛风利湿，活血止痛。治风湿关节痛，痛经，产后腹痛。外用治骨折肿痛。

【用法用量】30~60g，水煎服，或与鸡蛋、猪瘦肉水炖服。外用适量，鲜根皮捣烂敷患处。

【附方】治风湿关节痛：黄鳝藤根 60g，猪瘦肉 120g，或鸡蛋 2 个，水炖，服汤食肉（蛋），酒少许兑服，每日 1 剂。

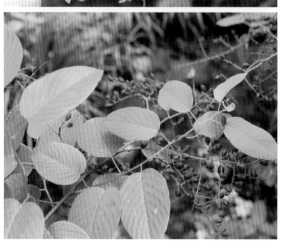

4.96.2　铁包金

BERCHEMIAE LINEATAE RADIX ET CAULIS

【别名】老鼠耳、鼠乳根、鸭公青、乌龙根

【基原】来源于鼠李科 Rhamnaceae 勾儿茶属 Berchemia 铁包金 Berchemia lineata（L.）DC. 的根和茎入药。

【植物特征】半藤状灌木。小枝被柔毛。叶互生，卵形或近圆形，长 5~10mm，顶端钝而有小突尖，基部圆或微心形，全缘，背面苍白色，两面无毛；侧脉约 5 对；叶柄极短，上面被毛。托叶披针形，稍长于叶柄，宿存。花白色，花 2 至数朵簇生，生于叶腋内或小枝的顶端；萼片 5 枚，

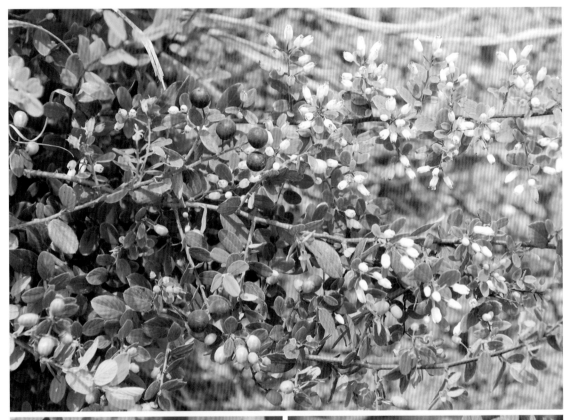

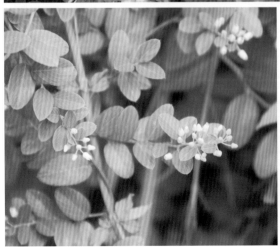

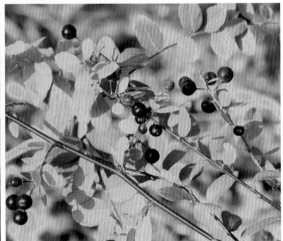

狭披针形或线形，长 2~3mm；花瓣线状披针形，与萼片等长或略长；雄蕊 5 枚；子房藏于花盘内，2 室。果为核果，长卵状，肉质，长 4~5mm，直径约 3mm，成熟时紫黑色。果梗长约 5mm，被短柔毛。花期 7~10 月；果期 11 月。

【生境】生于山野沟谷疏林、丘陵路旁灌木丛中。

【分布】广东、广西、福建、台湾等地。印度、越南和日本也有分布。

【采集加工】全年可采挖。挖取根和茎，晒干。

【药材性状】本品为圆柱形短段或不规则片块，直径 0.3~2cm，皮部较发达。质坚。表面黑褐色或棕褐色，有明显的网状裂隙及纵皱纹，木质部暗黄棕色或橙黄色。气微，味淡。以片块大小均匀、表面黑褐色、内色金黄、质坚实者为佳。

【性味归经】味微苦、涩，性平。归肝、肺、胃经。

【功能主治】化瘀止血，散毒消肿，镇咳止痛。治肺结核咯血，胃、十二指肠溃疡出血，精神分裂症，跌打损伤，风湿骨痛，疔疮疖肿，颈淋巴结肿大，睾丸肿痛。

【用法用量】15~60g，水煎服。外用适量，煎水洗或浸酒擦患处。

【附方】① 治肺结核咯血：铁包金 60g，穿破石 30g，白及 12g，阿胶 9g，捣碎冲服，或水煎服。

② 治鼻出血、肺结核咯血、胃出血：铁包金 30g，白及、百合各 15g，桃仁 6g，白茅根 9g，水煎服。

③ 治慢性气管炎：铁包金茎叶 60g。水煎，浓缩成 100ml，分 3 次服。连服 15 日为 1 个疗程。

④ 治脑震荡：a. 铁包金 45g，钩藤、川芎、白芷各 15g，水煎，分 2 次服。每日 1 剂。b. 铁包金 45g，地胆草、两面针、鸡血藤、千斤拔、三叉苦、七叶莲各 15g，水煎，分 2 次服。每日 1 剂。一般先按照 a. 方法服药，如果 20 日后病情仍未好转，就按照 b. 方法服药。

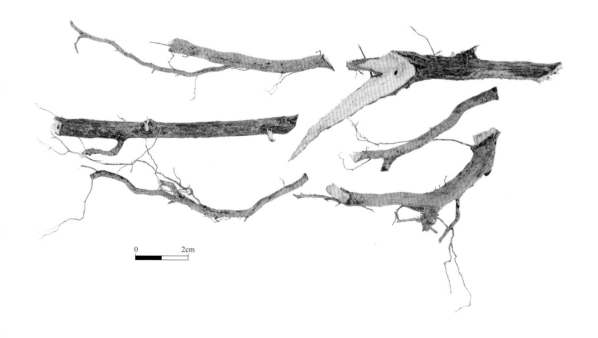

0　　2cm

4.96.3 光枝勾儿茶

BERCHEMIAE POLYPHYLLAE RADIX ET CAULIS

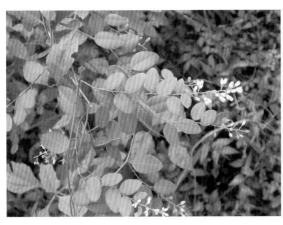 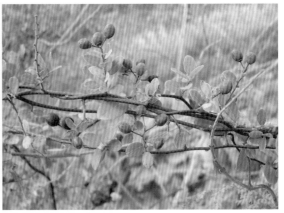

【基原】来源于鼠李科 Rhamnaceae 勾儿茶属 *Berchemia* 光枝勾儿茶 *Berchemia polyphylla* Wall. ex Laws. var. *leioclada* Hand.-Mazz. 的根和茎入药。

【形态特征】藤状灌木，长 2~5m；小枝深棕色，无毛。叶纸质，卵形、卵状椭圆形、椭圆形或长圆形，长 2~4cm，宽达 2.5cm，顶端圆形或钝，常有小尖头，基部圆形，两面无毛，叶面深绿色，背面浅绿色，干时常变黄色，侧脉每边 7~9 条，叶脉在叶面明显凸起，背面稍凸起；叶柄长 3~6mm，叶柄仅上面有疏短柔毛；托叶小，披针状钻形，基部合生，宿存。花序顶生，长

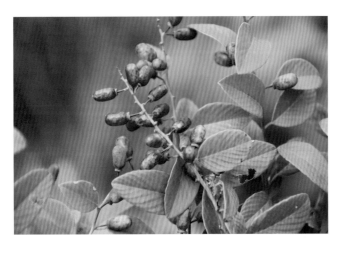

达 7cm，有花 2~10 朵，排成总状聚伞花序或具短枝的聚伞圆锥花序，小枝及花序轴无毛，花梗长 2~5mm；花芽锥状，顶端锐尖；萼片卵状三角形或三角形，顶端尖；花瓣长圆状匙形，白色，长约 4mm，舟状包围花丝；雄蕊略长于花瓣。核果圆柱形，长 7~9mm，直径 3~5mm，顶端尖，成熟时红色，后变黑色，基部有宿存的花盘和萼筒；果梗长 3~6mm，无毛。花期 5~7 月；果期 10~12 月。

【生境】生于山地路旁、沟旁或林缘。

【分布】陕西、湖北、湖南、广东、海南、福建、广西、云南、四川、贵州。越南也有分布。

【采集加工】夏、秋采收，将茎、根切片晒干。

【性味归经】味涩、苦，性平。

【功能主治】消肿镇痛，祛风除湿。治痈疽疔疮，咳嗽咯血，消化道出血，跌打损伤，烫伤，风湿骨痛，风火牙痛。

【用法用量】15~30g，水煎服。

4.96.4 毛咀签

GOUANIAE JAVANICAE FOLIUM ET CAULIS

【基原】来源于鼠李科 Rhamnaceae 毛咀签属 *Gouania* 毛咀签 *Gouania javanica* Miq. 的茎、叶入药。

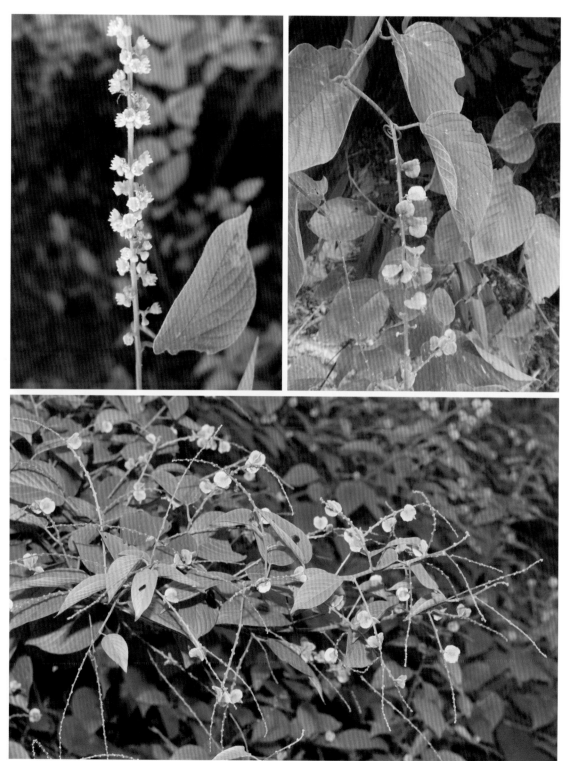

【形态特征】攀援灌木，密被短柔毛。叶互生，纸质，卵形或宽卵形，长 4~11cm，宽 2~6cm，顶端短渐尖或渐尖，基部心形或圆形，全缘或具钝细锯齿，上面或沿脉被丝柔毛，下面被锈色茸毛或灰色丝状柔毛，侧脉每边 6 稀 7 条，基部侧脉有 3~6 条次生侧脉；叶柄长 0.8~1.7cm，被密或疏柔毛。花杂性同株，5 基数，花梗长约 1mm，花单生，数个簇生和具短总花梗的聚伞花序排成聚伞圆锥花序，长可达 30cm，花序下部常有卷须；萼片卵状三角形，内面中肋无喙状突起；花瓣倒卵圆形，基部具短爪，与雄蕊等长；花盘五角形，包围着子房，每角延伸成 1 个舌状附属物；子房下位，藏于花盘内，3 室，每室具 1 胚珠，花柱长，3 浅裂或近 3 半裂。蒴果，长 8~9mm，直径 9~10mm，具 3 翅，两端凹陷，顶端有宿存的花萼，成熟时黄色，3 个具圆形翅的分核沿中轴开裂，分核长期悬挂于上端；种子 3 粒，倒卵形，红褐色，有光泽，长约 3mm，宽约 2.5mm，背面凸起。

【生境】生于灌丛或疏林中。

【分布】海南、广东、福建、广西、云南、贵州。菲律宾、马来西亚、印度尼西亚和中南半岛余部也有分布。

【采集加工】夏、秋采收，茎、叶晒干。

【性味归经】味苦、涩，性凉。

【功能主治】清热解毒，收敛止血。治烧、烫伤，外伤出血，疮疖红肿，痈疮溃烂。

【用法用量】10~15g，水煎服。

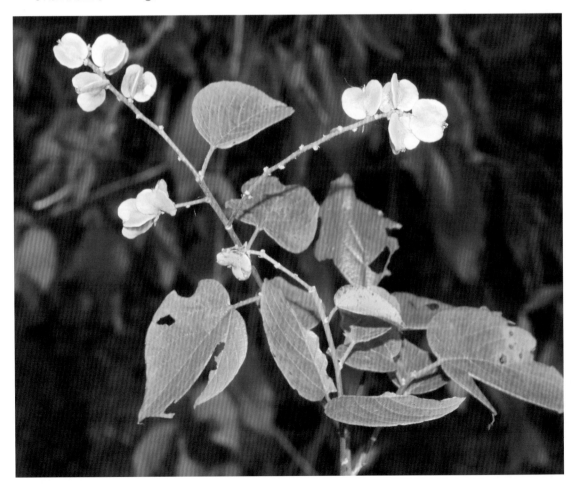

4.96.5 拐枣

HOVENIAE ACERBAE FRUCTUS

【别名】枳椇、万字果

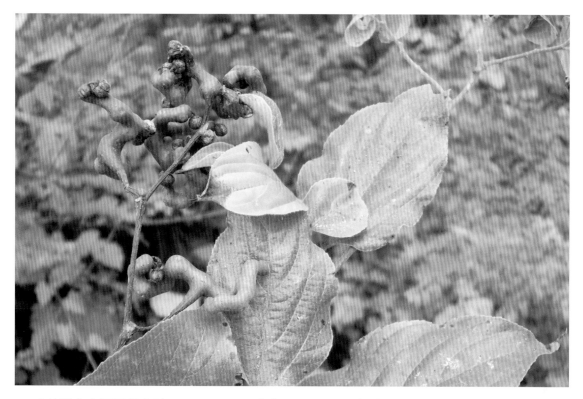

【基原】来源于鼠李科 Rhamnaceae 枳椇属 *Hovenia* 拐枣 *Hovenia acerba* Lindl. 的根皮和果实入药。

【形态特征】乔木，高 10~25m；小枝褐色或黑紫色，被棕褐色短柔毛或无毛，有明显白色的皮孔。叶互生，厚纸质，宽卵形、椭圆状卵形或心形，长 8~17cm，宽 6~12cm，顶端长渐尖或短渐尖，基部截形或心形，稀近圆形或宽楔形，边缘常具整齐浅而钝的细锯齿，上部或近顶端的叶有不明显的齿，稀近全缘，叶面无毛，背面沿脉或脉腋常被短柔毛；叶柄长 2~5cm，无毛。二歧式聚伞圆锥花序，顶生和腋生，被棕色短柔毛；花两性，直径 5~6.5mm；萼片具网状脉或纵条纹，无毛，长 1.9~2.2mm，宽 1.3~2mm；花瓣椭圆状匙形，长 2~2.2mm，宽 1.6~2mm，具短爪；花盘被柔毛；花柱半裂，稀浅裂或深裂，长 1.7~2.1mm，无毛。浆果状核果近球形，直径 5~6.5mm，无毛，成熟时黄褐色或棕褐色；果序轴明显膨大；种子暗褐色或黑紫色，直径 3.2~4.5mm。花期 5~7 月；果期 8~10 月。

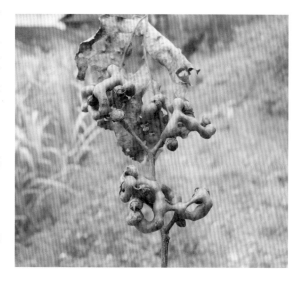

【生境】生于山地林中、村旁。

【分布】长江流域以南各地。印度和中南半岛余部也有分布。

【采集加工】秋冬采收，将果实、根皮晒干。

【性味归经】味甘、性平。

【功能主治】止渴除烦，解酒毒，利二便。治醉酒，烦热，口渴，呕吐，二便不利。

【用法用量】4.5~9g，水煎服。

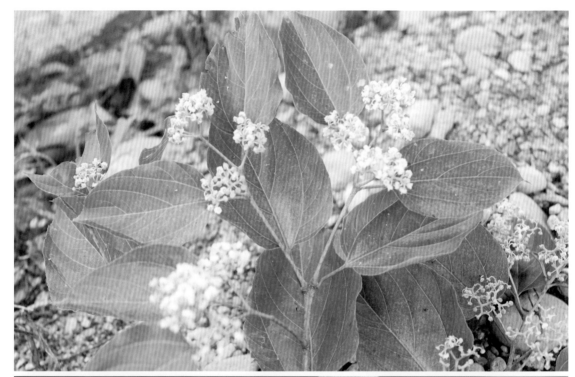

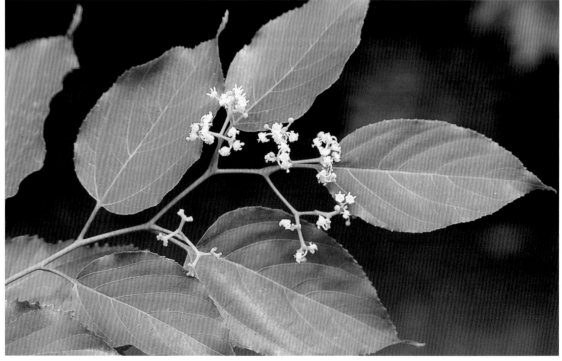

4.96.6 枳椇子

HOVENIAE SEMEN

【别名】拐枣

　　【基原】来源于鼠李科 Rhamnaceae 枳椇属 *Hovenia* 枳椇 *Hovenia dulcis* Thunb. 的果实和花序轴入药。

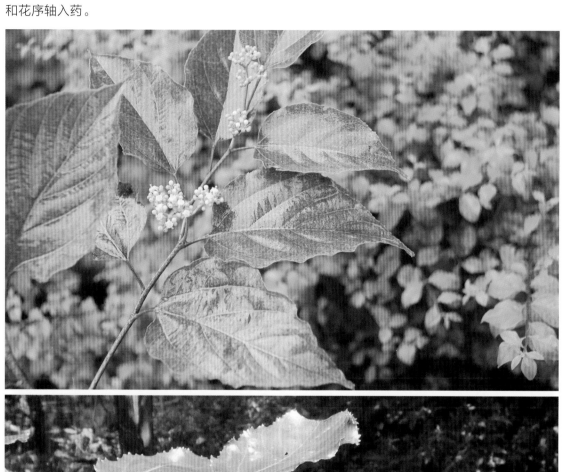

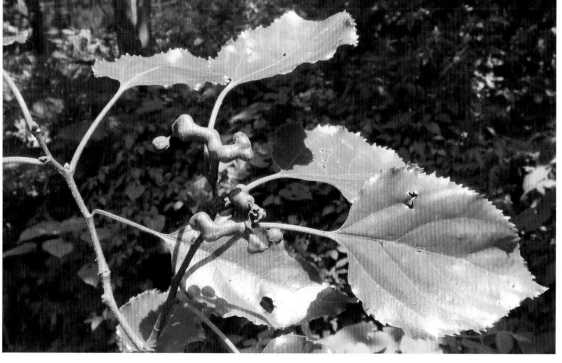

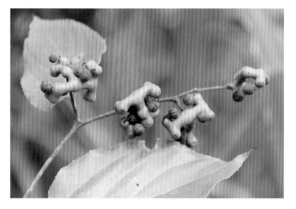

【植物特征】落叶乔木。高 10~20m。树干灰褐色，纵裂，小枝红褐色，有黄色皮孔。叶互生，阔卵形或卵状椭圆形，长 8~15cm，宽 5~10cm，顶端渐尖，基部心形，边缘有细锯齿；基出脉 3 条，常呈淡红色；叶柄具锈色细毛。聚伞花序腋生或顶生；萼片 5 片，近卵状三角形；花瓣 5 片，倒卵形；雄蕊 5 枚，花丝细；雌蕊 1 枚，子房 3 室，每室有胚珠 1 颗，花柱 3 裂。果实圆球形或椭圆形，灰褐色；果梗肉质肥大，弯曲，红褐色，无毛，成熟后味甘可食。种子扁圆形，红褐色。花期 4~6 月；果期 9~11 月。

【生境】生于山地林中、村旁。

【分布】长江流域以南各省区。日本和朝鲜也有分布。

【采集加工】秋季果实成熟时连果柄摘下，除去枝梗，蒸熟，晒干。

【药材性状】果实圆球形或椭圆形，表面灰褐色，果皮膜质，易破裂，内含 3 粒扁圆形的种子，种皮坚硬，红棕色而有光泽。果柄质稍松脆，易折断，断面略平坦，似角质，淡红棕色或红棕色。花序轴及果柄肉质肥厚，略弯曲，形似鸡脚爪，长 3~5cm，直径 4~6mm，表面棕褐色，略有光泽，有纵皱纹，偶有灰白色皮孔。气微，味甜。种子味苦微涩。以果柄肥厚、色红褐、无枝梗者为佳。

【性味归经】味甘、酸，性平。归心、脾、胃经。

【功能主治】止渴除烦，解酒毒，利二便。治醉酒，烦热，口渴，呕吐，二便不利。

【用法用量】4.5~9g，水煎服。

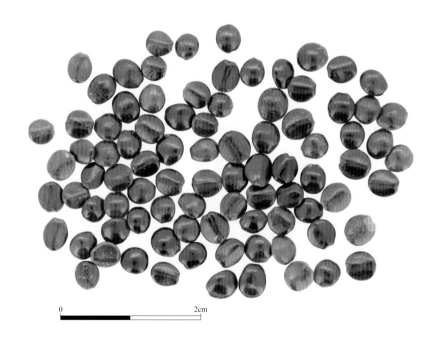

0 2cm

4.96.7 马甲子

PALIURI RAMOSISSIMI RADIX ET FOLIUM

【别名】铁篱笆、企头簕、雄虎刺

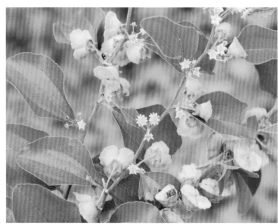

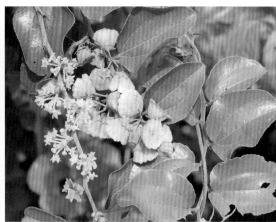

【基原】来源于鼠李科 Rhamnaceae 马甲子属 *Paliurus* 马甲子 *Paliurus ramosissimus*（Lour.）Poir. 的根、叶入药。

【形态特征】具刺灌木。高达 5m，嫩枝被茸毛。叶互生，圆形或卵圆形，长 3~6cm，宽 3~5cm，顶端圆或钝，基部楔形或近圆形，边缘具细锯齿，叶面初时中脉处被硬毛，后变无毛，背面初时被密茸毛，脉处较密，后变无毛或仅脉处被毛，基生三出脉；叶柄长 5~8mm，初时密被毛，后变无毛，基部两侧各具针刺；刺长 3~10mm。聚伞花序腋生，具花数朵至 10 余朵，总花梗和花序轴均短，不分枝或 2 短分枝，被黄色茸毛；花黄色；花萼星状，直径约 6mm，5 中裂，裂片卵状三角形，背面密被茸毛；花瓣倒卵状匙形，长 1~1.5mm；雄蕊略长于花瓣；花盘圆形，边缘具 5 或 10 齿裂；子房椭圆形，下部藏于花盘内，3 室，每室具胚珠 1 颗，花柱 3 深裂至基部。核果杯状，密被棕色茸毛，具 3 裂的狭环状翅，直径 12~14mm，长约 7mm；种子棕红色，扁圆形。花期 6~8 月；果熟期 9~10 月。

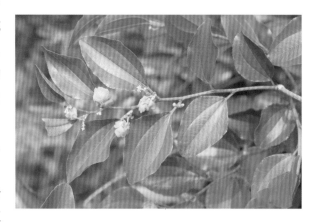

【生境】生于山地沟谷及平坦地区的酸、碱性较强的湿土中。

【分布】安徽、浙江、江苏、福建、台湾、广东、广西、贵州、云南、四川、江西、湖南、湖北、河南等地。朝鲜、日本和越南也有分布。

【采集加工】夏、秋季采收，根、叶晒干备用。

【性味归经】味苦，性平。

【功能主治】祛风，止痛，解毒。根：治感冒发热，胃痛。叶：治疮痈肿毒。

【用法用量】根 15~30g，水煎服。叶外用适量，捣烂敷患处。

4.96.8 黄药

RHAMNI CRENATAE RADIX

【别名】冻绿、绿柴、山绿篱

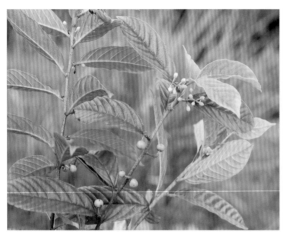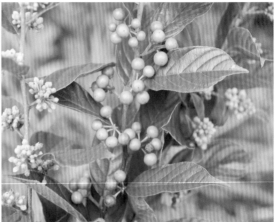

【基原】来源于鼠李科 Rhamnaceae 鼠李属 Rhamnus 长叶冻绿 Rhamnus crenata Sieb. et Zucc. 的根入药。

【形态特征】落叶灌木，高 1~3m：根较粗壮，黑褐色，断面呈黄色；嫩枝被锈色短柔毛，老时脱毛。叶互生，纸质，倒卵形或长椭圆形，长 5~10cm，宽 2.5~3.5cm，顶端短尾状渐尖或骤然收缩具短尖头，基部楔形或钝圆，边缘有细锯齿，背面沿脉上被锈色短柔毛；侧脉 7~12 对，于背面明显凸起；叶柄长 5~8mm，密被柔毛。聚伞花序腋生，花序柄与叶柄近等长。花夏、秋开，黄绿色，具短柄，5 数；花萼下部合生，5 裂，裂片三角形，与萼管近等长；花瓣 5 片，略短于花萼；雄蕊 5 枚，花丝很短；花盘贴生于萼管内，边缘薄；子房近球形，通常短于萼管。核果倒卵形或近球形，直径约 8mm，成熟时由红色变紫黑色。花期 5~8 月；果期 8~10 月。

【生境】生于山地疏林中或灌丛。

【分布】黄河以南各省区。朝鲜、日本、越南、老挝、柬埔寨也有分布。

【采集加工】全年可采，但秋季较好。挖取根部，洗净，晒干。

【药材性状】本品原条呈肠状，多弯曲，长短不一，直径 2~2.5cm，表面紫棕色或黄棕色，有

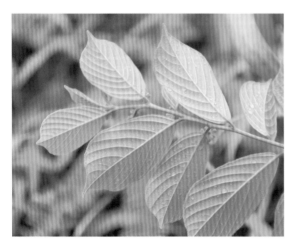

纵皱缩纹，常见深浅不一、完整或不完整的环状缢痕。质稍硬，能折断，断面皮部黄色，富粉性，有不很明显的车辐状花纹，木心较细。味苦涩，气微。以根条肥壮、色紫棕、富粉性者为佳。

【性味归经】味苦、涩，性寒；有毒。

【功能主治】消炎解毒，杀虫止痒，收敛。治黄疸性肝炎，疥癣，湿疹，脓疱疮。

【用法用量】5~9g，水煎服。外用鲜品捣烂敷患处。

4.96.9 薄叶鼠李

RHAMNI LEPTOPHYLLAE RADIX ET FRUCTUS

【别名】细叶鼠李、绛梨木

【基原】来源于鼠李科 Rhamnaceae 鼠李属 *Rhamnus* 薄叶鼠李 *Rhamnus leptophylla* Schneid. 的根或果实入药。

【形态特征】灌木或稀小乔木，高达 5m；小枝对生或近对生，褐色或黄褐色，稀紫红色，平滑无毛，有光泽，芽小，鳞片数个，无毛。叶纸质，对生或近对生，或在短枝上簇生，倒卵形至倒卵状椭圆形，稀椭圆形或长圆形，长 3~8cm，宽 2~5cm，顶端短突尖或锐尖，稀近圆形，基部楔形，边缘具圆齿或钝锯齿，叶面深绿色，无毛或沿中脉被疏毛，背面浅绿色，仅脉腋有簇毛，侧脉每边 3~5 条，具不明显的网脉，叶面下陷，背面凸起；叶柄长 0.8~2cm，上面有小沟，无毛或被疏短毛；托叶线形，早落。花单性，雌雄异株，4 基数，有花瓣，花梗长 4~5mm，无毛；雄花 10~20 朵簇生于短枝端；雌花数个至 10 余朵簇生于短枝端或长枝下部叶腋，退化雄蕊极小，花柱 2 半裂。核果球形，直径 4~6mm，长 5~6mm，基部有宿存的萼筒，有 2~3 个分核，成熟时黑色；果梗长 6~7mm；种子宽倒卵圆形，背面具长为种子 2/3~3/4 的纵沟。花期 3~5 月；果期 5~10 月。

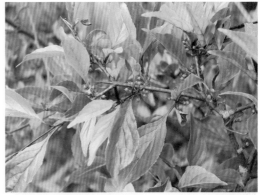

【生境】生于石山或村旁灌丛中。

【分布】陕西、甘肃、河南、湖北、湖南、广东、广西、贵州、云南、四川等地。

【采集加工】夏、秋季采收，根、果实晒干。

【性味归经】味苦、辛，性平。

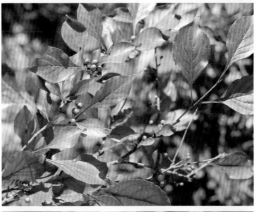

【功能主治】消食顺气，活血祛瘀。治食积腹胀，食欲不振，胃痛，嗳气，跌打损伤，痛经。

【用法用量】根 15~30g，果 15~45g，水煎服。

【注意】孕妇忌服。

【附方】治小儿克山病：绛梨木根、鱼腥草各 12g，陆英（全草）、石菖蒲各 9g，竹凌霄（全草）18g。水煎，制成 250ml，分 3 次服，每日 1 剂。（此为 2~5 岁小儿剂量，较大儿童和成人酌情加量）连服 2~3 个月。上方亦可制成浓缩煎剂，其法为将上方药物加水煎 1 小时后，滤出煎液，再加水煎 1 次，合并煎液，蒸发浓缩至每毫升浓缩液相当于生药 2g，另加白糖 10%~20% 和适量的防腐剂。小儿每日 3 次，每次 10~15ml，可连服 2~3 个月。

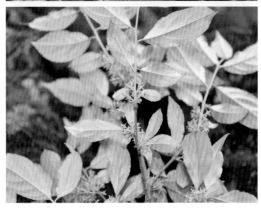

4.96.10　尼泊尔鼠李

RHAMNI NAPALENSIS RADIX ET CAULIS

【别名】叶青、大风药

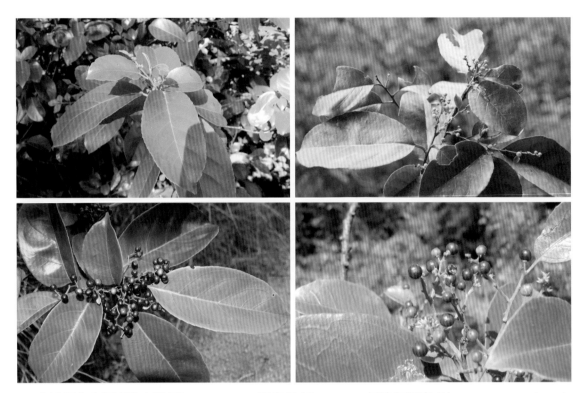

【基原】来源于鼠李科 Rhamnaceae 鼠李属 *Rhamnus* 尼泊尔鼠李 *Rhamnus napalensis*（Wall.）Laws. 的根、茎入药。

【形态特征】攀援灌木，枝无刺；幼枝被短柔毛，小枝具多数明显的皮孔。叶厚纸质或近革质，大小异形，交替互生，小叶近圆形或卵圆形，长 2~5cm，宽 1.5~2.5cm；大叶宽椭圆形或椭圆状长圆形，长 6~18cm，宽 3~8.5cm，顶端圆形，短渐尖或渐尖，基部圆形，边缘具圆齿或钝锯齿，叶面深绿色，无毛，背面仅脉腋被簇毛，侧脉每边 5~9 条，中脉上面下陷，其余两面均凸起；叶柄长 1.3~2cm，无毛。腋生聚伞总状花序或下部有短分枝的聚伞圆锥花序，长可达 12cm，花序轴被短柔毛；花单性，雌雄异株，5 基数；萼片长三角形，长 1.5mm，顶端尖，外面被微毛；花瓣匙形，顶端钝或微凹，基部具爪，与雄蕊等长或稍短；雌花的花瓣早落，有 5 个退化雄蕊；子房球形，3 室，每室有 1 胚珠，花柱 3 浅裂至半裂。核果倒卵状球形，长约 6mm，直径 5~6mm，基部有宿存的萼筒，具 3 分核；种子 3 颗，背面具与种子等长上窄下宽的纵沟。花期 5~9 月；果期 8~11 月。

【生境】生于山谷、水旁林中。

【分布】长江以南各地。印度、尼泊尔、孟加拉国、缅甸也有分布。

【采集加工】夏、秋季采收，根、茎晒干。

【性味归经】味涩、微甘，性平。

【功能主治】祛风除湿，利水消胀。治风湿痹痛，胁痛，黄疸，水肿。

【用法用量】10~30g，水煎服。

4.96.11 皱叶鼠李

RHAMNI RUGULOSAE FRUCTUS

【基原】来源于鼠李科 Rhamnaceae 鼠李属 *Rhamnus* 皱叶鼠李 *Rhamnus rugulosa* Hemsl. 的果实入药。

【形态特征】灌木。叶厚纸质，通常互生，或 2~5 个在短枝端簇生，倒卵状椭圆形、倒卵形或卵状椭圆形，稀卵形或宽椭圆形，长 3~10cm，宽 2~6cm，顶端锐尖或短渐尖，稀近圆形，基部圆形或楔形，边缘有钝细锯齿或细浅齿，或下部边缘有不明显的细齿，上面暗绿色，被密或疏短柔毛，干时常皱褶，下面灰绿色或灰白色，有白色密短柔毛，侧脉每边 5~7 条，上面下陷，下面凸起；叶柄长 5~16mm，被白色短柔毛。花单性，雌雄异株，黄绿色，被疏短柔毛，4 基数，有花瓣；花梗长约 5mm，有疏毛；雄花数个至 20 个，雌花 1~10 个簇生于当年生枝下部或短枝顶端，雌花有退化雄蕊，子房球形，3 稀 2 室，每室有 1 胚珠，花柱长而扁，3 浅裂或近半裂，稀 2 半裂。核果倒卵状球形或圆球形，长 6~8mm，直径 4~7mm，成熟时紫黑色或黑色，具 2 或 3 分核，基部有宿存的萼筒；果梗长 5~10mm，被疏毛；种子长圆状倒卵圆形，褐色，有光泽，长达 7mm。花期 4~5 月；果期 6~9 月。

【生境】生于山地灌丛中。

【分布】甘肃、陕西、山西、河南、安徽、湖北、湖南、广东、江西、四川。

【采集加工】果实成熟前采收晒干备用或鲜用。

【性味归经】味苦，性凉。

【功能主治】清热解毒。治肿毒，疮疡。

【用法用量】外用适量鲜品或干品捣烂敷患处。

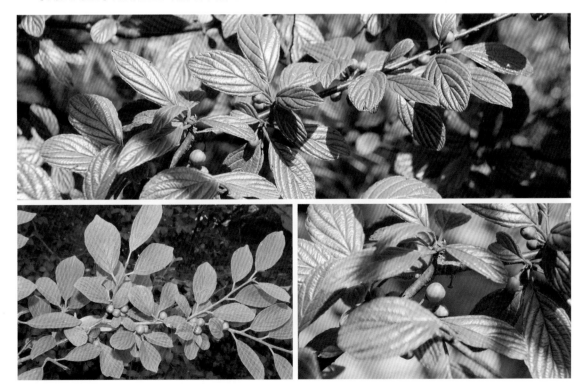

4.96.12 冻绿

RHAMNI UTILIS CAULIS ET FOLIUM

【别名】油葫芦子、狗李、黑狗丹、绿皮刺、冻木树

【基原】来源于鼠李科 Rhamnaceae 鼠李属 *Rhamnus* 冻绿 *Rhamnus utilis* Decne. 的全株入药。

【形态特征】灌木或小乔木，高达 4m；幼枝无毛，对生或近对生，枝端常具针刺；腋芽小，长 2~3mm，有数个鳞片，鳞片边缘有白色缘毛。叶纸质，对生或近对生，或在短枝上簇生，椭圆

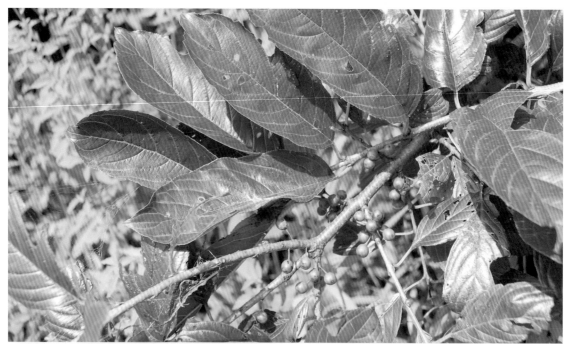

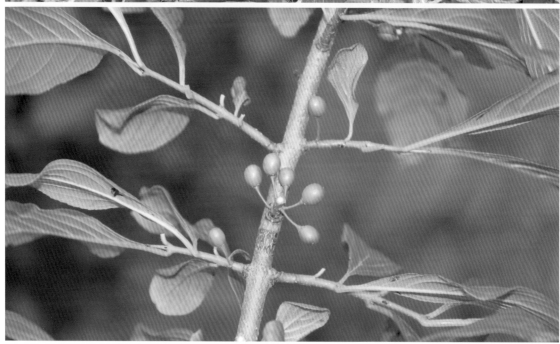

形、长圆形或倒卵状椭圆形，长 4~15cm，宽 2~6.5cm，顶端凸尖或锐尖，基部楔形，稀圆形，边缘具细锯齿或圆齿状锯齿，叶面无毛或仅中脉具疏柔毛，背面干后常变黄色，沿脉或脉腋有金黄色柔毛，侧脉每边通常 5~6 条，两面均凸起，具明显的网脉，叶柄长 0.5~1.5cm，上面具小沟，有疏微毛或无毛；托叶披针形，常具疏毛，宿存。花单性，雌雄异株，4 基数，具花瓣；花梗长 5~7mm，无

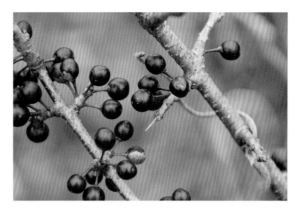

毛；雄花数个簇生于叶腋，或 10~30 余朵聚生于小枝下部，有退化的雌蕊；雌花 2~6 朵簇生于叶腋或小枝下部；退化雄蕊小，花柱较长，2 浅裂或半裂。核果圆球形或近球形，成熟时黑色，具 2 分核，基部有宿存的萼筒；梗长 5~12mm，无毛；种子背侧基部有短沟。花期 4~6 月；果期 5~8 月。

【生境】生于山坡灌丛或山谷疏林中。

【分布】陕西、甘肃、河南、湖北、湖南、江西、福建、江苏、浙江、四川、云南、贵州、广东等地。日本、朝鲜也有分布。

【采集加工】夏、秋季采收，全株晒干。

【性味归经】味苦、甘，性凉。

【功能主治】清热利湿，消积通便。治水肿腹胀，疝瘕，瘰疬，疮疡，便秘。

【用法用量】6~12g，水煎服。

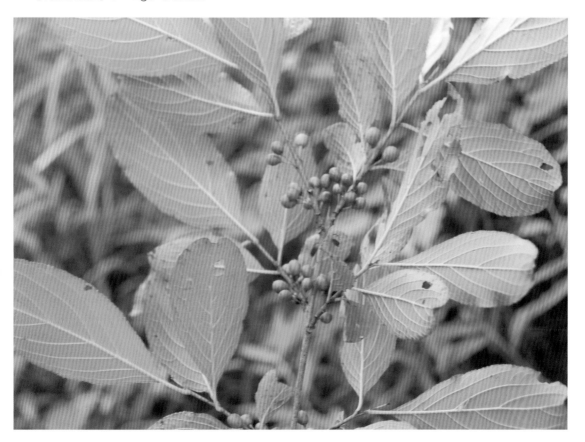

4.96.13 雀梅藤

SAGERETIAE THEAE RADIX ET FOLIUM

【别名】酸梅簕、对节刺、碎米子

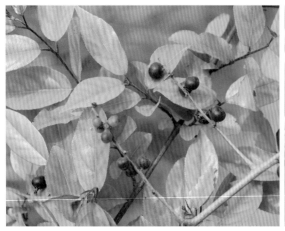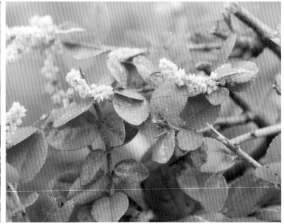

【基原】来源于鼠李科 Rhamnaceae 雀梅藤属 Sageretia 雀梅藤 Sageretia thea（Osbeck）Johnst. [Sageretia theezans Brongn.] 的根和叶入药。

【形态特征】攀援或直立灌木。小枝具刺，互生或近对生，褐色，被短柔毛。叶纸质，近对生或互生，通常椭圆形、长圆形或卵状椭圆形，稀卵形或近圆形，长 1~4.5cm，宽 0.7~2.5cm，顶端锐尖、钝或圆形，基部圆形或近心形，边缘具细锯齿，叶面绿色，无毛，背面浅绿色，无毛或沿脉被柔毛，侧脉每边 3~4（5）条，叶面不明显，背面明显凸起；叶柄长 2~7mm，被短柔毛。花无梗，黄色，有芳香，通常 2 至数个簇生排成顶生或腋生疏散穗状或圆锥状穗状花序；花序轴长 2~5cm，被茸毛或密短柔毛；花萼外面被疏柔毛；萼片三角形或三角状卵形，长约 1mm；花瓣匙形，顶端 2 浅裂，常内卷，短于萼片；花柱极短，柱头 3 浅裂，子房 3 室，每室具 1 胚珠。核果近圆球形，直径约 5mm，成熟时黑色或紫黑色，具 1~3 分核，味酸；种子扁平，两端微凹。花期 7~11 月；果期翌年 3~5 月。

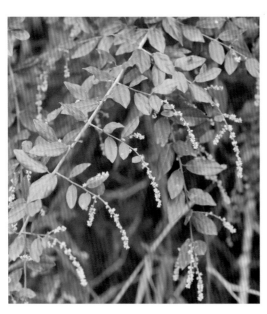

【生境】生于山地、丘陵、平原、山谷、旷野、路旁等的疏林或灌木丛中。

【分布】安徽、江苏、浙江、福建、台湾、广东、广西、湖南、江西、湖北、云南、四川等地。印度、越南、朝鲜和日本也有分布。

【采集加工】夏、秋季采收，根、叶晒干备用。

【性味归经】根：味甘、淡，性平。叶：味酸，性凉。

【功能主治】根：行气化痰；治咳嗽气喘，胃痛。叶：解毒消肿，止痛；外用治疮疡肿毒，烫火伤。

【用法用量】根 9~15g，水煎服。叶外用适量鲜品捣烂外敷或干叶研粉调油涂患处。

4.96.14　翼核果

VENTILAGINIS LEIOCARPAE RADIX

【别名】血风根、血风藤、红蛇根、青筋藤、铁牛入石、血宽根

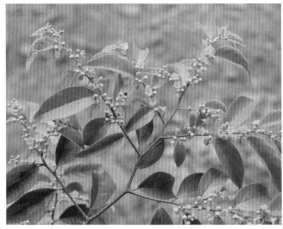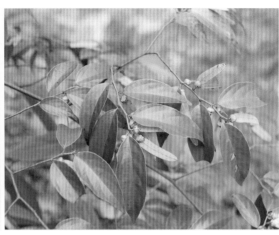

　　【基原】来源于鼠李科 Rhamnaceae 翼核果属 Ventilago 翼核果 Ventilago leiocarpa Benth. 的根入药。

　　【形态特征】木质大藤本；幼枝被短柔毛，小枝褐色，有条纹，无毛。叶薄革质，卵状长圆形或卵状椭圆形，稀卵形，长 4~8cm，宽 1.5~3.2cm，顶端渐尖或短渐尖，稀锐尖，基部圆形或近圆形，边缘近全缘，仅有不明显的疏细锯齿，两面无毛，或初时上面中脉内、背面沿脉有疏短柔毛，侧脉每边 4~6 条，于叶面下陷，背面凸起，具明显的网脉；叶柄长 3~5mm，上面被疏短柔毛。花小，两性，5 基数，单生或 2 至数个簇生于叶腋，少有排成顶生聚伞总状或聚伞圆锥花序，无毛或有疏短柔毛，花梗长 1~2mm；萼片三角形；花瓣倒卵形，顶端微凹，雄蕊略短于花瓣；花盘厚，五边形；子房球形，全部藏于花盘内，2 室，每室具 1 胚珠，花柱 2 浅裂或半裂。核果长 3~5cm，核直径 4~5mm，无毛，翅宽 7~9mm，顶端钝圆，有小尖头，基部 1/4~1/3 为宿存的萼筒包围，1 室，具 1 种子。花期 3~5 月；果期 4~7 月。

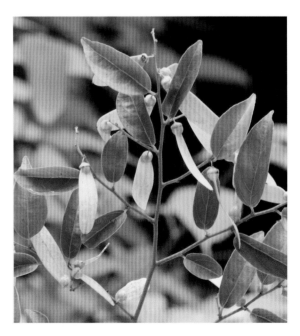

　　【生境】生于低海拔山野间、林谷中或沟边石隙中。

　　【分布】海南、广东、香港、台湾、湖南、广西、云南。印度、缅甸、越南也有分布。

　　【采集加工】夏、秋季采收，根切片晒干。

　　【性味归经】味苦，性温。

　　【功能主治】养血祛风，舒筋活络。治风湿筋骨痛，跌打损伤，腰肌劳损，贫血头晕，四肢麻木，月经不调。

　　【用法用量】15~30g，水煎服。

4.96.15　红枣

JUJUBAE FRUCTUS

【别名】大枣

【基原】来源于鼠李科 Rhamnaceae 枣属 *Ziziphus* 枣 *Ziziphus jujuba* Mill. 的成熟果实入药。

【形态特征】落叶灌木或小乔木，高 4~10m；枝光滑无毛，具针状刺，刺常反曲，如成对时则一枚向上，另一枚下弯。叶二列状排列，状如羽状复叶，具短而细的叶柄；叶片卵形至卵状披针

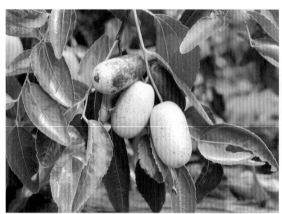
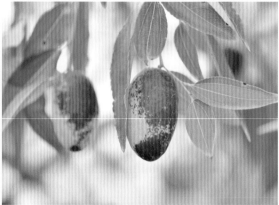
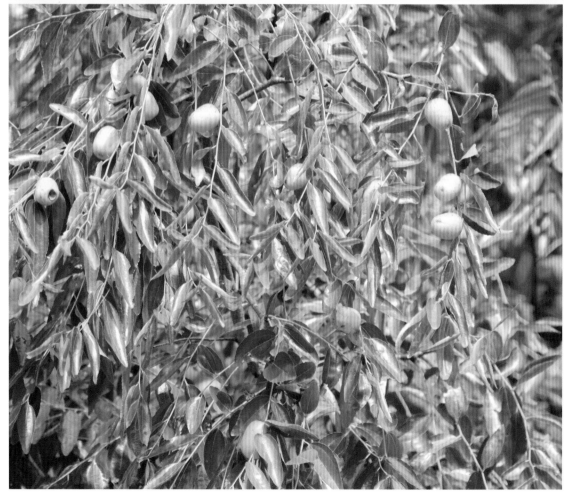

形，长 2.5~5cm，宽 1.5~4cm，顶端稍钝、凹入或有芒尖头，两面无毛或下面脉上被疏柔毛，边缘有钝齿。花芳香，有短梗，2~3 朵组成腋生聚伞花序；萼 5 裂；花瓣 5，黄绿色，近匙形，开放时外展；花盘 10 裂；子房 2 室。核果暗红色或深红色，卵圆形至长圆形，长 3~6cm。核骨质，二端尖。花期 5~7 月；果期 8~9 月。

【生境】栽培。

【分布】辽宁、内蒙古、河北、山西、陕西、甘肃、河南、湖北、山东、安徽、江苏、四川、广西、广东。原产我国，现亚洲余地、欧洲、美洲均有栽培。

【采集加工】秋季采收成熟果实，晒干。

【药材性状】本品呈椭圆形或近圆球形，长 2~3.5cm，直径 1.5~2.5cm。表面暗红色，微有光泽，常有不规则皱纹，顶端有 1 小突点，基部凹陷，有短果梗；外果皮薄，中果皮棕黄色或淡褐色，肉质，富糖性而油润。核纺锤形，两端锐尖，质坚硬。气微香，味甜。以个大、色紫红、油润者为佳。

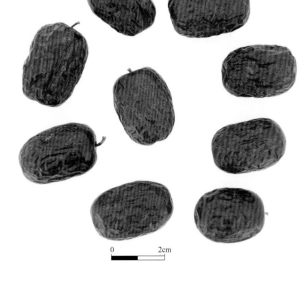

【性味归经】味甘，性温。归脾、胃、心经。

【功能主治】补中益气，养血安神。治脾虚泄泻，体倦乏力，心悸，失眠，盗汗，血小板减少性紫癜。

【用法用量】6~15g，水煎服。

【附方】① 治过敏性紫癜：红枣 60g，煎汤服，每日 3 次，喝汤吃枣，连服一周。

② 治表虚自汗：红枣 10 个，乌梅肉 9g，桑叶 12g，浮小麦 15g，水煎服。

【附注】成熟枣的果实为深红色，经烟熏炕焙干燥后变黑色，习称黑枣，广东等地用作大枣入药，性味功能与本品同。

4.96.16 酸枣仁

ZIZIPHI SPINOSAE SEMEN

【别名】酸枣树、红枣

【基原】来源于鼠李科 Rhamnaceae 枣属 Ziziphus 酸枣 Ziziphus jujuba Mill. var. spinosa（Bunge）Hu ex H. F. Chow. 的种子入药。

【形态特征】落叶灌木，高 3~5m；枝光滑无毛，具针状刺，刺常反曲，如成对时则一枚向上，另一枚下弯。叶二列状排列，状如羽状复叶，具短而细的叶柄；叶片卵形至卵状披针形，长2~4cm，宽 1.5~3cm，顶端稍钝、凹入或有芒尖头，两面无毛或下面脉上被疏柔毛，边缘有钝齿。花芳香，有短梗，2~3 朵组成腋生聚伞花序；萼 5 裂；花瓣 5，黄绿色，近匙形，开放时外展；花盘 10 裂；子房 2 室。核果暗红色或深红色，近球形或短长圆形，直径 0.7~1.2cm，具薄的中果皮，味酸，核两端钝；种子椭圆形，长 5~9mm，宽 5~7mm，厚约 3mm。花期 6~7 月；果期8~9 月。

【生境】常生于向阳、干燥山坡、丘陵、岗地或平原。

【分布】辽宁、内蒙古、河北、山东、山西、河南、陕西、甘肃、宁夏、新疆、江苏、安徽等地。朝鲜及苏联也有分布。

【采集加工】秋末冬初采收成熟果实，取出种子，晒干。

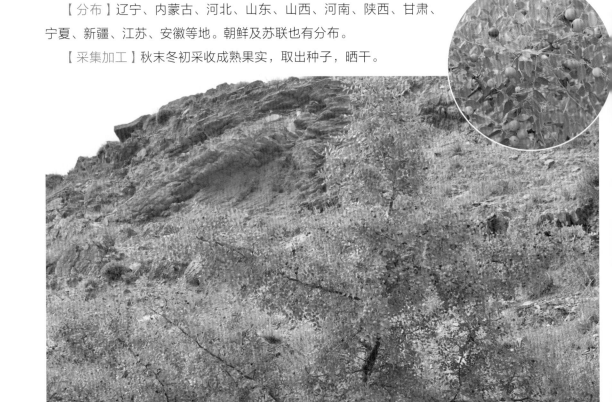

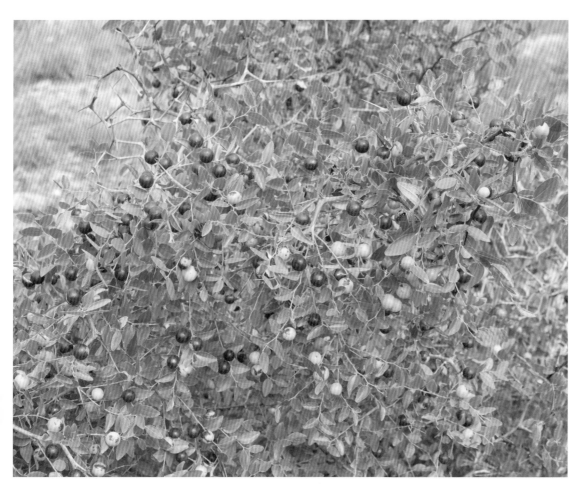

【药材性状】本品呈扁椭圆形，长 5~9mm，宽 5~7mm，厚约 3mm。表面紫红色或紫褐色，平滑有光泽，有的有裂纹，有的两面均呈圆隆状突起，有的一面平坦，中间或有 1 条隆起的纵线纹，另一面稍突起。一端凹陷，可见线形种脐，另一端有细小突起的合点。种皮较脆，胚乳白色，子叶 2 枚，浅黄色，富油性。气微，味淡。

【性味归经】味甘、酸，性平。归肝、胆、心经。

【功能主治】养心补肝，宁心安神，敛汗，生津。治虚烦不眠，惊悸多梦，体虚多汗，津伤口渴。

【用法用量】10~15g，水煎服。

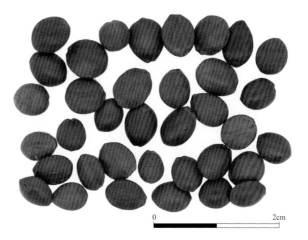

4.97 胡颓子科

4.97.1 长叶胡颓子

ELAEAGNI BOCKII FRUCTUS

【别名】马鹊树、牛奶子

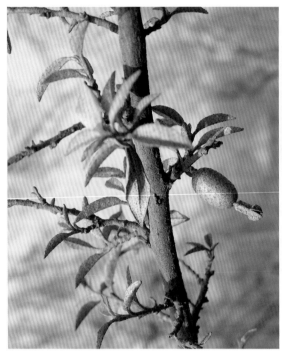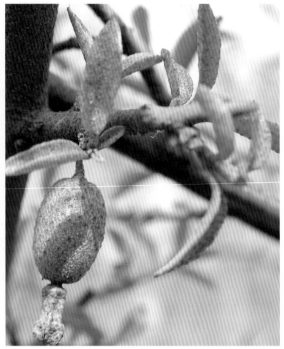

【基原】来源于胡颓子科 Elaeagnaceae 胡颓子属 *Elaeagnus* 长叶胡颓子 *Elaeagnus bockii* Diels 的根、枝叶和果实入药。

【形态特征】常绿直立灌木；通常具粗壮的刺。叶纸质或近革质，窄椭圆形或窄长圆形，稀椭圆形，长 4~9cm，宽 1~3.5cm，两端渐尖或微钝形，边缘略反卷，叶面幼时被褐色鳞片，成熟后脱落，深绿色，干燥后淡绿色或褐色，背面银白色，密被银白色和散生少数褐色鳞片，侧脉 5~7 对，与中脉开展成 30°~45°的角；叶柄褐色，长 5~8mm。花白色，密被鳞片，常 5~7 花簇生于叶腋短小枝上成伞形总状花序，每花基部具一易脱落的褐色小苞片；花梗长 3~5mm，淡褐白色；萼筒在花蕾时四棱形，开放后呈圆筒形或漏斗状圆筒形，长 5~7mm，裂片卵状三角形，长 2.5~3mm，顶端钝渐尖，内面疏生白色星状短柔毛；雄蕊 4 枚，花丝极短，长 0.6mm，花药长圆形，长 1.3mm；花柱直立，顶端弯曲，达裂片的 2/3，密被淡白色星状柔毛。果实短长圆形，长 9~10mm，直径为长的一半，幼时密被银白色和少数褐色鳞片，成熟时红色，果肉较薄；果梗长 4~6mm。

【生境】生于山地林中和山坡灌丛中。

【分布】广西、云南、湖南、湖北、陕西、甘肃、四川、贵州。

【采集加工】根、枝叶夏、秋季采收，果实春季采收，晒干。

【性味归经】味酸、微苦，性平。

【功能主治】止咳平喘，活血止痛。治跌打损伤，风湿关节痛，牙痛，痔疮。

【用法用量】枝叶 15~30g，根、果实 30~60g，水煎服。

4.97.2 蔓胡颓子

ELAEAGNI GLABRAE FRUCTUS

【别名】耳环果、羊奶果、甜棒槌、砂糖罐、桂香柳

【基原】来源于胡颓子科 Elaeagnaceae 胡颓子属 Elaeagnus 蔓胡颓子 Elaeagnus glabra Thunb. 的果、根和叶入药。

【形态特征】常绿攀援灌木，高达 5m，无刺，稀具刺。叶薄革质，卵形或卵状椭圆形，稀长椭圆形，长 4~12cm，宽 2.5~5cm，顶端渐尖或长渐尖、基部圆形，稀阔楔形，边缘全缘，微反卷，叶面幼时具褐色鳞片，成熟后脱落，深绿色，具光泽，干燥后褐绿色，背面灰绿色或铜绿色，

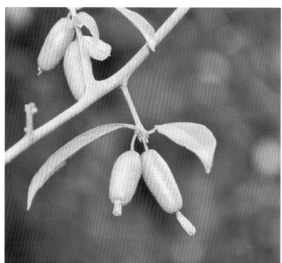
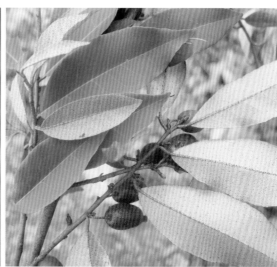

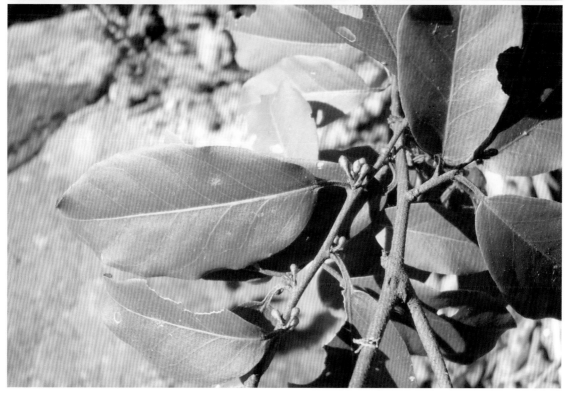

被褐色鳞片，侧脉 6~8 对，与中脉开展成 50°~60° 的角，上面明显或微凹下；叶柄棕褐色，长 5~8mm。花淡白色，下垂，密被银白色和散生少数褐色鳞片，常 3~7 花密生于叶腋短小枝上成伞形总状花序；花梗锈色，长 2~4mm；萼筒漏斗形，质较厚，长 4.5~5.5mm，在裂片下面扩展，向基部渐窄狭，在子房上不明显收缩，裂片宽卵形，长 2.5~3mm；雄蕊的花丝长不超过 1mm，花药长椭圆形，长 1.8mm；花柱细长，无毛，顶端弯曲。果实长圆形，稍有汁，长 14~19mm，被锈色鳞片，成熟时红色；果梗长 3~6mm。花期 9~11 月；果期次年 4~5 月。

【生境】生于山谷林缘或山坡、丘陵路旁灌木丛中。

【分布】长江流域各地，南至广西、广东、台湾。

【采集加工】果春季采收，叶、根夏、秋采收，晒干。

【性味归经】味酸，性平。

【功能主治】叶：平喘止咳；治支气管哮喘，慢性气管炎。果：利水通淋，收敛止泻；治腹泻。根：散瘀消肿；治跌打损伤。

【用法用量】果 10~15g，叶、根 20~30g，水煎服。

【附方】① 治感冒咳嗽：蔓胡颓子叶研粉，每次 1.5~3g，每日 2 次；或用鲜叶 9~12g，水煎服。

② 治肠炎腹泻：蔓胡颓子果 9~18g，水煎服。

③ 治骨鲠喉：蔓胡颓子鲜叶 60~90g，捣烂冲开水，慢慢吞咽。

④ 治跌打肿痛、吐血、尿路结石：蔓胡颓子根 30~60g，水煎服。

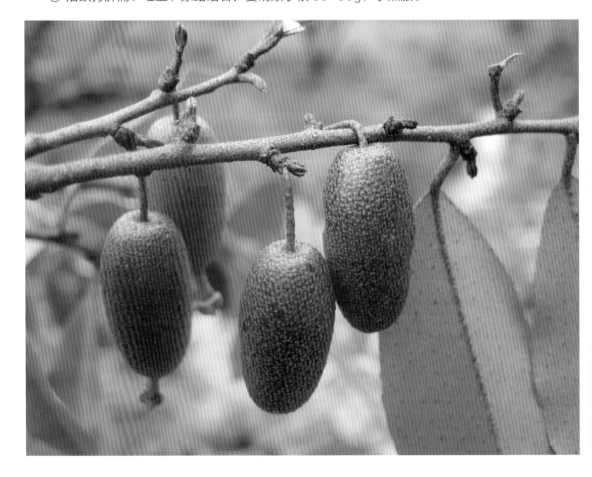

4.97.3 角花胡颓子

ELAEAGNI GONYANTHIS FRUCTUS

【别名】羊母奶子、吊中子藤

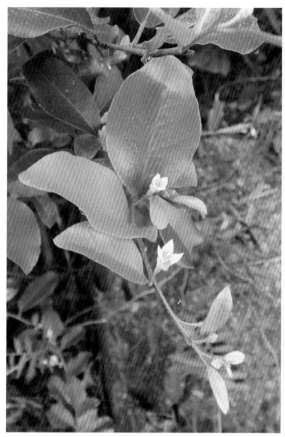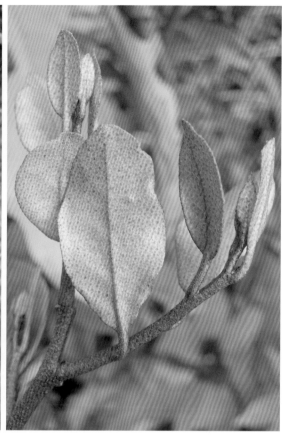

【基原】来源于胡颓子科 Elaeagnaceae 胡颓子属 *Elaeagnus* 角花胡颓子 *Elaeagnus gonyanthes* Benth. 的根、叶和果实入药。

【形态特征】常绿攀援灌木，常无刺。叶革质，椭圆形或长圆状椭圆形，长 5~10cm，宽 1.2~5cm，顶端钝形或钝尖，基部圆形或近圆形，稀窄狭，边缘微反卷，叶面幼时被锈色鳞片，成熟后脱落，具光泽，背面棕红色，稀灰绿色，具锈色或灰色鳞片，侧脉 7~10 对，近边缘分叉而互相联结，两面均显著凸起；叶柄锈色或褐色，长 4~8mm。花白色，被银白色和散生褐色鳞片，单生新枝基部叶腋，花梗长 3~6mm；萼筒四角形或短钟形，长 4~6mm，在上面微收缩，基部膨大后在子房上明显骤收缩，裂片卵状三角形，长 3.5~4.5mm，顶端钝尖，内面具白色星状鳞毛，包围子房的萼管长圆形或倒卵状长圆形，长 2~3mm；雄蕊 4 枚，花丝比花药短，花药长圆形，长 1.1mm，花柱直立，无毛，上端弯曲，达裂片的一半以上，柱头粗短。果实阔椭圆形或倒卵状阔椭圆形，长 15~22mm，直径约为长的一半，幼时被黄褐色鳞片，成熟时黄红色；果梗长 12~25mm，直立或稍弯曲。

【生境】生于旷野灌丛、山地混交林或山谷水边疏林中。

【分布】广东、湖南、广西、云南等地。

【采集加工】根、叶夏、秋采收，果春季采收晒干。

【性味归经】味微苦、涩，性温。

【功能主治】叶：平喘止咳；治支气管哮喘，慢性支气管炎。根：祛风通络，行气止痛，消肿解毒；治风湿性关节炎，腰腿痛，河豚中毒，狂犬咬伤，跌打肿痛。果：收敛止泻；治泄泻。

【用法用量】叶 1.5~3g，根 15~30g，果 9~15g，水煎服。

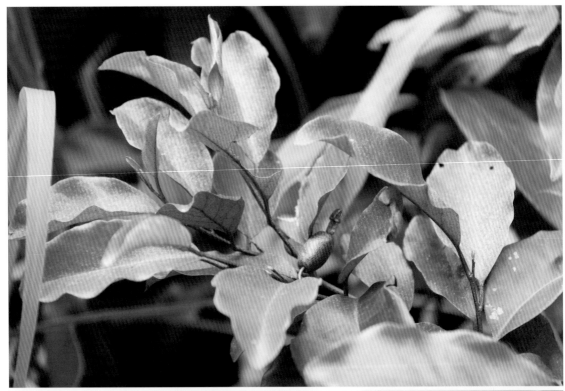

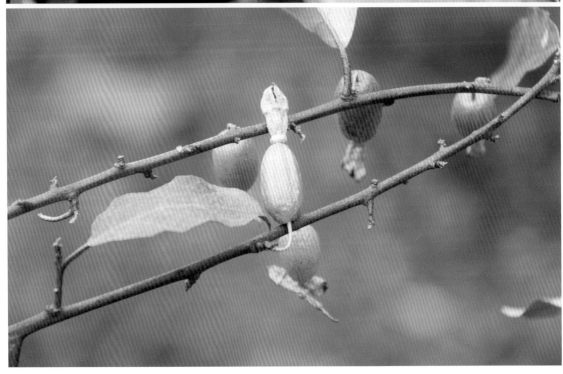

4.97.4　披针叶胡颓子

ELAEAGNI LANCEOLATAE RADIX ET FOLIUM

【别名】盐匏藤、补阴丹、沉匏、麦桑子、羊奶子

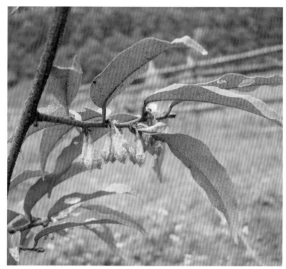 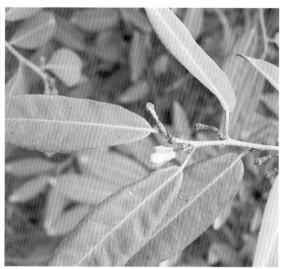

【基原】来源于胡颓子科 Elaeagnaceae 胡颓子属 *Elaeagnus* 披针叶胡颓子 *Elaeagnus lanceolata* Warb. 的根和叶入药。

【形态特征】常绿直立或蔓状灌木。叶革质，披针形或椭圆状披针形至长椭圆形，长 5~14cm，宽 1.5~3.6cm，顶端渐尖，基部圆形，稀阔楔形，边缘全缘，反卷，叶面幼时被褐色鳞片，成熟后脱落，具光泽，干燥后褐色，背面银白色，密被银白色鳞片和鳞毛，散生少数褐色鳞片，侧脉 8~12 对，与中脉开展成 45° 的角；叶柄长 5~7mm，黄褐色。花淡黄白色，下垂，密被银白色和散生少量褐色鳞片和鳞毛，常 3~5 花簇生叶腋短小枝上呈伞形总状花序；花梗纤细，锈色，长 3~5mm；萼筒圆筒形，长 5~6mm；在子房上骤收缩，裂片宽三角形，长 2.5~3mm，顶端渐尖，内面疏生白色星状柔毛，包围子房的萼管椭圆形，长 2mm，被褐色鳞片；雄蕊的花丝极短或几无，花药椭圆形，长 1.5mm，淡黄色；花柱直立，几无毛或疏生极少数星状柔毛，柱头长 2~3mm，达裂片的 2/3。果实椭圆形，长 12~15mm，直径 5~6mm，密被褐色或银白色鳞片，成熟时红黄色；果梗长 3~6mm。

【生境】生于海拔 600m 以上的山地林中。

【分布】陕西、湖北、湖南、广东、云南、四川、贵州、福建、广西。

【采集加工】夏、秋季采收，根、叶晒干。

【性味归经】味微甘、酸，性温。

【功能主治】活血通络，疏风止咳。治跌打骨折，劳伤，风寒咳嗽，小便失禁。

【用法用量】9~15g，水煎服。外用鲜品捣烂敷患处。

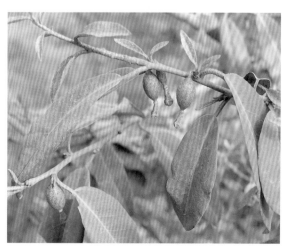

4.97.5 银果牛奶子

ELAEAGNI MAGNAE FRUCTUS

【别名】银果胡颓子

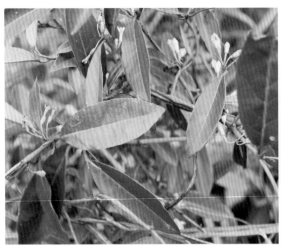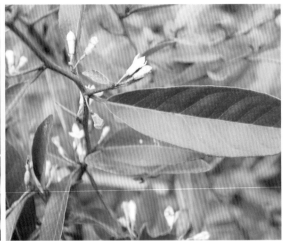

【基原】来源于胡颓子科 Elaeagnaceae 胡颓子属 Elaeagnus 银果牛奶子 Elaeagnus magna（Serv.）Rehd. 的果实入药。

【形态特征】落叶直立散生灌木。叶纸质或膜质，倒卵状长圆形或倒卵状披针形，长 4~10cm，宽 1.5~3.7cm，顶端钝尖或钝形，基部阔楔形，稀圆形，全缘，叶面幼时具互相不重叠的白色鳞片，成熟后部分脱落，背面灰白色，密被银白色和散生少数淡黄色鳞片，有光泽，侧脉 7~10 对；叶柄密被淡白色鳞片，长 4~8mm。花银白色，密被鳞片，1~3 花着生新枝基部，单生叶腋；花梗极短或几无，长 1~2mm；萼筒圆筒形，长 8~10mm，在裂片下面稍扩展，在子房上骤收缩，裂片卵形或卵状三角形，长 3~4mm，顶端渐尖，内面几无毛，包围子房的萼管细长，窄椭圆形，长 3~4mm；雄蕊的花丝极短，花药长圆形，长 2mm，黄色；花柱直立，无毛或具白色星状柔毛，柱头偏向一边膨大，长 2~3mm，超过雄蕊。果实长圆形或长椭圆形，长 12~16mm，密被银白色和散生少数褐色鳞片，成熟时粉红色；果梗直立，粗壮，银白色，长 4~6mm。花期 4~5 月；果期 6 月。

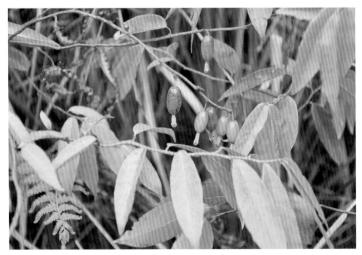

【生境】生于山地林缘、山谷、河边灌丛或石灰岩石缝中。

【分布】广西、广东、江西、湖南、湖北、四川、贵州。

【采集加工】春季采收，果实鲜用。

【性味归经】味甘、酸，性平。

【功能主治】生津润燥，消食开胃。治口干咽燥，纳食不香。

【用法用量】成熟的新鲜果实食用。

4.97.6 胡颓子叶

ELAEAGNI FOLIUM

【别名】蒲颓叶

【基原】来源于胡颓子科 Elaeagnaceae 胡颓子属 *Elaeagnus* 胡颓子 *Elaeagnus pungens* Thunb. 的叶入药。

【植物特征】常绿灌木。高 3~4m。刺顶生或腋生，长 20~40mm。嫩枝稍压扁，密被锈色鳞片，老枝黑色，略有光泽。叶互生，革质，椭圆形或阔椭圆形，稀有长圆形，长 5~10cm，宽 1.8~5cm，两端钝或基部圆形，边稍反卷或略呈皱波状，两面密被银灰色、少数褐色的鳞片，但老叶上面脱净；侧脉每边 7~9 条，下面不明显。花白色，1~3 朵生于腋生短枝上；花枝长 3~5mm，弯垂；花萼外面被鳞片，里面被星状毛，管部圆筒状或稍呈漏斗状，长 5~7mm，下部有深缢痕，其位置与子房顶部近等高，裂片 4 枚，三角形，长约 3mm，近渐尖；无花瓣；雄蕊 4 枚，花丝极短。坚果核果状，为肉质的宿萼筒所包裹，椭圆形，长 12~14mm，初被褐色鳞片，成熟时红色。花期 9~12 月；果期次年 4~6 月。

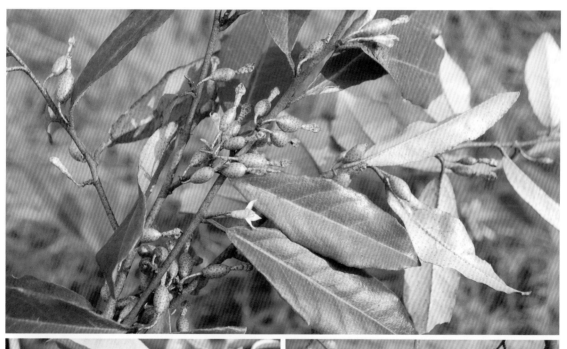

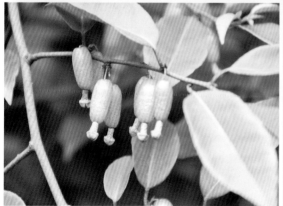

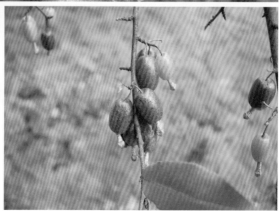

【生境】生于山地林缘或山坡灌丛中。

【分布】广东、广西、贵州、湖南、江西、安徽、江苏、浙江、福建等地。日本也有分布。

【采集加工】秋季采摘叶片，晒干。

【药材性状】本品常稍皱缩，展平后呈椭圆形或长椭圆形，长 4~10cm，宽 2~5cm，顶端钝，基部通常圆形，边缘微波状或反卷，上面黄绿色，有光泽，下面灰白色，被银白色鳞片；叶柄长通常不过 1cm；厚革质，易破碎。气微，味微涩。以叶大、色黄绿，上表面具光泽者为佳。

【性味归经】味微苦，性平。归肺、脾、胃经。

【功能主治】止咳平喘，祛风通络。治支气管炎，咳嗽气喘，泄泻，痢疾，食欲不振，崩漏，痔疮出血。

【用法用量】9~15g，水煎服。外用煎水洗患处。

【附方】① 治支气管炎：胡颓子叶 15g，紫菀 6g，百部 9g，水煎服。

② 治肺虚喘咳气短：胡颓子叶焙干研末，每次 6g，米汤调和，加饴糖适量温服。

③ 治肺痨咯血：鲜胡颓子叶 24g（或干品 15g），冰糖 15g，开水冲炖，每日 2 次，饭后服。连服 1 周。

④ 治痈疽发背、金疮出血：鲜胡颓子叶捣烂敷患处。

【附注】本种的根和果实亦入药，功效与胡颓子叶相近。

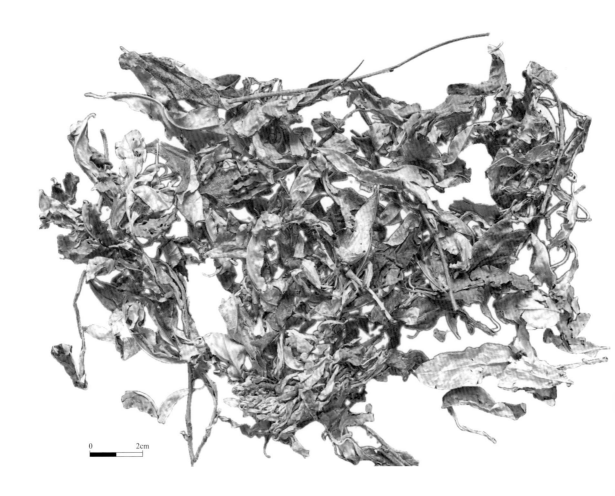

4.98 葡萄科

4.98.1 蓝果蛇葡萄

AMPELOPSIS BODINIERI RADIX

【别名】闪光蛇葡萄、蛇葡萄

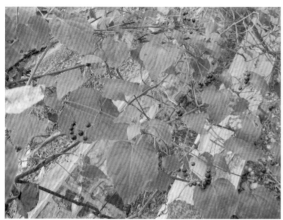
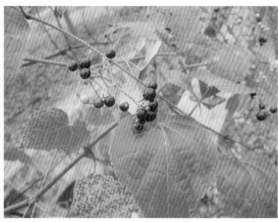

【基原】来源于葡萄科 Vitaceae 蛇葡萄属 Ampelopsis 蓝果蛇葡萄 Ampelopsis bodinieri
(Lévl. et Vant.) Rehd. 的根入药。

【形态特征】木质藤本。卷须 2 叉分枝，相隔 2 节间断与叶对生。叶片卵圆形或卵椭圆形，不
分裂或上部微 3 浅裂，长 7~12.5cm，宽 5~12cm，顶端急尖或渐尖，基部心形或微心形，边
缘每侧有 9~19 个急尖锯齿，上面绿色，下面浅绿色，两面均无毛；基出脉 5，中脉有侧脉 4~6
对，网脉两面均不明显突出；叶柄长 2~6cm，无毛。花序为复二歧聚伞花序，疏散，花序梗长
2.5~6cm，无毛；花梗长 2.5~3mm，无毛；花蕾椭圆形，高 2.5~3mm，萼浅碟形，萼齿不明
显，边缘呈波状，外面无毛；花瓣 5 片，长椭圆形，高 2~2.5mm；雄蕊 5 枚，花丝丝状，花药黄
色，椭圆形；花盘明显，5 浅裂；子房圆锥形，花柱明显，基部略粗，柱头不明显扩大。果实近球
圆形，直径 0.6~0.8cm，有种子 3~4 颗，种子倒卵椭圆形，顶端圆饨，基部有短喙，急尖，表面
光滑，背腹微侧扁，种脐在种子背面下部向上呈带状渐狭，腹部中棱脊突出，两侧洼穴呈沟状，上
部略宽，向上达种子中部以上。

【生境】生于海拔 200m 以上的山谷或山坡
灌丛阴处。

【分布】陕西、河南、湖北、湖南、福建、
广西、广东、海南、四川、贵州、云南。

【采集加工】全年可采根晒干备用。

【性味归经】味酸、涩、微辛，性平。

【功能主治】消肿解毒，止痛止血，排脓生
肌，祛风除湿。治跌打损伤，骨折，风湿腿痛、
便血，崩漏，带下病，慢性胃炎，胃溃疡。

【用法用量】9~15g，水煎服。外用适量鲜
品捣烂敷患处。

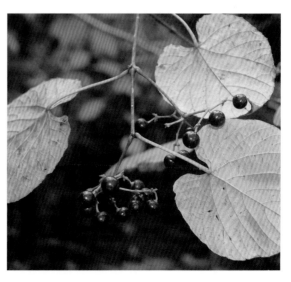

4.98.2 广东蛇葡萄

AMPELOPSIS CANTONIENSIS RADIX

【别名】田浦茶、粤蛇葡萄

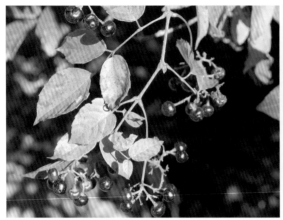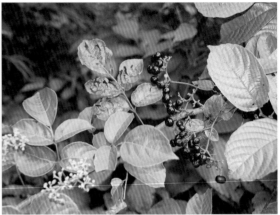

【基原】来源于葡萄科 Vitaceae 蛇葡萄属 Ampelopsis 广东蛇葡萄 Ampelopsis cantoniensis（Hook. et Arn.）Planch. 的全株入药。

【形态特征】木质藤本。卷须 2 叉分枝，相隔 2 节间断与叶对生。叶为二回羽状复叶或小枝上部着生有一回羽状复叶，二回羽状复叶者基部一对小叶常为 3 小叶，常卵形、卵椭圆形或长椭圆形，长 3~11cm，宽 1.5~6cm，顶端急尖、渐尖或骤尾尖，基部多为阔楔形，叶面深绿色，背面浅黄褐绿色，常在脉基部疏生短柔毛；侧脉 4~7 对；叶柄长 2~8cm，顶生小叶柄长 1~3cm，侧生小叶柄长不超过 2.5cm，嫩时被稀疏短柔毛，以后脱落几无毛。伞房状多歧聚伞花序，顶生或与叶对生；花序梗长 2~4cm，嫩时或多或少被稀疏短柔毛，花轴被短柔毛；花梗长 1~3mm，几无毛；花蕾卵圆形，高 2~3mm，顶端圆形；萼碟形，边缘呈波状，无毛；花瓣 5 片，卵椭圆形，高 1.7~2.7mm，无毛；雄蕊 5 枚，花药卵椭圆形；花盘发达，边缘浅裂；子房下部与花盘合生，花柱明显。果实近球形，直径 0.6~0.8cm，有种子 2~4 颗。花期 4~7 月；果期 8~11 月。

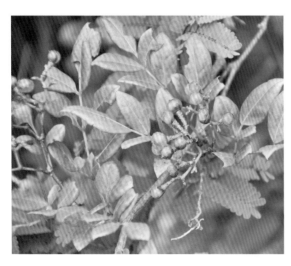

【生境】生于海拔 100~850m 的山谷林中或山坡灌丛。

【分布】分布安徽、浙江、福建、台湾、湖北、湖南、广西、海南、广东、香港、贵州、云南、西藏。

【采集加工】夏、秋采收，全株切段晒干。

【性味归经】味辛、微苦，性凉。

【功能主治】祛风化湿，清热解毒。治夏季感冒，风湿痹痛，痈疽肿痛，湿疮湿疹，急性结膜炎，骨髓炎，急性淋巴结结核，急性乳腺炎，嗜盐菌食物中毒。

【用法用量】15~30g，水煎服。外用研粉敷患处。

4.98.3 三裂蛇葡萄

AMPELOPSIS DELAVAYANAE RADIX ET CAULIS

【别名】绿葡萄

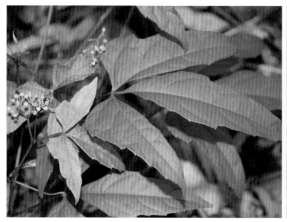 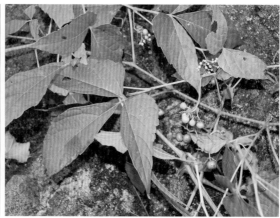

【基原】来源于葡萄科 Vitaceae 蛇葡萄属 Ampelopsis 三裂蛇葡萄 Ampelopsis delavayana Planch. ex Franch. 的根和茎入药。

【形态特征】木质藤本。卷须 2~3 叉分枝，相隔 2 节间断与叶对生。叶为 3 小叶，中央小叶披针形或椭圆披针形，长 5~13cm，宽 2~4cm，顶端渐尖，基部近圆形，侧生小叶卵椭圆形或卵状披针形，长 4.5~11.5cm，宽 2~4cm，基部不对称，近截形，边缘有粗锯齿，齿端通常尖细，叶面绿色，嫩时被稀疏柔毛，侧脉 5~7 对，网脉两面均不明显；叶柄长 3~10cm，中央小叶有柄或无柄，侧生小叶无柄，被稀疏柔毛。多歧聚伞花序与叶对生，花序梗长 2~4cm，被短柔毛；花梗长 1~2.5mm，伏生短柔毛；花蕾卵形，高 1.5~2.5mm，顶端圆形；萼碟形，边缘呈波状浅裂，无毛；花瓣 5 片，卵椭圆形，高 1.3~2.3mm，外面无毛，雄蕊 5 枚，花药卵圆形，长宽近相等，花盘明显，5 浅裂；子房下部与花盘合生，花柱明显，柱头不明显扩大。果实近球形，直径 0.8cm，有种子 2~3 颗；种子倒卵圆形，顶端近圆形，基部有短喙。花期 6~8 月；果期 9~11 月。

【生境】生于海拔 50m 以上的山谷林中或山坡灌木林中。

【分布】福建、广东、海南、广西、四川、贵州、云南。

【采集加工】夏、秋采收，将根、茎晒干。

【性味归经】味辛、淡、涩，性平。

【功能主治】清热利湿，活血通淋，止血生肌。治疝气，偏坠，白浊，淋证，风湿痹痛，跌打损伤，外伤出血，烧、烫伤，疮痈。

【用法用量】9~15g，水煎服。外用鲜品捣烂敷患处。

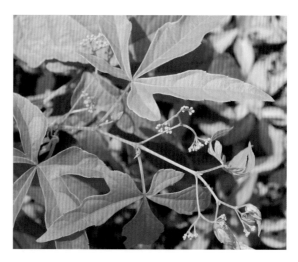

【附方】治外伤出血：绿葡萄、犁头尖各等量，混合研粉撒敷患处。

4.98.4　掌裂蛇葡萄

AMPELOPSIS DELAVAYANAE RADIX

【别名】掌裂草葡萄、金钱吊蛤蟆

【基原】来源于葡萄科 Vitaceae 蛇葡萄属 Ampelopsis 掌裂蛇葡萄 Ampelopsis delavayana（Franch.）Planch. var. glabra（Diels et Gilg.）C. L. Li 的块根入药。

【形态特征】木质藤本，植株光滑无毛。卷须 2~3 叉分枝。叶为 3~5 小叶，中央小叶披针形或椭圆披针形，顶端渐尖，基部近圆形，侧生小叶卵椭圆形或卵状披针形，基部不对称，近截形，边缘有粗锯齿，齿端通常尖细，叶面绿色，嫩时被稀疏柔毛，以后脱落几无毛，背面浅绿色，侧脉 5~7 对，网脉两面均不明显；叶柄长 3~10cm，被稀疏柔毛。多歧聚伞花序与叶对生，花序梗长 2~4cm，被短柔毛；花梗长 1~2.5mm，伏生短柔毛；花蕾卵形，高 1.5~2.5mm，顶端圆形；萼碟形，边缘呈波状浅裂，无毛；花瓣 5 枚，卵椭圆形，高 1.3~2.3mm，外面无毛，雄蕊 5 枚，花药卵圆形，长宽近相等，花盘明显，5 浅裂；子房下部与花盘合生，花柱明显，柱头不明显扩大。果实近球形，直径 0.8cm，有种子 2~3 颗；种子倒卵圆形，顶端近圆形，基部有短喙，种脐在种

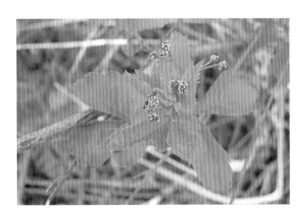

子背面中部向上渐狭呈卵椭圆形，顶端种脊突出，腹部中棱脊突出，两侧洼穴呈沟状楔形，上部宽，斜向上伸展达种子中部以上。

【生境】生于山地坑边、山坡、路旁。

【分布】吉林、辽宁、内蒙古、河北、山东、江苏、山西、陕西、甘肃、四川、广西、江西等地。

【采集加工】夏、秋采收，块根晒干。

【性味归经】味苦、甘，性寒。

【功能主治】清热解毒，化痰。治结核性脑膜炎，痰多胸闷，肠痈，噤口痢，疮痈疔肿，瘰疬，跌打损伤。

【用法用量】9~15g，水煎服。

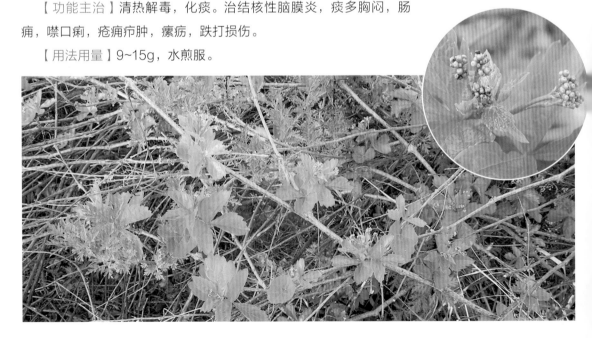

4.98.5 显齿蛇葡萄

AMPELOPSIS GROSSEDENTATAE RADIX ET FOLIUM

【别名】粗齿蛇葡萄、大齿牛果藤、藤茶、大齿蛇葡萄

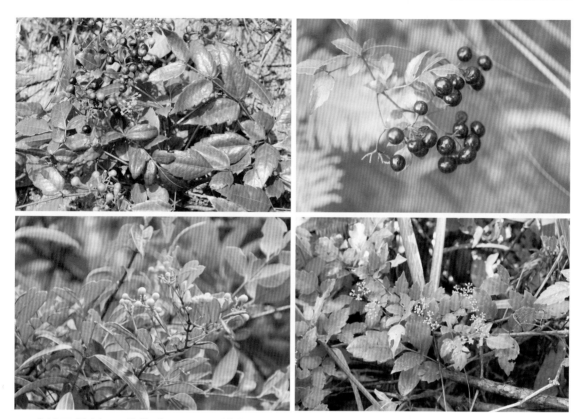

【基原】来源于葡萄科 Vitaceae 蛇葡萄属 Ampelopsis 显齿蛇葡萄 Ampelopsis grossedentata (Hand.-Mazz.) W. T. Wang 的叶和根入药。

【形态特征】木质藤本。叶为 1~2 回羽状复叶，2 回羽状复叶者基部一对为 3 小叶，小叶卵圆形、卵椭圆形或长椭圆形，长 2~5cm，宽 1~2.5cm，顶端急尖或渐尖，基部阔楔形或近圆形，边缘每侧有 2~5 个锯齿，叶面绿色，背面浅绿色，两面均无毛；侧脉 3~5 对，网脉微突出，最后一级网脉不明显；叶柄长 1~2cm，无毛；托叶早落。花序为伞房状多歧聚伞花序，与叶对生；花序梗长 1.5~3.5cm，无毛；花梗长 1.5~2mm，无毛；花蕾卵圆形，高 1.5~2mm，顶端圆形，无毛；萼碟形，边缘波状浅裂，无毛；花瓣 5，卵椭圆形，高 1.2~1.7mm，无毛，雄蕊 5，花药卵圆形，长略甚于宽，花盘发达，波状浅裂；子房下部与花盘合生，花柱钻形，柱头不明显扩大。果近球形，直径 0.6~1cm，有种子 2~4 颗。

【生境】生于海拔 200~1500m 的沟谷林中或山坡灌丛。

【分布】江西、福建、湖北、湖南、广东、广西、贵州、云南。

【采集加工】夏、秋季采收，叶、根晒干。

【性味归经】味甘、淡，性凉。

【功能主治】清热解毒，利湿消肿。治感冒发热，咽喉肿痛，黄疸性肝炎，目赤肿痛，痈肿疮疖。

【用法用量】15~30g，水煎服。

4.98.6 异叶蛇葡萄

AMPELOPSIS HETEROPHYLLAE RADIX

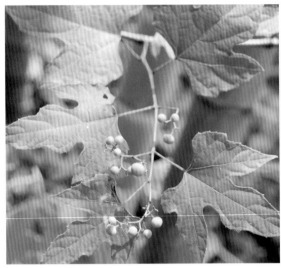
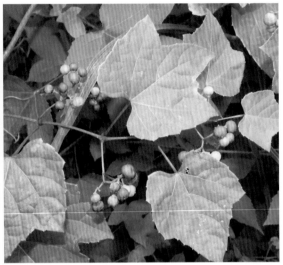

【基原】来源于葡萄科 Vitaceae 蛇葡萄属 Ampelopsis 异叶蛇葡萄 Ampelopsis glandulosa var. heterophylla（thunb.）Momi. 的根皮入药。

【形态特征】木质藤本。卷须 2~3 叉分枝，相隔 2 节间断与叶对生。叶为单叶，心形或卵形，3~5 中裂，常混生有不分裂者，长 3.5~14cm，宽 3~11cm，顶端急尖，基部心形，基缺近呈钝角，稀圆形，边缘有急尖锯齿，叶面绿色，无毛，背面浅绿色，脉上有疏柔毛，基出脉 5，中央脉有侧脉 4~5 对，网脉不明显突出；叶柄长 1~7cm，被疏柔毛；花序梗长 1~2.5cm，被疏柔毛；花梗长 1~3mm，疏生短柔毛；花蕾卵圆形，高 1~2mm，顶端圆形；萼碟形，边缘波状浅齿，外面疏生短柔毛；花瓣 5 片，卵椭圆形，高 0.8~1.8mm，外面几无毛；雄蕊 5 枚，花药长椭圆形，长甚于宽；花盘明显，边缘浅裂；子房下部与花盘合生，花柱明显，基部略粗，柱头不扩大。果实近球形，直径 0.5~0.8cm，有种子 2~4 颗；种子长椭圆形，顶端近圆形，基部有短喙，种脐在种子背面下部向上渐狭呈卵椭圆形，上部背面种脊突出，腹部中棱脊突出，两侧洼穴呈狭椭圆形，从基部向上斜展达种子顶端。

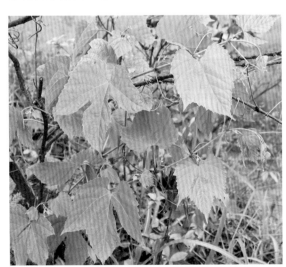

【生境】生于海拔 200m 以上的山地林中。

【分布】江苏、安徽、浙江、湖北、湖南、广东、江西、福建、广西、四川。日本也有分布。

【采集加工】夏、秋季采收，根皮晒干。

【性味归经】味甘、微苦，性寒。

【功能主治】清热，散瘀，通络，解毒。治产后心烦口渴，脚气水肿，跌打损伤，痈肿恶疮，中风半身不遂。

【用法用量】10~30g，水煎服。外用鲜品捣烂敷患处。

4.98.7 光叶蛇葡萄

AMPELOPSIS HETEROPHYLLAE RADIX

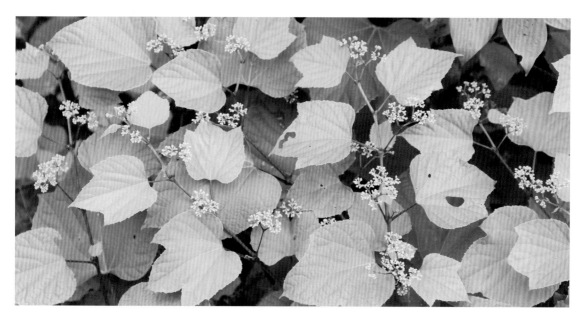

【基原】来源于葡萄科 Vitaceae 蛇葡萄属 *Ampelopsis* 光叶蛇葡萄 *Ampelopsis heterophylla*（Thunb.）Sieb. et Zucc. var. *hancei* Planch. 的根入药。

【形态特征】木质藤本。卷须 2~3 叉分枝，相隔 2 节间断与叶对生。叶为单叶，心形或卵形，3 浅裂，常混生有不分裂者，长 3.5~14cm，宽 3~11cm，顶端急尖，基部心形，基缺近呈钝角，稀圆形，边缘有急尖锯齿，叶面绿色，背面被锈色长柔毛，基出脉 5 条，中央脉有侧脉 4~5 对，网脉不明显突出；叶柄被锈色长柔毛，长 1~7cm；花序梗长 1~2.5cm；花梗和花轴被锈色长柔毛，花梗长 1~3mm；花蕾卵圆形，高 1~2mm，顶端圆形；萼碟形，边缘波状浅齿，生锈色长柔毛；花瓣 5 片，卵椭圆形，高 0.8~1.8mm，被锈色长柔毛；雄蕊 5 枚，花药长椭圆形，长甚于宽；花盘明显，边缘浅裂；子房下部与花盘合生，花柱明显，基部略粗，柱头不扩大。果实近球形，直径 0.5~0.8cm，有种子 2~4 颗；种子长椭圆形，顶端近圆形，基部有短喙，种脐在种子背面下部向上渐狭呈卵椭圆形，上部背面种脊突出，腹部中棱脊突出，两侧洼穴呈狭椭圆形，从基部向上斜展达种子顶端。

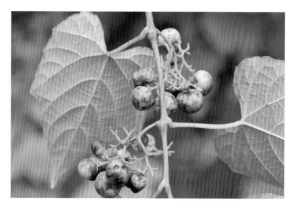

【生境】生于海拔 50~600m 的山地。

【分布】广西、广东、海南、香港、台湾、江西、福建、湖南、江苏、山东、河南、四川、贵州、云南。日本、越南也有分布。

【采集加工】夏、秋季采收，根切段晒干。

【性味归经】味苦，性寒。

【功能主治】清热利湿，解毒消肿。治湿热黄疸，肠炎，痢疾，无名肿毒，跌打损伤。

【用法用量】15~30g，水煎服。外用鲜品捣烂敷患处。

4.98.8 白蔹

AMPELOPSIS RADIX

【别名】山地瓜、野红薯、山葡萄秧、白根、九牛力、五爪藤

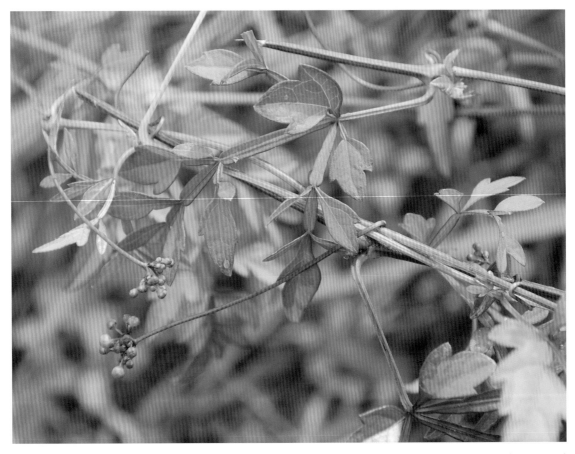

【基原】来源于葡萄科 Vitaceae 蛇葡萄属 Ampelopsis 白蔹 Ampelopsis japonica（Thunb.）Makino 的块根入药。

【植物特征】草质或基部稍木质的攀援藤本。块根粗厚，纺锤状或圆柱形。小枝常带紫色，无毛。叶互生，为掌状 3~5 出复叶，长 6~10cm，宽 7~12cm，叶柄较叶片短；小叶一部分为羽状分裂，一部分为羽状缺刻，裂片卵形或披针形，中间裂片最大，两侧的很小，常不分裂，小叶轴有润翅，裂片和轴间以关节相连。聚伞花序，常与叶对生，总花梗纤细，长 3~8cm，旋卷缠绕于其他物上；花黄绿色，很小，花萼 5 浅裂；花瓣 5 片，卵圆形；雄蕊 5 枚，花药卵圆形，长宽近相等。浆果球形或略呈肾形，长约 6mm，成熟时蓝色或白色，有针孔状凹点。花期 5~6 月；果期 7~9 月。

【生境】生于海拔 100~900m 的山坡、灌丛或草地。

【分布】辽宁、吉林、河北、山西、陕西、江苏、浙江、江西、河南、湖北、湖南、广东、广西、四川。日本也有分布。

【采集加工】春、秋二季采收。挖取块根，除去泥沙及细根，切成纵瓣或斜片，晒干或鲜用。

【药材性状】本品呈长圆形或近纺锤形，长 4~10cm，直径 1~2cm。切面周边常向内卷曲，中部

有一突起的棱线。外皮红棕色或红褐色，有纵横皱纹和横生皮孔，易层层脱落，脱落后呈淡红棕色。斜切片呈卵圆形，长 2.5~5cm，宽 2~3cm，切开面粉白色或淡红棕色，可见放射状纹理，皮部较厚，微翘起或略弯曲。体轻，易折断，折断时散出粉尘。气微，味甘。以块大、断面色粉白、粉质足者为佳。

【性味归经】味苦，性微寒。归心、胃经。

【功能主治】清热解毒，消痈散结，敛疮生肌。治痈疽发背，赤白带下，痔漏。外用治疮疖肿毒，淋巴结结核，跌打损伤，烧、烫伤。

【用法用量】4.5~9g，水煎服。外用适量，鲜品捣烂或干品研末调敷患处。

【注意】脾胃虚寒及无实火者忌服；孕妇慎用；不宜与乌头类药材同用。

【附方】① 治烧、烫伤：白蔹、地榆各等量，研细末，香油调敷患处。

② 治湿热白带：白蔹、苍术各 6g，研细末，每服 3g，每日 2 次。

③ 治扭挫伤：鲜白蔹、食盐各适量，鲜品捣烂如泥，外敷伤处。

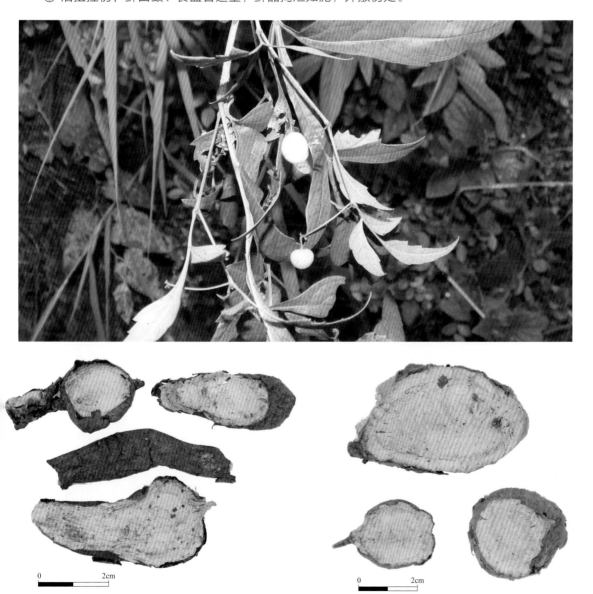

4.98.9 乌蔹莓

CAYRATIAE JAPONICAE HERBA

【别名】母猪藤、红母猪藤、五爪龙、五叶藤、地五加、五龙草

　　【基原】来源于葡萄科 Vitaceae 乌蔹莓属 *Cayratia* 乌蔹莓 *Cayratia japonica*（Thunb.）Gagnep. 的全株入药。

　　【形态特征】草质藤本。卷须 2~3 叉分枝。叶为鸟足状 5 小叶，中央小叶长椭圆形或椭圆披针形，长 2.5~4.5cm，宽 1.5~4.5cm，顶端急尖或渐尖，基部楔形，侧生小叶椭圆形或长椭圆形，长 1~7cm，宽 0.5~3.5cm，顶端急尖或圆形，基部楔形或近圆形，边缘每侧有 6~15 个锯齿，叶面绿色，无毛，背面浅绿色，无毛或微被毛；侧脉 5~9 对，网脉不明显；叶柄长 1.5~10cm，中央小叶柄长 0.5~2.5cm，侧生小叶无柄或有短柄，侧生小叶总柄长 0.5~1.5cm，无毛或微被毛；托叶早落。花序腋生，复二歧聚伞花序；花序梗长 1~13cm，无毛或微被毛；花梗长 1~2mm，几

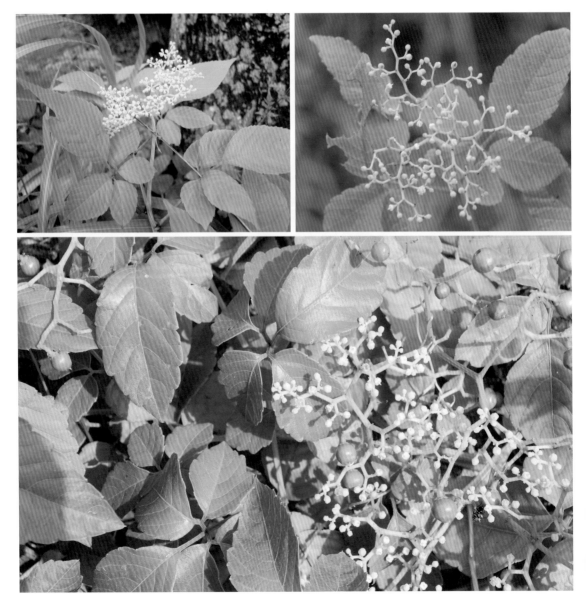

无毛；花蕾卵圆形，高 1~2mm，顶端圆形；萼碟形，边缘全缘或波状浅裂；花瓣 4 片，三角状卵圆形，高 1~1.5mm，外面被乳突状毛；雄蕊 4，花药卵圆形，长宽近相等；花盘发达，4 浅裂；子房下部与花盘合生，花柱短，柱头微扩大。果实近球形，直径约 1cm，有种子 2~4 颗。

【生境】生于山坡、路旁草丛或灌丛中。

【分布】陕西、河南、山东、安徽、江苏、浙江、湖北、湖南、福建、台湾、广东、香港、广西、海南、四川、贵州、云南。日本、菲律宾、越南、缅甸、印度、印度尼西亚和澳大利亚也有分布。

【采集加工】夏、秋季采收，全株晒干。

【性味归经】味酸、苦，性寒。

【功能主治】解毒消肿，活血散瘀，利尿，止血。治咽喉肿痛，目翳，咯血，血尿，痢疾。外用治痈肿，丹毒，腮腺炎，跌打损伤，毒蛇咬伤。

【用法用量】15~30g，水煎服。外用适量，研末调敷或取汁涂患处。

【附方】① 治痈肿、丹毒：乌蔹莓叶或根，研成极细末，加凡士林调成 20% 的软膏，外敷患处。

② 治毒蛇咬伤：乌蔹莓、野刺苋、苍耳草、铁苋、牛膝、天名精、半枝莲，均用鲜草适量。将上药榨汁 100ml，加雄黄 0.3~0.6g 搅拌，再加红糖调服，药渣外敷。重症者可服 2 次，一般服 1 次。

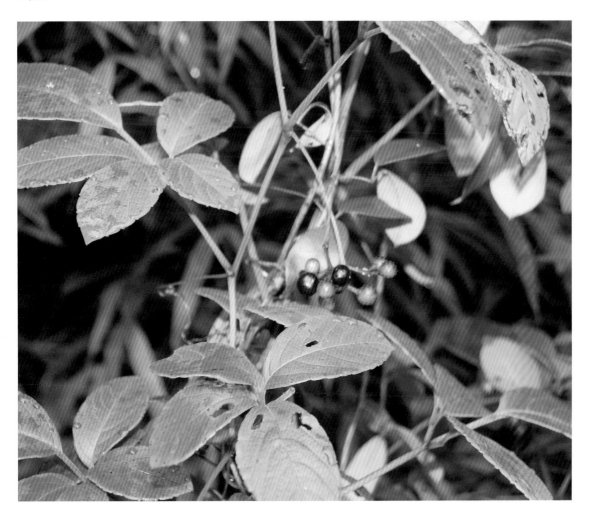

4.98.10　大叶乌蔹莓

CAYRATIAE OLIGOCARPAE RADIX

【别名】华中乌蔹莓

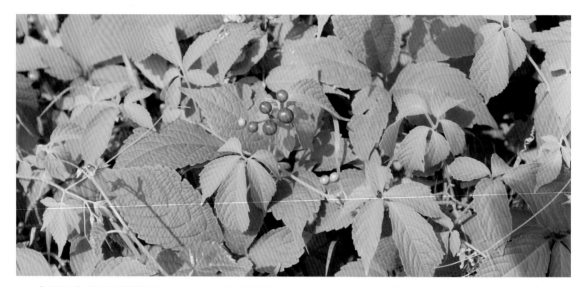

【基原】来源于葡萄科 Vitaceae 乌蔹莓属 *Cayratia* 大叶乌蔹莓 *Cayratia oligocarpa*（Levl. et Vant.）Gagnep. 的根和叶入药。

【形态特征】草质藤本。卷须 2 叉分枝。叶为鸟足状 5 小叶，中央小叶长椭圆披针形，长 4.5~10cm，宽 2.5~5cm，顶端尾状渐尖，基部楔形，边缘有锯齿，侧生小叶卵椭圆形或卵圆形，长 3.5~7cm，宽 1.3~3.5cm，顶端急尖或渐尖，基部楔形或近圆形，边缘每侧有锯齿，叶面绿色，伏生疏柔毛或近无毛，背面浅绿褐色，密被节状毛，在中脉上毛平展；侧脉 4~9 对；叶柄长 2.5~7cm，中央小叶柄长 1.5~3cm，侧生小叶柄长 0.5~1.5cm，密被褐色节状长柔毛。花序腋生，复二歧聚伞花序；花序梗长 1~4.5cm，密被褐色节状长柔毛；花梗长 1.5~2mm，密被褐色节状长柔毛；花蕾卵圆形，高 1.5~2mm，顶端截圆形；萼浅碟形，萼齿不明显，外面被褐色节状毛；花瓣 4 片，卵圆形，高 1~1.5mm，外面被节状毛；雄蕊 4 枚，花药卵圆形，长宽近相等；花盘发达，4 浅裂，子房下部与花盘合生，花柱细小，柱头略为扩大。果近球形，直径 0.8~1cm，有种子 2~4 颗。

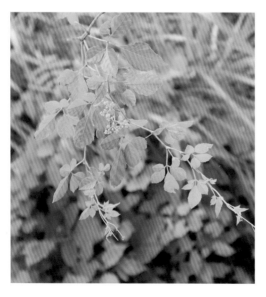

【生境】生于路旁、山谷、林缘。

【分布】山东、江苏、浙江、江西、湖南、福建。

【采集加工】夏、秋季采收，根、叶晒干。

【性味归经】味微苦，性平。

【功能主治】祛风除湿，通络止痛。治风湿痹痛，牙痛，无名肿毒。

【用法用量】15~30g，水煎服。外用鲜品捣烂敷患处。

4.98.11 苦郎藤

CISSI ASSAMICAE RADIX

【别名】风叶藤、毛叶白粉藤、左爬藤、葫芦叶、粗壳藤、左边藤

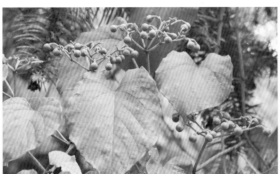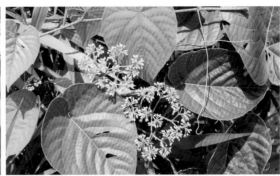

【基原】来源于葡萄科 Vitaceae 白粉藤属 Cissus 苦郎藤 Cissus assamica（Laws.）Craib 的根入药。

【形态特征】木质藤本。叶阔心形或心状卵圆形，长 5~7cm，宽 4~14cm，顶端短尾尖或急尖，基部心形，基缺呈圆形或张开成钝角，边缘每侧有 20~44 尖锐锯齿，叶面绿色，无毛，背面浅绿色，脉上伏生丁字着毛或脱落几无毛，干时上面颜色较深；5 基出脉，中脉有侧脉 4~6 对，网脉下面较明显；叶柄长 2~9cm，伏生稀疏丁字着毛或近无毛；托叶草质，卵圆形，长约 3mm，宽 2~2.5mm，顶端圆钝，几无毛。花序与叶对生，二级分枝集生成伞形；花序梗长 2~2.5cm，被稀疏丁字着毛或近无毛；花梗长约 2.5mm，伏生稀疏丁字着毛；花蕾卵圆形，高 2~3mm，顶端钝；萼碟形，边缘全缘或呈波状，近无毛；4 花瓣，三角状卵形，高 1.5~2mm，无毛；雄蕊 4 枚，花药卵圆形，长宽近相等；花盘明显，4 裂；子房下部与花盘合生，花柱钻形，柱头微扩大。果实倒卵圆形，成熟时紫黑色，长 0.7~1cm，宽 0.6~0.7cm，有种子 1 颗。

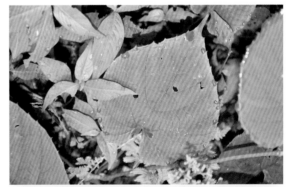

【生境】生于低海拔至中海拔的密林或疏林及溪边。

【分布】海南、广东、江西、福建、湖南、广西、四川、贵州、云南、西藏。越南、柬埔寨、泰国和印度也有分布。

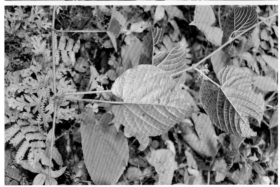

【采集加工】夏、秋季采收，根晒干。

【性味归经】味淡、微涩，性平。

【功能主治】拔脓消肿，散瘀止痛。治跌打损伤，扭伤，风湿性关节痛，骨折，痈疮肿毒。

【用法用量】6~9g，水煎服。外用鲜品适量捣烂敷患处。

【注意】孕妇忌服。

4.98.12 翅茎白粉藤

CISSI HEXANGULARIS CAULIS

【别名】六方藤、六棱粉藤、方茎宽筋藤

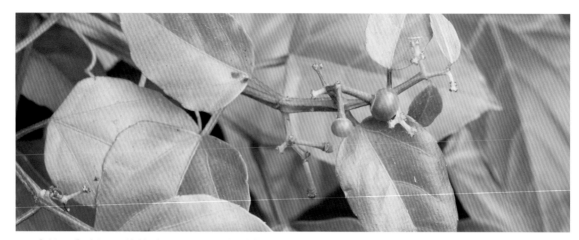

【基原】来源于葡萄科 Vitaceae 白粉藤属 Cissus 翅茎白粉藤 Cissus hexangularis Thorel ex Planch. 的藤茎入药。

【形态特征】木质藤本。小枝近圆柱形，具 6 翅棱，翅棱间有纵棱纹。卷须不分枝，相隔 2 节间断与叶对生。叶卵状三角形，长 6~10cm，宽 4~8cm，顶端骤尾尖，基部截形或近截形，边缘有 5~8 个细牙齿，有时齿不明显，叶面绿色，背面浅绿色，两面均无毛；基出脉通常 3 条，中脉有侧脉 3~4 对，网脉两面不明显；叶柄长 1.5~5cm，无毛；托叶早落。花序为复二歧聚伞花序，顶生或与叶对生；花序梗长 2~4.5cm，无毛；花梗长 0.3~1mm，被乳头状腺毛；花蕾锥形，高 4~8mm，顶端圆钝；萼碟形，边缘全缘，无毛；花瓣 4 片，三角状长圆形，高 2.5~6mm，无毛；雄蕊 4 枚；花盘显著，4 浅裂；子房下部与花盘合生，花柱钻形，柱头略微扩大。果实近球形，直径 0.8~1cm，有种子 1 颗，稀 2 颗；种子近倒卵圆形，顶端圆形，基部有短喙，种脐在种子背面基部与种脊外形无异，棱脊突出，腹部中棱脊微突出，两侧洼穴极短。花期 9~11 月；果期 12 月至翌年 2 月。

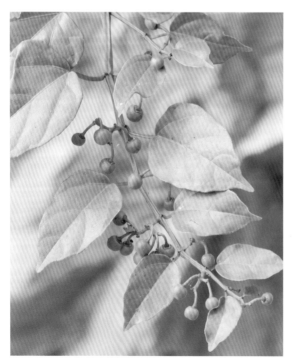

【生境】生于海拔 50~400m 的溪边林中。

【分布】福建、广东、广西、海南。越南也有分布。

【采集加工】夏、秋季采收，藤茎晒干。

【性味归经】味微苦，性凉。

【功能主治】祛风活络，散瘀活血。治风湿性关节痛，腰肌劳损，跌打损伤。

【用法用量】15~30g，水煎服。

4.98.13 四方藤

CISSI KERRII CAULIS

【别名】鸡心藤、方藤、红四方藤、翼枝白粉藤

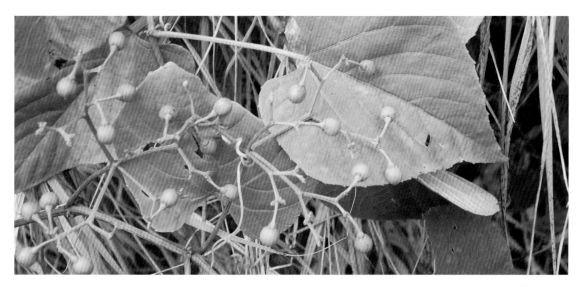

【基原】来源于葡萄科 Vitaceae 白粉藤属 *Cissus* 四方藤 *Cissus kerrii* Craib [*C. modeccoides* var. *kerrii* Craib] 的茎入药。

【形态特征】藤本。小枝钝 4 棱形。卷须不分枝，相隔 2 节间断与叶对生。叶心形，长 5~11cm，宽 4~8cm，顶端渐尖，基部心形，边缘每侧有 18~32 个细锯齿，叶面绿色，背面浅绿色，两面无毛；5 基出脉，有时侧出脉基部合生，中脉有侧脉 3~4 对，网脉不明显；叶柄长 1.5~7.5cm，无毛；托叶膜质，淡褐色，卵圆形，长 3~4mm，宽 1.5~2mm，无毛。花序顶生或与叶对生，二级分枝通常 3，集生成伞形花序；花序梗长 0.7~2cm，无毛；花梗长 2~4mm，无毛；花蕾卵圆形，高 1~1.5mm，顶端圆形；萼碟形，边缘全缘，无毛；花瓣 4 片，椭圆形，高 0.7~1.2mm，无毛；雄蕊 4 枚，花药卵圆形，长宽近相等；花盘明显，波状 4 浅裂；子房下部与花盘合生，花柱钻形，柱头微扩大。果实近球形，直径约 1cm，有种子 1 颗；种子椭圆形，顶端圆形，基部有短喙，种脐在种子背面基部与种脊无异，种脊突出，腹面中棱脊突出，腹侧基部两侧凹陷为种子之洼穴。

【生境】生于田边、草坡、灌丛和林中。

【分布】福建、台湾、广东、广西、海南、云南。印度、越南、泰国、印度尼西亚和澳大利亚也有分布。

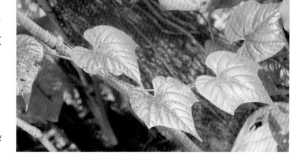

【采集加工】夏、秋季采收，茎切段晒干。

【性味归经】味苦，性寒。

【功能主治】清热利湿，解毒消肿。治湿热痢疾，痈肿疔疮，湿疹瘙痒，毒蛇咬伤。

【用法用量】9~15g，水煎服。外用鲜品捣烂敷患处。

4.98.14　白粉藤

CISSI REPENTIS HERBA

【别名】白薯藤、独脚乌桕

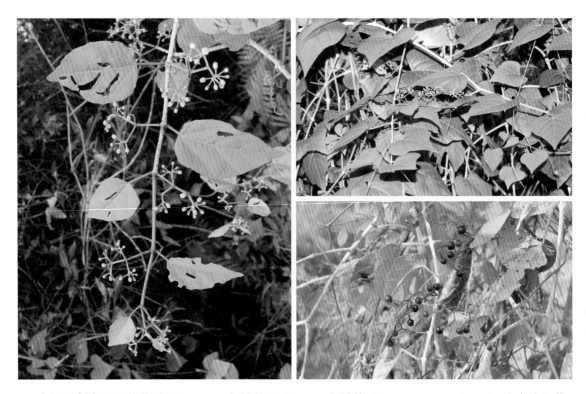

【基原】来源于葡萄科 Vitaceae 白粉藤属 Cissus 白粉藤 Cissus repens Lamk. 的全株入药。

【形态特征】草质藤本。小枝圆柱形，常被白粉，无毛。叶心状卵圆形，长 5~13cm，宽 4~9cm，顶端急尖或渐尖，基部心形，边缘每侧有 9~12 个细锐锯齿，上面绿色，下面浅绿色，两面均无毛；基出脉 3~5，中脉有侧脉 3~4 对，网脉不明显；叶柄长 2.5~7cm，无毛；托叶褐色，膜质，肾形，长 5~6cm，宽 2~3cm，无毛。花序顶生或与叶对生，二级分枝 4~5 集生成伞形；花序梗长 1~3cm，无毛；花梗长 2~4mm，几无毛；花蕾卵圆形，高约 4mm，顶端圆钝；萼杯形，边缘全缘或呈波状，无毛；花瓣 4，卵状三角形，高约 3mm，无毛；雄蕊 4，花药卵椭圆形，长略甚于宽或长宽近相等；花盘明显，微 4 裂；子房下部与花盘合生，花柱近钻形，柱头不明显扩大。果实倒卵圆形，长 0.8~1.2cm，宽 0.4~0.8cm，有种子 1 颗，种子倒卵圆形，顶端圆形，基部有短喙，表面有稀疏突出棱纹，种脐在种子背面下面 1/4 处与种脊无异，种脊突出。

【生境】生于山坡、旷地或沿河两岸的灌木丛中。

【分布】香港、广东、海南、福建、广西、云南、贵州。越南、菲律宾、马来西亚和澳大利亚也有分布。

【采集加工】夏、秋采收，全株晒干。

【性味归经】味苦，性寒；有毒。

【功能主治】治跌打肿痛、无名肿毒、疔疮、毒蛇咬伤、痰火瘰疬、肾炎、痢疾等。

【用法用量】9~15g，水煎服。外用鲜品捣烂敷患处。

4.98.15　四棱白粉藤

CISSI SUBTETRAGONAE RADIX

【基原】来源于葡萄科 Vitaceae 白粉藤属 Cissus 四棱白粉藤 Cissus subtetragona Planch. 的根入药。

【形态特征】木质藤本。小枝近圆柱形，上部近方形。卷须不分枝，相隔 2 节间断与叶对生。叶长椭圆形或三角状长椭圆形，长 6~19cm，宽 2~7cm，顶端渐尖或短尾尖，基部近截形，边缘每侧有 5~11 个细牙齿，上面绿色，下面浅绿色，两面均无毛；基出脉 3，中脉有侧脉 4~6 对，网脉不明显；叶柄长 0.8~3.5cm，无毛；托叶早落。花序顶生或与叶对生，复二歧聚伞花序；花序梗长 1~3cm，无毛或微被乳突状毛；花梗长 3~10mm，几无毛；花蕾锥状椭圆形，高 3~4mm，顶端钝；萼杯形，全缘，外面无毛；花瓣 4 片，三角状长圆形，高 2~3mm，无毛；雄蕊 4 枚，花药卵椭圆形；花盘明显，4 裂；子房下部与花盘合生，花柱钻形，柱头微扩大。果实近球形，直径 0.8~1.2cm，有种子 1 颗。

【生境】生于海拔 50~1300m 的山谷林中或山坡灌丛。

【分布】广东、广西、海南、云南。老挝和越南也有分布。

【采集加工】全年可采，根晒干备用。

【性味归经】味微辛，性平；有小毒。

【功能主治】化痰散结，消肿解毒，祛风活络。治颈淋巴结结核，扭伤骨折，腰肌劳损，风湿骨痛，坐骨神经痛，疮疡肿毒，毒蛇咬伤。

【用法用量】10~15g。外用适量鲜品捣烂敷患处。

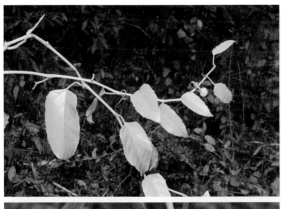

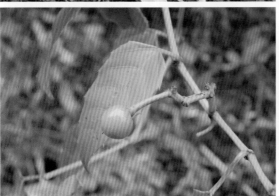

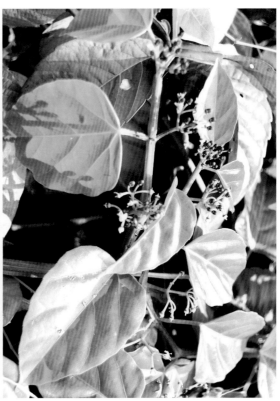

4.98.16 异叶爬山虎

PARTHENOCISSI DALZIELII RADIX SEU CAULIS

【别名】异叶地锦、吊岩风、爬山虎、三叶爬山虎、上树蛇

【基原】来源于葡萄科 Vitaceae 地锦属 *Parthenocissus* 异叶爬山虎 *Parthenocissus dalzielii* Gagnep. [*P. heterophylla*（Bl.）Merr.] 全株入药。

【形态特征】木质藤本。卷须总状 5~8 分枝。两型叶，着生在短枝上常为 3 小叶，较小的单叶，单叶叶片卵圆形，长 3~7cm，宽 2~5cm，顶端急尖或渐尖，基部心形或微心形，边缘有 4~5 个细牙齿，3 小叶者，中央小叶长椭圆形，长 6~21cm，宽 3~8cm，顶端渐尖，基部楔形，边缘在中部以上有 3~8 个细牙齿，侧生小叶卵椭圆形，长 5.5~19cm，宽 3~7.5cm，最宽处在下部，顶端渐尖，基部极不对称，近圆形，外侧边缘有 5~8 个细牙齿，内侧边缘锯齿状；单叶 3~5 基出脉，侧脉 2~3 对，3 小叶者侧脉 5~6 对，网脉两面微突出，无毛；叶柄长 5~20cm。花序假顶生于短枝顶端，基部有分枝，形成多歧聚伞花序，长 3~12cm；花序梗长 0~3cm，无毛；小苞片卵形，长 1.5~2mm，宽 1~2mm，顶端急尖，无毛；花梗长 1~2mm，无毛；花蕾高 2~3mm，顶端圆形；萼碟形；花瓣 4 片，倒卵椭圆形，高 1.5~2.7mm，无毛；雄蕊 5 枚；子房近球形。果实近球形，直径 0.8~1cm，成熟时紫黑色。

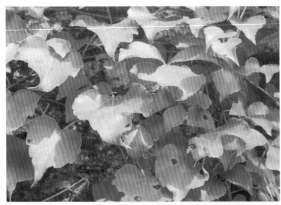

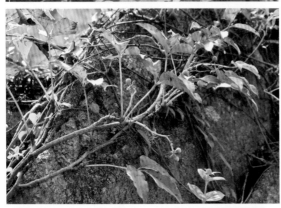

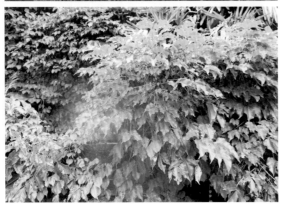

【生境】生于山地林中或岩石上，常攀附于墙壁或树干上。

【分布】安徽、浙江、福建、江西、广西、广东、海南、湖南、湖北、四川、云南、贵州等地。

【采集加工】夏、秋采收，将全株晒干。

【性味归经】味酸、涩，性温。

【功能主治】祛风活络，活血止痛。治风湿筋骨痛，赤白带下，产后腹痛。外用治骨折，跌打肿痛，疮疖。

【用法用量】9~15g，水煎服。外用煎水洗患处，或捣烂拌酒糟，烘热敷患处。

【附方】① 治骨折：异叶爬山虎根皮、倒触伞根皮、白蜡树根皮各等份。捣烂拌酒糟，手法复位后，炒热敷伤处。

② 治疮疖：异叶爬山虎根皮、苦参各适量。捣烂拌酒糟，烘热敷患处。

4.98.17　绿叶爬山虎

PARTHENOCISSI LAETEVIRENTIS CAULIS

【别名】大绿藤、绿叶地锦、青龙藤、五盘藤、五叶壁藤

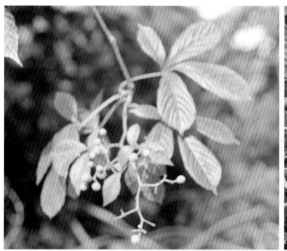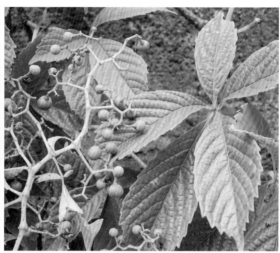

【基原】来源于葡萄科 Vitaceae 地锦属 *Parthenocissus* 绿叶爬山虎 *Parthenocissus laetevirens* Rehd. 的藤茎入药。

【形态特征】木质藤本。卷须总状 5~10 分枝。叶为掌状 5 小叶，小叶倒卵长椭圆形或倒卵状披针形，长 2~12cm，宽 1~5cm，最宽处在近中部或中部以上，顶端急尖或渐尖，基部楔形，边缘上半部有 5~12 齿，叶面深绿色，无毛，显著呈泡状隆起，背面浅绿色，在脉上被短柔毛；侧脉 4~9 对；叶柄长 2~6cm，被短柔毛，小叶有短柄或几无柄。多歧聚伞花序圆锥状，长 6~15cm，中轴明显，假顶生，花序中常有退化小叶；花序梗长 0.5~4cm，被短柔毛；花梗长 2~3mm，无毛；花蕾椭圆形或微呈倒卵椭圆形，高 2~3mm，顶端圆形；萼碟形，边缘全缘，无毛；花瓣 5 片，椭圆形，高 1.6~2.6mm，无毛；雄蕊 5 枚，花丝长 1.4~2.4mm，无毛，花药长椭圆形，长 1.6~2.6mm；花盘不明显；子房近球形，花柱明显，基部略粗，柱头不明显扩大。果实球形，直径 0.6~0.8cm，有种子 1~4 颗。

【生境】生于海拔 140~1100m 的山谷、山坡灌丛，攀援树上或岩石壁上。

【分布】河南、安徽、江西、江苏、浙江、湖北、湖南、福建、广西、广东。

【采集加工】夏、秋采收，藤茎鲜用。

【性味归经】味辛，性温。

【功能主治】舒筋活络，消肿散瘀，续筋接骨。治荨麻疹，湿疹，过敏性皮炎，骨折筋伤，跌打扭伤。

【用法用量】外用鲜品捣烂敷患处或煎水洗患处。

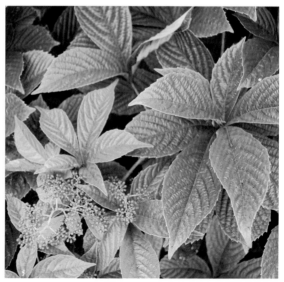

4.98.18　五叶地锦

PARTHENOCISSAE QUINQUEFOLIAE RADIX SEU CAULIS

【别名】五叶爬山虎

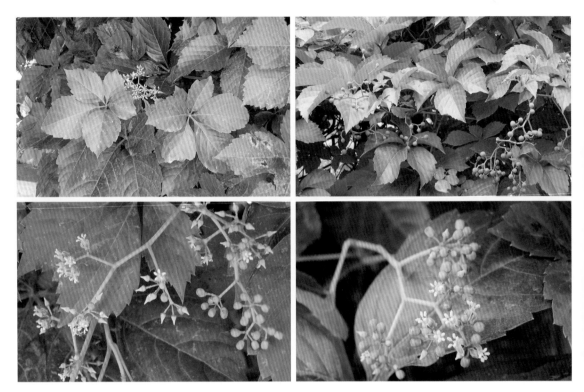

【基原】来源于葡萄科 Vitaceae 地锦属 *Parthenocissus* 五叶地锦 *Parthenocissus quinquefolia*（L.）Planch. 的全株入药。

【形态特征】木质藤本。卷须总状 5~9 分枝。叶为掌状 5 小叶，小叶倒卵圆形、倒卵椭圆形或外侧小叶椭圆形，长 5.5~15cm，宽 3~9cm，最宽处在上部或外侧，小叶最宽处在近中部，顶端短尾尖，基部楔形或阔楔形，边缘有粗锯齿，叶面绿色，背面浅绿色，两面均无毛或下面脉上微被疏柔毛；侧脉 5~7 对；叶柄长 5~14.5cm，无毛，小叶有短柄或几无柄。花序假顶生形成主轴明显的圆锥状多歧聚伞花序，长 8~20cm；花序梗长 3~5cm，无毛；花梗长 1.5~2.5mm，无毛；花蕾椭圆形，高 2~3mm，顶端圆形；萼碟形，边缘全缘，无毛；花瓣 5 片，长椭圆形，高 1.7~2.7mm，无毛；雄蕊 5 枚，花丝长 0.6~0.8mm，花药长椭圆形，长 1.2~1.8mm；花盘不明显；子房卵锥形，渐狭至花柱，或后期花柱基部略微缩小，柱头不扩大。果实球形，直径 1~1.2cm，有种子 1~4 颗。

【生境】生于山谷、林缘。

【分布】东北至华南各地。日本、朝鲜也有分布。

【采集加工】夏、秋季采收，全株切段晒干。

【性味归经】味涩，性温。

【功能主治】祛风湿，通经络。治风湿痹痛。

【用法用量】15~30g，水煎服。

4.98.19　地锦

PARTHENOCISSAE TRICUSPIDATAE RADIX ET CAULIS

【别名】地噤、常春藤、爬墙虎、红葡萄藤、红葛、爬山虎、大风藤、过风藤、三角枫藤、蝙蝠藤、爬岩虎、野枫藤、日光子、枫藤、爬龙藤、野葡萄、腹水藤、三叶茄、风藤、石壁藤

【基原】来源于葡萄科 Vitaceae 爬山虎属 Parthenocissus 爬山虎 Parthenocissus tricuspidata （Sieb. et Zucc.）Planch. 的藤茎或根入药。

【形态特征】落叶藤本。枝条粗壮，卷须短，多分枝，顶端具黏性吸盘。叶阔卵形，长10~20cm，宽8~17cm，中部以上较宽，顶端通常3裂，基部呈心形；幼苗或下部枝上的叶较小，且分成3小叶，均有小叶柄，中间小叶倒卵形，两侧小斜卵形；叶片边缘具粗锯齿，齿端尖锐，上面深绿色，有光泽，无毛，下面淡绿色，脉上有柔毛；叶柄长8~22cm。聚伞花序通常着生于两叶间的短枝上，长4~8cm；花萼小；花瓣5；雄蕊5，花盘与子房贴生；子房上位，2室。每室含胚珠2枚，花柱单一，甚短，柱头头状。浆果蓝黑色，球形，径6~8mm。花期6月；果期9月。

【生境】多生于攀援墙壁及岩石上。

【分布】河北、山东、河南、陕西、甘肃、山西、江苏、浙江、江西、湖南、湖北、广东等地。日本、朝鲜也有分布。

【采集加工】秋季采收，去掉叶片，切段晒干，或鲜用。

【性味归经】味甘，性温。

【功能主治】活血，祛风，止痛。治产后血瘀，腹中有块，赤白带下，风湿筋骨疼痛，偏头痛。

【用法用量】20~50g，水煎服。

【附方】① 治风湿性关节炎：爬山虎藤茎或根50g，石吊兰50g。炖猪脚爪连服3~4次。或爬山虎藤茎、卫矛、高粱根各50g。水煎。用黄酒冲服。

② 治关节炎：爬山虎藤100g，山豆根100g，锦鸡儿根100g，茜草根100g。水煎服。

③ 治半身不遂：爬山虎藤25g，锦鸡儿根100g，大血藤根25g，千斤拔根50g，冰糖少许。水煎服。

④ 治偏头痛、筋骨痛：爬山虎藤50g，当归15g，川芎10g，大枣三枚。水煎服。

⑤ 治偏头痛：爬山虎根50g，防风15g，川芎10g。水煎服，连服3~4剂。

⑥ 治便血：爬山虎藤茎、黄酒各500g，加适量水煎，一天服四次，分两天服完。

⑦ 治疖子、损伤：鲜爬山虎根捣烂，和酒酿拌匀敷患处；另取25~50g，水煎服。

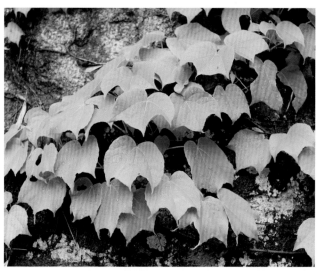

4.98.20　三叶崖爬藤

TETRASTIGMATIS HEMSLEYANI HERBA

【别名】三叶扁藤、丝线吊金钟、三叶青、小扁藤、骨碎藤

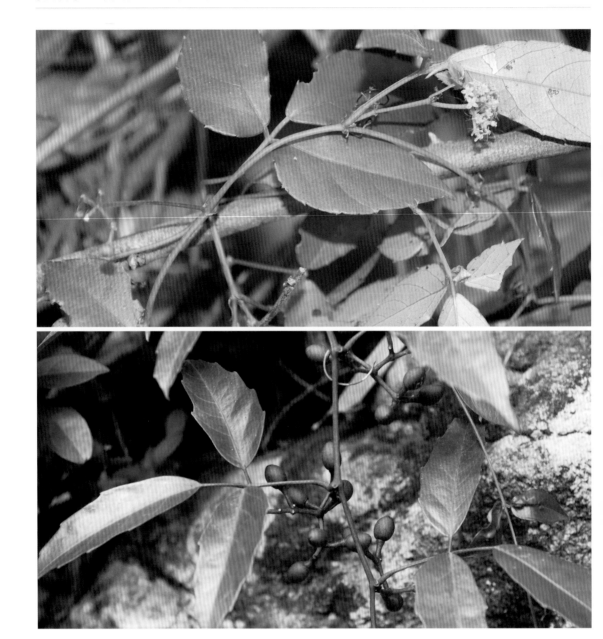

　　【基原】来源于葡萄科 Vitaceae 崖爬藤属 *Tetrastigma* 三叶崖爬藤 *Tetrastigma hemsleyanum* Diels et Gilg 的全株入药。

　　【形态特征】草质藤本。叶为 3 小叶，小叶披针形、长椭圆披针形或卵状披针形，长 3~10cm，宽 1.5~3cm，顶端渐尖，稀急尖，基部楔形或圆形，侧生小叶基部不对称，近圆形，边缘每侧有 4~6 锯齿，叶面绿色，背面浅绿色，两面均无毛；侧脉 5~6 对；叶柄长 2~7.5cm，中央小叶柄长 0.5~1.8cm，侧生小叶柄较短，长 0.3~0.5cm，无毛或被疏柔毛。花序腋生，长 1~5cm，比叶柄短、近等长或较叶柄长，下部有节，节上有苞片，或假顶生而基部无节和苞片，二级分枝

通常 4 条，集生成伞形，花二歧状着生在分枝末端；花序梗长 1.2~2.5cm，被短柔毛；花梗长 1~2.5mm，通常被灰色短柔毛；花蕾卵圆形，高 1.5~2mm，顶端圆形；萼碟形，萼齿细小，卵状三角形；花瓣 4 片，卵圆形，高 1.3~1.8mm，顶端有小角，外展，无毛；雄蕊 4 枚，花药黄色；花盘明显，4 浅裂；子房陷在花盘中呈短圆锥状，花柱短，柱头 4 裂。果实近球形或倒卵球形，直径约 0.6cm，有种子 1 颗。

【生境】生于海拔 300~1300m 以上的山坡灌丛、林谷岩石缝中。

【分布】香港、广东、海南、江西、福建、台湾、湖南、湖北、江苏、浙江、广西、云南、四川、贵州、西藏。

【采集加工】夏、秋季采收，全株晒干。

【性味归经】味苦，性平。

【功能主治】清热解毒，祛风化痰，活血止痛。治白喉，小儿高热惊厥，肝炎，痢疾。外用治毒蛇咬伤，扁桃体炎，淋巴结结核，子宫颈炎，蜂窝织炎，跌打损伤。

【用法用量】9~15g，水煎服。外用适量，以酒或水磨搽患处。

【附方】① 治小儿高热：三叶崖爬藤块根、射干、仙鹤草各 15g，白头翁 6g，钩藤 3g。水煎服，每日 1 剂。

② 治病毒性脑膜炎：三叶崖爬藤块根 15g（儿童 9g）。水煎服，每日 1 剂。

③ 治慢性迁延性肝炎：三叶青注射剂，每次肌注 2~4ml，每日 2 次。20~40 天为一个疗程。

④ 治蜂窝织炎、扁桃体炎、淋巴结结核：三叶崖爬藤块根，用酒磨成糊状涂搽患处，每日 2~3 次。

⑤ 治扭挫伤：三叶崖爬藤、酢浆草、香附子各适量，捣烂加热外敷。

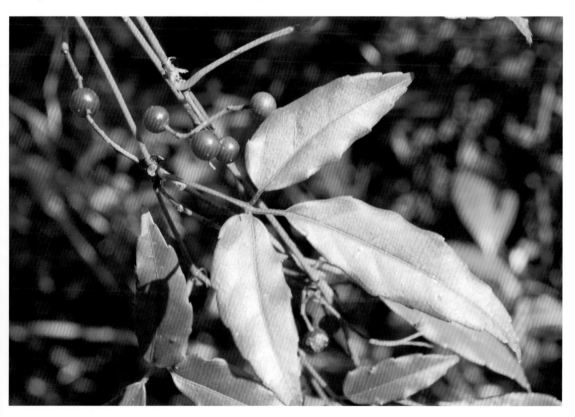

4.98.21　扁担藤

TETRASTIGMATIS PLANICAULIS CAULIS ET RADIX

【别名】扁藤、大芦藤、铁带藤、扁茎崖爬藤、过江扁龙

【基原】来源于葡萄科 Vitaceae 扁担藤属 *Tetrastigma* 扁担藤 *Tetrastigma planicaule* (Hook.) Gagnep. 全株入药。

【形态特征】木质大藤本，茎扁压，深褐色。叶为掌状 5 小叶，小叶长圆状披针形、披针形、卵状披针形，长 7~16cm，宽 3~6cm，顶端渐尖或急尖，基部楔形，边缘每侧有 5~9 个锯齿，叶面绿色，背面浅绿色，两面无毛；侧脉 5~6 对；叶柄长 3~11cm，无毛，小叶柄长 0.5~3cm，中央小叶柄比侧生小叶柄长 2~4 倍，无毛。花序腋生，长 15~17cm，下部有节，节上有褐色苞片，二级和三级分枝 4（3），集生成伞形；花序梗长 3~4cm，无毛；花梗长 3~10mm，无毛或疏被短柔毛；花蕾卵圆形，高 2.5~3mm，顶端圆钝；萼浅碟形，齿不明显，外面被乳突状毛；花瓣 4 片，卵状三角形，高 2~2.5mm，顶端呈风帽状，外面顶部疏被乳突状毛；

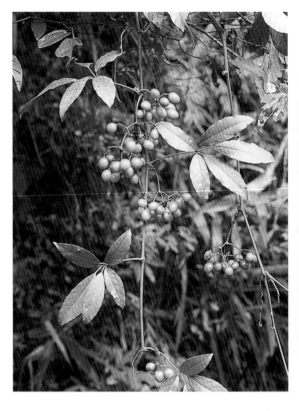

雄蕊 4 枚，花丝丝状，花药黄色，卵圆形，在雌花内雄蕊显著短；花盘明显，4 浅裂，在雌花内不明显且呈环状，子房阔圆锥形，花柱不明显，柱头 4 裂，裂片外折。果实近球

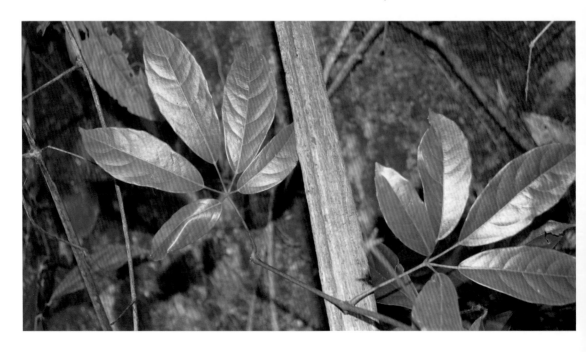

形，直径 2~3cm，多肉质，有种子 1~2（3）颗。

【生境】生于海拔 100m 以上的山谷林中或山坡岩石缝中。

【分布】香港、广东、海南、福建、广西、贵州、云南、西藏。老挝、越南、印度和斯里兰卡也有分布。

【采集加工】夏、秋采收，全株晒干。

【性味归经】味辛、涩，性温。

【功能主治】祛风除湿，舒筋活络。治风湿骨痛，腰肌劳损，跌打损伤，半身不遂。

【用法用量】30~45g，水煎服或浸酒服。

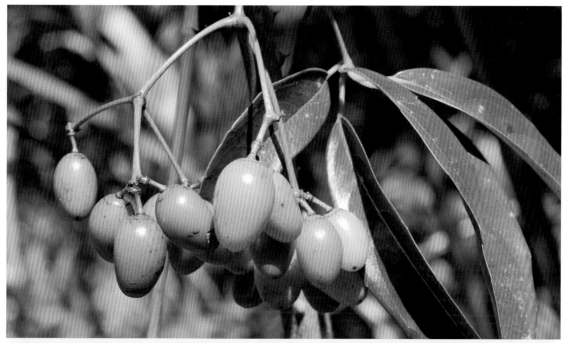

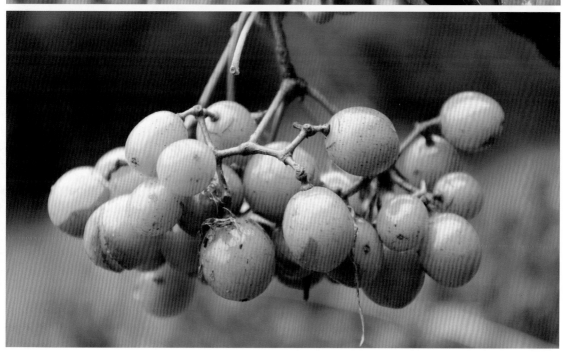

4.98.22　小果野葡萄

VITIS BALANSANAE RADIX

【别名】小葡萄、葡萄血藤、野葡萄、大血藤、山菩提

【基原】来源于葡萄科 Vitaceae 葡萄属 Vitis 小果野葡萄 Vitis balansana Planch. 的根皮和叶入药。

【形态特征】木质藤本。卷须2叉分枝。叶心状卵圆形或阔卵形，长4~14cm，宽3.5~9.5cm，顶端急尖或短尾尖，基部心形，边缘每侧有细牙齿16~22个，微呈波状，叶面绿色，初时疏被蛛丝状茸毛，以后脱落无毛；基生脉5出，侧脉4~6对，网脉明显，两面突出；叶柄长2~5cm，初时被蛛状丝茸毛，后脱落无毛；托叶褐色，卵圆形至长圆形，长2~4mm，宽1.5~3mm，无毛或被蛛状丝茸毛。圆锥花序与叶对生，长4~13cm，疏被蛛丝状茸毛或脱落无毛；花梗长1~1.5mm，无毛；花蕾倒卵圆形，高1~1.4mm，顶端圆形；萼碟形，边缘全缘，无毛；花瓣5片，呈帽状黏合脱落；雄蕊5枚，在雄花内花丝细丝状，长0.6~1mm，花药黄色，椭圆形，长约0.4mm，在雌花内雄蕊比雌蕊短，败育；花盘发达，5裂，高0.3~0.4mm；雌蕊1枚，子房圆锥形，花柱短，柱头微扩大。果实球形，成熟时紫黑色，直径0.5~0.8cm。花期2~8月；果期6~11月。

【生境】生于山地灌木林中。

【分布】香港、广东、广西、海南。越南也有分布。

【采集加工】夏、秋采收，将根皮、叶晒干。

【性味归经】味涩，性平。

【功能主治】舒筋活血，清热解毒，生肌利湿。治跌打损伤，风湿瘫痪，劳伤，疮疡肿毒，赤痢。

【用法用量】6~9g，水煎服。外用鲜叶捣烂敷患处。

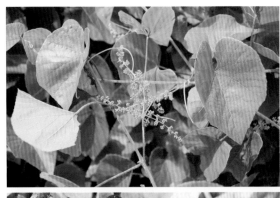
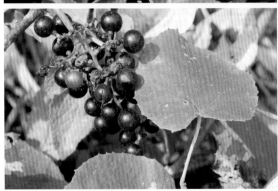
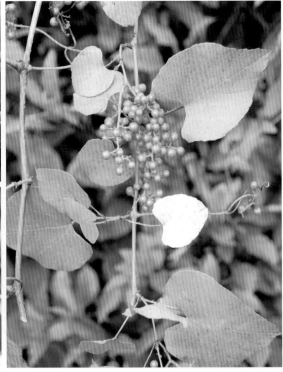

4.98.23　蘡薁

VITIS BRYONIAEFOLIAE FRUCTUS

【基原】来源于葡萄科 Vitaceae 葡萄属 Vitis 蘡薁 Vitis bryoniaefolia Bunge [V. adstricta Hance] 的根、茎和果实入药。

【形态特征】木质藤本。小枝圆柱形，有纵棱纹，嫩枝密被蛛丝状茸毛或柔毛，后脱落变稀疏。卷须 2 叉分枝。叶长圆状卵形，长 2.5~8cm，宽 2~5cm，3~5（7）深裂或浅裂，稀混生有不裂的，中裂片顶端急尖至渐尖，边缘有粗齿或羽状分裂，基部心形或深心形，下面密被蛛丝状茸毛和柔毛，后脱落变稀疏；基出脉 5 条，侧脉 4~6 对，上面网脉不明显或微凸起，下面有时茸毛脱落后柔毛明显可见；叶柄长 0.5~4.5cm，初时密被蛛丝状茸毛和柔毛，后变稀疏。圆锥花序基部分枝发达或有时退化成一卷须，稀狭窄而基部分枝不发达；总花梗长 0.5~2.5mm，初时被蛛丝状茸毛，后变稀疏；花梗长 1.5~3mm，无毛；花萼碟形；花瓣 5 枚；雄蕊 5 枚；花盘 5 裂；子房椭圆状卵形，花柱细短，柱头扩大。果紫红色，球形，直径 0.5~0.8cm。花期 4~8 月；果期 6~10 月。

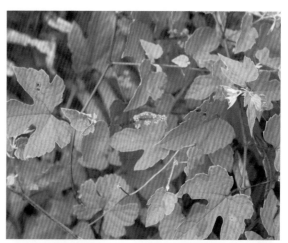

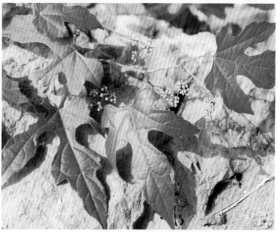

【生境】生于海拔 150m 以上的山谷林中、灌丛、沟边或田埂。

【分布】河北、陕西、山西、山东、江苏、安徽、浙江、湖北、湖南、江西、福建、广东、广西、四川、云南。

【采集加工】夏、秋采收，茎、根、果实晒干备用。

【性味归经】味甘、酸，性平。

【功能主治】清热利湿，解毒消肿，生津止渴。治暑热伤津，口干，湿热，黄疸，风湿性关节炎，跌打损伤，痢疾，痈疮肿毒，瘰疬。

【用法用量】根、茎 15~30g，水煎服。果实适量嚼食。

【附方】治急性黄疸性传染性肝炎：蘡薁根 60g，黄酒 1 匙（约 15ml），瘦肉 60g，水 200ml，水煎服。上午煎 1 次喝汤，下午再煎 1 次，汤肉并食。14 天为一个疗程。

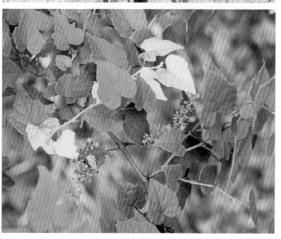

4.98.24　刺葡萄

VITIS DAVIDII RADIX

【别名】山葡萄

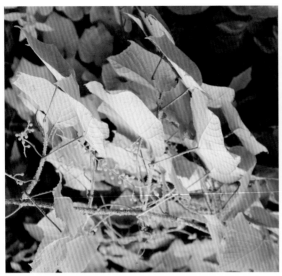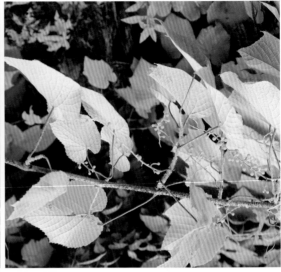

【基原】来源于葡萄科 Vitaceae 葡萄属 Vitis 刺葡萄 Vitis davidii（Roman. Du Caill.）Foex. 的根入药。

【形态特征】木质藤本。小枝被皮刺，无毛。卷须 2 叉分枝，每隔 2 节间断与叶对生。叶卵圆形或卵椭圆形，长 5~12cm，宽 4~16cm，顶端急尖或短尾尖，基部心形，基缺凹成钝角，边缘每侧有锯齿 12~33 个，齿端尖锐，不分裂或微三浅裂，叶面绿色，无毛，背面浅绿色，无毛，基生脉 5 出，侧脉 4~5 对，无毛，常疏生小皮刺；托叶近草质，绿褐色，卵状披针形，长 2~3mm，宽 1~2mm，无毛，早落。花杂性异株；圆锥花序基部分枝发达，长 7~24cm，与叶对生，花序梗长 1~2.5cm，无毛；花梗长 1~2mm，无毛；花蕾倒卵圆形，高 1.2~1.5mm，顶端圆形；萼碟形，边缘萼片不明显；花瓣 5 片，呈帽状黏合脱落；雄蕊 5 枚，花丝丝状，长 1~1.4mm，花药黄色，椭圆形，长 0.6~0.7mm，在雌花内雄蕊短，败育；花盘发达，5 裂；雌蕊 1 枚，子房圆锥形，

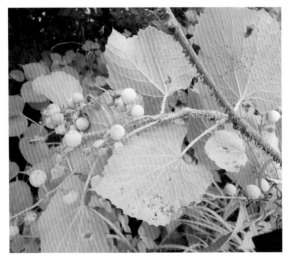

花柱短，柱头扩大。果实球形，成熟时紫红色，直径1.2~2.5cm。花期4~6月；果期7~10月。

【生境】生于山谷疏林或山坡灌丛中。

【分布】陕西、甘肃、江苏、安徽、浙江、江西、湖北、湖南、广东、广西、四川、贵州、云南。

【采集加工】夏、秋采收，根晒干。

【性味归经】味甘，性平。

【功能主治】祛风湿，利小便。治慢性关节炎，跌打损伤。

【用法用量】15~30g，水煎服。

4.98.25　葛藟

VITIS FLEXUOSAE RADIX SEU CAULIS

【别名】蔓山葡萄、割谷镰藤、野葡萄、栽秧藤

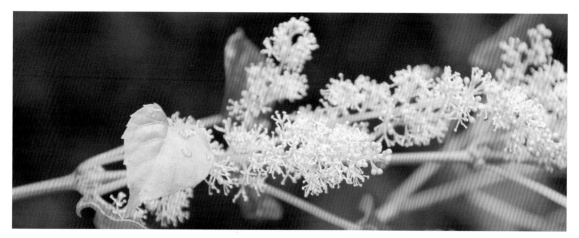

【基原】来源于葡萄科 Vitaceae 葡萄属 Vitis 葛藟 Vitis flexuosa Thunb. 的全株入药。

【形态特征】木质藤本。卷须 2 叉分枝。叶卵形、三角状卵形、卵圆形或卵椭圆形，长 2.5~12cm，宽 2.3~10cm，顶端急尖或渐尖，基部浅心形或近截形，心形者基缺顶端凹成钝角，边缘每侧有微不整齐 5~12 个锯齿，叶面绿色，无毛，背面初时疏被蛛丝状茸毛，以后脱落；基生脉 5 出，中脉有侧脉 4~5 对，网脉不明显；叶柄长 1.5~7cm，被稀疏蛛丝状茸毛或几无毛；托叶早落。圆锥花序疏散，与叶对生，基部分枝发达或细长而短，长 4~12cm，花序梗长 2~5cm，被蛛丝状茸毛或几无毛；花梗长 1.1~2.5mm，无毛；花蕾倒卵圆形，高 2~3mm，顶端圆形或近截形；萼浅碟形，边缘呈波状浅裂，无毛；花瓣 5 片，呈帽状黏合脱落；雄蕊 5 枚，花丝丝状，长 0.7~1.3mm，花药黄色，卵圆形，长 0.4~0.6mm，在雌花内短小，败育；花盘发达，5 裂；雌蕊 1 枚，在雄花中退化，子房卵圆形，花柱短，柱头微扩大。果实球形，直径 0.8~1cm。

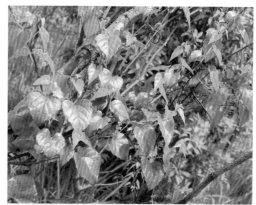

【生境】生于山地山区疏林或灌丛中。

【分布】陕西、甘肃、山东、河南、安徽、江苏、浙江、江西、福建、海南、湖北、湖南、香港、广西、广东、四川、贵州、云南。

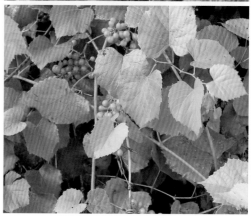

【采集加工】夏、秋采收，全株晒干。

【性味归经】味甘，性平。

【功能主治】补五脏，续筋骨。治关节酸痛，跌打损伤。

【用法用量】15~30g，水煎服。

4.98.26 葡萄

VITIS VINIFERAE FRUCTUS ET CAULIS

【别名】索索葡萄、草龙珠、葡萄秧

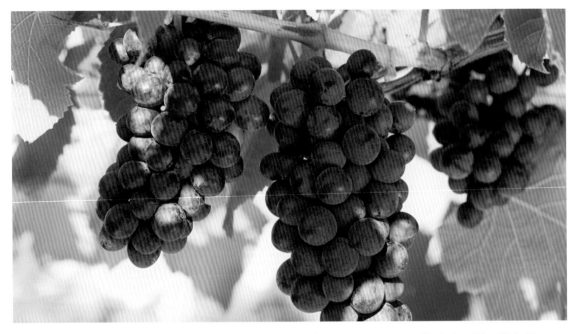

【基原】来源于葡萄科 Vitaceae 葡萄属 Vitis 葡萄 Vitis vinifera L. 的果实、根、藤入药。

【形态特征】木质藤本。叶卵圆形，显著 3~5 浅裂或中裂，长 7~18cm，宽 6~16cm，中裂片顶端急尖，裂片常靠合，基部常缢缩，裂缺狭窄，间或宽阔，基部深心形，基缺凹成圆形，两侧常靠合，边缘有 22~27 个锯齿，齿深而粗大，不整齐，齿端急尖，叶面绿色，背面浅绿色，基生脉 5 出，侧脉 4~5 对；叶柄长 4~9cm，几无毛；托叶早落。圆锥花序密集或疏散，多花，与叶对生，基部分枝发达，长 10~20cm，花序梗长 2~4cm，几无毛或疏生蛛丝状茸毛；花梗长 1.5~2.5mm，无毛；花蕾倒卵圆形，高 2~3mm，顶端近圆形；萼浅碟形，边缘呈波状，外面无毛；花瓣 5 片，呈帽状黏合脱落；雄蕊 5 枚，花丝丝状，长 0.6~1mm，花药黄色，卵圆形，长 0.4~0.8mm，在雌花内显著短而败育或完全退化；花盘发达，5 浅裂；雌蕊 1 枚，在雄花中完全退化，子房卵圆形，花柱短，柱头扩大。果实球形或椭圆形，直径 1.5~2cm。花期 4~5 月；果期 8~9 月。

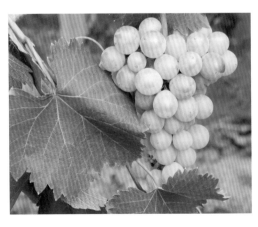

【生境】栽培。

【分布】我国各地普遍栽培。原产亚洲西部。

【采集加工】夏、秋采收，果实、根、藤晒干。

【性味归经】味甘、酸，性平。

【功能主治】果：解表透疹，利尿，安胎；治麻疹不透，小便不利，胎动不安。根、藤：祛风湿，利尿；治风湿骨痛，水肿；外用治骨折。

【用法用量】15~45g，水煎服。外用鲜根适量，骨折手法复位后，捣烂敷患处。

4.99 芸香科

4.99.1 降真香

ACRONYCHIAE PEDUNCULATAE FRUCTUS

【别名】山油柑、山橘

【基原】来源于芸香科 Rutaceae 山油柑属 *Acronychia* 降真香 *Acronychia pedunculata* (L.) Miq. 的根、心材、叶、果实入药。

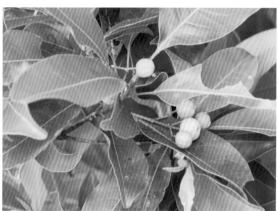

【形态特征】树高 5~15m。树皮灰白色至灰黄色，平滑，不开裂，内皮淡黄色，剥开时有柑橘叶香气，当年生枝通常中空。叶有时呈略不整齐对生，单小叶，叶片椭圆形至长圆形，或倒卵形至倒卵状椭圆形，长 7~18cm，宽 3.5~7cm，或有较小的，全缘；叶柄长 1~2cm，基部略增大呈叶枕状。花两性，黄白色，直径 1.2~1.6cm；花瓣狭长椭圆形，花开放初期，花瓣的两侧边缘及顶端略向内卷，盛花时则向背面反卷且略下垂，内面被毛、子房被疏或密毛，极少无毛。果序下垂，果淡黄色，半透明，近圆球形而略有棱角，直径 1~1.5cm，顶部平坦，中央微凹陷，有 4 条浅沟纹，富含水分，味清甜，有小核 4 个，每核有 1 种子；种子倒卵形，长 4~5mm，厚 2~3mm，种皮褐黑色、骨质，胚乳小。花期 4~8 月；果期 8~12 月。

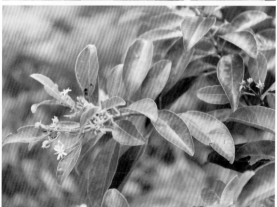

【生境】生于海拔约 600m 以下的山坡或平地杂木林中。

【分布】香港、广东、海南、福建、台湾、广西、云南。越南、印度、菲律宾等国也有分布。

【采集加工】夏、秋采收，根、心材、叶、果实晒干。

【性味归经】味甘，性平。

【功能主治】根、心材或叶：祛风活血，理气止痛；治风湿性腰腿痛，跌打肿痛，支气管炎，胃痛，疝气痛。果实：健脾消食；治食欲不振，消化不良。

【用法用量】根、心材、叶 15~30g，果实 9~15g，水煎服。

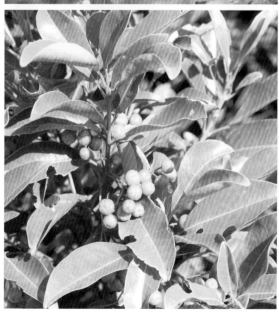

4.99.2 酒饼簕

ATALANTIAE BUXIFOLIAE RADIX ET FDLIUM

【别名】东风橘、针仔簕、牛屎橘、狗橘刺

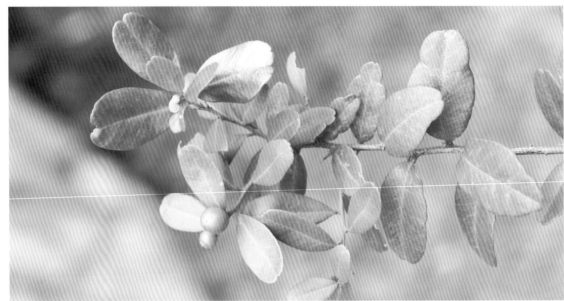

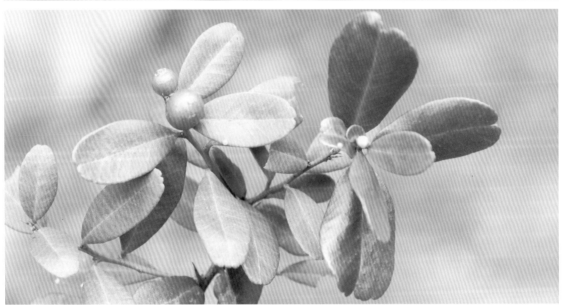

【基原】来源于芸香科 Rutaceae 酒饼簕属 Atalantia 酒饼簕 Atalantia buxifolia（Poir.）Oliv. ex Benth. 的根、叶入药。

【形态特征】灌木，高达 2.5m。分枝多，下部枝条披垂，小枝绿色，老枝灰褐色，节间稍扁平，刺多，劲直，长达 4cm，顶端红褐色，稀近于无刺。叶硬革质，有柑橘叶香气，叶面暗绿，叶背浅绿色，卵形、倒卵形、椭圆形或近圆形，长 2~6cm、稀达 10cm，宽 1~5cm，顶端圆或钝，微或明显凹入，中脉在叶面稍凸起，侧脉多，彼此近于平行，叶缘有弧形边脉，油点多；叶柄长 1~7mm，粗壮。花多朵簇生，稀单朵腋生，几无花梗；萼片及花瓣均 5 片；花瓣白色，长

3~4mm，有油点；雄蕊 10 枚，花丝白色，分离，有时有少数在基部合生；花柱约与子房等长，绿色。果圆球形、略扁圆形或近椭圆形，直径 8~12mm，果皮平滑，有稍凸起油点，透熟时蓝黑色，果萼宿存于果梗上，有少数无柄的汁胞，汁胞扁圆、多棱、半透明、紧贴室壁，含黏胶质液，有种子 2 或 1 粒；种皮薄膜质，子叶厚，肉质，绿色，多油点，通常单胚，偶有 2 胚，胚根甚短，无毛。花期 5~12 月；果期 9~12 月。

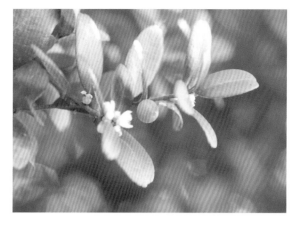

【生境】生于丘陵、平地阴坡较干燥的空旷地灌丛中。

【分布】广东、香港、海南、台湾、福建、广西。菲律宾、越南也有分布。

【采集加工】全年可采，根洗净晒干；叶阴干备用或鲜用。

【性味归经】味苦、辛，性温。

【功能主治】祛风解表，化痰止咳，理气止痛。治感冒，头痛，咳嗽，支气管炎，疟疾，胃痛，风湿性关节炎，腰腿痛。

【用法用量】根 15~30g，叶 9~15g，水煎服。

【附方】① 治咳嗽、支气管炎：东风橘叶、布渣叶、华泽兰根、车前草各 15g，水煎服。

② 治疟疾：东风橘根 30~60g。水煎，发作前 4 小时顿服。连服 3~5 天。

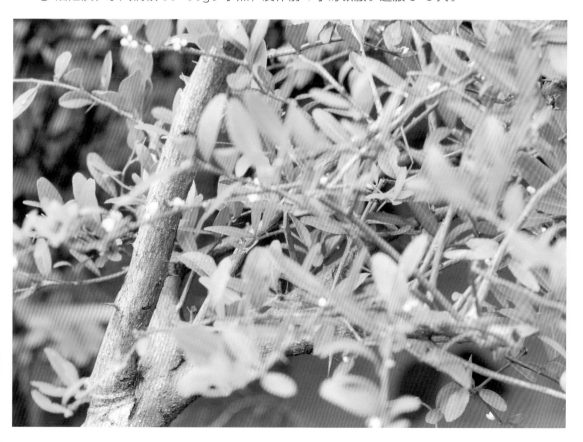

4.99.3 广东酒饼簕

ATALANTIAE KWANGTUNGENSIS RADIX

【别名】无刺东风橘、无刺酒饼簕

【基原】来源于芸香科 Rutaceae 酒饼簕属 Atalantia 广东酒饼簕 Atalantia kwangtungensis Merr. 的根入药。

【形态特征】灌木，高 1~2m。嫩枝绿色，略扁平，有纵棱。单叶，叶片椭圆形、披针形或长圆形，稀倒卵状椭圆形，长 11~21cm，宽 3~6cm，稀长达 10cm，两端尖，边脉比侧脉纤细，边缘波浪状，对光透视时油点明显，叶淡绿色，干后叶背带灰黄色。花 3 或数朵生于长不过 5mm 的总花梗上，腋生；萼片及花瓣均 4 片；花瓣长 3~5mm，白色；雄蕊 8 枚，两两合生成 4 束，或有时数个在中部以下合生；花柱约与子房等长，柱头稍微增大。果幼嫩时长卵形，成熟时阔卵形或橄榄状，很少圆球形，鲜红色，长 1.3~1.8cm，横径 0.7~1cm，圆球形的其直径达 1.5cm，果皮厚约 0.5mm，平滑，油点大，有种子 1~3 粒；种子长卵形，长 1~1.5cm，种皮薄膜质，单胚。花期 6~7 月；果期 11 月至次年 1 月。

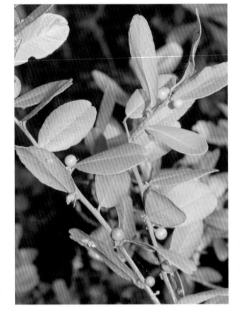

【生境】生于海拔 100~400m 的山地常绿阔叶林中。

【分布】广东、海南、广西。越南也有分布。

【采集加工】夏、秋季采收，根切片晒干。

【性味归经】味微苦、辛，性温。

【功能主治】祛风，解表，化痰止咳，行气止痛。治疟疾、感冒头痛、咳嗽、风湿痹痛、胃脘寒痛、牙痛等。

【用法用量】9~15g，水煎服。

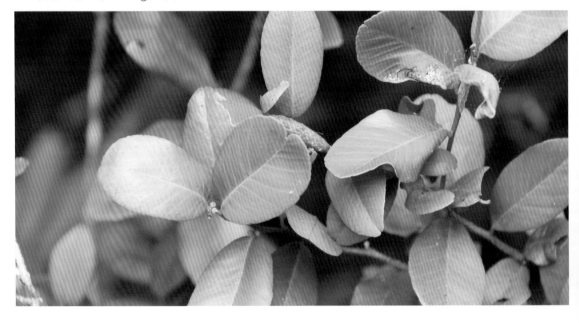

4.99.4 臭节草

BOENNINGHAUSENIAE ALBIFLORAE HERBA

【别名】松风草、白虎草、臭草、岩椒草

【基原】来源于芸香科 Rutaceae 石椒草属 Boenninghausenia 臭节草 Boenninghausenia albiflora（Hook.）Reichb. 的全草入药。

【形态特征】常绿草本，分枝甚多，枝、叶灰绿色，稀紫红色，嫩枝的髓部大而空心，小枝多。叶薄纸质，小裂片倒卵形、菱形或椭圆形，长 1~2.5cm，宽 0.5~2cm，背面灰绿色，老叶常变褐红色。花序有花甚多，花枝纤细，基部有小叶；萼片长约 1mm；花瓣白色，有时顶部桃红色，长圆形或倒卵状长圆形，长 6~9mm，有透明油点；8 枚雄蕊长短相间，花丝白色，花药红褐色；子房绿色，基部有细柄。分果瓣长约 5mm，子房柄在结果时长 4~8mm，每分果瓣有种子 4 粒，稀 3 或 5 粒；种子肾形，长约 1mm，褐黑色，表面有细瘤状凸出物。花、果期 7~11 月。

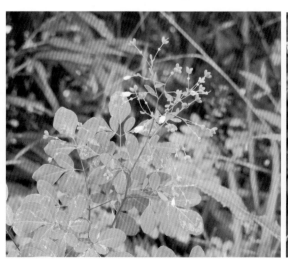

【生境】生于海拔较高的石灰岩山地。

【分布】长江以南各地，包括台湾。缅甸、尼泊尔、印度、不丹也有分布。

【采集加工】春夏采收，将全草晒干。

【性味归经】味辛、苦，性温。

【功能主治】解表截疟，活血散瘀，解毒。治疟疾，感冒发热，支气管炎，跌打损伤。外用治外伤出血，痈疽疮疡。

【用法用量】9~15g，水煎服。或泡酒服。外用适量，捣烂敷患处。

【附方】① 治疟疾：臭节草、柴胡、青蒿、艾叶各 9g。水煎，于发作前 4 小时服。或用单味鲜品于发作前 2 小时，捣烂敷大椎穴。

② 治风寒感冒：臭节草、理肺散、木姜子皮各 9g。水煎服。

③ 治跌打肿痛：臭节草 15g。泡酒适量，每次服 1 小杯。

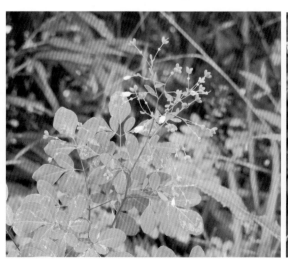
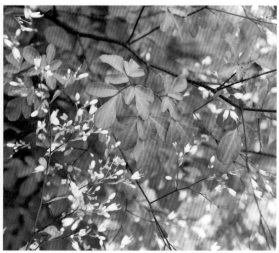

4.99.5 枳壳

AURANTII FRUCTUS

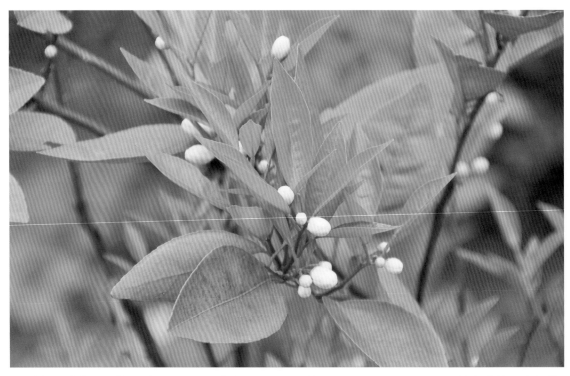

【基原】来源于芸香科 Rutaceae 柑橘属 Citrus 酸橙 Citrus × aurantium L. 的未成熟果实入药。

【植物特征】常绿小乔木。树冠常伞状，稠密。小枝多针刺，有棱。叶互生，为指状复叶；叶片薄革质，阔卵形或阔椭圆形，长 7~12cm，宽 4~7cm，顶端短尖或有时近渐尖，常钝头，基部阔楔尖或近圆形，全缘或微有波状锯齿，两面无毛，有透明油点；羽叶与叶片间有关节相联，常倒卵形或三角状倒卵形，长 8~30mm，宽 4~15mm，顶端截平或微凹，基部渐狭。花两性或杂性，白色，1 至数朵腋生或数朵排成总状花序；萼杯状，花后略增大，裂片 5 枚，阔三角形，近无毛；

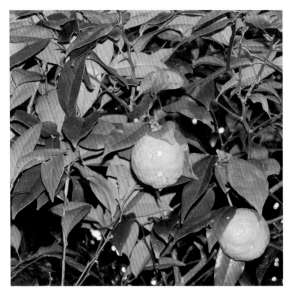

花瓣 5 片，近长圆形，长 1.5~2cm，上部略反卷；雄蕊约 20 枚或更多，花丝合生成多束。柑果近球形，直径 5~7cm，橙黄色，果皮厚，难剥离，外面粗糙，油胞大；瓤囊 10~13 片，味酸而苦。花期 4~5 月；果期 9~11 月。

【生境】栽培。

【分布】长江流域及以南各地栽培。原产亚洲东南部亚热带、热带地区。

【采集加工】夏末秋初，采摘尚未变黄的未成熟果实，横切为相等的两半，晒干或烘干。

【药材性状】本品呈半球形，直径 3~5cm，果皮外面常褐色，有颗粒状突起，突起的顶端有凹点状的油室；中果皮黄白色，光滑而稍隆起，厚 0.4~1.3cm。瓤囊常 7~13 瓣，汁囊干缩呈棕色至棕褐色，质坚硬，不易折断。气清香，味苦，微酸。以个大、果皮厚、质坚实、香气浓者为佳。

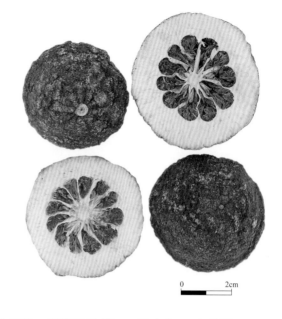

【性味归经】味苦、辛、酸，性微寒。归脾、胃经。

【功能主治】理气宽中，行滞消胀。治胸胁气滞，胀满疼痛，腹胀腹痛，食积不化，痰饮内停，胃下垂，脱肛，子宫脱垂。

【用法用量】3~10g，水煎服。

【附方】① 治轻度子宫脱垂：a. 炒枳壳 90g，水煎，分为 2 份，1 份内服；另 1 份外搽脱出部位。每日 1 剂。8 日为 1 个疗程。b. 枳壳 30g，益母草、炙黄芪各 15g，升麻 6g。水煎服。

② 治胸腹胀满：枳壳 18g，白术、香附各 9g，槟榔 6g（枳壳散），水煎服。

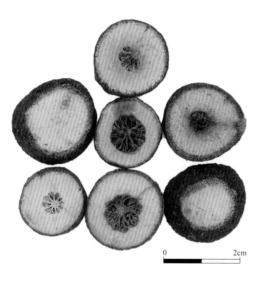

【附注】代代酸橙 Citrus aurantium L. 'Daidai' 和枸橘 Poncirus trifoliata（L.）Raf. 的未成熟果实亦可加工成枳壳，前者称代代花枳壳，后者称枸橘枳壳。本品的幼嫩果实称为枳实，其功效破气消积、化痰散结，与枳壳同用，功效比枳壳更佳。

【附方】① 治食积痰滞、胸腹胀满：枳实 90g，炒白术 180g，共研细粉，水泛为小丸（枳术丸）。每服 6~9g，温开水送下。

② 治脾胃湿热、胸闷腹痛、积滞泄泻：枳实、白术、黄芩、泽泻、六曲各 9g，大黄 6g，水煎服。

4.99.6 柚

CITRI GRANDIS RADIX ET EXOCARPIUM

【别名】柚子、气柑、朱栾、文旦、棣柚

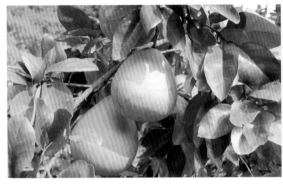
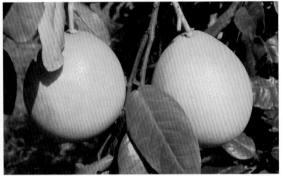

【基原】来源于芸香科 Rutaceae 柑橘属 Citrus 柚 Citrus grandis（L.）Osbeck 的果皮和叶入药。

【形态特征】乔木。嫩枝、叶背、花梗、花萼及子房均被柔毛，嫩叶通常暗紫红色，嫩枝扁且有棱。叶质颇厚，色浓绿，阔卵形或椭圆形，连翼叶长 9~16cm，宽 4~8cm，或更大，顶端钝或圆，有时短尖，基部圆，翼叶长 2~4cm，宽 0.5~3cm，个别品种的翼叶甚狭窄。总状花序，有时兼有腋生单花；花蕾淡紫红色，稀乳白色；花萼不规则 3~5 浅裂；花瓣长 1.5~2cm；雄蕊 25~35 枚，有时部分雄蕊不育；花柱粗长，柱头略较子房大。果圆球形、扁圆形、梨形或阔圆锥状，横径通常 10cm 以上，淡黄或黄绿色，杂交种有朱红色的，果皮甚厚或薄，海绵质，油胞大，凸起，果心实但松软，瓢囊 10~15 或多至 19 瓣，汁胞白色、粉红或鲜红色，少有带乳黄色；种子多达 200 余粒，亦有无子的，形状不规则，通常近似长方形，上部质薄且常截平，下部饱满，多兼有发育不全的，有明显纵肋棱，子叶乳白色，单胚。花期 4~5 月；果期 9~12 月。

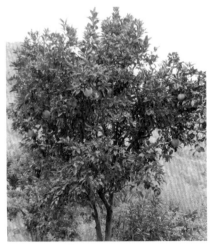

【生境】栽培。

【分布】长江以南各省区广泛栽培。原产亚洲东南部亚热带、热带地区。

【采集加工】果皮：秋末、冬初收集，剖成 5~7 瓣。悬起晒干或阴干。夏、秋季采叶，鲜用或晒干备用。

【性味归经】味辛、甘，性温。

【功能主治】果皮：宽中理气，化痰止咳；治气滞腹胀，胃痛，咳嗽气喘，疝气痛。叶：解毒消肿；治乳腺炎，扁桃体炎。

【用法用量】9~15g，水煎服。

【附方】① 治小儿喘咳：柚子皮、艾叶各 9g，甘草 3g，水煎服。

② 治气滞腹胀：柚子皮、鸡屎藤、糯米草根、隔山撬各 9g。水煎服。

③ 治乳痈：柚叶 4~7 片，青皮 30g，蒲公英 30g，水煎服。

④ 治妊娠恶阻：柚子皮 9g，水煎服。

4.99.7 橘红

CITRI GRANDIS EXOCARPIUM

【别名】化州橘红、毛橘红

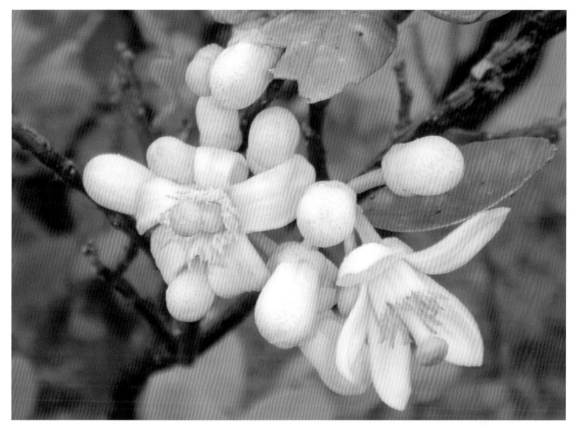

【基原】来源于芸香科 Rutaceae 柑橘属 *Citrus* 橘红 *Citrus grandis*（L.）Osbeck var. *tomentosa* Hort. 的果皮入药。

【形态特征】小乔木，高 5~8m，枝稍扁，被柔毛，具硬刺。叶互生，阔卵形或卵状椭圆形，长 8~20cm，宽 5~8cm，顶端钝或常微凹，基部圆形，边缘有浅的钝锯齿，叶面无毛或近无毛，背面沿主脉被短柔毛；侧脉通常明显；箭叶狭长，两侧有阔翅而成倒心形，长达 3.5cm，宽达 3cm，被毛。花两性，白色，单生成 2~3 朵簇生于叶腋；花萼宽约 1cm，4 浅裂；花瓣常 5 片，长圆形；雄蕊 20~25 枚，花药大，线形；子房圆球形，密被短柔毛，有一圆柱状花柱和大的柱头。果大，圆球形，未熟时绿色至黄绿色，密被短柔毛，成熟时直径 10~15cm，橙黄色，果顶端圆钝，稍凹陷，果皮厚约 2cm，具极厚的白皮层，与果肉不易分离，瓤囊 16 瓣，味极酸；种子多数，长椭圆形，长约 2cm，白色。花期春季；

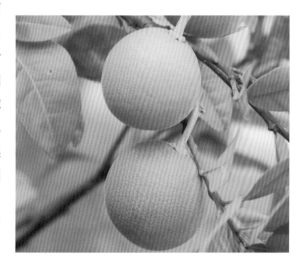

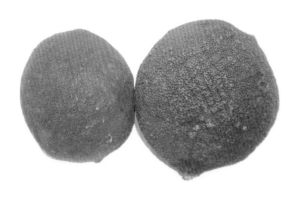

果期秋、冬季。

【生境】栽培。

【分布】广东、海南；广西、四川、湖南等省区有少量栽培。

【采集加工】秋季果实成熟时采摘果实，削下外果皮风干或晒干。

【性味归经】味苦、辛，性温。

【药材性状】本品呈对折七角或展平的五角星状，单片呈柳叶形。完整者展平后直径 15~28cm，厚 2~5mm。外表面黄绿色，密布茸毛，有皱纹及小油室；内表面黄白色或淡黄棕色，有脉络纹。质脆，易折断，断面不整齐，外缘有 1 列不整齐的下凹的油室，内侧稍柔而有弹性。气芳香，味苦、微辛。

【功能主治】理气化痰，燥湿消食。治风寒咳嗽，痰多气逆，食积嗳气。

【用法用量】3~6g，水煎服。

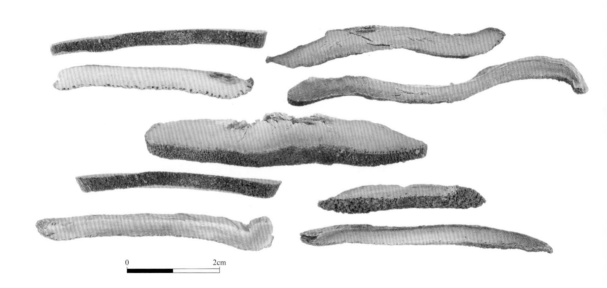

4.99.8 柠檬

CITRI LIMONIAE FRUCTUS

【别名】黎檬

【基原】来源于芸香科 Rutaceae 柑橘属 Citrus 柠檬 Citrus limonia Osbeck 的果实及根入药。

【形态特征】小乔木，高 1~6m；枝有硬刺，幼枝具棱。叶长圆形或椭圆形，长 8~12cm，宽 3~5cm，顶端圆或稍狭而具钝头，基部阔楔形或钝，边缘具细钝裂齿，干后常呈茶褐色或棕黄色，背面常带光泽；箭叶仅具痕迹或极窄；叶柄与叶片联结处有关节。花两性，2~3 朵或单花生于叶腋；花蕾淡紫红色；萼浅杯状，长约 2mm，5 裂；花瓣 5 片，背面淡紫红色，腹面白色，长 13~15mm；雄蕊 20~25 枚，花丝下部或基部不规则合生成 5 束，有时个别分离；花盘环状，明显突起；子房卵形至近球形，基部稍狭，花柱为子房长的 2~3 倍，柱头约与子房等粗。果近球形

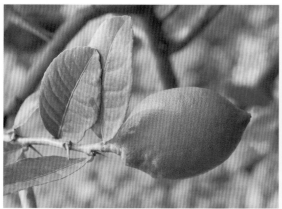
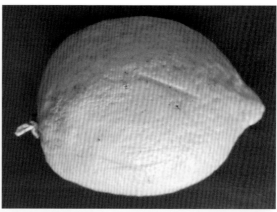
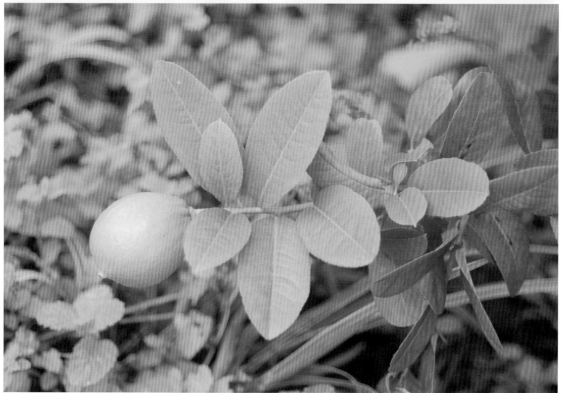

或扁圆形，直径 4~5cm，橘黄色或朱红色，稀为黄青色，略平滑，有时在顶部具乳头状凸起，果皮薄，易与果肉分离，瓤囊 8~10 瓣，具柠檬酸味；种子小，卵形，平滑，子叶绿色，通常多胚。花期春季；果期秋季。

【生境】栽培于山地、田野。

【分布】长江以南各地有栽种，以四川省较多。越南、老挝、柬埔寨、缅甸及印度东北部也有分布。

【采集加工】秋冬季采收，果、根晒干备用。

【性味归经】果：味酸、甘，性平。根：味辛、苦，性温。

【功能主治】果：化痰止咳，生津健胃；治支气管炎，百日咳，食欲不振，维生素 C 缺乏症，中暑烦渴。根：行气止痛，止咳平喘；治胃痛，疝气痛，睾丸炎，咳嗽，支气管哮喘。

【用法用量】根 30~60g，水煎服，鲜果 15~30g，泡开水服。

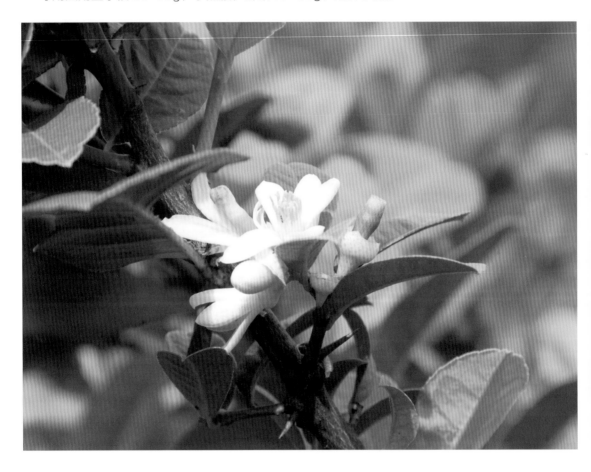

4.99.9 香橼

CITRI FRUCTUS

【别名】枸橼

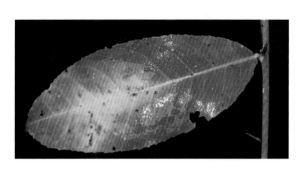

【基原】来源于芸香科 Rutaceae 柑橘属 Citrus 香橼 Citrus medica L. 或香圆 Citrus wilsonii Tanaka 的成熟果实入药。

【植物特征】A. 香橼：为灌木或小乔木，高 1.5~5m；小枝暗紫红色，有腋生、坚硬、长达 4cm 的棘刺。叶互生，为单叶，无羽叶，叶片薄革质或坚纸质，长圆形、椭圆形或略带卵形，长 6~12cm，宽 3~6cm，顶端圆或钝，基部圆或阔楔尖，边缘有圆锯齿，油点明显；叶柄短。花常呈淡紫色，两性或兼有雄花，3~12 朵排成少花总状花序，或 1 至几朵腋生；萼长 3~5mm，有 5 个三角形浅裂片；花瓣 5 片，长圆形或倒卵状长圆形，长 1.5~2cm；雄蕊 30~50 枚，常 30~40 枚，花丝不规则合生，常兼有少数离生，有时全部离生；子房 10~13 室。柑果长椭圆形或卵圆形，间有近球形，长 10~25cm，果皮厚，外面淡黄色，粗糙，有油胞，里面白色，难剥离；瓤囊细小，10~15 瓣；种子多数，平滑。花期 4~5 月；果期 10~11 月。

【生境】主要为栽培。

【分布】我国各地有栽培，主产四川、广东、广西、云南等地。越南、老挝、泰国、缅甸、印度等国也有分布。

【植物特征】B. 香圆：为常绿乔木，高达 11m，分枝密，茎具棱，光滑无毛，有短刺。叶互生，指状复叶，翼叶呈倒心形，长 1.5~3cm，宽 0.4~1.2cm，叶片薄革质或坚纸质，长椭圆形，长

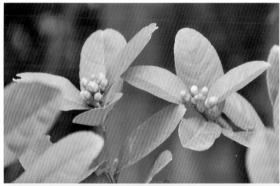

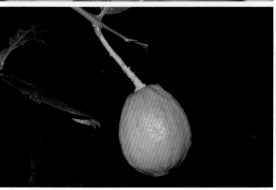

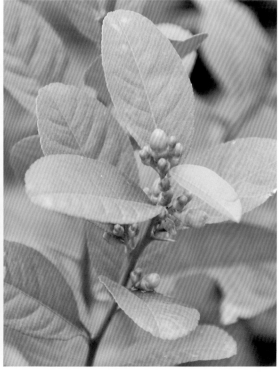

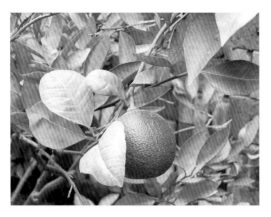

6~12cm，宽 3~4.5cm，顶端短而钝渐尖，微凹头，基部圆钝，全缘或有波状齿。花白色，单生、簇生或总状花序；雄蕊约 25 枚以上；子房扁圆形。柑果圆形、长圆形或扁圆形，直径 4~8cm，橙黄色，顶端有明显的花柱痕迹，其周围常有一圆环，表面特别粗糙，有香气。花期夏季；果期秋冬季。

【生境】主要为栽培。

【分布】江苏、安徽、浙江、江西、湖北、四川等地。

【采集加工】秋季果实成熟时采摘，趁鲜横切成片状，间或切成四瓣，晒干或低温干燥。

【药材性状】香橼：圆形或长圆形片，直径 4~10cm，厚 0.2~0.5cm。外皮粗糙，绿色、黄绿色或黄色，边缘稍呈波状，皱缩不平，散有凹入的油点；中果厚 1~3cm，淡棕黄色或黄白色，有维管束形成的网状凸起；瓤囊较细，直径 1~3cm，棕黄色，10~17 瓣，呈车轮状排列，间见残留三棱形种子 1~2 枚。质柔韧。气清香，味初甜而后苦、辛。以片薄、色黄白、质柔软、气香浓者为佳。

香圆：为类球形、半球形或圆片，直径 4~7cm。表面黑绿色或黄棕色，较粗糙，密布凹陷小油点，顶端有花柱残痕及圆圈状环纹，习称"金钱环"，基部有果柄痕。质坚硬，横切面边缘油点明显，中果皮厚约 0.5cm，瓤囊 9~11 瓣，棕色或淡红棕色，间有黄白色种子。气香，味酸而苦。以个大、皮粗、色黑绿、香气浓者为佳。

【性味归经】味苦、辛、酸，性温。归肝、脾、肺经。

【功能主治】疏肝理气，宽中，化痰。治肝胃气滞，胸胁胀痛，胸闷，气逆呕吐，痰多咳嗽，胃腹胀痛，痰饮咳嗽。

【用法用量】4.5~9g，水煎服。

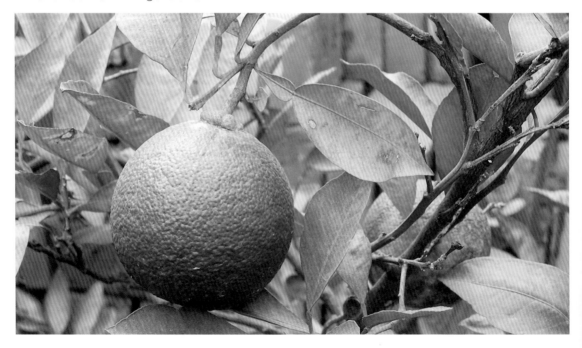

4.99.10 佛手

CITRI SARCODACTYLIS FRUCTUS

【别名】佛手柑、手柑

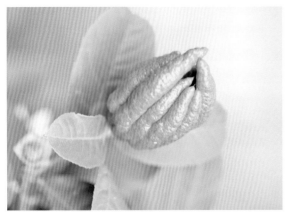
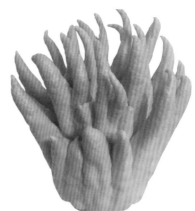
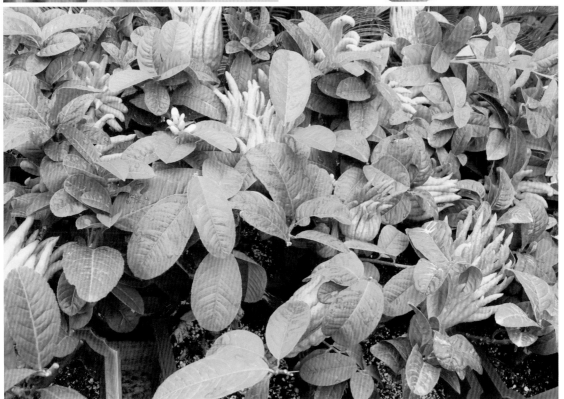

【基原】来源于芸香科 Rutaceae 柑橘属 *Citrus* 佛手 *Citrus medica* L. var. *sarcodactylis*（Noot.）Swingle 的果实入药。

【植物特征】灌木或小乔木。新生嫩枝、芽及花蕾均暗紫红色，茎枝多刺，刺长达 4cm。单叶，稀兼有指状复叶，有关节，但无翼叶；叶柄短，叶片椭圆形或卵状椭圆形，长 6~12cm，宽 3~6cm，或有更大，顶部圆或钝，稀短尖，叶缘有浅钝裂齿。总状花序有花达 12 朵，有时兼有腋生单花；花两性，有单性花趋向，则雌蕊退化；花瓣 5 片，长 1.5~2cm；雄蕊 30~50 枚；子房圆筒状，花柱粗长，柱头头状，子房在花柱脱落后即行分裂，成果时，裂片发育成手指状肉条，果皮很厚，常不含种子。花期 4~5 月；果期 10~11 月。

【生境】栽培。

【分布】我国长江以南各地有栽培。越南、老挝、缅甸、印度等国也有栽培。

【采集加工】秋季当果皮转微黄色时即需采收，趁鲜纵刨成掌状薄片，摊平在烈日下曝晒，如当天不能晒至近干，便会变色，因此，摘果时要选择晴天。佛手新鲜时与酒接触即腐烂，宜注意。

【药材性状】本品为近椭圆形薄片，大小不一，上端有数个手指形的裂片，下端近圆形，基部间有果柄痕。长 6~14cm，宽 4~7cm，边缘橙黄色，果肉松软，淡黄白色，散有凸凹不平的点状或线状维管束，无种子。气香，味甜，微苦。以片大而薄、手掌状、金边白肉、气香浓者为佳。

【性味归经】味辛、苦、酸，性温。归肝、脾、肺、胃经。

【功能主治】疏肝理气，和胃止痛，消食化痰。治肝胃气滞，胸腹胀满，食欲不振，胃痛，呕吐，咳嗽气喘。

【用法用量】3~10g，水煎服。

【附方】① 治食欲不振：佛手、枳壳、生姜各 3g，黄连 0.9g，水煎服。每日 1 剂。

② 治肝胃气痛（包括慢性胃炎、胃神经痛等）：鲜佛手 12~15g（干品 6g），开水冲泡，代茶饮。或佛手、延胡索各 6g，水煎服。

③ 治湿痰咳嗽（包括慢性气管炎）：佛手、姜半夏各 6g，砂糖适量，水煎服。

【附注】佛手的花亦入药，称佛手花。味辛、微苦，性温。功能疏肝理气，和胃止痛。

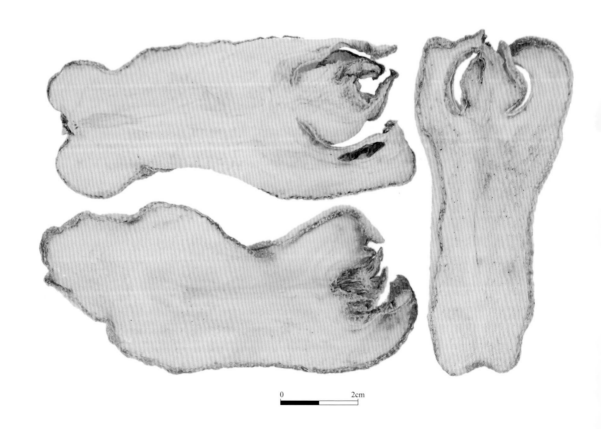

4.99.11　陈皮

CTTRI RETICULATAE PERICARPIUM

【别名】柑橘、橘核、橘络、橘叶、青皮、柑

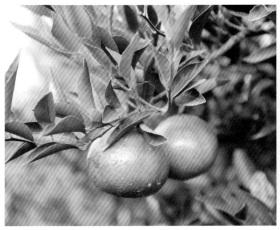 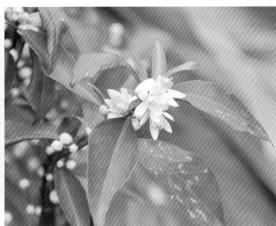

【基原】来源于芸香科 Rutaceae 柑橘属 Citrus 橘 Citrus reticulata Blanco 的果皮、种子、橘络入药。

【形态特征】小乔木，枝具刺。叶披针形或椭圆形，长 4~8cm，宽 2~3.5cm，有时较大，顶端狭而具钝头，常微凹，基部楔形，侧脉通常明显；箭叶狭长，宽达 3mm 或更宽。花两性，白色，单生成 2~3 朵簇生于叶腋，萼浅杯状，长 2~3mm，不规则 5 浅裂，裂片三角形；花瓣白色，长椭圆形，长 9~12mm；雄蕊 20~25 枚，不规则的合生成 5 束。果扁圆形或近圆球形，直径 5~10cm，橙黄色至朱色，果皮通常粗糙，易与瓤囊分离，瓤囊外壁上的维管束常紧贴，油胞明显，果顶部圆或凹陷，沿顶部四周常有放射状纵向短肋纹，蒂部常隆起，瓤囊 9~13 瓣，中心柱大而疏松，果肉味甜；种子少数，卵形，顶端尖，子叶乳白色，稀乳青色，多胚。花期春、秋季；果期秋、冬季。

【生境】栽培于坡地或田野上。

【分布】我国秦岭以南各地广泛栽培。原产亚洲东南部亚热带、热带地区。

【采集加工】霜降后至翌年春季采收，将成熟果实采下，将果实纵剖成 3 瓣或十字形 4 瓣，剥取果皮晒干备用；秋冬季采收种子晒干备用；脱落的幼果用开水烫一下，用刀作十字纵剖成四开，除去内瓤晒干为青皮。橘络：12 月至次年 1 月间采集，将橘皮剥下，自皮内或橘瓤外表撕下白色筋络，晒干或微火烘干。

【性味归经】陈皮：味苦、辛，性温。橘核：味苦，性平。橘络：味甘、苦，性平。青皮（幼嫩或未成熟果实果皮）：味苦、辛，性温。

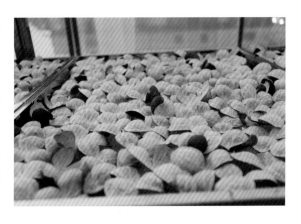

【功能主治】陈皮：理气健脾，燥湿化痰。治胃腹胀满，呕吐呃逆，咳嗽痰多。橘核：理气，散结，止痛。治乳腺炎，疝痛，睾丸肿痛。

橘络：通络，化痰。治咳嗽痰多，胸胁作痛。青皮（幼嫩果实）：破气散结，疏肝止痛，消食化滞。治胸腹胀闷，胁肋疼痛，乳腺炎，疝痛。

【用法用量】3~9g，水煎服。

【附方】①治咳嗽痰多：陈皮、半夏、茯苓各 9g，甘草 6g。水煎服。

②治呕吐、呃逆：陈皮、竹茹各 9g，生姜、甘草各 6g，大枣 5 枚。水煎服。

③治急性乳腺炎：陈皮 30g，连翘、柴胡各 9g，金银花 4.5g，甘草 6g。水煎服。每天 1~2 剂。

④防治乳腺炎：橘核 20~30 粒。捣碎，水煎服，每日 1 次。可防止胀乳发展成乳腺炎。乳腺炎已接近化脓者，需加用其他中药或抗生素综合治疗。

⑤治睾丸肿痛：橘核、海藻、川楝子各 9g，桃仁、木通各 6g，木香 12g。水煎服。

⑥治食积、腹痛胀满：青皮、山楂、六曲、麦芽各 9g，草果 6g。水煎服。

⑦治气滞胃痛：青皮、乌药各等量。共研细粉。每服 4.5g，每日 2 次。

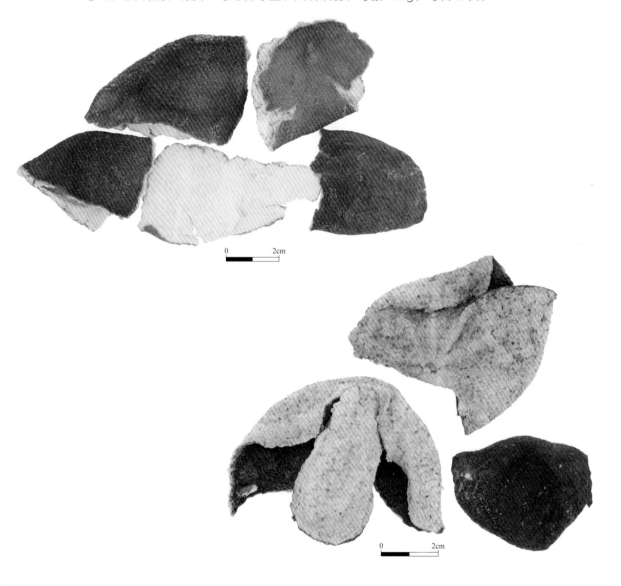

4.99.12　齿叶黄皮

CLAUSENAE DUNNIANAE RADIX ET FOLIUM

【基原】来源于芸香科 Rutaceae 黄皮属 Clausena 齿叶黄皮 Clausena dunniana Lévl. 的根和叶入药。

【形态特征】小乔木，高 2~5m。小枝、叶轴、小叶背面中脉及花序轴均有凸起的油点。叶有小叶 5~15 片；小叶卵形至披针形，长 4~10cm，宽 2~5cm，稀更大，顶部急尖或渐尖，常钝头，有时微凹，基部两侧不对称，叶边缘有圆或钝裂齿，稀波浪状，两面无毛，或嫩叶的脉上有疏短毛；小叶柄长 4~8mm。花序顶生兼有生于小枝的近顶部叶腋间；花蕾圆球形；花梗无毛；花萼裂片及花瓣均 4 数，稀兼有 5 数；萼裂片宽卵形，长不超过 1mm；花瓣长圆形，长 3~4mm；雄蕊 8 枚，稀兼有 10 枚，花丝顶部针尖，中部屈膝状，花柱比子房短；子房近圆球形，柱头与花柱约等粗，略呈 4 棱，花盘细小。果近圆球形，直径 10~15mm，初时暗黄色，后变红色，熟透时蓝黑色，有种子 1~2 粒，稀更多。花期 6~7 月；果期 10~11 月。

【生境】常见于石灰岩山上的灌木丛中。

【分布】湖南、广东、广西、贵州、四川、云南。越南也有分布。

【采集加工】夏、秋季采收，根、叶晒干。

【性味归经】味微辛、苦，性温。

【功能主治】疏风解表，行气散瘀，除湿消肿。治感冒，麻疹，哮喘，水肿，胃痛，风湿痹痛，湿疹，扭伤骨折。

【用法用量】6~12g，水煎服。外用鲜品捣烂敷患处。

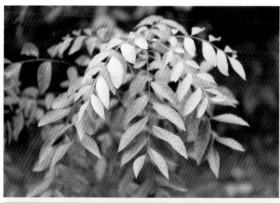

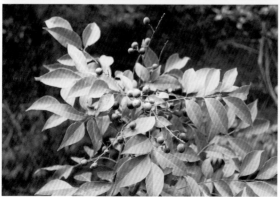

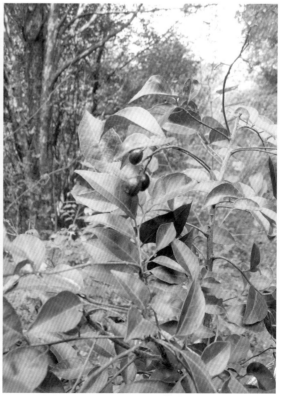

4.99.13 假黄皮

CLAUSENAE EXCAVATAE RADIX ET FOLIUM

【别名】臭黄皮、臭麻木、五暑叶、大果、黑鸡蛋、野黄皮

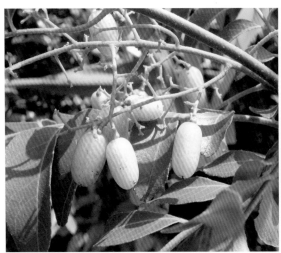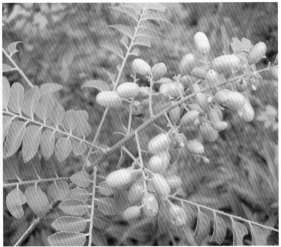

【基原】来源于芸香科 Rutaceae 黄皮属 *Clausena* 假黄皮 *Clausena excavata* Burm. f. 的根和叶入药。

【形态特征】灌木，高 1~2m。小枝及叶轴均密被向上弯的短柔毛且散生微凸起的油点。叶有小叶 21~27 片，幼龄植株的多达 41 片，花序邻近的有时仅 15 片，小叶甚不对称，斜卵形、斜披针形或斜四边形，长 2~9cm，宽 1~3cm，很少较大或较小，边缘波浪状，两面被毛或仅叶脉有毛，老叶几无毛；小叶柄长 2~5mm。花序顶生；花蕾圆球形；苞片对生，细小；花瓣白或淡黄白色，卵形或倒卵形，长 2~3mm，宽 1~2mm；雄蕊 8 枚，长短相间，花蕾时贴附于花瓣内侧，盛花时伸出于花瓣外，花丝中部以上线形，中部屈膝状，下部宽，花药在药隔上方有 1 油点；子房上角四周各有 1 油点，密被灰白色长柔毛，花柱短而粗。果椭圆形，长 12~18mm，宽 8~15mm，初时被毛，成熟时由暗黄色转为淡红至朱红色，毛尽脱落，有种子 1~2 颗。花期 4~5 月及 7~8 月，稀至 10 月仍开花（海南）；果期 8~10 月。

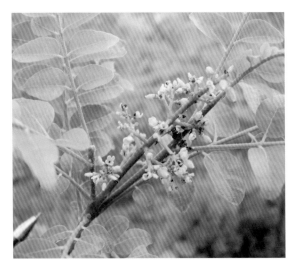

【生境】生于低海拔丘陵坡地灌丛或疏林中。

【分布】海南、广东、台湾、福建、广西、云南。越南、老挝、柬埔寨、泰国、缅甸、印度也有分布。

【采集加工】夏、秋季采收，根、叶晒干。

【味性功能】味苦、辛，性温。

【功能主治】疏风解表，行气利湿，截疟。治上呼吸道感染，流行性感冒，疟疾，急性胃肠炎，痢疾。外用治湿疹。

【用法用量】9~15g，水煎服。或用干粉 3~6g 开水送服。外用适量，叶煎水洗患处。

4.99.14 黄皮核

CLAUSENAE SEMEN

【基原】来源于芸香科 Rutaceae 黄皮属 Clausena 黄皮 Clausena lansium（Lour.）Skeels
的成熟种子入药。

【形态特征】常绿小乔木。高 5~10m。叶互生，为奇数羽状复叶；小叶 5~11 片，纸质，阔卵
形至卵状长圆形，长 6~13cm，宽 2.5~6cm，顶端短尖或短渐尖，基部阔楔尖至圆，多少不对称，

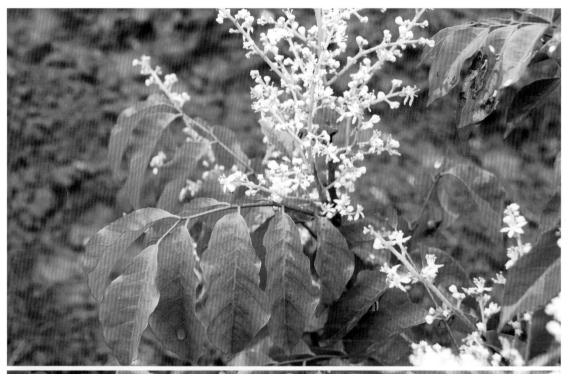

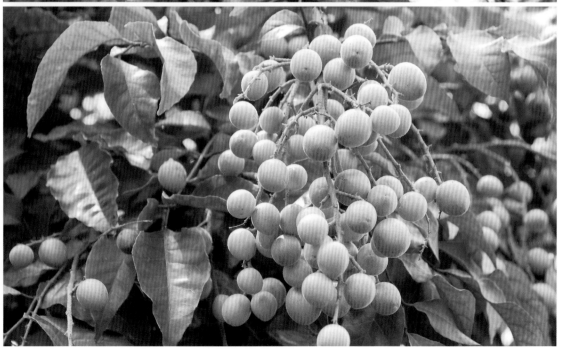

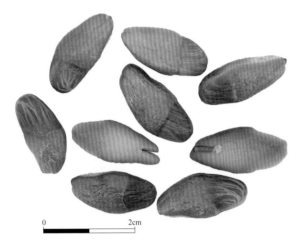

0   2cm

边缘浅波状或具不明显的圆齿，两面无毛或下面疏被微柔毛。花白色，芳香，两性，排成顶生圆锥花序，花蕾近球状，有5钝角；萼基部合生，裂片5枚，长不及1mm；花瓣5片，长不及5mm，两面被黄色短柔毛；雄蕊10枚，排成2轮，外轮与萼片对生，内轮与花瓣对生，比外轮长，插生在花盘上。浆果球形、卵形、倒梨形或椭圆形，长1.2~3cm，横径1~2cm，黄色或暗黄色，被密或疏的柔毛；种子1~3颗，很少5颗。花期4~5月；果期7~8月。

【生境】栽培。

【分布】我国华南和西南各省区广泛栽培。

【采集加工】夏季收集成熟种子，洗净，蒸熟，晒干。

【药材性状】本品为卵圆形，稍扁，长1~1.8cm，宽0.6~0.8cm，基部钝圆，顶端稍尖而弯向一侧，表面光滑，明显分为两色，上部1/3灰黄色，下部黄青色。种皮多已脱落，故商品多为种仁；子叶2片、肥厚。质坚实，折断面黄白色。气微酸，味苦涩、辛辣。以颗粒完整、黄青色者为佳。

【性味归经】味苦、辛，性微温。归肝、肾、胃经。

【功能主治】理气，止痛，散郁，拔毒。治脘腹胀痛，肝胃气痛，疝气痛，睾丸肿痛。外用治小儿疮疖，蜈蚣咬伤，黄蜂蜇伤。

【用法用量】9~15g，水煎服。外用鲜品适量，捣烂敷患处。

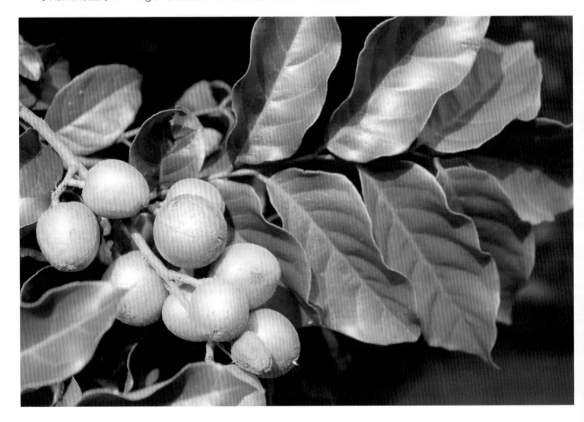

4.99.15 白鲜皮

DICTAMNI CORTEX

【别名】八股牛、山牡丹、白膻、白羊鲜

【基原】来源于芸香科 Rutaceae 白鲜属 *Dictamnus* 白鲜 *Dictamnus dasycarpus* Turcz. 的根皮入药。

【形态特征】多年生草本，全株有特异的刺激气味，基部木质化，高达 1m。根数条丛生，有强烈羊膻气味，淡黄白色，密生泡状油点。茎直立，下部近木质，通常无毛。奇数羽状复叶互生，小叶 5~13 片，无柄，在叶轴上对生，卵形至椭圆形，长 3.5~9cm，宽 2~4cm，顶端锐尖，边缘有细锯齿。总状花序，花轴及花梗混生白色腺毛和黑色腺毛；花白色或淡红色；萼片 5 片，长 6~8mm，宽 2~3mm；花瓣 5 片，倒披针形，长 2~2.5cm，宽 5~8mm；雄蕊 10 枚，伸出花瓣外。蒴果 5 裂，裂瓣顶端有长喙状尖头，表面密生棕褐色油点和腺毛。花期 5 月；果期 8~9 月。

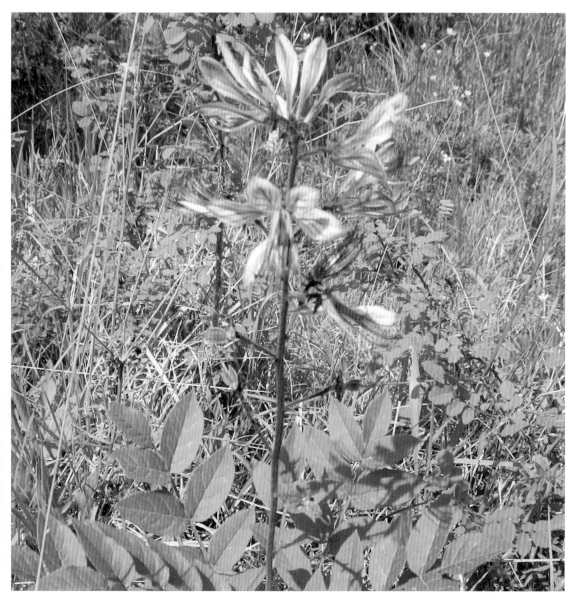

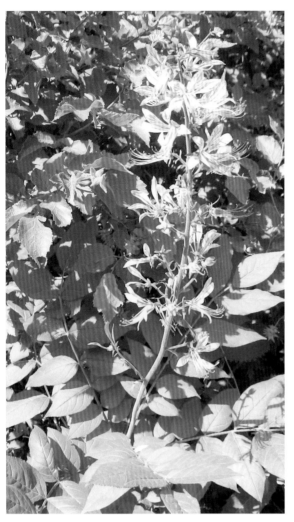

【生境】生于山坡及丛林中。

【分布】东北、河北、山东、河南、安徽、江苏、江西、四川、贵州、陕西、甘肃、内蒙古等地。

【采集加工】春、秋季均可采收，以春季采挖者为好。挖出根后，洗净泥土，洗时可互相摩擦去掉粗皮或刮去粗皮，趁鲜时用小刀纵向划开，抽去木心，晒干。

【药材性状】根皮卷筒状或双卷筒状，长5~15cm，直径1~2cm，厚0.2~0.5cm，外表面灰白色或淡灰黄色，具纵皱纹及细根痕，常有突起的颗粒状小点；内表面类白色，有细纵纹。质轻而脆、折断面不平坦，类白色，略呈层片状。有羊膻味，味微苦。以身干、肉质、色灰白、断面分层、无木心者为佳。

【性味归经】味苦，性寒。归脾、胃、膀胱经。

【功能主治】清热燥湿，祛风解毒。治湿热疮毒、黄水疮、湿疹、风疹、疥癣、风湿痹痛、黄疸、尿赤等。

【用法用量】4.5~9g，水煎服。外用适量，煎汤洗或研粉敷。

【附方】① 治外伤出血：白鲜皮研细粉，调敷患处。

② 治淋巴结炎：白鲜皮适量，研粉，加高粱米饭捣烂成糊状敷患处。

③ 治阴囊湿疹：白鲜皮60g，煎水洗。

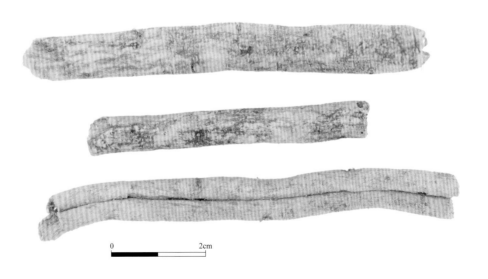

0　　　　　2cm

4.99.16　三桠苦

EUODIAE LEPTAE FOLIUM

【别名】小黄散、三支枪、三支虎、三丫苦

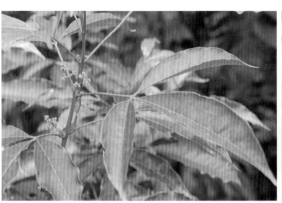 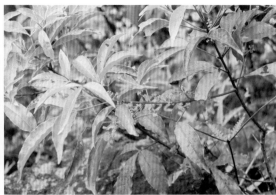

【基原】来源于芸香科 Rutaceae 吴茱萸属 *Euodia* 三叉苦 *Euodia lepta*（Spreng.）Merr. 的嫩枝叶入药。

【植物特征】灌木或小乔木。高 2~5m。树皮灰白色。叶对生，揉之有香气，膜质，具 3 小叶的复叶；小叶狭椭圆形或长圆形，长 6~15cm，宽 2~5cm，顶端长渐尖，基部渐狭有透明油点。圆锥花序腋生，花单性，黄色；小苞片三角形；萼片 4 枚，长圆形，长不及 1mm，被短柔毛；花瓣 4 枚，卵圆形，长不及 1.5mm；雄花有雄蕊 4 枚，长超过花瓣 1 倍；雌花子房上位，4 室，被毛，花柱有短毛，柱头 4 浅裂。果由 4 个分离的心皮所组成，成熟心皮直径 4~6mm；种子黑色，圆形，直径约 3mm，有光泽。花期 4~6 月；果期 7~10 月。

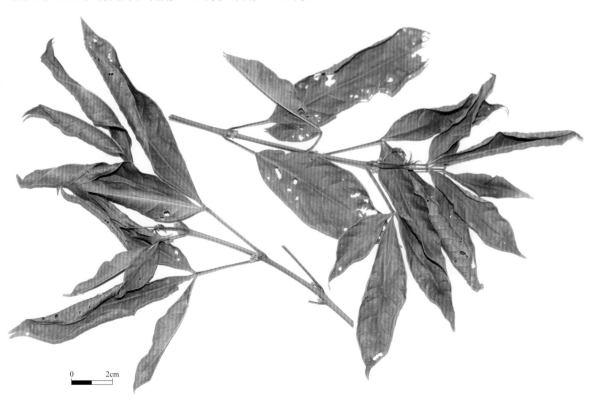

0　　2cm

【生境】生于丘陵、平原、溪边、林缘的疏林或灌丛中。

【分布】台湾、海南、广东、福建、江西、广西、云南、贵州。越南、老挝、泰国也有分布。

【采集加工】夏、秋二季采收嫩枝叶，晒干。

【药材性状】本品呈圆柱形或方柱形，直径0.3~1cm。常绿灰色，有直线纹；质硬而脆，易折断。三出复叶对生；小叶片多皱缩或破碎，完整小叶片长圆状披针形，长6~15cm，上面褐绿色，下面色较浅，两面光滑无毛，有透明腺点。气微香，味极苦。以枝嫩、叶绿者为佳。

【性味归经】味苦，性寒。归肝、肺、胃经。

【功能主治】清热解毒，散瘀止痛。治感冒发热，咽喉肿痛，肺热咳嗽，扁桃体炎，咽喉炎，肺炎，风湿性关节炎，坐骨神经痛，胃痛，黄疸性肝炎。防治流行性感冒、流行性脑脊髓膜炎、流行性乙型脑炎，中暑。外用治跌打扭伤，虫、蛇咬伤，痈疖肿毒，湿疹，皮炎。

【用法用量】9~15g，水煎服。外用适量，鲜叶捣烂敷或煎水洗患处，也可阴干研粉调制软膏搽患处。

【附方】① 预防流行性感冒、流行性脑脊髓膜炎、流行性乙型脑炎：三桠苦20g，野菊花、金银花各15g，加水500ml，煎至300ml，每日1次，连用3~5日。

② 治外阴瘙痒：三桠苦叶、鸭脚木叶、榕树须（气根）、乌桕叶各30g，薄荷叶15g，煎水洗患处。

③ 治痈疖肿毒：三桠苦叶2份，山大颜叶1份，了哥王根皮及叶、土白蔹各1份，捣烂，用45%乙醇浸透，外敷患处，每日换药1次。重症时配口服清热解毒中药。

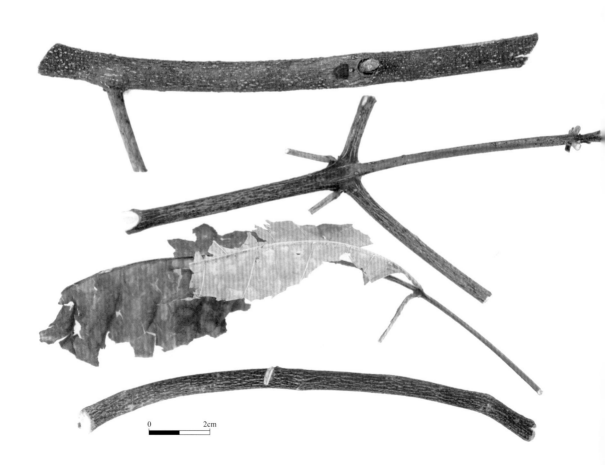

0   2cm

4.99.17 吴茱萸

EUODIAE FRUCTUS

【别名】茶辣、吴萸、吴椒、臭辣子

【基原】来源于芸香科 Rutaceae 吴茱萸属 Euodia 吴茱萸 Euodia rutaecarpa（Juss.）Benth. 的近成熟果实入药。

【植物特征】常绿小乔木。高 3~10m。小枝褐色或微染紫色，有皮孔，嫩部被锈色茸毛。叶对生，为奇数羽状复叶，叶轴被锈色茸毛；小叶 5~9 片，纸质，椭圆形至卵形，长 5~15cm，宽 2.5~7cm，顶端骤尖或短尖，基部圆或阔楔形，全缘或有不明显的圆齿，两面均被长柔毛，生有明显的油点；侧脉不明显。花黄白色，甚小，单性异株，排成顶生圆锥花序，花序轴和分枝被茸

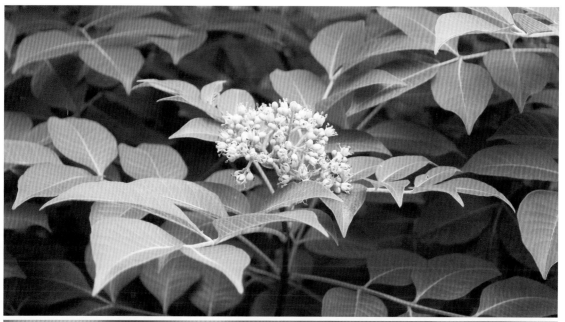

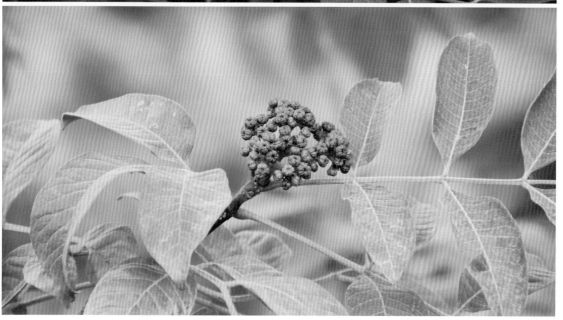

毛；萼片 5 片，阔卵形；花瓣 5 片；雄蕊插生在花盘上，花丝粗短，花药椭圆形，基着，雌花中的退化雄蕊呈鳞片状。蓇葖果扁球形，直径约 6mm，紫红色，有粗大油点，成熟时开裂成 5 果瓣；种子 5 枚，黑色。花期 4~6 月；果期 8~11 月。

【生境】野生或栽培，多生于山地村旁、林缘或疏林中。

【分布】陕西、甘肃、安徽、浙江、福建、湖北、湖南、四川、贵州、云南、广东和广西等地。日本也有分布。

【采集加工】秋季果实将近成熟尚未开裂时采收，除去果柄，晒干或烘干。

【药材性状】本品呈球形或略呈五角状扁球形，直径 2~5mm。表面暗黄绿色至褐色，粗糙，有许多突起的油胞。顶端星状 5 瓣裂，基部有花萼和被茸毛的果柄。质坚实，破开后每瓣有种子 1 枚。气香浓烈，味辛辣而苦。以粒饱满、黑褐色、未开裂、香气浓郁者为佳。

【性味归经】味辛、苦，性热；有小毒。归肝、脾、胃、肾经。

【功能主治】温中散寒，燥湿，疏肝止痛，止呕。治厥阴头痛，胃腹冷痛，恶心呕吐，寒湿脚气，经行腹痛，泛酸嗳气，腹泻，蛲虫病。外用治高血压病，湿疹。

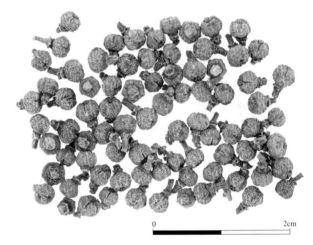

【用法用量】1.5~4.5g，水煎服。

【附方】① 治湿疹：炒吴茱萸 30g，海螵蛸（乌贼骨）21g，硫黄 6g。共研细粉。湿疹患处渗出液多者撒干粉，无渗出液者用蓖麻油或猪油化开调抹，隔日 1 次，涂药后用纱布包扎。

② 治高血压病：吴茱萸适量，研末，每晚用醋调敷两足心，次晨除去。

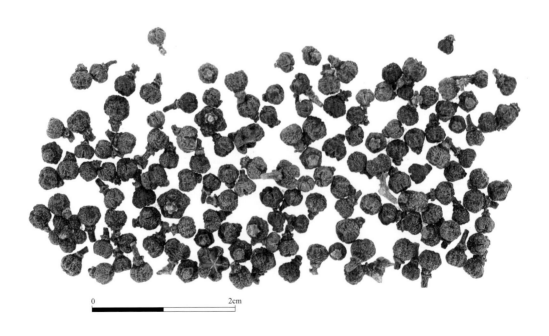

4.99.18 石虎

EUODIAE RUTAECARPAE FRUCTUS

【别名】野吴萸

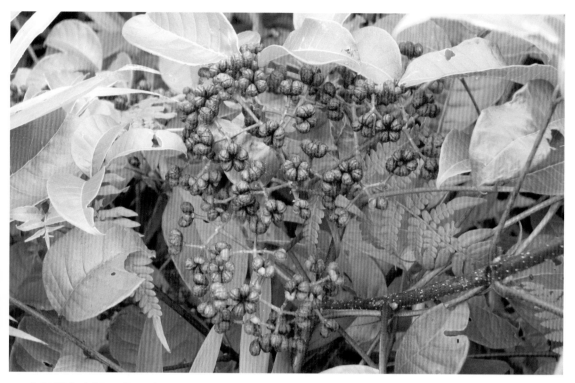

【基原】来源于芸香科 Rutaceae 吴茱萸属 *Euodia* 石虎 *Euodia rutaecarpa*（Juss.）Benth. var. *officinalis*（Dode）Huang 的近成熟果实入药。

【形态特征】小乔木或灌木，高 2~5m，嫩枝暗紫红色，与嫩芽同被灰黄或红锈色茸毛。羽状复叶具小叶 5~11 片，小叶纸质，卵形、椭圆形或披针形，长 6~18cm，宽 3~5cm，叶背密被长毛，油点大。花序顶生；雄花序的花彼此疏离，雌花序的花密集；雄花花瓣长 3~4mm，腹面被疏长毛，退化雌蕊 4~5 深裂，下部及花丝均被白色长柔毛，雄蕊伸出花瓣之上；雌花花瓣长 4~5mm，腹面被毛，退化雄蕊鳞片状或短线状，子房及花柱下部被疏长毛。果序宽 3~12cm，果较少而排列疏松，暗紫红色，有大油点，每分果瓣有 1 种子；种子近圆球形，腹面略平坦，长 4~5mm，褐黑色，有光泽。花期 4~6 月；果期 8~11 月。

【生境】生于低海拔地方山地林缘或灌丛中。

【分布】长江以南、五岭以北的东部及中部各省区。

【采集加工】秋季果实近成熟时采收，去除果梗，晒干。

【性味归经】味辛、苦，性热；有小毒。归肝、胃经。

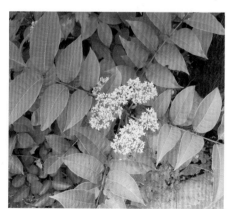

【功能主治】散寒止痛，降逆止呃，助阳止泻。治厥阴头痛，寒疝腹痛，寒湿脚气，经行腹痛，脘腹胀痛，呕吐吞酸，五更泄泻，口疮，高血压病。

【用法用量】6~9g，水煎服。

4.99.19　牛纠吴茱萸

EUODIAE TRICHOTOMATIS FRUCTUS ET FOLIUM

【别名】牛纠树、五除叶、茶辣、树幽子

【基原】来源于芸香科 Rutaceae 吴茱萸属 *Euodia* 牛纠吴茱萸 *Euodia trichotoma*（Lour.）Peirre 的果实及叶入药。

【形态特征】小乔木，稀高达 10m；树皮灰褐色或灰色，春梢暗紫红色。叶有小叶 5~11 片，稀 3 片，小叶椭圆形、长圆形或披针形，叶轴基部的常为卵形，长 6~15cm，宽 2.5~6cm，顶部渐尖，基部短尖，两侧常不对称，全缘，无毛或嫩枝及小叶被毛，散生干后变褐黑色、在扩大镜下可见的油点。花序顶生，花多；萼片及花瓣均 4 片；萼片阔卵形，端尖，长不及 1mm；花瓣镊合状，白色，长 3~4mm；雄花的雄蕊 4 枚，比花瓣稍长，花丝被少数白色长毛，退化雌蕊棒状，比花瓣略短，不分裂；雌花的退化雄蕊鳞片状，花柱及子房均淡绿色，花瓣比雄花的大。果鲜红至暗紫红色，干后暗褐色，散生微凸起、色泽较暗的油点，有横皱纹，基部常有 1~2 个暗褐黑色、细小的不育心皮，每分果瓣有 1 种子；种子暗褐色，近圆球形而腹面略平坦，顶部稍急尖，基部浑圆，背部细脊肋状，长 6~7mm，宽 5~6mm。花期 6~7 月；果期 9~11 月。

【生境】生于溪涧或沿河两岸的丛林中。

【分布】海南、广东、广西、云南、贵州。越南、老挝、泰国也有分布。

【采集加工】秋季果实成熟时采收晒干备用，叶夏、秋采收晒干。

【性味归经】味苦、辛，性温。

【功能主治】果：理气止痛；治胃痛，腹痛，腹泻，感冒，咳嗽。叶：祛风除湿；外用治风湿性关节炎，荨麻疹，湿疹，皮肤疮疡。

【用法用量】9~15g，水煎服。外用鲜品捣烂敷患处，或煎水洗。

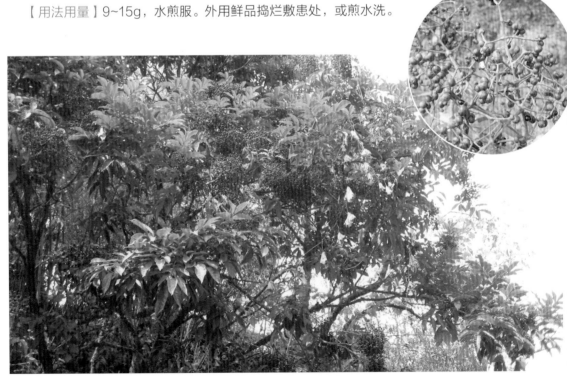

4.99.20 山橘

FORTUNELLAE HINDSII FRUCTUS ET RADIX

【别名】金豆、猴子柑、山金橘

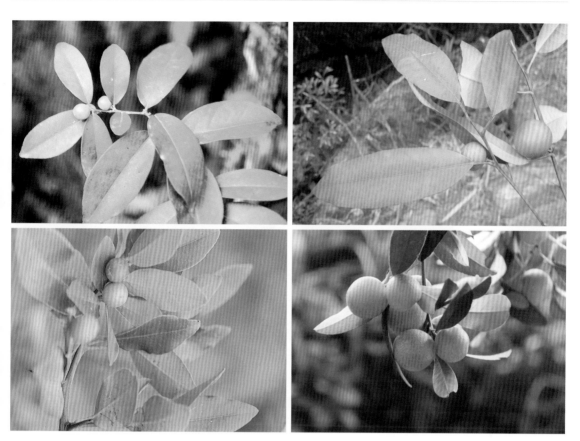

【基原】来源于芸香科 Rutaceae 金橘属 *Fortunella* 山橘 *Fortunella hindsii*（Champ. ex Benth.）Swingle 的根和果实入药。

【形态特征】灌木，高 3m，多枝，刺短小。单小叶或有时兼有少数单叶，叶翼线状或明显，小叶片椭圆形或倒卵状椭圆形，长 4~6cm，宽 1.5~3cm，顶端圆，稀短尖或钝，基部圆或宽楔形，近顶部的叶缘有细裂齿，稀全缘，质地稍厚；叶柄长 6~9mm。花单生及少数簇生于叶腋，花梗甚短；花萼 5 或 4 浅裂；花瓣 5 片，长不超过 5mm；雄蕊约 20 枚，花丝合生成 4 或 5 束，比花瓣短，花柱与子房等长，子房 3~4 室。果圆球形或稍呈扁圆形，横径稀超过 1cm，果皮橙黄或朱红色，平滑，有麻辣感且微有苦味，果肉味酸，种子 3~4 粒，阔卵形，饱满，顶端短尖，平滑无脊棱，子叶绿色，多胚。花期 4~5 月；果期 10~12 月。

【生境】生于山谷林下较湿润处或阳坡灌木丛中。

【分布】海南、广东、台湾、福建、江西、广西、湖南、安徽。

【采集加工】秋季果实成熟时采收，根夏、秋采收，晒干。

【性味归经】根：味辛、苦，性温。果：味辛、酸、甘，性温。

【功能主治】醒脾行气，宽中化痰下气。治风寒咳嗽，胃气痛，食积胀满，疝气。

【用法用量】根 15~30g，果 9~15g，水煎服。

4.99.21 金橘

FORTUNELLAE MARGARITAE FRUCTUS ET RADIX

【别名】金枣、牛奶橘

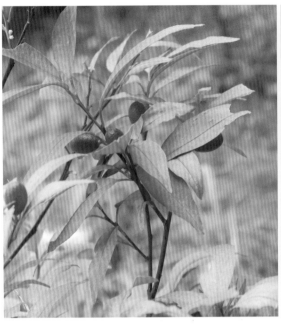 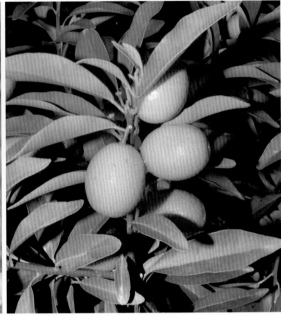

【基原】来源于芸香科 Rutaceae 金橘属 *Fortunella* 金橘 *Fortunella margarita*（Lour.）Swingle 的根和果实入药。

【形态特征】灌木，高 3m 以内；枝有刺。叶质厚，浓绿，卵状披针形或长椭圆形，长 5~11cm，宽 2~4cm，顶端略尖或钝，基部宽楔形或近于圆；叶柄长达 1.2cm，翼叶甚窄。单花或 2~3 花簇生；花梗长 3~5mm；花萼 4~5 裂；花瓣 5 片，长 6~8mm；雄蕊 20~25 枚；子房椭圆形，花柱细长，通常为子房长的 1.5 倍，柱头稍增大。果椭圆形或卵状椭圆形，长 2~3.5cm，橙黄至橙红色，果皮味甜，厚约 2mm，油胞常稍凸起，瓢囊 5 或 4 瓣，果肉味酸，有种子 2~5 粒；种子卵形，端尖，子叶及胚均绿色，单胚或偶有多胚。花期 3~5 月，果期 10~12 月。盆栽的多次开花，农家保留其 7~8 月的花期；果期春节前夕成熟。

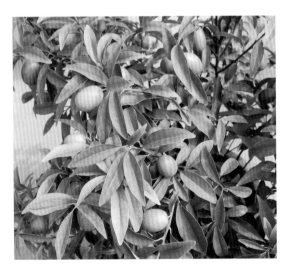

【生境】栽培。

【分布】我国南北各地城镇时有盆栽。

【采集加工】根夏、秋采收，秋季果实成熟时采收，晒干。

【性味归经】根：味辛、苦，性温。果：味辛、酸、甘，性温。

【功能主治】醒脾行气，宽中化痰下气。治风寒咳嗽，胃气痛，食积胀满，疝气。

【用法用量】根 15~30g，果 9~15g，水煎服。

4.99.22　山小橘

GLYCOSMIS PARVIFLORAE RADIX ET FOLIUM

【别名】山柑橘、野沙柑、酒饼木、小花山小橘

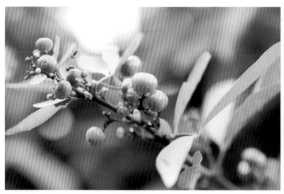
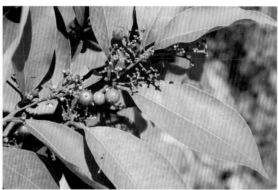

【基原】来源于芸香科 Rutaceae 山小橘属 Glycosmis 山小橘 Glycosmis parviflora（Sims）Kurz [G. citrifolia（Willd.）Lindl.] 的根、叶和果实入药。

【形态特征】灌木或小乔木，高 1~3m。叶有小叶 2~4 片，稀 5 片或兼有单小叶，小叶柄长 1~5mm；小叶片椭圆形、长圆形或披针形，有时倒卵状椭圆形，长 5~19cm，宽 2.5~8cm，顶部短尖至渐尖，有时钝，基部楔尖，无毛，全缘，干后不规则浅波浪状起伏，且暗淡无光泽，中脉在叶面平坦或微凸起，或下半段微凹陷，侧脉颇明显。圆锥花序腋生及顶生，通常 3~5cm，稀较短，但顶生的长可达 14cm；花序轴、花梗及萼片常被早脱落的褐锈色微柔毛；萼裂片卵形，端钝，宽约 1mm；花瓣白色，长约 4mm，长椭圆形，较迟脱落，干后变淡褐色，边缘淡黄色；雄蕊 10 枚，极少 8 枚，花丝略不等长，上部宽阔，下部稍狭窄，与花药接连处突尖，药隔顶端有 1 油点；子房阔卵形至圆球形，油点不凸起，花柱极短，柱头稍增粗，子房柄略升起。果圆球形或椭圆形，直径 10~15mm，淡黄白色转淡红色或暗朱红色，半透明油点明显，有种子 3~2、稀 1 粒。花期 3~5 月；果期 7~9 月。

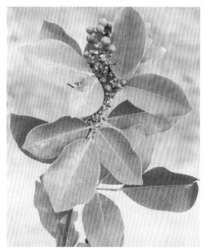

【生境】生于丘陵、坡地、疏林或灌木丛中。

【分布】广东、香港、海南、台湾、福建、广西、云南、贵州等地。越南也有分布。

【采集加工】根、叶夏、秋采收，秋季果实成熟时采收晒干。

【性味归经】味辛、甘，性平。

【功能主治】祛痰止咳，理气消积，散瘀消肿。治感冒咳嗽，消化不良，食欲不振，食积腹痛，疝痛。外用治跌打瘀血肿痛。

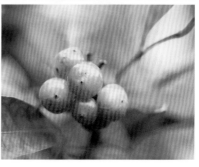

【用法用量】9~15g，水煎服。外用适量，鲜叶捣烂敷患处。

4.99.23 大菅

MICROMELI FALCATI RADIX ET FOLIUM

【别名】野黄皮、鸡卵黄

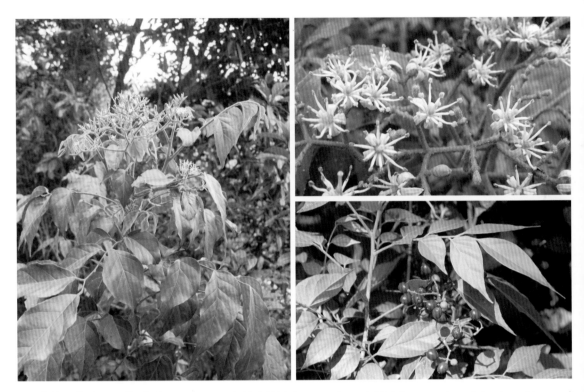

【基原】来源于芸香科 Rutaceae 小芸木属 Micromelum 大菅 Micromelum falcatum（Lour.）Tanaka 的根、叶入药。

【形态特征】灌木，高 1~3m。小枝、叶柄及花序轴均被长直毛，小叶背面被毛较密，成长叶仅叶脉被毛，稀几无毛。羽状复叶，有小叶 5~11 片，小叶片互生，小叶柄长 3~7mm，小叶片镰刀状披针形，位于叶轴下部的有时为卵形，长 4~9cm，宽 2~4cm，顶部弯斜的长渐尖，基部一侧圆，另一侧偏斜，两侧甚不对称，叶缘锯齿状或波浪状，侧脉每边 5~7 条，与中脉夹成锐角斜向上伸展至几达叶缘，干后常微凹陷。花序顶生，多花，花白色，花蕾圆或椭圆形；花萼浅杯状，萼裂片阔三角形，长不及 1mm；花瓣长圆形，长约 4mm，外面被直毛，盛花时反卷；雄蕊 10 枚，长短相间，长的约与花瓣等长，另 5 枚约与子房等高；花柱圆柱状，比子房长，子房密被长直毛，柱头头状，花盘细小。浆果椭圆形或倒卵形，长 8~10mm，厚 7~9mm，成熟过程中由绿色转橙黄、最后朱红色，果皮散生透明油点，有种子 1 或 2 粒。花蕾期 10~12 月，盛花期 1~4 月；果期 6~8 月。

【生境】生于低海拔灌丛或次生林中。

【分布】海南、广东、广西、云南。越南、老挝、柬埔寨、泰国也有分布。

【采集加工】夏、秋采收，根、叶晒干。

【性味归经】味苦、辛，性温。

【功能主治】散瘀行气，止痛，活血。治毒蛇咬伤，胸痹，跌打扭伤。

【用法用量】根 9~15g，叶 6~12g，水煎服。

4.99.24 小芸木

MICROMELI INTEGERRIMI RADIX ET FOLIUM

【别名】野黄皮、鸡屎木、山黄皮、半边枫

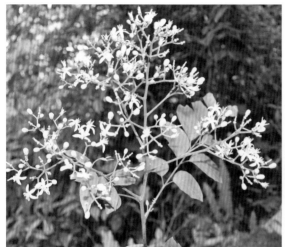
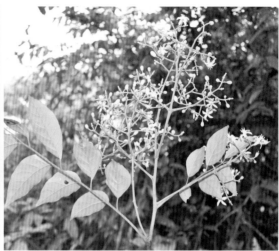

【基原】来源于芸香科 Rutaceae 小芸木属 *Micromelum* 小芸木 *Micromelum integerrimum*（Buch.-Ham.）Roem. 的根、叶入药。

【形态特征】小乔木，高达 8m，胸径 10~15cm。树皮灰色、平滑，当年生枝、叶轴、花序轴均绿色，密被短伏毛，花萼、花瓣背面及嫩叶两面亦被毛，成长叶无毛。叶有小叶 7~15 片，小叶互生或近对生，两面同色，深绿，叶片平展，斜卵状椭圆形、斜披针形，有时斜卵形，位于叶轴基部的较小，长约 4cm，位于叶轴上部的长达 20cm，宽 8cm，边全缘，但波浪状起伏，两侧不对称，一侧圆，另一侧楔尖，侧脉稍凹陷，不分枝；叶柄基部增粗；小叶柄长 2~5mm。花蕾淡绿色，长椭圆形，花开放时花瓣淡黄白色；花萼浅杯状，裂片长 1mm；花瓣长 5~10mm，盛开时反折；雄蕊 10 枚，长短相间，长的约与花瓣等长；子房初时被直立的柔毛，花后毛脱落，基部有明显凸起的花盘，花柱几与子房等长或稍长，柱头头状，子房柄伸长，结果时尤明显。果椭圆形或倒卵形，长 10~15mm，宽 7~12mm，透熟时由橙黄色转朱红色，有种子 1~2 粒；种皮薄膜质，子叶绿色，有油点。花期 2~4 月；果期 7~9 月。

【生境】生于山地疏林或次生林中。

【分布】海南、广东、广西、云南、贵州、西藏。越南、老挝、柬埔寨、泰国、缅甸、印度、尼泊尔也有分布。

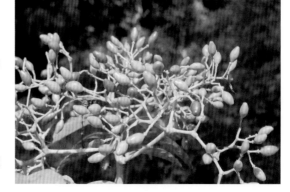

【采集加工】夏、秋采收，根、叶晒干。

【性味归经】味苦、辛，性温。

【功能主治】疏风解表，散瘀止痛。治感冒咳嗽，胃痛，风湿骨痛。外用治跌打肿痛，骨折。

【用法用量】9~15g，水煎服。外用适量，鲜叶捣烂或根研粉酒调敷患处。

【注意】孕妇慎用。

4.99.25 九里香

MURRAYAE FOLIUM ET CACUMEN

【别名】七经通

【基原】来源于芸香科 Rutaceae 九里香属 Murraya 千里香 Murraya paniculata（L.）Jack. 或九里香 Murraya exotica L. 的嫩枝叶入药。

【植物特征】A. 千里香：常绿灌木或小乔木。高 1.5~5m，有时可达 8m。奇数羽状复叶互生，叶轴无翅；小叶 3~7 片，互生，椭圆形，长 4.5~8cm，小叶中部以下最宽，顶端渐尖，钝头且常微凹入，基部楔尖，下面密生腺点，腺点干后褐黑色，上面有时沿中脉被微柔毛。花直径 3~4cm，白色，芳香，3 至数朵组成腋生和顶生聚伞花序，稀单花；萼片 5，卵状三角形，基部合生；花瓣 5，倒披针形至狭椭圆形；雄蕊 10，5 长 5 短；柱头粗厚。浆果纺锤状或椭形，中部以下最大，长 12~20mm，直径 5~10mm，红色。花期 4~8 月，也有秋后开花；果期 9~12 月。

【生境】沿海岸较干燥的沙土灌丛中，零星野生，各地广泛栽培。

【分布】海南、广东、广西、湖南、贵州、云南等地。中南半岛余部和马来半岛也有分布。

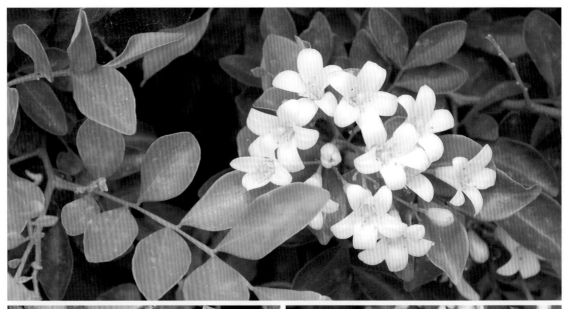

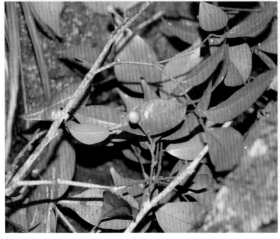

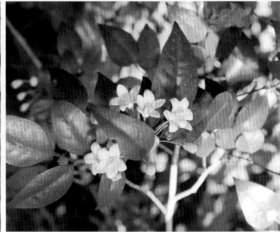

【植物特征】B. 九里香：九里香与千里香的形态较为相似，九里香的小叶中部以上最宽，而千里香是小叶中部以下最宽。

【生境】生于离海岸不远的平地、缓坡、小丘的灌木丛中。喜生于砂质土、向阳地方。

【分布】台湾、福建、广东、海南、广西五地。越南北部也有分布。

【采集加工】全年均可采收，除去老枝，阴干。

【药材性状】A. 千里香：嫩枝呈圆柱形，直径1~4mm。表面深绿色，被茸毛；质韧，不易折断，断面不平坦。奇数羽状复叶有小叶3~7片；小叶互生，小叶片多卷缩或破碎，完整者展平后呈椭圆形或近菱形，长2~7cm，两面深绿色，有透明腺点，小叶柄短或近无柄；质脆，易碎。聚伞花序有时存在，花直径约4cm。气香，味苦、辛、麻舌。以叶多、色绿、香气浓者为佳。

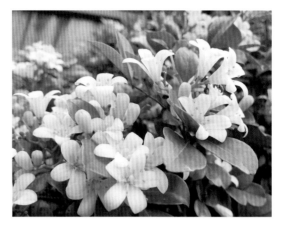

B. 九里香：九里香的小叶中部以上最宽，而千里香则小叶中部以下最宽。

【性味归经】味辛、苦，性温。有小毒。归肝、脾、胃经。

【功能主治】麻醉，镇惊，解毒消肿，祛风活络。治跌打肿痛，风湿骨痛，胃痛，牙痛，破伤风，流行性乙型脑炎。外用治虫、蛇咬伤，局部麻醉。

【功能主治】用量：9~15g，水煎服。外用适量，鲜叶捣烂敷患处。

【注意】阴虚者慎用。

【附方】① 治跌打肿痛：鲜九里香叶、鲜地耳草、鲜水茴香、鲜栀子叶各等量，共捣烂，酒炒敷患处。

② 治胃痛：a：九里香叶粉、两面针粉各2份，鸡骨香粉、松花粉各1份，和匀，加黏合剂制成水丸。每次服10~15丸，每日3次。b：九里香叶9g，瓦楞子（煅）30g，共研末，每次服3g，每日3次。

③ 治流行性乙型脑炎：鲜九里香叶15~30g，鲜刺针草30~90g，水煎，分2~3次服（或鼻饲）。高热加大青叶30g；抽搐频繁痰多者，另取鲜九里香叶15~30g，捣烂，用凉开水冲服。

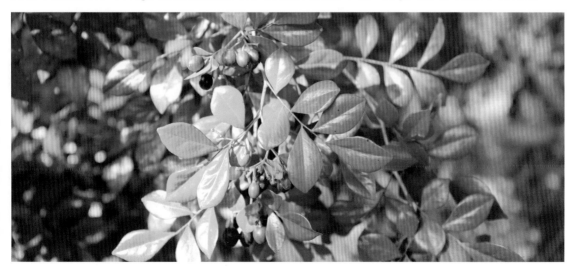

4.99.26 黄柏

PHELLODENDRI CHINENSIS CORTEX

【别名】黄檗、檗皮、川黄柏

【基原】来源于芸香科 Rutaceae 黄檗属 Phellodendron 川黄檗 Phellodendron chinense Schneid. 或秃叶黄皮树 Phellodendron chinense Schneid. var. glabriusculum Schneid. 的树皮入药。

【植物特征】A. 川黄檗：树高达 15m。成年树有厚、纵裂的木栓层，内皮黄色，小枝粗壮，暗紫红色，无毛。叶轴及叶柄粗壮，通常密被褐锈色或棕色柔毛，有小叶 7~15 片，小叶纸质，长圆状披针形或卵状椭圆形，长 8~15cm，宽 3.5~6cm，顶部短尖至渐尖，基部阔楔形至圆形。两侧通常略不对称，边全缘或浅波浪状，叶背密被长柔毛或至少在叶脉上被毛，叶面中脉有短毛或嫩叶被疏短毛；小叶柄长 1~3mm，被毛。花序顶生，花通常密集，花序轴粗壮，密被短柔毛。果多数密集成团，果的顶部略呈椭圆形或近圆球形，径约 1cm 或大的达 1.5cm，蓝黑色，有分核 5~8（10）个；种子 5~8 粒、很少 10 粒，长 6~7mm，厚 4~5mm，一端微尖，有细网纹。花期 5~6 月；果期 9~11 月。

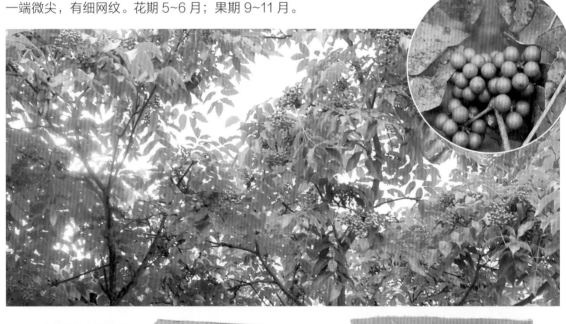

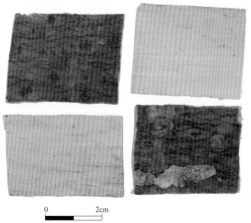

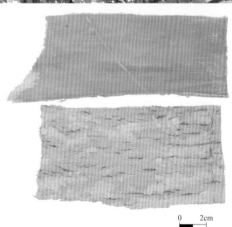

【植物特征】B. 秃叶黄皮树：落叶乔木。高达 10m。树皮薄而开裂，外皮暗灰棕色，内皮黄色。奇数羽状复叶对生，有小叶 7~13 枚；小叶披针状长圆形至长卵形，长 6~9cm 或更长，顶端骤尖，基部宽楔形或圆形，两面无毛或仅在中脉上被稀疏的柔毛，背面通常青灰色，边全缘。花夏季开放，单性，组成顶生聚伞圆锥花序；花瓣 5 片，淡黄色。核果近球形，直径约 8mm，黑色。花期 5~6 月；果期 9~11 月。

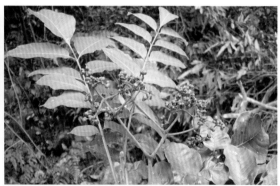

【生境】生于海拔 900m 以上稍湿润的阴坡。

【分布】陕西、甘肃、湖北、湖南、江苏、浙江、福建、广东、江西、台湾、广西、贵州、四川、云南等地。

【采集加工】通常 5~6 月间采收，选取合适的树，先横切，再纵切，剥取树皮，刮去粗皮，压平，晾干。

【药材性状】本品呈板片状或浅槽状，长宽不一，外表粗皮多已刮去，呈深黄色或浅黄棕色。老皮较平坦，厚 0.3~0.7cm，嫩皮较薄，呈浅槽状，有不规则的浅裂。内表面暗黄色，有细密纵棱。体轻，质硬。断面深黄色，多纤维。气微，味苦，嚼之有黏滑感，可使唾液染成黄色。以皮厚、深黄色、质结实者为佳。

【性味归经】味苦，性寒。归肾、膀胱经。

【功能主治】清热燥湿，泻火除蒸，解毒疗疮。治热痢、泄泻、淋浊、痔疮、便血、皮肤湿疹、盗汗、遗精、口舌生疮、黄水疮等。治疗黄疸性肝炎，结膜炎，口腔炎，中耳炎，风湿性关节炎。外用治疗疔疮肿毒。

【用法用量】5~10g，水煎服。外用适量磨粉调敷患处。

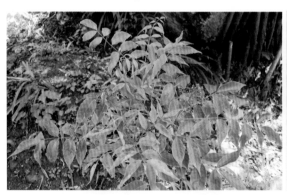
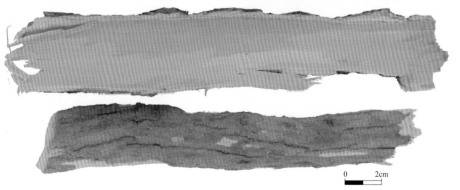

4.99.27 绿衣枳实

PONCIRI TRIFOLIATAE FRUCTUS IMMATURUS

【别名】建枳实

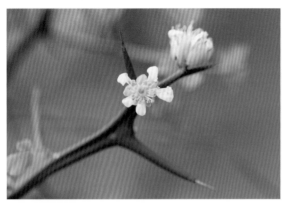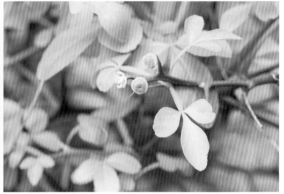

【基原】来源于芸香科 Rutaceae 枳属 *Poncirus* 枸橘 *Poncirus trifoliata*（L.）Raf. 的幼嫩果实入药。

【植物特征】枸橘为落叶灌木或小乔木，有粗壮、长达 7cm 的棘刺；小枝粗壮，曲折，略压扁，深绿色。叶互生，为三出复叶，叶柄有翅，长 1~3cm；顶生小叶革质，卵形或椭圆形，长 1.5~6cm，宽 0.7~6cm，顶端圆或微凹，基部楔尖，侧生小叶较小，椭圆状卵形，基部稍偏斜，边缘均有小锯齿，幼嫩时中脉上有短柔毛。花白色，芳香，具短柄，1 或 2 朵腋生；萼片 5，近卵形或近三角形，长 5~6mm；花瓣 4，倒卵状匙形，长达 3cm，宽达 1.5cm；雄蕊 8~20 余枚，花丝长短不齐；子房被毛，6~9 室。柑果球形，直径 2~5cm，成熟时橙黄，密被短柔毛，有很多油胞，果柄短，于枝上宿存。花期 5~6 月；果期 10~11 月。

【生境】栽培作物。

【分布】山东、河南、山西、陕西、甘肃、安徽、江苏、浙江、湖北、湖南、广东、广西、贵州、云南。

【采集加工】夏季拾起落地幼果或采摘幼嫩果实，横切为相等的两半，晒干。

【药材性状】本品呈半球形，切面直径 8~13mm，外面灰绿色或灰黑色，有纵皱纹，密被棕绿色毛茸，油胞很密。皮厚 3~6mm，肉小，瓤囊常 7~9 瓣，放射状排列。质坚实，不易折断。气香，味苦、酸。以个小、灰绿色、皮厚肉小、坚实者为佳。

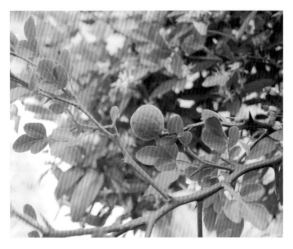

【性味归经】味苦、辛、酸，性微寒。归脾、胃经。

【功能主治】破气消积，化痰散痞。治积滞内停，痞满腹痛，泻痢后重，大便不通，痰滞气阻，胸痹，结胸，胃下垂，脱肛，子宫脱垂。

【用法用量】3~10g，水煎服。

4.99.28 芸香

RUTAE GRAVEOLENTIS HERBA

【别名】臭草

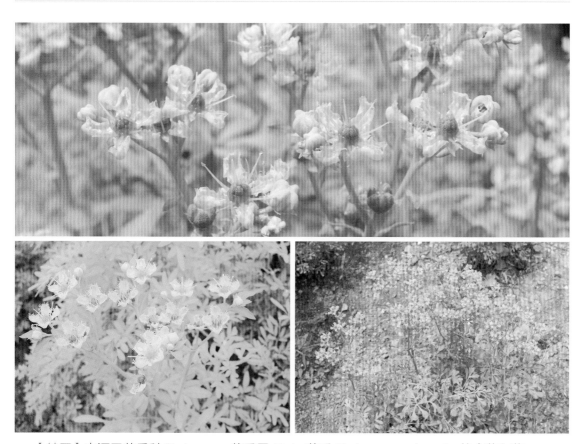

【基原】来源于芸香科 Rutaceae 芸香属 *Ruta* 芸香 *Ruta graveolens* L. 的全草入药。

【形态特征】草本，高达 1m，各部有浓烈特殊气味。叶二至三回羽状复叶，长 6~12cm，末回小羽裂片短匙形或狭长圆形，长 5~30mm，宽 2~5mm，顶端圆钝，基部楔形，两面灰绿或带蓝绿色。花金黄色，直径约 2cm；萼片 4 片；花瓣 4 片；雄蕊 8 枚，花初开放时与花瓣对生的 4 枚贴附于花瓣上，与萼片对生的另 4 枚斜展且外露，较长，花盛开时全部并列一起，挺直且等长，花柱短，子房通常 4 室，每室有胚珠多颗。果长 6~10mm，由顶端开裂至中部，果皮有凸起的油点；种子甚多，肾形，长约 1.5mm，褐黑色。花期 3~6 月及冬季末期；果期 7~9 月。

【生境】栽培。

【分布】长江以南地区偶有盆栽。原产南欧地中海沿岸。

【采集加工】全年可采，全草阴干备用或鲜用。

【性味归经】味辛、微苦，怀凉。

【功能主治】清热解毒，散瘀止痛。治感冒发热，牙痛，月经不调，小儿湿疹，疮疖肿毒，跌打损伤。

【用法用量】6~15g，水煎服。外用适量鲜品捣烂敷患处。

【注意】孕妇忌服。

4.99.29 乔木茵芋

SKIMMIAE ARBORESCENTIS FOLIUM

【别名】美脉茵芋、广西茵芋

【基原】来源于芸香科 Rutaceae 茵芋属 Skimmia 乔木茵芋 Skimmia arborescens Anders. ex Gamble 的叶入药。

【形态特征】小乔木，高达 8m，胸径达 20cm。小枝髓部小但明显，二年生枝的皮层薄，干后不皱缩。叶较薄，干后薄纸质，椭圆形或长圆形，或为倒卵状椭圆形，长 5~18cm，宽 2~6cm，两面无毛，中脉在叶面微凸起或中脉两侧的叶肉部分干后凹陷，侧脉每边 7~10 条，稀较少；叶柄长 1~2cm。花序长 2~5cm，花序轴被微柔毛或无毛；苞片阔卵形，长 1~1.5mm；萼片比苞片稍大，边缘均被毛；花瓣 5 片，倒卵形或卵状长圆形，长 4~5mm，水平展开或斜向上张开；雄花的雄蕊比花瓣长，花丝线状，退化雌蕊长 3~4mm，棒状，顶部 3~4 深裂；雌花的不育雄蕊比花瓣短，子房近圆球形，花柱长约 1mm，柱头头状。果圆球形，直径 6~8mm，很少更大，蓝黑色，通常有种子 1~3粒。花期 4~6 月；果期 7~9 月。

【生境】生于山地杂木林中较湿润的地方。

【分布】广东、广西、云南、四川、贵州、西藏。印度、缅甸、不丹、尼泊尔也有分布。

【采集加工】全年可采，叶鲜用。

【性味归经】味辛、微苦，性凉。

【功能主治】祛风除湿。治风湿痹痛。

【用法用量】外用鲜品捣烂敷患处。

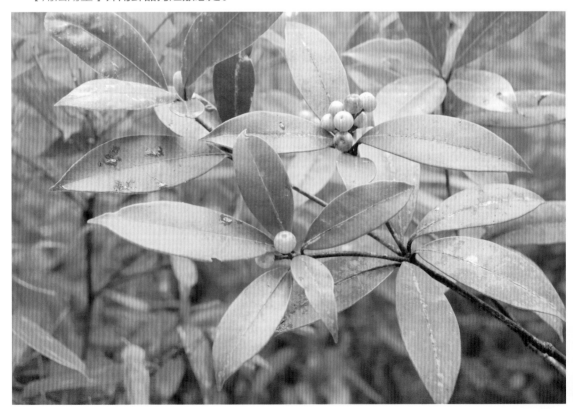

4.99.30 茵芋

SKIMMIAE REEVESIANAE FOLIUM

【别名】黄山桂、深红茵芋、海南茵芋

【基原】来源于芸香科 Rutaceae 茵芋属 *Skimmia* 茵芋 *Skimmia reevesiana* Fort. [*S. hainanensis* Huang] 的茎、叶入药。

【形态特征】灌木，高 1~2m。小枝常中空，皮淡灰绿色，光滑，干后常有浅纵皱纹。叶有柑橘叶的香气，革质，集生于枝上部，叶片椭圆形、披针形、卵形或倒披针形，顶部短尖或钝，基部阔楔形，长 5~12cm，宽 1.5~4cm，叶面中脉稍凸起，干后较显著，有细毛；叶柄长 5~10mm。花序轴及花梗均被短细毛，花芳香，淡黄白色，顶生圆锥花序，花密集，花梗甚短；萼片及花瓣均5 片，稀 4 片或 3 片；萼片半圆形，长 1~1.5mm，边缘被短毛；花瓣黄白色，长 3~5mm，花蕾时各瓣大小稍不相等；雄蕊与花瓣同数而等长或较长，花柱初时甚短，花盛开时伸长，柱头增大；雄花的退化雄蕊棒状，子房近球形，花柱圆柱状，柱头头状；雄花的退化雌蕊扁球形，顶部短尖，不裂或 2~4 浅裂。果圆形、椭圆形或倒卵形，长 8~15mm，红色，有种子 2~4粒；种子扁卵形，长 5~9mm，宽 4~6mm，厚 2~3mm，顶部尖，基部圆，有极细小的窝点。花期 3~5 月；果期 9~11 月。

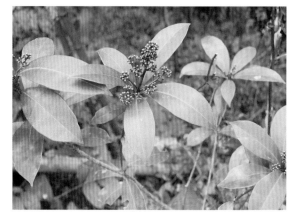

【生境】生于山谷下湿润处。亦时有栽培。

【分布】我国东南沿海各省至湖南、湖北、广东、广西、贵州、四川等地。菲律宾也有分布。

【采集加工】茎、叶晒干。

【性味归经】味苦，性温；有毒。

【功能主治】祛风胜湿。治风湿痹痛，四肢挛急，两足软弱，顽痹拘急挛痛。

【用法用量】3~6g，水煎服。

【注意】阴虚而无风湿实邪者禁服。茵芋有毒，内服宜慎，用量不宜过大，易引起中毒。

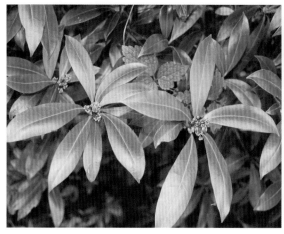

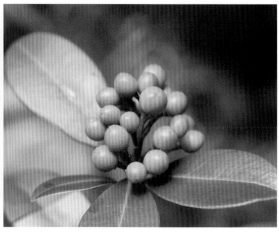

4.99.31 飞龙掌血

TODDALIAE ASIATICAE RADIX

【别名】黄肉树、三百棒、大救驾、三文藤

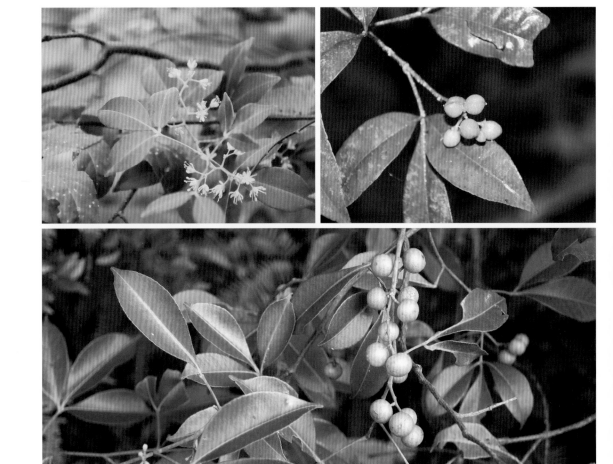

【基原】来源于芸香科 Rutaceae 飞龙掌血属 Toddalia 飞龙掌血 Toddalia asiatica（L.）Lam. 的根入药。

【形态特征】木质藤本；老茎有厚木栓层，有钩刺，嫩枝黄绿色，被短柔毛。叶互生，三出复叶，具柄；小叶无柄或近无柄，椭圆形或倒卵形，长5~9cm，宽2~4cm，两片侧生小叶基部偏斜，边缘有小锯齿，无毛，多油点；侧脉密，每边约15条。花秋末冬初最盛，白色或淡黄色，单性，通常多朵组成伞房状聚伞花序，再由甚多此类花序结成大型圆锥花序；萼片5，基部合生，卵形，长不及1cm；花瓣通常5，长圆形至披针形，长达3.5mm；雄花有5枚发育雄蕊和1个不育雌蕊；雌花有 5 枚不育雄蕊和 1 枚发育雌蕊。核果圆球形或扁球形，直径 8~10mm，橙黄色至朱红色，有多条肋状直棱；小核 4~10 个；种子肾形，长 5~6mm，有小窝点。花期 4~6 月；果期 8~10 月。

【生境】生于山坡、山谷或沿溪河两岸疏林或灌丛中。

【分布】秦岭南坡以南各地均有分布。非洲东部及亚洲南部和东南部也有分布。

【采集加工】全年可采，挖取根部，去净泥土，截成长段或趁鲜切斜片，晒干。

【药材性状】本品呈圆柱形，略弯曲，长约 30cm，直径 0.5~2.5cm，切片的厚度约 1cm。表面灰棕色至灰黄色，粗糙，有细纵纹及斑纹，有的具有多数疣状突起。栓皮脱落后为棕色或红棕色，木部纹理细密平直，质坚硬，不易折断，断面淡黄色。气微、味苦。以根条或片张均匀，淡黄色者为佳。

【性味归经】味辛、微苦，性温。

【功能主治】舒筋通络，散瘀止血，祛风除湿，消肿解毒。治风湿痹痛，跌打损伤，风湿性关节炎，肋间神经痛，胃痛，月经不调，痛经，闭经。外用治骨折，外伤出血。

【用法用量】9~15g，水煎或浸酒服。外用适量，捣烂或研末敷患处。

【附方】治风湿性关节炎：飞龙掌血、薜荔、鸡血藤、菝葜各 18g，威灵仙 9g，浸白酒 500g，每服 30~60g，每日 3 次。

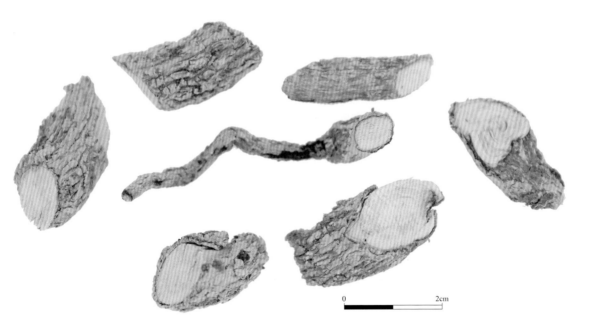

4.99.32 土花椒

ZANTHOXYLI ARMATI FRUCTUS

【别名】香椒、花椒、椒目、竹叶椒、贝椒子、山巴椒

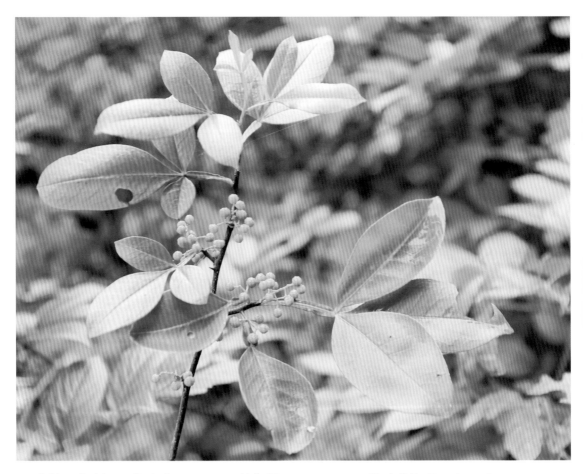

【基原】来源于芸香科 Rutaceae 花椒属 *Zanthoxylum* 竹叶花椒 *Zanthoxylum armatum* DC. [*Zanthoxylum planispinum* Sieb. et Zucc.] 的成熟果实入药。

【植物特征】常绿灌木或小乔木。枝直出，扩展，有压扁的皮刺。叶互生，为奇数羽状复叶，叶轴有翅，下面散生皮刺，上面在小叶着生处有较小的皮刺；小叶 3~9，对生，具短柄至近无柄，纸质，披针形或长圆状披针形，长 5~9cm，宽 1~3cm，顶端渐尖，边缘常有微小钝齿或近全缘。聚伞圆锥花序腋生，长 2~6cm；花单性，黄绿色，小；花被 1 轮，6~8 片；雄花有雄蕊 6~8 枚，伸出；雌花仅 1~2 个心皮发育。蓇葖果红色，有大而凸的腺点；种子黑色，卵形。花期 4~5 月；果期 8~10 月。

【生境】多生于石灰岩低山疏林灌木丛中。

【分布】山东、河南、陕西、甘肃四省南部及以南各地。日本、越南、老挝、缅甸、印度、尼泊尔等国也有分布。

【采集加工】秋季果实成熟时采收。通常整序摘取，堆放 1~2 天后，晒干，再捡去枝叶等杂质。

【药材性状】蓇葖果近球形，直径 2~5mm，已开裂为 2 瓣，但果瓣常基部相连，果皮革质，

外面红棕色或红褐色，生有许多呈小疣状凸起的油胞，内表面光滑，淡黄色或淡黄褐色；种子小而圆，黑色，有光泽。味辛辣，气香，以颗粒均匀、红棕色、香气浓者为佳。

【性味归经】味辛，性温；有小毒。归脾、肺、肾经。

【功能主治】温中散寒，燥湿杀虫，行气止痛。治胃腹冷痛、呕吐、泄泻、血吸虫病、蛔虫病、丝虫病。外用治牙痛、脂溢性皮炎，并可作表面麻醉用。

【用法用量】2.4~4.5g，水煎服。

【注意】孕妇忌服。

【附方】① 治胃腹冷痛：土花椒、干姜各 6g，党参 12g，煎后去渣，加入饴糖少许温服。

② 治蛔虫性肠梗阻：土花椒 9g，麻油 12g。将麻油放锅中煎熬，投入土花椒至煎微焦，捞出冷却，去花椒油冷却后，顿服。如梗阻时间过长，中毒症状明显，并有肠坏死或有阑尾蛔虫可能者，皆不宜服用。

③ 治早、中期血吸虫病：土花椒适量，小火微炒约 10 分钟，磨成细粉，装入胶囊，每粒含土花椒粉 0.4g。成人每次 4 粒（儿童酌减），每日 3 次。20~25 日为 1 个疗程。

④ 治丝虫病：土花椒适量，用小火炒焦或在烤箱内烤焦（不可炭化），磨成细粉装入胶囊，每粒含土花椒粉 0.4g。每次 6 粒，每日 3 次。6 日为 1 个疗程。

⑤ 治脂溢性皮炎：土花椒（炒）60g、轻粉（微炒）、枯矾（煅）、铜绿（炒）各 30g。共研细末，调香油擦患处，每日 2 次。

⑥ 治表面麻醉：土花椒 30g，蟾酥 0.0167g，75%乙醇 100ml。土花椒压碎，置于乙醇中浸泡 36 小时，取棕红色上层清液，密封备用。用棉球蘸药液涂于手术部位（或塞入鼻腔手术处），5 分钟后，当刺激无痛觉时，即可手术。

⑦ 治回乳：土花椒 9~15g，用冷水约 400ml 浸泡 1 小时，水煎，浓缩至 250ml，加入红糖 50g。每日 1 剂，一般服 2 剂即可。

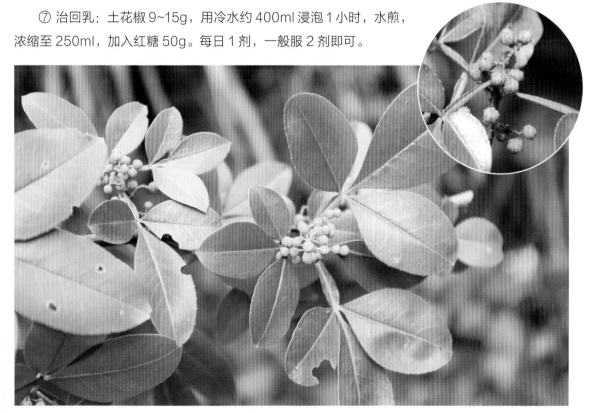

4.99.33　簕棁花椒

ZANTHOXYLI AVICENNAE RADIX

【别名】簕棁、狗花椒、鹰不泊、鸡胡棁、土花椒

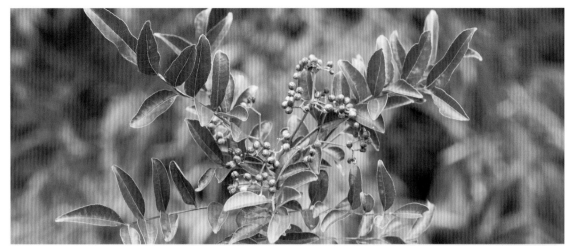

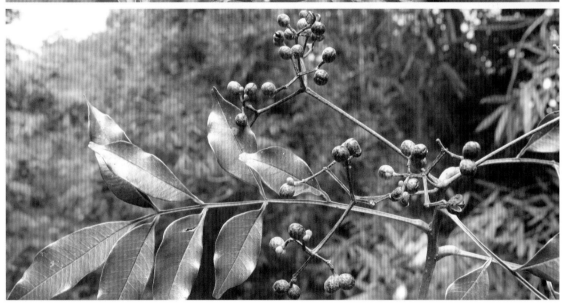

　　【基原】来源于芸香科 Rutaceae 花椒属 Zanthoxylum 簕棁花椒 Zanthoxylum avicennae
（Lam.）DC. 的根、叶、果入药。

　　【形态特征】落叶乔木，高达 15m；树干有鸡爪状刺，刺基部扁圆而增厚，形似鼓钉，并有环
纹，幼苗的小叶甚小，但多达 31 片，幼龄树的枝及叶密生刺，各部无毛。叶有小叶 11~21 片，稀
较少；小叶通常对生或偶有不整齐对生，斜卵形，斜长方形或呈镰刀状，有时倒卵形，幼苗小叶多
为阔卵形，长 2.5~7cm，宽 1~3cm，顶部短尖或钝，两侧甚不对称，全缘，或中部以上有疏裂
齿，鲜叶的油点肉眼可见，也有油点不显的，叶轴腹面有狭窄、绿色的叶质边缘，常呈狭翼状。花
序顶生，花多；花序轴及花梗有时紫红色；雄花梗长 1~3mm；萼片及花瓣均 5 片；萼片宽卵形，
绿色；花瓣黄白色，雌花的花瓣比雄花的稍长，长约 2.5mm；雄花的雄蕊 5 枚；退化雌蕊 2 浅裂；
雌花有心皮 2 稀 3 颗；退化雄蕊极小。果梗长 3~6mm，总梗比果梗长 1~3 倍；分果瓣淡紫红色，

单个分果瓣直径 4~5mm，顶端无芒尖，油点大且多，微凸起；种子直径 3.5~4.5mm。花期 6~10 月；果期 10~12 月。

【生境】生于山坡、丘陵、平地或路旁的疏林或灌丛中。

【分布】海南、广东、台湾、澳门、福建、广西、云南。菲律宾、越南也有分布。

【采集加工】夏、秋采收，根、叶、果晒干。

【性味归经】味苦、微辛，性微温。

【功能主治】祛风利湿，活血止痛。根：治黄疸性肝炎，肾炎水肿，风湿性关节炎。果：治胃痛，腹痛。叶：治跌打损伤，腰肌劳损，乳腺炎，疖肿。

【用法用量】根 15~30g，果 3~6g，水煎服。叶外用适量鲜品捣烂敷患处。

【附方】① 治黄疸性肝炎：簕欓根、紫珠草叶各 30g，大风艾叶 15g。水煎，分 3 次服。

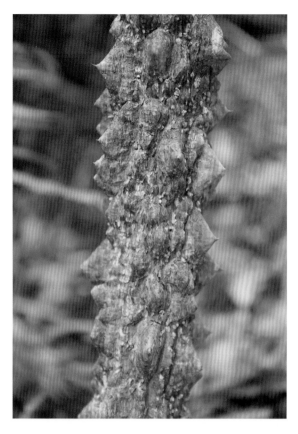

② 治风湿性关节炎、急性扭挫伤、腰骨劳损：簕欓根、小果蔷薇根各 30~60g，竹叶椒根 24g。上药用米酒 0.5kg 浸泡半月，去渣。每服 50~100ml，每日 1~2 次。20 天为一个疗程。急性扭挫伤并适量外搽。感冒发热、孕妇、月经期及溃疡病患者不宜服。

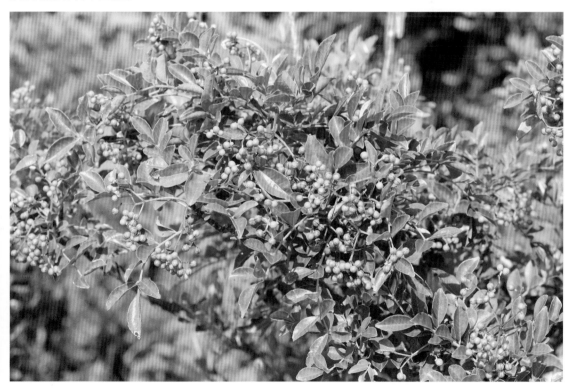

4.99.34 花椒

ZANTHOXYLI PERICARPIUM

【别名】椒、大椒、秦椒、蜀椒

【基原】来源于芸香科 Rutaceae 花椒属 Zanthoxylum 花椒 Zanthoxylum bungeanum Maxim. 的果实入药。

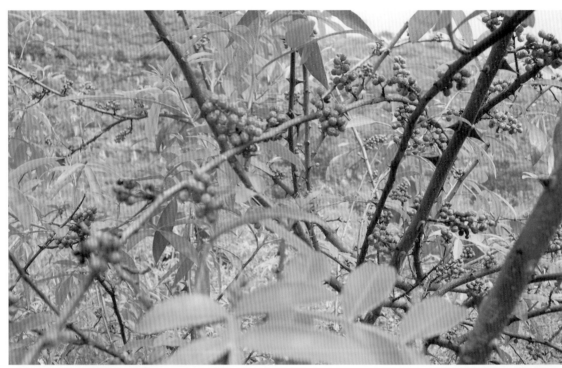

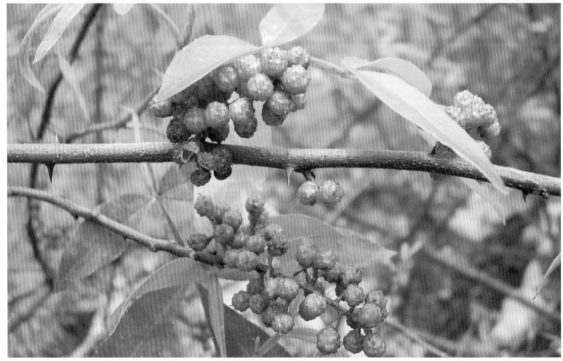

【形态特征】小乔木。高 3~7m。小枝上的刺基部宽而扁且劲直，当年生枝被短柔毛。叶有小叶 5~13 片，叶轴常有甚狭窄的叶翼；小叶对生，无柄，卵形，椭圆形，长 2~7cm，宽 1~3.5cm，叶缘有细裂齿，齿缝有油点。花序顶生或生于侧枝之顶，花序轴及花梗密被短柔毛或无毛；花被片 6~8 片，黄绿色，形状及大小大致相同；雄花的雄蕊 5 枚或多至 8 枚；退化雌蕊顶端叉状浅裂；雌花很少有发育雄蕊，有心皮 3 或 2 枚，间有 4 枚，花柱斜向背弯。果紫红色，单个分果瓣直径 4~5mm，散生微凸起的油点，顶端有甚短的芒尖或无；种子长 3.5~4.5mm。花期 4~5 月；果期 8~9 月或 10 月。

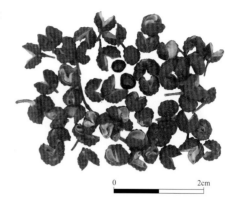

【生境】平原至海拔较高的山地，均有栽种。

【分布】北起东北南部，南至五岭北坡，东南至江苏、浙江沿海地带，西南至西藏东南部。

【采集加工】秋季采收成熟果实，去除杂质晒干。

【药材性状】本品蓇葖果多单生，球形，直径 4~5mm。外表面紫红色或棕红色，散有多数疣状突起的油点，直径 0.5~1mm，对光观察半透明，内表面淡黄色。香气浓，味麻辣而持久。

【性味归经】味辛，性温。归脾、胃、肾经。

【功能主治】温中止痛，杀虫止痒。治积食停饮，心腹冷痛，呕吐，噫呃，咳嗽气逆，风寒湿痹，泄泻，痢疾，疝痛，齿痛，蛔虫病，蛲虫病，阴痒，疮疥。

【用法用量】3~6g；外用研末调敷或煎水浸洗。

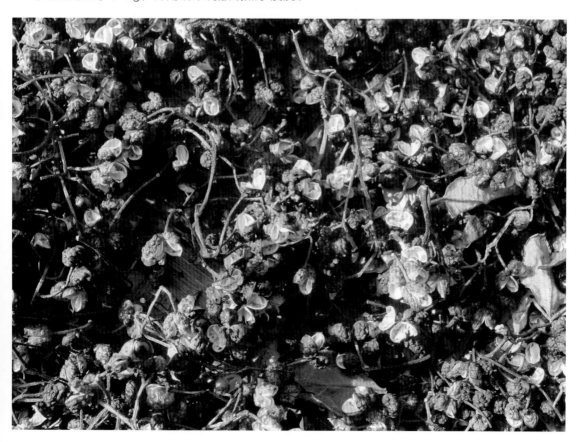

4.99.35　大叶臭椒

ZANTHOXYLI MYRIACANTHI FOLIUM

【别名】驱风通、雷公木、刺椿木

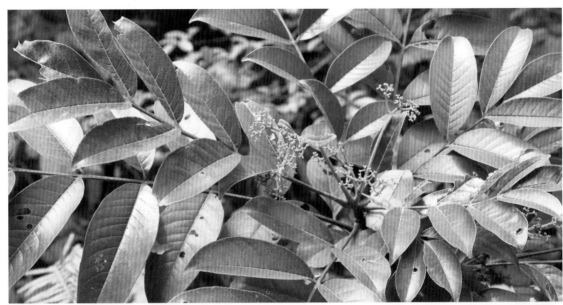

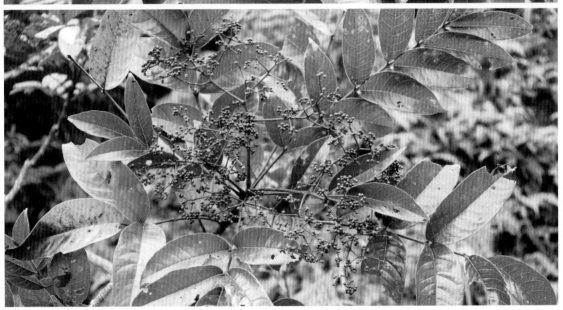

【基原】来源于芸香科 Rutaceae 花椒属 Zanthoxylum 大叶臭椒 Zanthoxylum myriacanthum Wall. ex Hook. f. [Z. rhetsoides Drake] 的茎、枝、叶入药。

【形态特征】落叶乔木，高稀达 15m，胸径约 25cm；茎干有鼓钉状锐刺，花序轴及小枝顶部有较多劲直锐刺，嫩枝的髓部大而中空，叶轴及小叶无刺。叶有小叶 7~17 片；小叶对生，宽卵形、卵状椭圆形或长圆形，位于叶轴基部的有时近圆形，长 10~20cm，宽 4~10cm，基部圆或宽楔形，两侧对称或一侧稍短且楔尖，两面无毛，油点多且大，干后微凸起，变红或黑褐色，叶缘有浅而明显的圆裂齿，齿缝有一大油点，中脉在叶面凹陷，侧脉明显。花序顶生，长达 35cm，宽 30cm，多花，花枝被短柔毛；萼片及花瓣均 5 片；花瓣白色，长约 2.5mm；雄花的雄蕊 5 枚，花丝比花瓣长；萼片宽卵形，长约 1/3mm；退化雌蕊顶部 3 浅裂；雌花的花瓣长约 3mm；退化雄蕊极短；心皮 3、稀 2 枚或 4 枚。分果瓣红褐色，直径约 4.5mm，顶端无芒尖，油点多；种子直径约 4mm。花期 6~8 月；果期 9~11 月。

【生境】生于山坡疏林或石灰岩地的灌丛中。

【分布】海南、广东、台湾、福建、湖南、广西、云南、贵州。越南、缅甸、印度也有分布。

【采集加工】夏、秋采收，茎、枝、叶晒干。

【性味归经】味辛、微苦，性温。

【功能主治】祛风除湿，活血散瘀，消肿止痛。治风湿骨痛，感冒风寒，小儿麻痹后遗症；外用治跌打骨折，外伤出血。

【用法用量】茎、枝 9~24g，水煎服。叶鲜用捣烂敷患处。

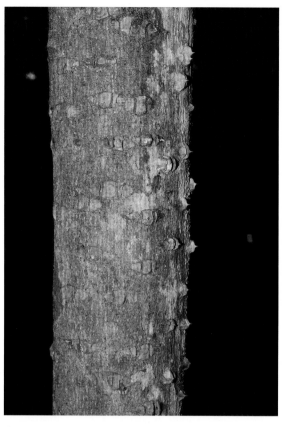

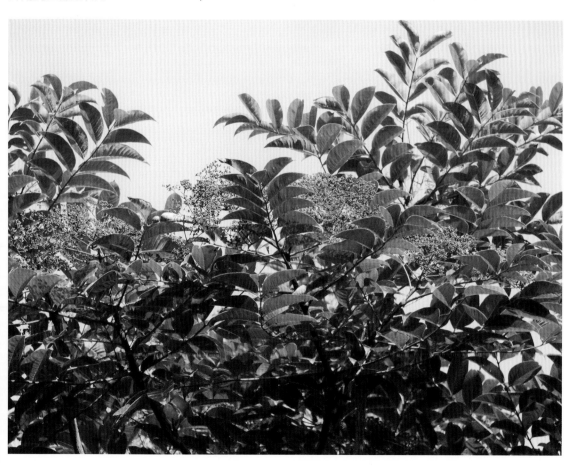

4.99.36 两面针

ZANTHOXYLI RADIX

【别名】光叶花椒

【基原】来源于芸香科 Rutaceae 花椒属 Zanthoxylum 两面针 Zanthoxylum nitidum（Roxb.）DC. 的根入药。

【植物特征】木质藤本。长可达 5m。茎、枝、叶轴下面均有长 1~2.5mm 的弯钩状皮刺。奇数羽状复叶；小叶 7~11 片，对生，厚革质，阔卵形或阔椭圆形，长 4.5~11cm，宽 2.5~6cm，顶端骤尖、钝头或微凹，基部圆或有时阔楔尖，边缘有疏离的圆齿或近全缘，干时叶面光亮；中脉两面或仅背面有皮刺。圆锥状聚伞花序腋生，长 2~8cm；花小，青绿色，单性；萼片 4 枚，阔卵形，长不及 1mm；花瓣 4 片，卵状椭圆形，长 2~3mm；雄蕊 4 枚，在雄花中伸出，在雌花中呈鳞片状或全消失。蓇葖果通常由 1 或 2 个成熟心皮组成，紫红色或紫褐色，干时有皱纹和腺点，顶端有或无喙状尖头；种子球形，直径 5~6mm。花期 3~5 月；果期 9~11 月。

【生境】生于较干燥的山坡、荒山、旷野的疏林灌丛中。

【分布】香港、广东、海南、台湾、福建、广西、云南、贵州等地。菲律宾、越南也有分布。

【采集加工】全年均可采挖，洗净，切片或段，晒干。

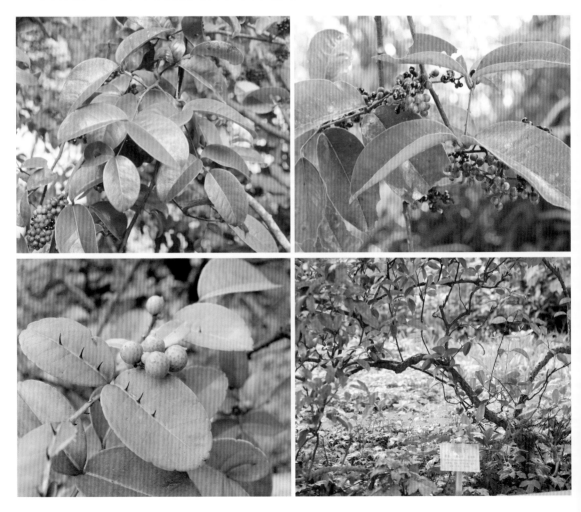

【药材性状】本品为不规则的块片或短段，大小不一。表面浅黄色，散生黄色皮孔，外皮脱落处呈浅褐色至褐色。横切面皮部浅棕色，厚1~4mm，木质部浅黄色，可见同心性环纹及密集的小孔。质坚硬，难折断。气微香，味苦而辛辣，麻舌而苦。以根皮厚、气味浓者为佳。

【性味归经】味辛、苦，性平；有小毒。归肝、胃经。

【功能主治】活血化瘀，祛风活血，行气止痛，解毒消肿。治风湿关节痛，跌打肿痛，腰肌劳损，牙痛，胃痛，咽喉肿痛，毒蛇咬伤。

【用法用量】9~15g，水煎服。外用适量，研末调敷或煎水洗患处。

【注意】孕妇忌服。

【附方】① 治风湿性关节炎、腰肌劳损：两面针9g，鸡骨香15g，了哥王根皮6g。用75%乙醇浸泡7~15日，过滤，备用。外搽患部。

② 治胃、十二指肠溃疡：两面针、圆叶千金藤、单根木（海南狗牙花根）等量。共研细粉，每次服0.5~1.0g，每日3次（儿童酌减）。

③ 治胆道蛔虫病：两面针、救必应各15g，黄皮根、穿破石、柠檬根各3g，水煎服。每日1剂。

④ 治牙痛：两面针100g，水杨梅100g，95%乙醇150ml，浸泡10日。用药棉蘸取药水少许，放到龋齿孔处。

⑤ 治风湿关节痛：两面针15g，肖梵天花根30g，水煎服。

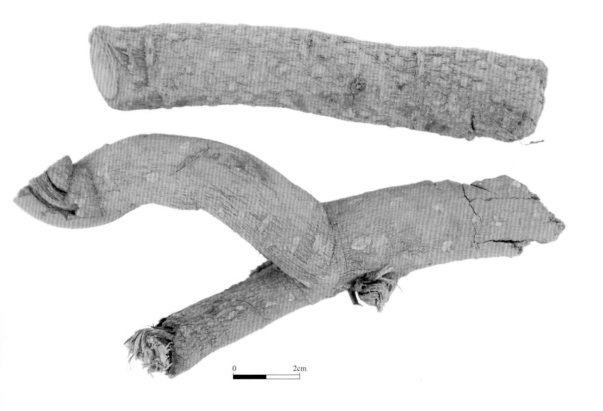

4.99.37　花椒簕

ZANTHOXYLI SCANDENTIS RADIX ET FOLIUM

【别名】藤花椒、花椒藤、乌口簕

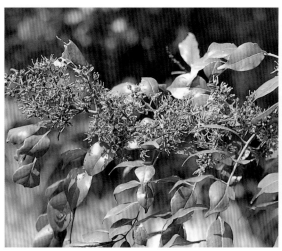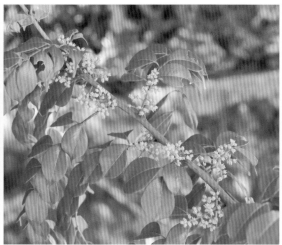

【基原】来源于芸香科 Rutaceae 花椒属 Zanthoxylum 花椒簕 Zanthoxylum scandens Blume 的根、叶入药。

【形态特征】攀援灌木，枝干有短沟刺，叶轴上的刺较多。叶有小叶 5~25 片，近花序的叶有小叶较少，萌发枝上的叶有小叶较多；小叶互生或位于叶轴上部的对生，卵形、卵状椭圆形或斜长圆形，长 4~10cm，宽 1.5~4cm，稀较小，顶部短尖至长尾状尖，或突急尖至长渐尖，顶端常钝头且微凹缺，凹口处有一油点，基部短尖或宽楔形，或一侧近于圆，另一侧楔尖，两侧明显不对称或近于对称，全缘或叶缘的上半段有细裂齿，干后乌黑或黑褐色，叶面有光泽或老叶暗淡无光，中脉至少下半段凹陷且无毛，或有灰色粉末状微柔毛，常 5~11 片，质地也较厚而稍硬，油点不显，少而小。花序腋生或兼有顶生；萼片及花瓣均 4 片；萼片淡紫绿色，宽卵形，长约 0.5mm；花瓣淡黄绿色，长 2~3mm；雄花的雄蕊 4 枚，长 3~4mm，药隔顶部有 1 油点；雌花有心皮 4 或 3 枚。分果瓣紫红色，干后灰褐色或乌黑色，直径 4.5~5.5mm，顶端有短芒尖，油点通常不甚明显，平或稍凸起，有时凹陷。

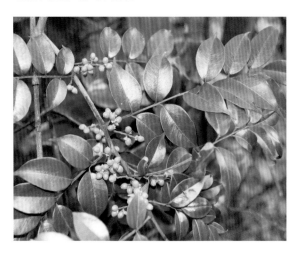

【生境】生于山坡灌丛中、疏林中或村边、路旁。

【分布】台湾、福建、江西、湖南、广西、海南、广东、贵州、云南等地。

【采集加工】夏、秋采收，根、叶鲜用。

【性味归经】味辛，性温。

【功能主治】祛风除湿，活血散瘀，消肿止痛。治跌打损伤，风寒痹痛。

【用法用量】内服：煎汤，3~9g，外用鲜品捣烂敷患处。

4.99.38　青花椒

ZANTHOXYLI SCHINIFOLIUM PERICARPIUM

【别名】山花椒

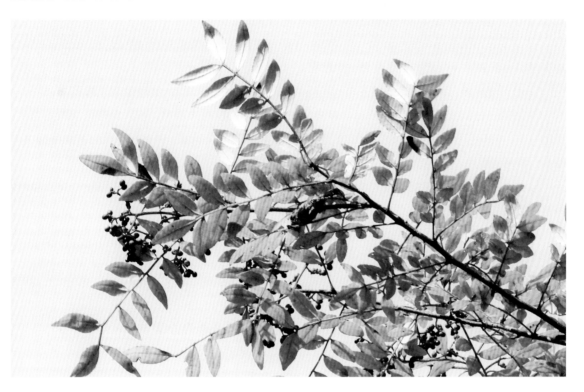

【基原】来源于芸香科 Rutaceae 花椒属 Zanthoxylum 青花椒 Zanthoxylum schinifolium Sieb. et Zucc. 的果皮入药。

【形态特征】落叶灌木，高 1~2m；茎枝有短刺，刺基部两侧压扁状，嫩枝暗紫红色。叶有小叶 7~19 片；小叶纸质，对生，几无柄，位于叶轴基部的常互生，其小叶柄长 1~3mm，宽卵形至披针形，或阔卵状菱形，长 5~10mm，宽 4~6mm，稀长达 70mm，宽 25mm，顶部短至渐尖，基部圆或宽楔形，两侧对称，有时一侧偏斜，油点多或不明显，叶面有在放大镜下可见的细短毛或毛状凸体，叶缘有细裂齿或近于全缘，中脉至少中段以下凹陷。花序顶生，花或多或少；萼片及花瓣均 5 片；花瓣淡黄白色，长约 2mm；雄花的退化雌蕊甚短。2~3 浅裂；雌花有心皮 3 个，很少 4 或 5 个。分果瓣红褐色，干后变暗苍绿或褐黑色，直径 4~5mm，顶端几无芒尖，油点小；种子直径 3~4mm。花期 7~8 月；果期 9~10 月。

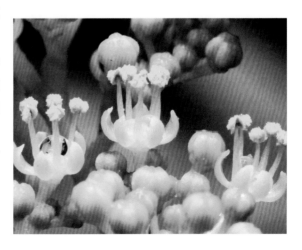

【生境】生于山坡疏林中、灌木丛中及岩石旁等处，常聚生成片生长。

【分布】辽宁、华北、西北、华中、华南、西南。朝鲜、日本也有分布。

【采集加工】秋季下霜前，采收果实用手反复搓，去掉种子和杂质，获取果皮。

【性味归经】味辛，性温。归脾、胃、肾经。

【功能主治】温中散寒，燥湿杀虫，行气止痛。治胃腹冷痛，呕吐，泄泻，血吸虫病，丝虫病，牙痛，脂溢性皮炎。

【用法用量】10~25g，水煎服。外用适量，煎汤熏洗。

【附方】① 治慢性喘息性气管炎：青花椒种子研粉过筛，装胶囊或制成片剂内服，每日 2~3 次，每次量相当于生药 5~7.5g。10 天为一个疗程。

② 治胃腹冷痛：青花椒、干姜各 10g，党参 20g，煎后去渣，加入饴糖少许，温服。

③ 治蛔虫性肠梗阻：青花椒 25g，麻油 200g。将麻油放锅中煎熬，投入青花椒至微焦为止，捞出冷却，去花椒服油，一次服完。如梗阻时间过长，中毒症状明显，并有肠坏死或有阑尾蛔虫可能者，皆不宜服用。

④ 治早、中期血吸虫病：青花椒去椒目及杂质，小火微炒约 10 分钟，磨成细粉，装入胶囊，每粒含量为 0.4g。成人每日 5g（儿童酌减），分 3 次服。20~25 天为一个疗程。

⑤ 治丝虫病：青花椒用小火炒焦或在烤箱内烤焦（不可炭化），磨成细粉装入胶囊内。每服 5g，每日 3 次。6 天为一个疗程。按病情可增加药量和疗程。

⑥ 治脂溢性皮炎：青花椒（炒）100g，轻粉（微炒）、枯矾（煅）、铜绿（炒）各 50g，共研细末，调香油擦患处，每日 2 次。

⑦ 回乳：青花椒 25g，用冷水约 400ml 浸泡，煎至成 250ml，加入红糖 50~100g，趁热顿服。每日 1 剂，一般服 2~3 剂。

⑧ 治头上白秃：青花椒末，猪脂调敷。

⑨ 治疗疮、血疮：青花椒叶、松叶、金银花，煎水洗浴。

⑩ 治蛲虫病：青花椒 50g，加水 1kg，煮沸 40~50 分钟，过滤。取微温滤液 25~30ml，进行保留灌肠，每日 1 次，连续 3~4 次。

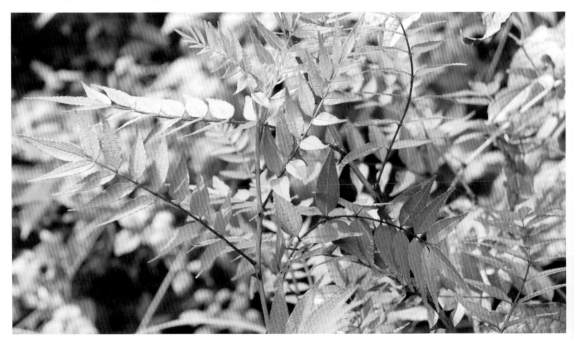

4.99.39　野花椒

ZANTHOXYLI SIMULANTIS SEMEN ET PERICARPIUM

【别名】柄果花椒、天角椒、黄总管、香椒

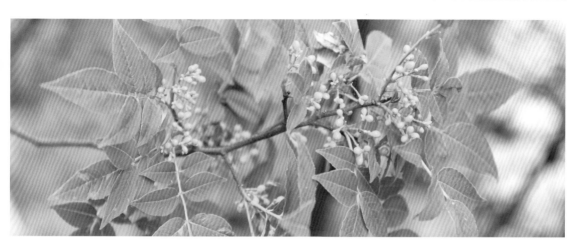

【基原】来源于芸香科 Rutaceae 花椒属 Zanthoxylum 野花椒 Zanthoxylum simulans Hance [Z. podocarpum Hemsl.] 的根皮（茎皮）和果实入药。

【形态特征】灌木或小乔木；枝干散生基部宽而扁的锐刺，嫩枝及小叶背面沿中脉或仅中脉基部两侧或有时及侧脉均被短柔毛，或各部均无毛。叶有小叶 5~15 片；叶轴有狭窄的叶质边缘，腹面呈沟状凹陷；小叶对生，无柄或位于叶轴基部的有甚短的小叶柄，卵形、卵状椭圆形或披针形，长 2.5~7cm，宽 1.5~4cm，两侧略不对称，顶部急尖或短尖，常有凹口，油点多，干后半透明且常微凸起，间有窝状凹陷，叶面常有刚毛状细刺，中脉凹陷，叶缘有疏离而浅的钝裂齿。花序顶生，长 1~5cm；花被片 5~8 片，狭披针形、宽卵形或近于三角形，大小及形状有时不相同，长约 2mm，淡黄绿色；雄花的雄蕊 5~8 枚，花丝及半圆形凸起的退化雌蕊均淡绿色，药隔顶端有 1 干后暗褐黑色的油点；雌花的花被片为狭长披针形；心皮 2~3 枚，花柱斜向背弯。果红褐色，分果瓣基部变狭窄且略延长 1~2mm，呈柄状，油点多，微凸起，单个分果瓣直径约 5mm；种子长 4~4.5mm。花期 3~5 月；果期 7~9 月。

【生境】生于山谷杂木林中。

【分布】长江以南各地。东南亚余部也有分布。

【采集加工】根、茎皮春、夏、秋采收，果实秋冬采收，晒干。

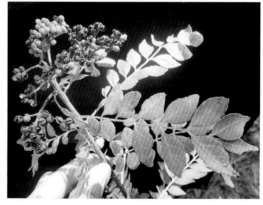

【性味归经】根、茎皮：味辛，性温；有小毒。果实（种子也可作椒目用）：味苦、辛，性凉。

【功能主治】根、茎皮：温中止痛，驱虫健胃；治胃痛，腹痛，蛔虫病。外用治湿疹，皮肤瘙痒，龋齿疼痛。种子：利尿消肿；治水肿，腹水。

【用法用量】茎、根皮 6~9g，果实 3~9g，水煎服。根、茎皮外用适量，煎水洗或捣烂敷患处。

【附方】治湿疹、皮肤瘙痒：野花椒果、明矾各 9g，苦参 30g，地肤子 15g。水煎，熏洗患处。

4.100 苦木科

4.100.1 椿皮

AILANTHI CORTEX

【别名】樗白皮、臭椿皮、椿白皮、椿根皮、凤眼草、樗根皮

【基原】来源于苦木科 Simaroubaceae 臭椿属 Ailanthus 臭椿 Ailanthus altissima（Mill.）Swingle 的根皮或干皮入药。

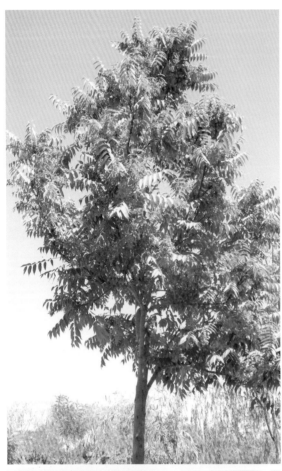

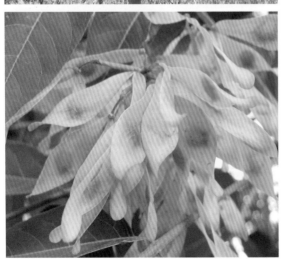

【植物特征】落叶大乔木。高达 20m。树皮平滑而有纵纹；嫩枝被黄色或黄褐色柔毛，老时脱落。叶为奇数羽状复叶，长 40~60cm，叶柄长 7~13cm，有小叶 13~27 枚；小叶对生或近对生，膜质，卵状披针形，长 7~13cm，宽 2.5~4cm，顶端长渐尖，基部偏斜，截形或稍圆，两侧各具 1 或 2 个粗锯齿，齿背有腺体 1 个。圆锥花序近枝顶腋生，长 10~30cm；萼片 5 片，长 0.5~1mm；花瓣 5，长 2~2.5mm，基部两侧被硬毛；雄蕊 10，花丝基部密被硬毛；心皮 5，花柱 5，黏合。翅果长椭圆形，长 3~4.5cm，宽 1~1.2cm；种子位于翅的中间，扁圆形。花期 4~5 月；果期 8~10 月。

【生境】栽培植物。

【分布】我国除西北和海南外，各地均有分布。世界各地广为栽培。

【采集加工】全年均可采收。剥取根皮和树干皮，晒干或刮去粗皮后晒干。

【药材性状】根皮：呈不整齐的片状、卷片状或卷筒状，长短不一，厚 0.3~1cm。外表面灰黄色或黄褐色，粗糙，有多数纵向皮孔样突起及不规则纵、横裂纹，除去粗皮者为黄白色，内表面淡黄色，较平坦，密布梭形小孔或点状突起；质硬而脆，易折断，断面不平整，外层颗粒性，内层纤维性。气微，味苦。

干皮：较厚，外表面灰黑色，粗糙不平，有深纵裂纹，刮去粗皮的较平坦，淡棕黄色，其余与根皮略同。干皮和根皮均以片大、肉厚、无粗皮、色黄白者为佳。

【性味归经】味苦、涩，性寒。归胃、肝、

大肠经。

【功能主治】清热燥湿，收涩止带，止泻，止血。治慢性痢疾，肠炎，便血，遗精，白带，功能性子宫出血。

【用法用量】6~9g，水煎服。

【附方】① 治久痢、便血：椿皮焙干研粉，每服 9g，温开水送服。

② 治湿热带下：椿皮、益母草各等量，共研细粉，每服 9g，每日 2~3 次。

【附注】臭椿的成熟果实亦入药，称凤眼草或凤眼子。味苦、涩，性寒。具清湿热、止痢之功。

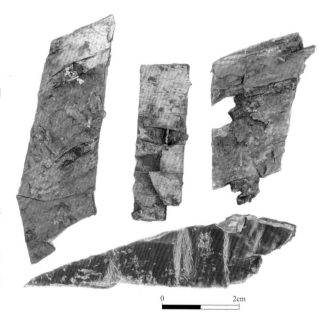

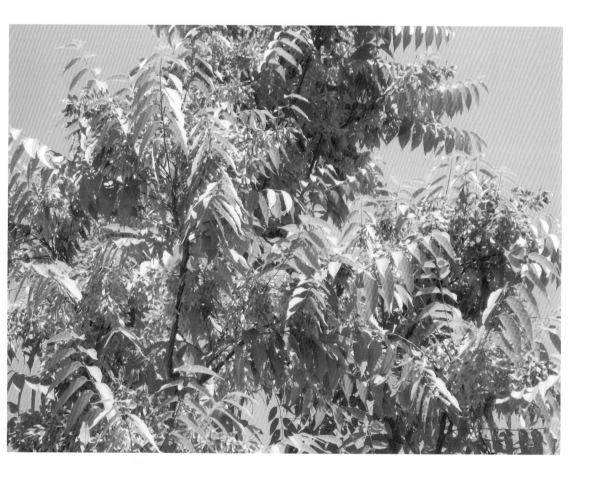

4.100.2 鸦胆子

BRUCEAE FRUCTUS
【别名】苦参子、老鸦胆

【基原】来源于苦木科 Simaroubaceae 鸦胆子属 *Brucea* 鸦胆子 *Brucea javanica*（L.）Merr. 的成熟果实入药。

【植物特征】灌木或小乔木。高通常 1.5~3m。小枝上有明显的叶脱落后的疤痕，被黄色柔毛。叶互生，为奇数羽状复叶，长 20~35cm；小叶 5~11 片，卵形或卵状披针形，长 5~10cm，顶端渐尖，基部阔楔尖，侧生小叶常略偏斜，边缘有粗锯齿，两面被柔毛。花夏季开放，单性，暗紫色，直径 1.5~2mm，组成腋生、狭而长的圆锥花序；萼极小，被短柔毛；花瓣线状匙形；雄花中的雄蕊伸出；雌蕊由 4 个分离心片组成。成熟心皮核果状，长卵形，长 6~8mm，成熟时黑色，无毛，干时有网纹。花期 6~7 月；果期 8~10 月。

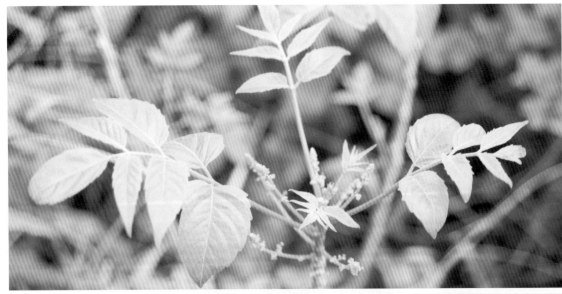

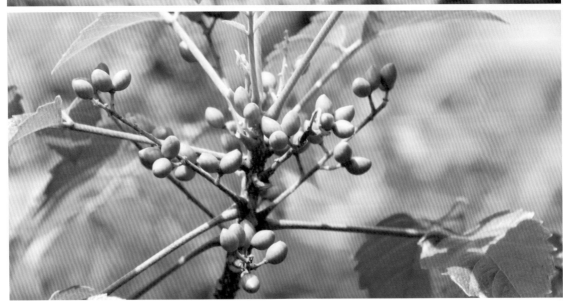

【生境】常生于山坡、丘陵、旷野、村边、路旁的疏林或灌丛中。

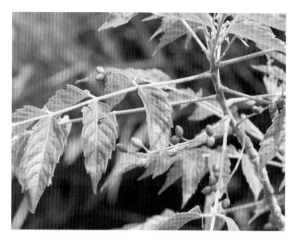

【分布】广东、香港、海南、台湾、福建、广西、云南、西藏等地。亚洲东南余部至大洋洲北部也有分布。

【采集加工】秋季果实成熟时采收，除去杂质，晒干。

【药材性状】本品呈卵形，长 6~10mm，直径 4~7mm。表面黑色或棕色，有隆起的网状皱纹，网眼呈不规则的多角形，两侧有明显的线棱，顶端渐尖，基部有凹陷的果梗痕；果壳质硬而脆，内含卵形种子 1 粒，表面近白色或黄白色，具网纹；种皮薄，种仁乳白色，富油性。无臭。气微，味极苦。以粒大、饱满、种仁色白、油性足者为佳。

【性味归经】味苦，性寒；有小毒。归大肠、肝经。

【功能主治】清热解毒，止痢，截疟。治阿米巴痢疾，疟疾。外用除疣，鸡眼。

【用法用量】0.5~2g，用龙眼肉包裹或装入胶囊吞服。外用捣烂敷患处。

【注意】不宜入汤剂。

【附方】① 治阿米巴痢疾：鸦胆子适量，研末，分装胶囊，或用龙眼肉包裹。每次服 10~15 粒，每日 3 次，连服 7~10 日。

② 治疟疾：鸦胆子适量，研末，分装胶囊，或用龙眼肉包裹。每次服 10 粒，每日 3 次，第三日后服量减半，连服 5 日。

③ 治鸡眼、疣：鸦胆子适量，捣烂。用温开水浸洗患处，用刀刮去表面角质层，然后将鸦胆子贴敷患处。每 3 日换药 1 次，注意保护患处周围的健康皮肤。

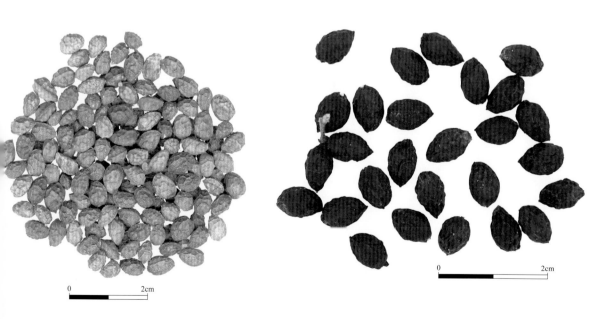

4.100.3 苦木

PICRASMAE RAMULUS ET FOLIUM

【别名】熊胆树、苦树皮、苦皮树、苦皮子、苦胆木

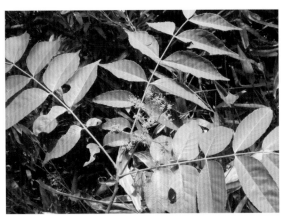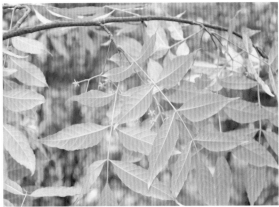

【基原】来源于苦木科 Simaroubaceae 苦木属 *Picrasma* 苦木 *Picrasma quassioides*（D. Don）Benn. 的枝、叶入药。

【植物特征】落叶乔木。高达 15m。全株有苦味。树皮紫褐色，平滑，有灰色斑纹。叶互生，奇数羽状复叶，长 15~30cm；小叶 9~15 枚，卵状披针形或阔卵形，顶端渐尖，基部楔形，除顶生小叶外，其余小叶基部均两侧不对称，上面无毛，嫩叶下面在中脉和侧脉上有柔毛，叶缘具不整齐的粗锯齿；托叶披针形，早落。复聚伞花序腋生，花雌雄异株，黄绿色；萼片通常 5 片，卵形或长卵形，外被黄褐色微柔毛；花瓣 5 片，卵形或阔卵形，两面中肋附近均被微柔毛；雄花中的雄蕊

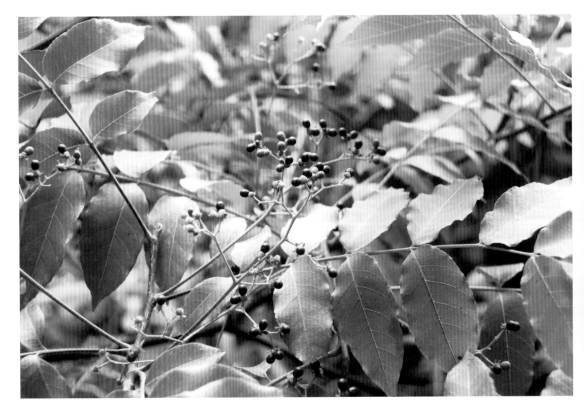

长为花瓣的 2 倍，雌花中的雄蕊短于花瓣；花盘 4~5 裂；心皮 2~5，分离，每心皮有 1 胚珠。核果成熟后蓝绿色，长 6~8mm，萼片宿存。花期 4~5 月；果期 6~9 月。

【生境】生于湿润、肥沃的山坡、山谷及村边的疏林中。

【分布】黄河流域以南各省区。印度、日本、不丹、尼泊尔、朝鲜也有分布。

【采集加工】夏、秋季采收，晒干。

【药材性状】本品枝呈圆柱形，长短不一，直径 0.5~2cm。表面灰绿色或棕绿色，有细密的纵纹及多数点状皮孔；质脆，易折断，断面不平整，淡黄色，嫩枝色浅且髓部较大。叶为奇数羽状复叶，易脱落，常在老枝上留下半圆形或近圆形的疤痕；小叶卵状椭圆形，顶端锐尖，基部偏斜，边缘具钝齿，两面通常绿色，嫩叶下面淡紫红色，沿中脉上有柔毛。气微，味极苦。

【性味归经】味苦，性寒；有小毒。归肺、大肠经。

【功能主治】清热解毒，祛湿。治风热感冒，肺热咳嗽，肺痈，霍乱吐泻，痢疾，湿热胁痛，湿疹。外用治烧、烫伤，毒蛇咬伤，痈疖肿毒，疥癣。

【用法用量】枝 3~4.5g（干品）；叶 1~3g（干品），水煎服。外用适量，煎水外洗患处或研末涂敷患处。

【附方】① 阿米巴痢疾：苦木 4.5g，石榴皮 15g，竹叶椒 9g，水煎服。

② 细菌性痢疾：苦木 4.5g，研末，分 3~4 次服。

③ 疮疖、体癣、湿疹：苦木适量，煎水洗患处。

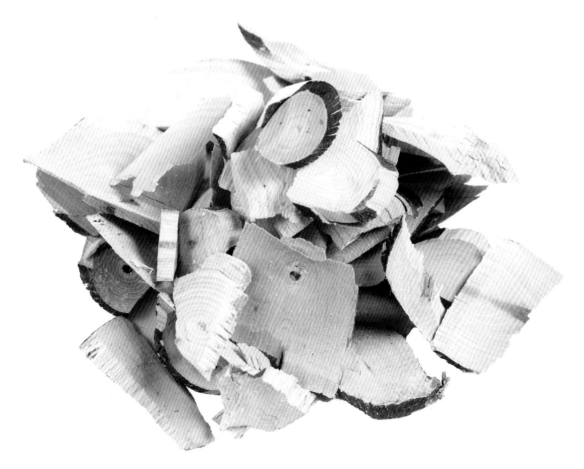

4.101 橄榄科

4.101.1 青果

CANARII FRUCTUS

【别名】白榄干

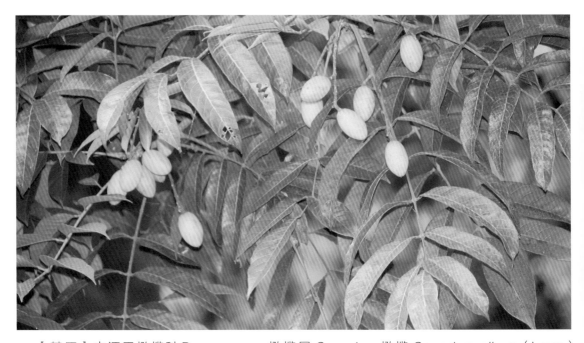

【基原】来源于橄榄科 Burseraceae 橄榄属 Canarium 橄榄 Canarium album（Lour.）Raeusch. 的成熟果实入药。

【形态特征】常绿乔木，高可达 25m；嫩枝被极短茸毛，有皮孔。奇数羽状复叶长达 30cm；小叶 11~15 片，对生，长圆状披针形或椭圆形，长 6~15cm，顶端渐尖，基部歪斜，全缘，上面无毛，下面沿脉上常有疏短柔毛；侧脉每边 12~16。花序腋生；雄花序为聚伞圆锥花序，长达 30cm；雌花序为总状花序，长达 6cm，有花数朵至 10 余朵。花 3 数，被茸毛或无毛，雄花长达 8mm；花萼长达 3mm；花瓣长圆状倒卵形；雄蕊 6，花丝合生；雌花长达 7mm；花萼长达 3mm，近截平；雌蕊密被短柔毛，子房 3 室，每室具胚珠 2。核果卵圆形至椭圆形，长 2.5~3.5cm，无毛，成熟时黄绿色或绿色。花期 4~5 月；果 10~12 月。

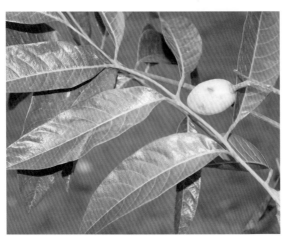

【生境】生于低海拔的杂木林中。

【分布】海南、广东、香港、台湾、福建、广西、云南。越南、日本、马来半岛有栽培。

【采集加工】秋季果实成熟时采收，晒干或阴干。

【药材性状】本品呈纺锤形，两端钝尖，长 2.5~4cm，直径 1~1.5cm，表面棕黄色或黑褐色，有不规则皱纹或沟槽。果肉灰棕色或棕褐色，柔韧；果核棱形，暗红棕色，具纵棱，破开后，内多分 3 室，各有种子 1 粒，无臭，果肉味涩，久嚼微甜。以肉厚、味先涩后甜者为佳。

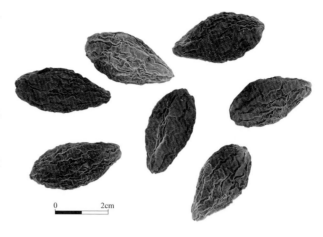

【性味归经】味甘、酸，性平。归肺、胃经。

【功能主治】清热解毒，利咽，生津。治咽喉肿痛，咳嗽痰黏，暑热烦渴，肠炎腹泻。鲜果汁：河豚、鱼、鳖中毒。

【用法用量】5~10g，水煎服。鲜果汁用量不拘。

【附方】治癫痫：鲜青果500g，郁金、白矾（研末）各24g。先将青果打碎，加适量水，放锅内熬开后，捞出去核，捣烂，再加郁金熬至无青果味，过滤去渣，再加入白矾末再熬，约成500ml，每次服20ml，每天早晚各1次，温开水送服。

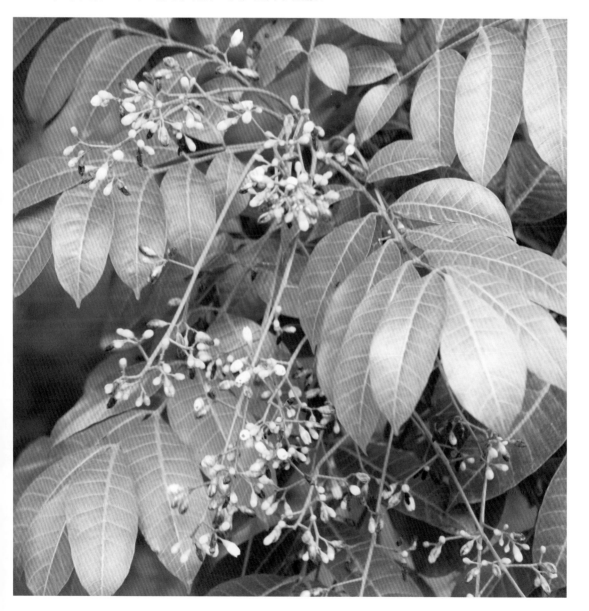

4.101.2 乌榄

CANARII TRAMDENI RADIX ET FOLIUM

【别名】黑榄、木威子

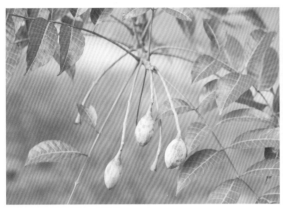 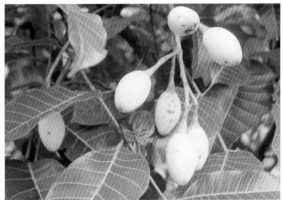

【基原】来源于橄榄科 Burseraceae 橄榄属 Canarium 乌榄 Canarium tramdenum Chan Din Dai & G. P. Yakovlev [C. pimela Leenh.] 的根、叶入药。

【形态特征】乔木。小叶 4~6 对，纸质至革质，无毛，宽椭圆形、卵形或圆形，长 6~17cm，宽 2~7.5cm，顶端急渐尖，尖头短而钝；基部圆形或阔楔形，偏斜，全缘；侧脉（8）11（15）对，网脉明显。花序腋生，为疏散的聚伞圆锥花序，无毛；雄花序多花，雌花序少花。花几无毛，雄花长约 7mm，雌花长约 6mm；萼在雄花中长 2.5mm，明显浅裂，在雌花中长 3.5~4mm，浅裂或近截平；花瓣在雌花中长约 8mm；雄蕊 6 枚，在雄花中近 1/2、在雌花中 1/2 以上合生；花盘杯状，高 0.5~1mm，流苏状，边缘及内侧有刚毛，雄花中的肉质，中央有一凹穴；雌花中的薄，边缘有 6 个波状浅齿；雌蕊无毛。果序长 8~35cm，有果 1~4 个；果具长柄（长约 2cm），果萼近扁平，直径 8~10mm，果成熟时紫黑色，狭卵圆形，长 3~4cm，直径 1.7~2cm，横切面圆形至不明显的三角形；外果皮较薄，干时有细皱纹。果核横切面近圆形，核盖厚约 3mm，平滑或在中间有 1 不明显的肋凸。

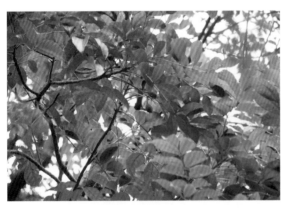

【生境】生于中海拔山地林中。

【分布】香港、广东、海南、广西、云南常见栽培。越南、老挝、柬埔寨也有分布。

【采集加工】夏、秋采收，根、叶晒干。

【性味归经】根：味淡，性平。叶：味微苦，微涩，性凉。

【功能主治】根：舒筋活络，祛风祛湿；治风湿腰腿痛，手足麻木。叶：清热解毒，消肿止痛；治感冒，肺炎，多发性疔肿。

【用法用量】根 15~30g，叶 9~18g，水煎服。

【附方】治上呼吸道感染、肺炎、多发性疔肿：将乌榄叶切碎，水煎 3 次，将滤液合并，浓缩成浸膏，干燥，制成颗粒，压片（每片含生药 1.5g）。每次 4 片，每日 4 次。

4.102 楝科

4.102.1 米仔兰

AGLAIAE ODORATAE RAMUS ET FLOS

【别名】碎米兰、米兰花、珠兰

【基原】来源于楝科 Meliaceae 米仔兰属 *Aglaia* 米仔兰 *Aglaia odorata* Lour. 的枝、叶及花入药。

【形态特征】灌木或小乔木；茎多小枝，幼枝顶部被星状锈色的鳞片。叶长 5~12（16）cm，叶轴和叶柄具狭翅，有小叶 3~5 片；小叶对生，厚纸质，长 2~7（11）cm，宽 1~3.5（5）cm，顶端 1 片最大，下部的远较顶端的小，顶端钝，基部楔形，两面均无毛，侧脉每边约 8 条，极纤细，和网脉均于两面微凸起。圆锥花序腋生，长 5~10cm，稍疏散无毛；花芳香，直径约 2mm；雄花的花梗纤细，长 1.5~3mm，两性花的花梗稍短而粗；花萼 5 裂，裂片圆形；花瓣 5 片，黄色，长圆形或近圆形，长 1.5~2mm，顶端圆而截平；雄蕊管略短于花瓣，倒卵形或近钟形，外面无毛，顶端全缘或有圆齿，花药 5 枚，卵形，内藏；子房卵形，密被黄色粗毛。果为浆果，卵形或近球形，长 10~12mm，初时被散生的星状鳞片，后脱落；种子有肉质假种皮。花期 5~12 月；果期 7 月至翌年 3 月。

【生境】常生于低海拔湿润、肥沃的山坡疏林中。

【分布】海南、广东、香港、台湾、福建、广西、云南、四川、贵州。东南亚其他各国也有分布。

【采集加工】夏、秋采收，枝叶及花晒干。

【性味归经】枝、叶：味辛，性微温。花：味甘、辛，性平。

【功能主治】活血散瘀，消肿止痛，行气解郁。枝、叶：治跌打骨折，痈疮。花：治气郁胸闷，食滞腹胀。

【用法用量】枝、叶 9~12g，花 3~9g，水煎服。外用鲜叶捣烂调酒炒热外敷患处。

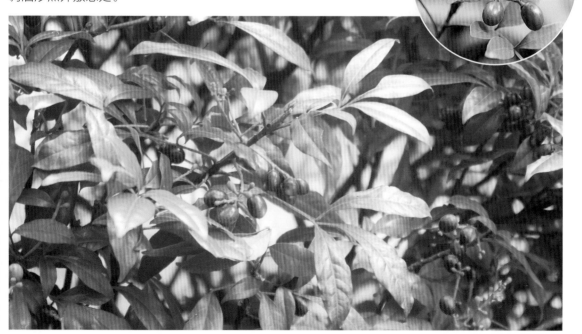

4.102.2 大叶山楝

APHANAMIXIS GRANDIFOLIAE FOLIUM ET CORTEX

【别名】大叶沙罗、红萝木、苦柏木

【基原】来源于楝科 Meliaceae 山楝属 *Aphanamixis* 大叶山楝 *Aphanamixis grandifolia* Blume 的树皮和叶入药。

【形态特征】乔木，高达 30m。叶通常为奇数羽状复叶，有时为偶数羽状复叶，长 20~60（90）cm，有小叶 11~21 片；小叶对生，革质，无毛，长椭圆形，长 17~26cm，宽 6~10cm，顶端渐尖而钝，基部一侧圆形，另一侧楔形，偏斜，最下部的小叶较小，卵形，基部圆形，侧脉 13~20 对，广展，于近边缘处联结；小叶柄粗壮，长约 1cm。花序腋上生，短于叶或长于叶，多少被微柔毛，雄花组成圆锥花序式，广展，雌花和两性花组成穗状花序；花球形，直径 6~7mm；萼片圆形，直径约 3mm，边缘有睫毛或无；花瓣 3 片，圆形，直径 6~7mm；无毛；雄蕊管球形，厚；花药 6 枚，长圆形，内藏；花盘缺；子房被毛，无花柱，柱头具 3 棱。蒴果球状梨形，直径 2.5~2.8cm，无毛；种子黑褐色，扁圆形，长 1.3~1.5cm，宽 1~1.2cm。花期 6~8 月；果期 10 月至翌年 4 月。

【生境】生于低海拔至中海拔的沟谷林中。

【分布】广东、海南、广西、云南。越南、马来西亚、印度尼西亚也有分布。

【采集加工】夏、秋季采收，树皮、叶晒干。

【性味归经】味辛、苦，性微温。

【功能主治】祛风消肿。治风湿痹痛，跌打损伤。

【用法用量】10~15g，水煎服。

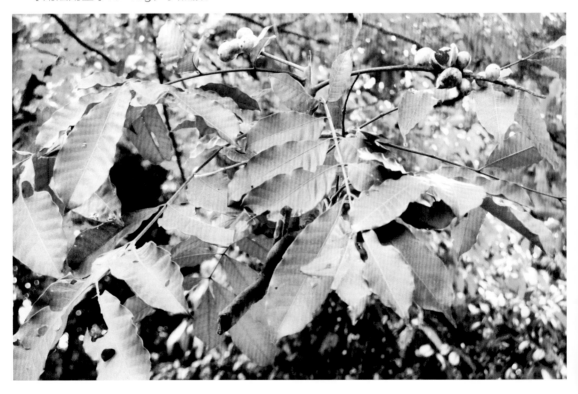

4.102.3　灰毛浆果楝

CIPADESSAE CINERASCENTIS RADIX ET FOLIUM

【基原】来源于楝科 Meliaceae 浆果楝属 *Cipadessa* 灰毛浆果楝 *Cipadessa cinerascens* (Pellegr.) Hand.-Mazz. 的根和叶入药。

【形态特征】灌木或小乔木，高 1~4m；树皮粗糙；嫩枝灰褐色，有棱，被黄色柔毛，并散生有灰白色皮孔。羽状复叶连柄长 20~30cm，叶轴和叶柄圆柱形，被黄色柔毛；小叶通常 4~6 对，对生，纸质，卵形至卵状长圆形，长 5~10cm，宽 3~5cm，下部的远较顶端的为小，顶端渐尖或急尖，基部圆形或宽楔形，偏斜，两面均被紧贴的灰黄色柔毛，背面尤密，侧脉每边 8~10 条。圆锥花序腋生，长 10~15cm，分枝伞房花序式，与总轴均被黄色柔毛；花直径 3~4mm，具短梗，长 1.5~2mm；萼短，外被稀疏的黄色柔毛，裂齿阔三角形；花瓣白色至黄色，线状长椭圆形，外被紧贴的疏柔毛，长 2~3mm，雄蕊管和花丝外面无毛，里面被疏毛，花药 10 枚，卵形，无毛，着生于花丝顶端的 2 齿裂间。核果小，熟后紫黑色。花期 4~10 月；果期 8~12 月。

【生境】生于山谷、山坡林中。

【分布】四川、贵州、广西。越南也有分布。

【采集加工】夏、秋采收，根及叶晒干。

【性味归经】味辛、苦，性微温。

【功能主治】活血散瘀，消肿止痛。治风湿痹痛，跌打损伤。

【用法用量】10~15g，水煎服。

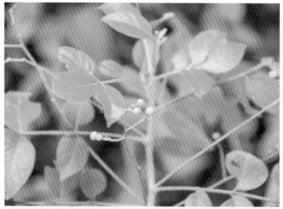
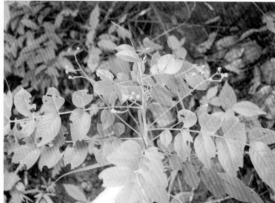
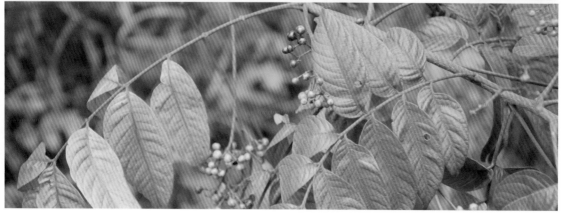

4.102.4 苦楝皮

MELIAE CORTEX

【别名】楝树果、楝枣子

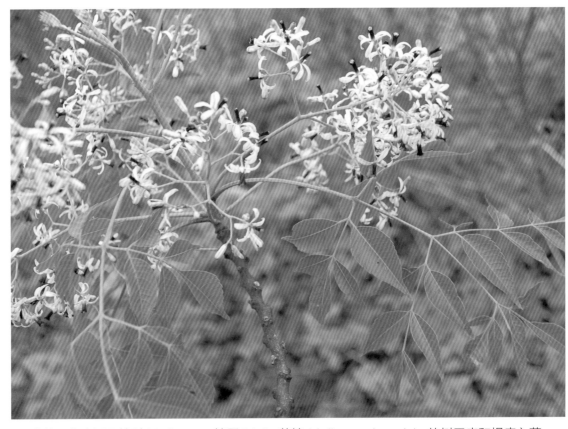

【基原】来源于楝科 Meliaceae 楝属 Melia 苦楝 Melia azedarach L. 的树干皮和根皮入药。

【植物特征】落叶乔木。高 10~20m。树皮暗褐色，有槽纹。嫩枝有明显的皮孔。叶互生，二或三回奇数羽状复叶，长 20~40cm；小叶卵形或披针形，顶生一片较大，长 3~7cm，宽 2~3cm，顶端短渐尖，基部楔形或宽楔形，多少偏斜，边缘有钝锯齿。圆锥花序顶生或腋生；花淡紫色；萼片 5 片，外被微柔毛；花瓣 5 片，倒卵状匙形，长约 1cm，两面均被微柔毛；雄蕊管紫色，长 7~8mm，花药 10 枚，着生于雄蕊管裂片的内侧，且与裂片互生；子房每室有胚珠 2 颗，柱头头状。核果球形至椭圆形，长 1~2cm，成熟时黄色。花期 4~5 月；果期 10~12 月。

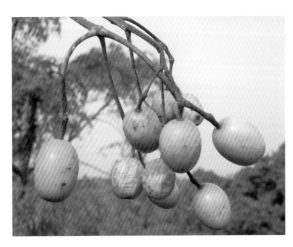

【生境】生于低海拔丘陵、旷野、村边、路旁的疏林或杂木林中。

【分布】我国黄河以南地区常见。广泛分布于亚洲热带和亚热带地区。

【采集加工】春、秋季剥取树干皮和根皮，

晒干，或除去粗皮后晒干。

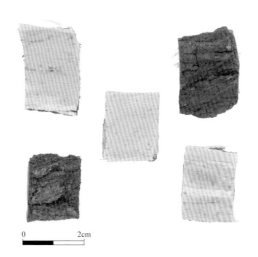

【药材性状】本品呈不规则的板片状或槽状，很少半卷筒状，长宽不一，厚 2~6mm；外表皮灰棕色或棕褐色，粗糙，有纵裂沟纹及灰棕色皮孔，除去粗皮的为淡黄色或棕红色，内表面灰白色或淡黄色，不平滑；质韧，不易折断，断面纤维状，易剥离成有网纹的薄片。无臭，味苦。以皮厚，刮去表皮者为佳。

【性味归经】味苦，性寒；有小毒。归肝、脾、肾经。

【功能主治】杀虫。治蛔虫病，钩虫病，蛲虫病，疥疮，头癣，水田皮炎。

【用法用量】6~12g，水煎服。

【附方】治蛔虫病：鲜苦楝根皮切碎，洗净，每 500g 加水 3000ml，用文火煎 9~11 小时，浓缩至 200ml，过滤，加水再煎，再过滤，加红糖 45g，浓缩至 200ml，备用。每次服 35~40ml，儿童酌减，早晨空腹服 1 次。部分病例服药后有恶心、呕吐、头晕、腹痛、腹泻、出冷汗等反应，一般在 3~4 小时后自行消失（刮去外面粗皮的干皮亦可）。

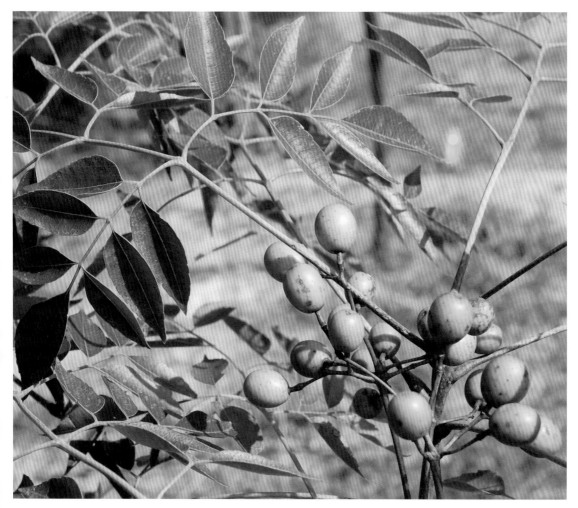

4.102.5 川楝子

TOOSENDAN FRUCTUS

【别名】楝实、金铃子

【基原】来源于楝科 Meliaceae 楝属 *Melia* 川楝 *Melia toosendan* Sieb. et Zucc. 的成熟果实入药。

【植物特征】落叶乔木。高 10m。树皮灰褐色，有纵沟纹。小枝灰黄色。二回羽状复叶互生，长 35~45cm，总叶柄长 5~12cm；羽片 4~5 对；小叶卵状披针形、椭圆状披针形或卵形，长 4~10cm，宽 2~4.5cm，顶端渐尖或长渐尖，基本楔形或圆形，常不对称，两面均无毛，边全缘或有疏锯齿。花组成顶生的圆锥花序，密被灰褐色星状鳞片，总花梗长达 10cm；花萼 5 深裂，裂片卵形或长圆状卵形；花瓣 5 枚，淡紫色，长约 1cm，倒卵状匙形，两面均被柔毛；雄蕊 10 枚，花丝联合成管状，子房近球形，6~8 室，无毛，每室有胚珠 1~2 颗。核果椭圆状球形，长约 3cm，宽约 2.5cm。花期 3~4 月；果期 10~11 月。

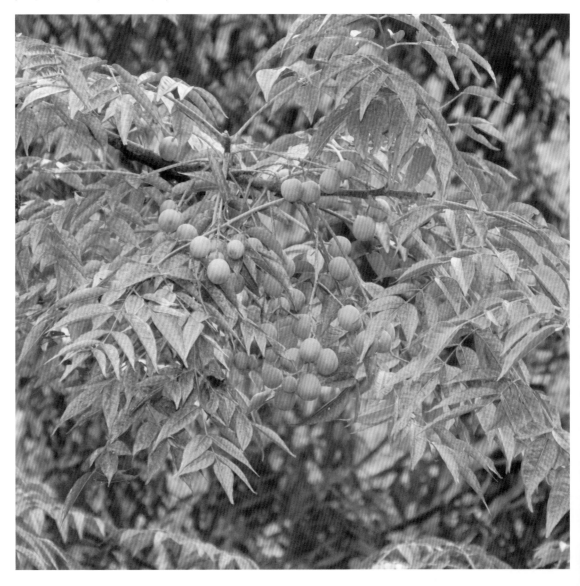

【生境】多为栽培。

【分布】海南、广东、云南、四川、贵州、湖北、甘肃等地。日本也有分布。

【采集加工】冬季果实成熟时采摘，除去杂质，晒干。

【药材性状】本品近圆形，直径 2~3.5cm。表面黄色、黄棕色至棕红色，滑润而微有光泽，有时皱缩，具深棕色斑点。基部微凹，有果柄脱落的痕迹，顶端较平，有一棕色点状花柱残痕。外果皮革质，易与果肉剥离，果肉厚而松软，浅黄色，遇水显黏性。果核坚硬，难砸碎，长圆形或近圆形，两端截平，土黄色，具 6~8 条纵棱，内分 6~8 室，每室具黑紫色长圆形种子 1 枚。有特异的臭酸气，味苦而酸。以个大、肉厚、表面金黄色、完整无破裂者为佳。

【性味归经】味苦，性寒；有小毒。归肝、小肠、膀胱经。

【功能主治】疏肝泄热，行气止痛，杀虫。治胸胁脘腹胀痛，疝气痛，虫积腹痛。外用治头癣。

【用法用量】4.5~9g，水煎服。外用适量，研末调涂。

【附方】① 治胃痛、肝区痛：川楝子、延胡索各等量（金铃子散），研细粉。每服 3~9g，每日 2~3 次，黄酒为药引；亦可水煎服。

② 治胆石症（气滞型）：川楝子、木香、枳壳、黄芩各 9g，金钱草 30g，生大黄 6g，水煎服（有梗阻与感染的肝胆管结石不适用本方）。

③ 治鞘膜积液：川楝子、陈皮各 12g，橘核、车前子、萆薢、猪苓、泽泻、通草各 9g，水煎服。每日 1 剂，6~9 剂为 1 个疗程。服药前抽 1 次鞘膜积液。

④ 治蛔虫病：川楝素片 50mg（内含川楝素 25mg），1~2 岁者 1~1.5 片；2~4 岁者 2~4 片；4~8 岁者 4~6 片；8~15 岁者 6~8 片；成人 8~10 片，1 次服下，不服泻药。

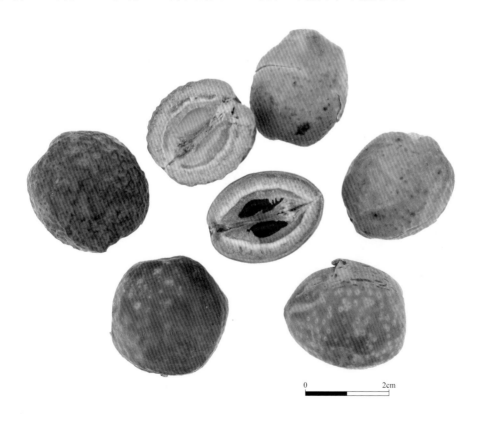

4.102.6 海南地黄连

MUNRONIAE HAINANENSIS HERBA

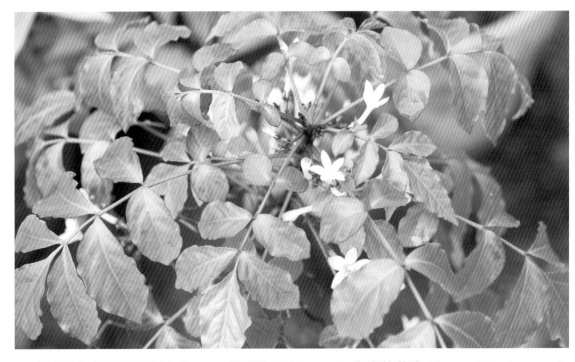

【基原】来源于楝科 Meliaceae 地黄连属 *Munronia* 海南地黄连 *Munronia hainanensis* How et T. Chen 全株入药。

【形态特征】直立灌木，高 30~50cm；茎不分枝，无毛或上部被紧贴柔毛。奇数羽状复叶，常聚生于茎上部，有 5（3~7）小叶，长 8~12cm，叶柄及叶轴被短柔毛；小叶片膜质，椭圆形，长 5~7.5cm，宽 2~3cm，顶端渐尖，全缘或具疏钝齿，侧生者较小，基部偏斜，叶面无毛，背面沿脉被紧贴短柔毛，侧脉 5 对，纤细；顶生小叶具柄。总状花序腋生，少花；总花梗长 5~10mm，最后下弯，被短柔毛；花梗短，花梗及花萼被短柔毛；萼片线状披针形，长 2~3mm，渐尖且外弯；花冠白色，花冠管长 2.3cm，疏被广展长柔毛，裂片 5，倒披针形，长约 10mm，沿中脉被长柔毛；雄蕊管长约 3cm，上部突出，无毛，裂片线状披针形，与花药互生；花药椭圆形，长约 1mm，渐尖，背面疏被毛，无柄。蒴果偏球形，疏被星状柔毛。花期 5 月。

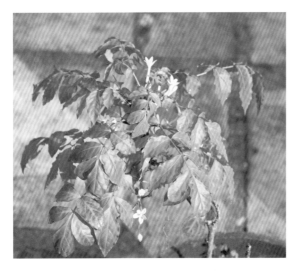

【生境】生于林缘。

【分布】广东、海南、广西。

【采集加工】夏、秋采收，全株晒干。

【性味归经】味淡，性平。

【功能主治】驱风除湿，活血化瘀。治风湿骨痛，跌打损伤。

【用法用量】15~20g，水煎服。

4.102.7　红楝子

TOONAE CILIATAE FRUCTUS

【别名】赤昨工、双翅香椿

【基原】来源于楝科 Meliaceae 香椿属 *Toona* 红椿 *Toona ciliata* M. Roem.[*Toona sureni*（Blume）Merr.] 的根皮和果实入药。

【形态特征】大乔木，高可达 20m。叶为偶数或奇数羽状复叶，长 25~40cm，通常有小叶 7~8 对；叶柄长 6~10cm，圆柱形；小叶对生或近对生，纸质，长圆状卵形或披针形，长 8~15cm，宽 2.5~6cm，顶端尾状渐尖，基部一侧圆形，另一侧楔形，不等边，边全缘，两面均

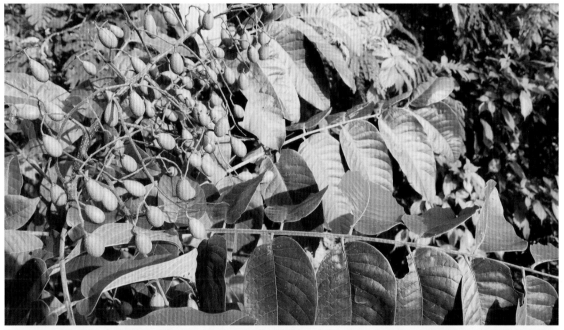

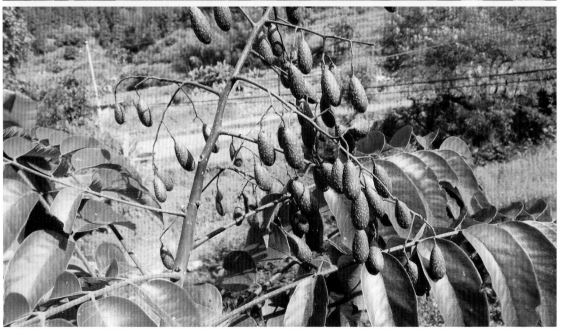

无毛或仅于背面脉腋内有毛，侧脉每边12~18条，背面凸起；小叶柄长5~13mm。圆锥花序顶生，约与叶等长或稍短，被短硬毛或近无毛；花长约5mm，具短花梗，长1~2mm；花萼短，5裂，裂片钝，被微柔毛及睫毛；花瓣5片，白色，长圆形，长4~5mm，顶端钝或具短尖，无毛或被微柔毛，边缘具睫毛；雄蕊5枚，约与花瓣等长，花丝被疏柔毛，花药椭圆形；花盘与子房等长，被粗毛；子房密被长硬毛，每室有胚珠8~10颗，花柱无毛，柱头盘状，有5条细纹。蒴果长椭圆形，木质，干后紫褐色，有苍白色皮孔，长2~3.5cm；种子两端具翅，翅扁平，膜质。花期4~6月，果期10~12月。

【生境】生于低海拔林缘。

【分布】广东、海南、福建、江西、湖南、安徽、广西、云南、四川、贵州。印度、越南、马来西亚、印度尼西亚也有分布。

【采集加工】夏、秋季采收，晒干。

【性味归经】味辛、酸、微苦，性凉。

【功能主治】除热，燥湿，涩肠止血。治久泻久痢，便血，崩漏，带下黄浊，遗精，小便白浊，小儿疳积，疮疥，蛔虫病。

【用法用量】10~15g，水煎服。

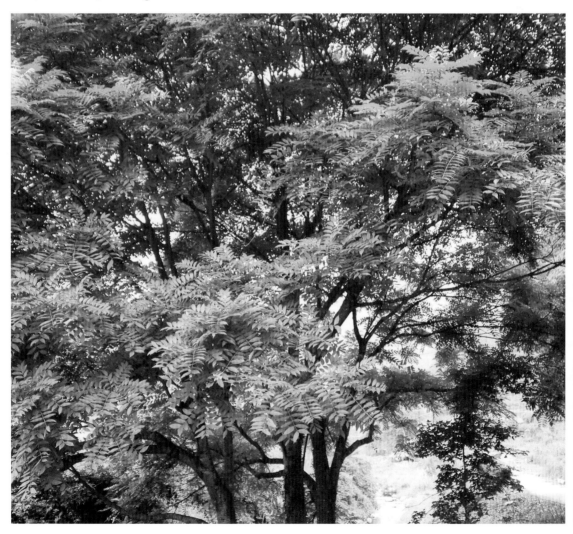

4.102.8 椿树皮

TOONAE SINENSIS CORTEX

【别名】红椿、椿芽树、椿花、香铃子

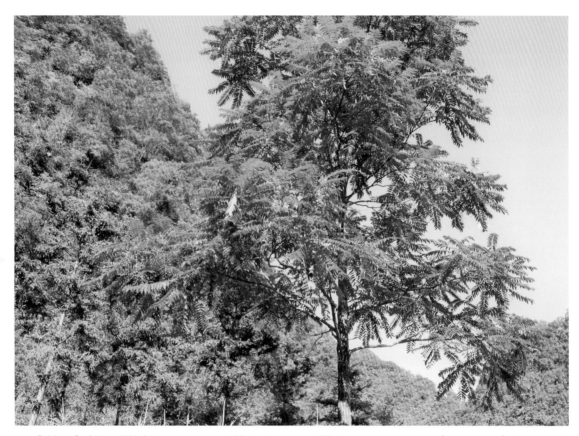

【基原】来源于楝科 Meliaceae 香椿属 Toona 香椿 Toona sinensis（A. Juss.）Roem. 的树皮或根皮入药。

【形态特征】落叶乔木，高 10~15m。树皮暗褐色或暗红褐色，片状剥落；幼枝有柔毛。偶数羽状复叶，长 25~50cm，小叶 10~22 片，对生，长圆形或长圆状披针形，长 8~15cm，宽 2.5~4.5cm，顶端尾尖，基部圆形，稍偏斜，边缘具疏锯齿，稀全缘，无毛或下面脉腋有簇生长束毛；揉搓之有特殊浓香气味；叶柄红色，基部肥大。圆锥花序顶生，花萼小，杯状，具 5 钝齿；花瓣 5，白色，覆瓦状排列，卵状长圆形，芳香；能育雄蕊 5，退化雄蕊 5，与能育雄蕊互生，着生于有 5 棱的肉质花盘上；子房着生于子房柄上，子房柄粗，呈五棱形的短柱。蒴果狭卵圆形，深褐色，外果皮具稀疏皮孔，长 1.5~2.5cm，5 瓣裂；种子椭圆形，一端有膜质长翅。花期 5~6 月；果期 8 月。

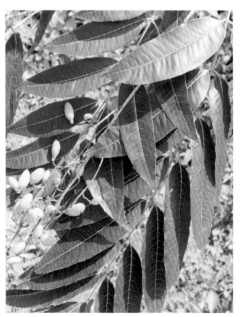

【生境】野生或栽培；生于村边、路旁及房前屋后。

【分布】我国华北至东南和西南等地区均有。朝鲜也有分布。

【采集加工】四季可采收。以春季水分充足时最易剥离；树皮可径自从树上剥下；根皮须先将树根挖出，刮去外面黑皮，以木棍轻捶，使皮部与木质部分离，再行剥取，并宜仰面晒干。

【药材性状】A. 椿木皮：干燥树皮呈长片状。外表面红棕色裂片状，有顺纹及裂隙，内表面黄棕色，有细皱纹。质坚硬，断面显著纤维性，稍有香气，味淡。

B. 椿根白皮：干燥根皮为块状或长卷形，厚薄不一，外表面为红棕色，内表面黄棕色有毛须，质轻松，断面纤维性，气微味淡。以身干、色红棕、气微香者为佳。

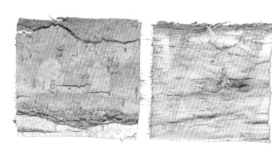

【性味归经】味苦、涩，性凉。

【功能主治】除热，燥湿，涩肠，止血，杀虫。治久泻，久痢，肠风便血，崩漏带下，遗精，白浊，疳积，蛔虫，疮癣。

【用法用量】7~13g，水煎服。外用煎水洗或熬膏涂。

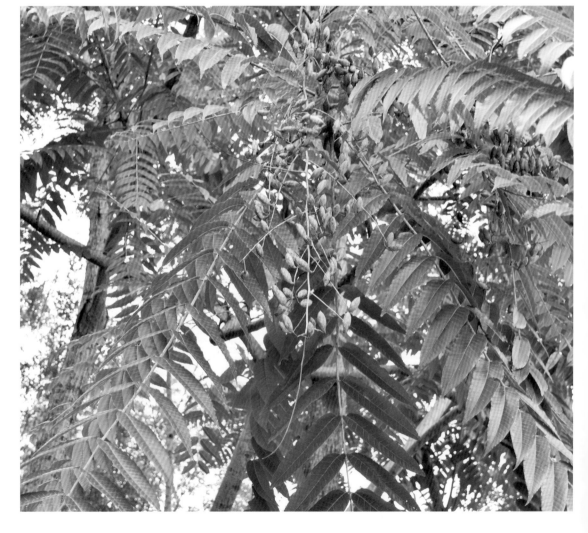

4.102.9　茸果鹧鸪花

TRICHILIAE SINENSIS FRUCTUS

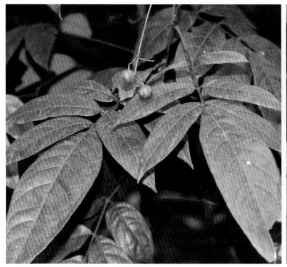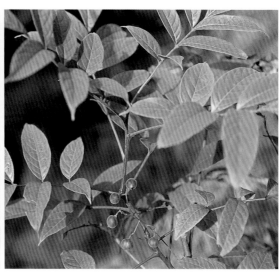

　　【基原】来源于楝科 Meliaceae 鹧鸪花属 Trichilia 茸果鹧鸪花 Trichilia sinensis Bentv. [Heynea velutina How et T. Chen] 的根、叶和果实入药。

　　【形态特征】灌木。叶为奇数羽状复叶，长 13~30cm，叶柄长 5~7cm，与叶轴均被开展的黄色柔毛；小叶 7~9 片，膜质，披针形或长椭圆形，长 7~15cm，宽 2~5cm，顶端长渐尖，基部楔形，稍偏斜，叶面无毛或仅沿中脉被微柔毛，背面被黄色长柔毛，脉上尤密，侧脉每边 8~9 条；小叶柄长 3~5mm，顶端一枚更长，可达 3cm，密被黄色长柔毛。圆锥花序腋生，较叶略短，有细长的总花梗，被黄色柔毛，总花梗和分枝稍压扁，分枝由少花的小聚伞花序组成；花长 4~5mm；花梗长 2~4mm，中部以下具节，和花萼同被黄色柔毛；花萼杯状，长 1~1.5mm，5 齿裂，裂齿卵状三角形，顶端钝；花瓣 5 片，白色，长圆形，长 3.5~4mm，略尖，两面均无毛或仅于外面被疏柔毛；雄蕊管略短于花瓣，10 深裂，裂片复 2 裂，管侧面无毛，内面近口部有髯毛；子房被柔毛，花柱向上略增大，柱头圆锥形，2 裂。蒴果近球形，直径 8~12mm，被黄色柔毛和有极密的横线条。

　　【生境】生于低海拔山坡疏林或灌丛中。

　　【分布】广西、广东、海南。越南也有分布。

　　【采集加工】根、叶夏、秋采收，果秋冬采收，晒干。

　　【性味归经】味苦，性寒；有小毒。

　　【功能主治】杀虫止痒，燥湿止血。治蛔虫症腹痛，下肢溃疡，慢性骨髓炎，疥疮湿疹，外伤出血。

　　【用法用量】10~15g，水煎服。

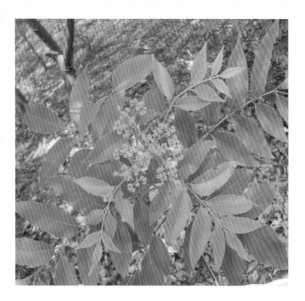

4.102.10 杜楝

TURRAEAE PUBESCENTIS FRUTEX

【基原】来源于楝科 Meliaceae 杜楝属 *Turraea* 杜楝 *Turraea pubescens* Hellen 全株入药。

【形态特征】灌木。叶椭圆形或卵形，有时倒卵形，长 5~10cm，宽 2~4.5cm，顶端渐尖，基部楔形或有时近圆形，两面均被疏柔毛，幼时尤甚，侧脉每边 8~10 条，背面略凸起，全缘，有时有不明显的疏钝齿或浅波状；叶柄长 5~10mm，被黄色柔毛。总状花序腋生，呈伞房花序状，总花梗极短，有花 4~5 朵，被茸毛；小苞片披针形，被短茸毛；花梗长约 1.2cm；花萼短，钟状，外面被茸毛，长 2~3mm，顶端 5 齿裂，裂齿三角形；花瓣 5 片，白色，线状匙形，长 3~4.5cm，宽 5~6cm，顶端急尖；花药 10 枚，着生于雄蕊管的裂齿之下，雄蕊管长而狭窄，上部略膨大，4~5 裂，裂片比花药长 1~2 倍，常复 2 深裂，无毛；花盘高约 1mm，包围子房的基部，无毛；子房短，5 室，花柱长，伸出于雄蕊管外，柱头瓶状。蒴果球形，直径 1~1.5cm，有种子 5 颗；种子长椭圆形，通常弯曲如新月状，长 7mm，宽 3mm。花期 4~7 月；果期 8~11 月。

【生境】生于低海拔山坡或近海边的灌木林中。

【分布】广东、海南。印度尼西亚和越南也有分布。

【采集加工】夏、秋采收，全株切片晒干。

【性味归经】味苦，性凉。归心、肝、肺、脾、胃、大肠经。

【功能主治】解毒，收敛，止泻。治急、慢性菌痢，泄泻，咽喉炎，内、外伤出血等。

【用法用量】10~15g，水煎服。

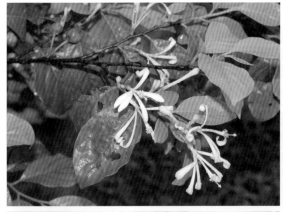

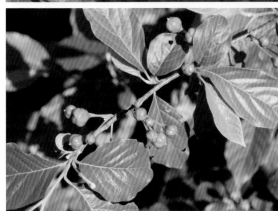

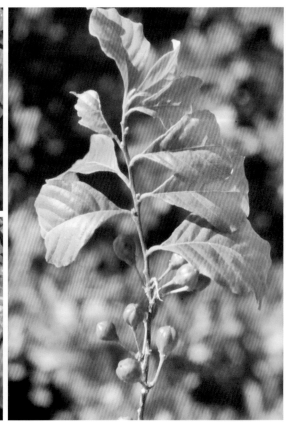

4.103　无患子科

4.103.1　异木患

ALLOPHYLI VIRIDIS RADIX

【别名】大果、小叶枫

【基原】来源于无患子科 Sapindaceae 异木患属 *Allophylus* 异木患 *Allophylus viridis* Radlk. 的全株入药。

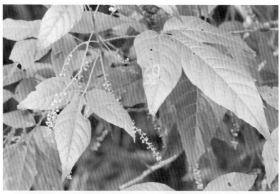
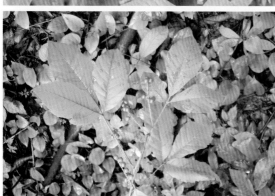
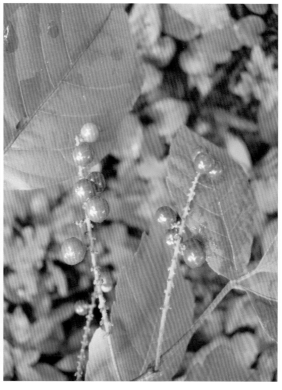

【形态特征】灌木。高 1~3m；小枝灰白色，被微柔毛。三出复叶，叶柄长 2~4.5cm 或更长，被柔毛；叶纸质，顶生的长椭圆形或披针状长椭圆形，很少卵形或阔卵形，长 5~15cm，宽 2.5~4.5cm，顶端渐尖，基部楔形，侧生的较小，披针状卵形或卵形，两侧稍不对称，基部钝，外侧阔楔形，边缘有小锯齿，干时腹面黑褐色，仅背面侧脉的腋内有簇毛；小叶柄长 5~8mm。花序总状，主轴不分枝，密花，近直立或斜升，与叶柄近等长或稍长，被柔毛，总花梗长 1~1.5cm；花较小，宽 1~1.5mm；苞片钻形，比花梗短；萼片无毛；花瓣阔楔形，长约 1.5mm，鳞片深 2 裂，被须毛；花盘、花丝基部和子房均被柔毛。果近球形，直径 6~7mm，红色。花期 8~9 月；果期 11 月。

【生境】生于低海拔灌木林中的湿润地上。

【分布】广东、海南。越南也有分布。

【采集加工】夏、秋季采收，全株切片晒干。

【性味归经】味辛、甘，性温。

【功能主治】驱风散寒，健胃，行气止痛。治心痛，气虚阳痿，腹胀冷痛。

【用法用量】15~20g，水煎服。

4.103.2 倒地铃

CARDIOSPERMI HALICACABI HERBA

【别名】假苦瓜、包袱草、灯笼草、风船葛

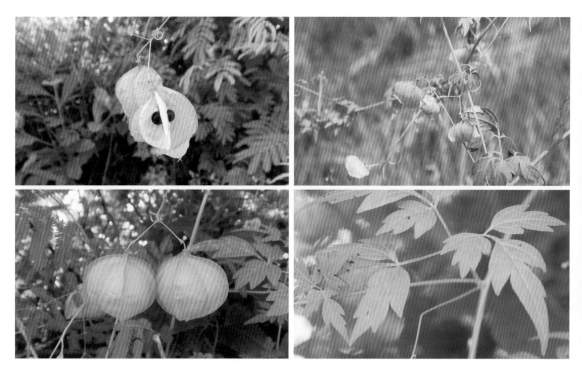

【基原】来源于无患子科 Sapindaceae 倒地铃属 *Cardiospermum* 倒地铃 *Cardiospermum halicacabum* L. 的全草入药。

【形态特征】草质藤本。长 1~5m；茎、枝绿色，有 5 或 6 棱和同数的直槽，棱上被皱曲柔毛。二回三出复叶，轮廓为三角形；叶柄长 3~4cm；小叶近无柄，薄纸质，顶生的斜披针形或近菱形，长 3~8cm，宽 1.5~2.5cm，顶端渐尖，侧生的稍小，卵形或长椭圆形，边缘有疏锯齿或羽状分裂，腹面近无毛或有稀疏微柔毛，背面中脉和侧脉上被疏柔毛。圆锥花序少花，与叶近等长或稍长，总花梗直，长 4~8cm，卷须螺旋状；萼片 4 枚，被缘毛，外面 2 片圆卵形，长 8~10mm，内面 2 片长椭圆形，比外面 2 片约长 1 倍；花瓣乳白色，倒卵形；雄蕊与花瓣近等长或稍长，花丝被疏而长的柔毛；子房倒卵形或有时近球形，被短柔毛。蒴果梨形、陀螺状倒三角形或有时近长球形，高 1.5~3cm，宽 2~4cm，褐色，被短柔毛；种子黑色，有光泽，直径约 5mm，种脐心形，鲜时绿色，干时白色。花期夏、秋；果期秋季至初冬。

【生境】生于旷野、村边、路旁阳光充足的灌丛中。

【分布】我国西南至东南各地。全世界的热带和亚热带余部地区也有分布。

【采集加工】夏、秋季采收，将全草晒干。

【性味归经】味苦、微辛，性寒。

【功能主治】凉血解毒，散瘀消肿。治跌打损伤，疮疖痈肿，湿疹，毒蛇咬伤。

【用法用量】9~15g，水煎服。外用适量鲜品捣烂敷患处或煎水洗。

【注意】孕妇忌服。

4.103.3 龙眼肉

LONGAN ARILLUS

【别名】桂圆、贺眼、圆眼、桂圆肉、元肉

【基原】来源于无患子科 Sapindaceae 龙眼属 Dimocarpus 龙眼 Dimocarpus longan Lour.[Euphoria longan（Lour.）Steud.] 的果肉（假种皮）入药。

【植物特征】常绿乔木。高达 10m。小枝粗壮，灰褐色，被微柔毛。叶为偶数羽状复叶，连柄长 15~30cm 或更长；小叶 4~5 对，很少 3 或 6 对，互生，薄革质，长圆形或长圆状披针形，两侧多少不对称，长 6~15cm，顶端短渐尖或短尖，两面无毛，下面粉绿；侧脉每边 12~15 条，下面凸起。花单性同株，白色，排成顶生大型圆锥花序，总轴和分枝均密被褐色星状毛；萼杯状，裂片稍厚，三角状卵形，长约 2.5mm，内外均被星状毛，覆瓦状排列；花瓣 5 片，披针形，与萼裂片近等长。果核果状，近圆球形，直径 1.5~2.5cm，黄褐色或灰黄色，表面稍粗糙；种子茶褐色，光亮，全部被肉质假种皮所覆盖。花期春季；果期夏、秋季。

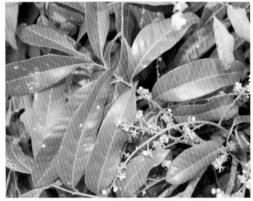

【生境】多种植于堤岸及村边园圃中。

【分布】我国西南部至东南部。亚洲热带地区都有栽培。

【采集加工】秋初果实成熟时摘下，烘干或晒干，剥取果肉。

【药材性状】本品为纵向撕裂的不规则薄片，长约 1.5cm，厚通常约 1mm，展平后宽 2~3.5cm，黄棕色，半透明，近果皮的一面皱缩不平，稍粗糙；质柔润，有光泽，具糖性，黏性大，常数块黏结在一起。气香，味甜，以片大、肉厚、足干、黄棕色、半透明、质柔软、味甜浓者为佳。

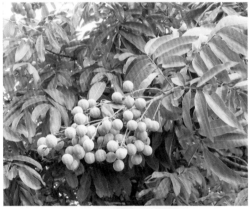

【性味归经】味甘，性温。归心、脾经。

【功能主治】补益心脾，养血安神。治气血不足，失眠健忘，心悸，贫血，月经过多，病后体虚。

【用法用量】5~10g，水煎服。

【注意】湿阻中满或有痰饮者忌服。

【附注】① 龙眼的叶和树皮亦入药，味苦、微涩，性平。功能疏风散热，消滞祛湿。用于预防流感，亦用治急性肠炎和水、火烫伤等。

② 龙眼的种子味涩性平，具收敛止血之功。治疗小肠胀气和外伤出血。

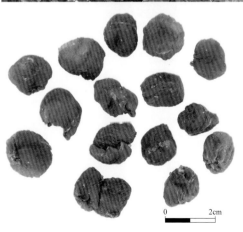

4.103.4 坡柳

DODONAEAE VISCOSAE RADIX ET FOLIUM

【别名】山杨柳、油明子、炒米柴、车桑子

【基原】来源于无患子科 Sapindaceae 坡柳属 *Dodonaea* 坡柳车桑子 *Dodonaea viscosa*（L.）Jacq. 的全株入药。

【形态特征】灌木或小乔木，高 1~3m 或更高；小枝扁，有狭翅或棱角，覆有胶状黏液。单叶，纸质，形状和大小变异很大，线形、线状匙形、线状披针形、倒披针形或长圆形，长 5~12cm，宽 0.5~4cm，顶端短尖、钝或圆，全缘或不明显的浅波状，两面有黏液，无毛，干时光亮；侧脉多而密，甚纤细；叶柄短或近无柄。花序顶生或在小枝上部腋生，比叶短，密花，主轴和分枝均有棱角；花梗纤细，长 2~5mm，有时可达 1cm；萼片 4，披针形或长椭圆形，长约 3mm，顶端钝；雄蕊 7 或 8，花丝长不及 1mm，花药长 2.5mm，内屈，有腺点；子房椭圆形，外面有胶状黏液，2 或 3 室，花柱长约 6mm，顶端 2 或 3 深裂。蒴果倒心形或扁球形，2 或 3 翅，高 1.5~2.2cm，连翅宽 1.8~2.5cm，种皮膜质或纸质，有脉纹；种子每室 1 或 2 颗，透镜状，黑色。花期秋末，果期冬末春初。

【生境】常生于离海岸不远的沙荒地或干旱山坡。

【分布】广东、香港、海南、广西、云南、四川、福建、台湾。广布于全世界的热带和亚热带地区。

【采集加工】夏、秋季采收，全株切片晒干备用。

【性味归经】味微苦、辛，性温。

【功能主治】解毒，消炎，止痒。治皮肤瘙痒，疮毒，湿疹，荨麻疹，皮疹。

【用法用量】外用研粉调敷患处。

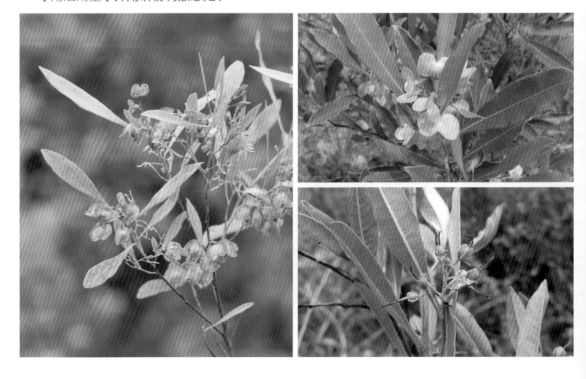

4.103.5 荔枝核

LITCHI SEMEN

【基原】来源于无患子科 Sapindaceae 荔枝属 *Litchi* 荔枝 *Litchi chinensis* Sonn. [*Nephelium litchi* Camb.] 的成熟种子入药。

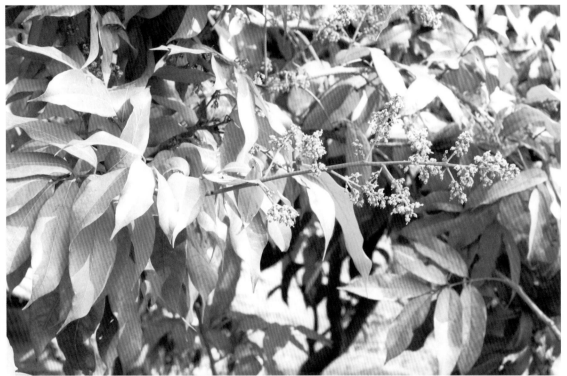

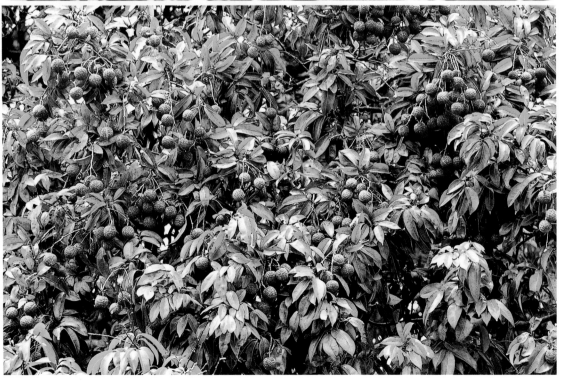

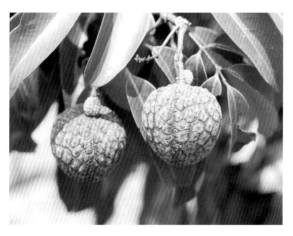

【植物特征】常绿乔木。高常 5~10m，偶有达 20m。小枝圆柱状，密生白色皮孔。偶数羽状复叶互生，连柄长 10~25cm；小叶 2 或 3 对，稀 4 对，薄革质，披针形或卵状披针形，长 6~15cm，宽 2~4cm，叶面光亮；侧脉纤细，背面稍凸且有光泽；小叶柄长 7~8mm。花单性同株，细小，排成顶生、阔大的圆锥花序，被金黄色的短茸毛；萼小，杯状，5 齿瓣，裂片长约 2mm，镊合状排列；花瓣常退化消失；雄蕊 6~8 枚，雄花中的花丝长约 4mm 或稍过之，在雌花中的花丝短，花药有厚壁，不开裂；子房常 2 裂 2 室，雄花中退化至仅存残迹。果实核果状，卵圆形或近球形，长 2~3.5cm，常暗红色或鲜红色；种子扁球状或近球状，暗褐色，光亮，全部被肉质假种皮所覆。花期 3~4 月；果期 6~8 月。

【生境】主要为栽培，稀有野生。

【分布】我国西南部至东南部，以广东、海南、广西和福建栽培最多。广泛分布于亚洲热带地区。

【采集加工】夏季收集成熟果实，除去果皮和肉质假种皮，洗净，晒干。

【药材性状】本品为长圆形或卵圆形，略扁，长 1.5~2.2cm，直径 1~1.5cm，外面棕红色或紫棕色，平滑，有光泽，一端具较大的圆形浅棕黄色疤痕，另一端钝圆。质坚实，剖开后有 2 片肥厚子叶，灰棕黄色，断面颗粒状。气微，味微甘、苦、涩。以个大、饱满、体重、棕红色者为佳。

【性味归经】味甘、微苦，性温。归肝、肾经。

【功能主治】祛寒止痛，行气散结。治寒疝气痛，鞘膜积液，睾丸肿痛，心胃气痛，痛经，小肠气痛，妇女气滞瘀积腹痛。

【用法用量】4.5~9g，水煎服。

【附注】荔枝果肉味甜甘，性温，功能补脾养血，治脾虚泄泻和病后体弱。果壳煎水外洗，治湿疹。此外根、树皮和叶亦入药。

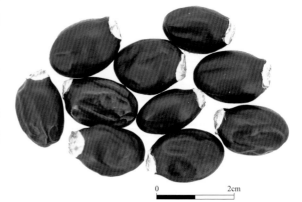

4.103.6　木患根

SAPINDAE SAPONARIAE RADIX

【别名】油患子、苦患子、洗手果

【基原】来源于无患子科 Sapindaceae 无患子属 *Sapindus* 无患子 *Sapindus saponaria* L. [*Sapindus mukorossi* Gaertn.] 的根入药。

【植物特征】落叶大乔木。高达 20m。叶为偶数羽状复叶，连柄长 25~45cm，叶轴上面有 2 条纵槽；小叶 5~8 对，互生或近对生，薄革质或纸质，长圆状披针形，长 7~15cm，宽 2~5cm，顶端骤尖，基部略偏斜，两面均无毛；侧脉纤细而密，每边 15~17 条或更多。花单性同株，乳白色，排成大型、顶生圆锥花序；萼片 5，卵形或长圆状卵形，不等大，大的长约 2mm；花瓣 5，披针形，有爪，长约 2.5mm，基部两侧有内折的小耳；雄蕊约 7 或 8 枚，花丝中部以下被长柔毛。果核果状，分裂为 3 果爿，成熟时橙黄色，干时变黑，近球状，径 2~2.5cm，背部略扁，内侧有一块阔卵圆形的褐色疤痕，果皮肉质，含肥皂精；种子扁球形，种皮骨质，色黑，种脐线形。花期春季；果期夏、秋。

【生境】生于低海拔山坡疏林中或村边旷地上。

【分布】我国西南部、南部和东部等地。印度、中南半岛余部、日本、朝鲜有栽培。

【采集加工】全年可采。挖取粗根，洗净，斩成厚片，晒干。

【药材性状】本品为形状不规则的块片，长 7~12cm，厚 0.5~1cm。皮部外面稍粗糙，灰黄色，

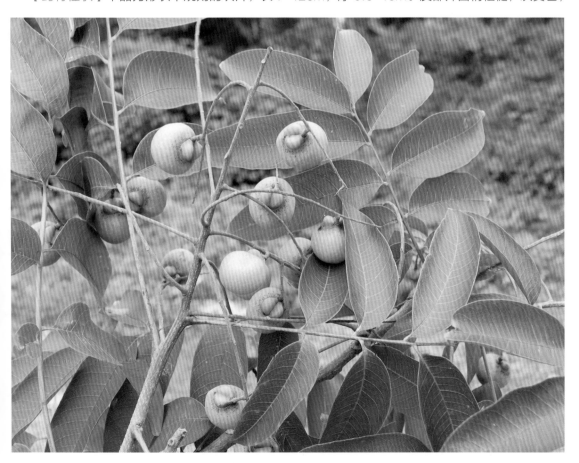

散生黄白色皮孔。木部黄色，坚实，有明显的纵直纹。质坚硬，横切面可见多数微细小孔。气无，味微苦。水煮产生泡沫。以块片厚薄均匀、色灰黄者为佳。

【性味归经】味苦，性凉。归肺、胃经。

【功能主治】清热解表，止咳，消食。治外感发热，伤风咳嗽，劳伤咯血，食滞，白浊，白带，毒蛇咬伤。

【用法用量】15~30g，水煎服。

【附方】① 治白喉：木患根 1 份，蜂蜜 2 份。将木患根横切 3/4，以不分离成两截为度，用竹蒸笼盛之，三蒸三晒，每次蒸 3 小时，晒 2 天（晒至身干为度）；将木患根放置碗内，入蜂蜜隔水炖 6 小时，取出过滤，备用。内服，每日 5 次，每次 5ml；亦可用消毒棉棒蘸之搽喉，每 2 小时 1 次，每日 5 次左右。应用时，必须如法多次蒸晒去毒。

② 治流感：木患根 15~30g，水煎服。

【附注】无患子的果实为木患子。商品近圆球形，两侧略扁，直径 1.5~2.5cm，外面褐黄色至棕褐色，有时黑褐色，皱缩不平，近基部有 2 个半月形不发育果爿附着，或不发育果爿脱离留下一圆形、淡黄色、直径 1~1.5cm 疤痕，中间有一条隆起的棱脊将疤痕分为两半，果皮韧而稍肉质，仅里面种子着生处有绢质长毛，于水中揉搓可产生大量泡沫。种子扁球形，黑色，种皮骨质，种脐线形。气无，味苦，微辛。以个大、果肉肥厚、黄棕色者为佳。

木患子味苦、微辛，性寒，有小毒。具清热除痰，利咽止泻之功效。可治疗白喉，咽喉炎，扁桃体炎，支气管炎，百日咳，急性胃肠炎（煅炭）。用量：1~3 个，水煎，内服时加蜂蜜适量。

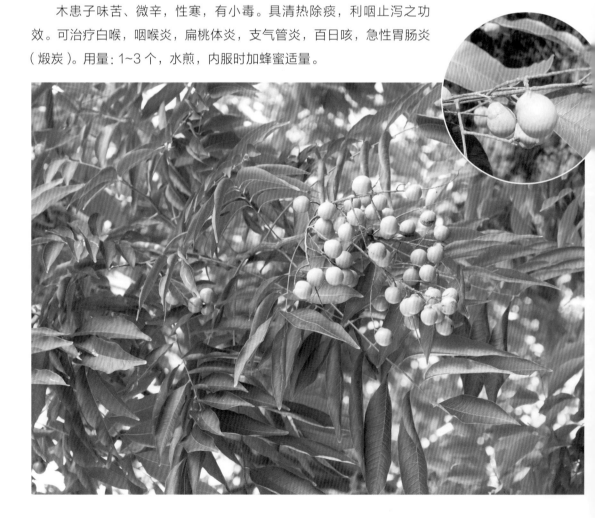

4.104 七叶树科

4.104.1 娑罗子

AESCULI SEMEN

【别名】梭椤树、梭椤子

【基原】来源于七叶树科 Hippocastanaceae 七叶树属 *Aesculus* 七叶树 *Aesculus chinensis* Bunge 和天师栗 *Aesculus chinensis* Bunge var. *wilsonii*（Rehder）Turland et N. H. Xia[*A. wilsonii* Rehd.] 的果实入药。

【形态特征】A. 七叶树：落叶乔木，高达 25m，树皮深褐色或灰褐色，小枝圆柱形，黄褐色或灰褐色，有圆形或椭圆形淡黄色的皮孔。掌状复叶具 5~7 小叶，小叶纸质，长圆披针形至长圆倒披针形，长 8~16cm，宽 3~5cm，下面中肋及侧脉基部嫩时有疏柔毛。花序圆筒形，连总花梗长 21~25cm，小花序具 5~10 朵花。花杂性，雄花与两性花同株，花萼管状钟形，长 3~5mm，外被微柔毛，不等 5 裂；花瓣 4，白色，长圆倒卵形至长圆倒披针形；雄蕊 6，花丝线状，花药长圆形，长 1~1.5mm；子房卵圆形，花柱无毛。果实球形或倒卵圆形，直径 3~4cm，黄褐色，无刺；种子近球形，直径 2~3.5cm。花期 4~5 月；果期 10 月。

【生境】生于海拔 700m 以下的低海拔地区丛林中。

【分布】全国多地有引种栽培，秦岭有野生。

【形态特征】B. 天师栗：落叶乔木，常达 25m。掌状复叶对生，有长 10~15cm 的叶柄；小叶 5~7 枚，稀 9 枚，长圆倒卵形、长圆形或长圆倒披针形，长 10~25cm，宽 4~8cm，顶端锐尖或短锐尖，基部阔楔形或近于圆形，稀近于心脏形，边缘有小锯齿，侧脉 20~25 对在上面微凸起，

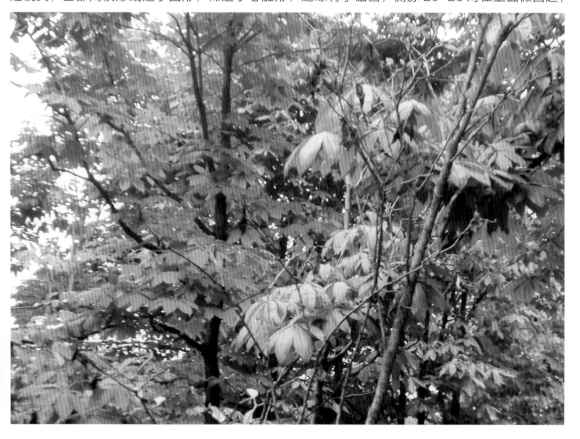

在下面很明显凸起，小叶柄长 1.5~2.5cm。花序顶生，直立，圆筒形，长 20~30cm，总花梗长 8~10cm；花梗长 5~8mm；杂性花，雄花与两性花同株；花萼管状，长 6~7mm，外面微有短柔毛，裂片大小不等，钝形，长 1~2mm，微有纤毛；花瓣 4 片，倒卵形，长 1.2~1.4cm；雄蕊 7 枚，伸出花外，长短不等，最长者长 3cm，花丝扁形，无毛，花药卵圆形，长 1.3mm；花盘微裂，无毛，两性花的子房上位，卵圆形，长 4~5mm，有黄色茸毛，3 室，每室有 2 胚珠，花柱除顶端无毛外，其余部分有长柔毛，连同子房长约 3cm，在雄花中不发育或微发育。蒴果黄褐色，卵圆形或近于梨形，长 3~4cm，顶端有短尖头，无刺，有斑点，壳很薄，干时仅厚 1.5~2mm，成熟时常 3 裂；种子常仅 1 枚稀 2 枚发育良好，近于球形，直径 2~3.5cm，栗褐色；种脐淡白色，近于圆形，比较狭小，占种子面积的 1/2。花期 4~5 月；果期 9~10 月。

【生境】生于山地林中。

【分布】江西、湖南、湖北、浙江、河南、广西、广东、云南、四川、贵州。

【采集加工】秋季果实成熟时采收，去除果壳晒干。

【药材性状】本品呈扁球形或类球形，似板栗，直径 1.5~4cm，表面棕色或棕褐色，多皱缩，凹凸不平，略具光泽，种脐色较浅，近圆形，占种子面积的 1/4~1/2，其一侧有 1 条突起的种脊，有的不明显，种皮硬而脆，子叶 2 枚，肥厚，坚硬，形似栗仁，黄白色或淡棕色，粉性。气微，味先苦后甜。

【性味归经】味甘，性温。归肝、胃经。

【功能主治】理气宽中，和胃止痛。治肝胃气痛，脘腹胀满，经前腹痛，乳胀，疳积虫痛，痢疾。

【用法用量】3~9g，水煎服。

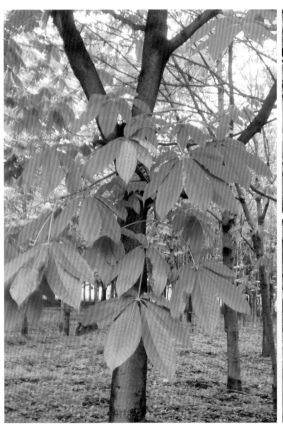

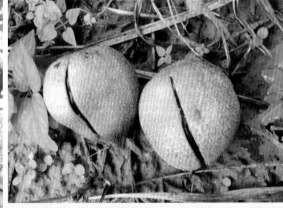

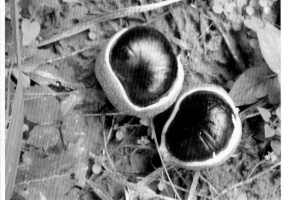

4.105 槭树科

4.105.1 青榨槭

ACERIS DAVIDII RADIX ET CORTEX

【别名】大卫槭

【基原】来源于槭树科 Aceraceae 槭属 Acer 青榨槭 Acer davidii Franch. 的根和树皮入药。

【形态特征】落叶乔木，高达 20m。叶纸质，长圆卵形或近于长圆形，长 6~14cm，宽 4~9cm，顶端锐尖或渐尖，基部近于心形或圆形，边缘具不整齐的钝圆齿；叶面深绿色，无毛；背面淡绿色；侧脉 11~12 对，成羽状；叶柄长 2~8cm，嫩时被红褐色短柔毛，渐老则脱落。花黄绿色，杂性，雄花与两性花同株，成下垂的总状花序，顶生于着叶的嫩枝，开花与嫩叶的生长大约同时，雄花的花梗长 3~5mm，常 9~12 朵生成长 4~7cm 的总状花序；两性花的花梗长 1~1.5cm，通常 15~30 朵生成长 7~12cm 的总状花序；萼片 5 枚，椭圆形，顶端微钝，长约 4mm；花瓣 5 片，倒卵形，顶端圆形，与萼片等长；雄蕊 8 枚，无毛，在雄花中略长于花瓣，花药黄色，球形，花盘无毛，有裂纹，位于雄蕊内侧，子房被红褐色的短柔毛，在雄花中不发育；花柱无毛，细瘦，柱头反卷。翅果嫩时淡绿色，成熟后黄褐色；翅宽 1~1.5cm，连同小坚果共长 2.5~3cm，展开成钝角或几成水平。

【生境】生于山地疏林中。

【分布】广西、广东、湖南、福建、江西、湖北、浙江、江苏、安徽、云南、四川、贵州、陕西、河北。

【采集加工】夏、秋采收，将根、树皮晒干。

【性味归经】味甘、苦，性平。

【功能主治】祛风除湿，散瘀消肿，消食健脾。治风湿痹痛，肢体麻木，关节不利，跌打瘀痛，泄泻，痢疾，小儿消化不良。

【用法用量】6~15g，水煎服。外用研粉调敷患处。

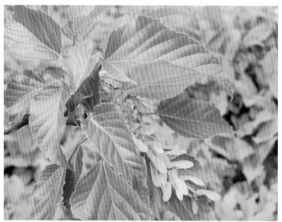
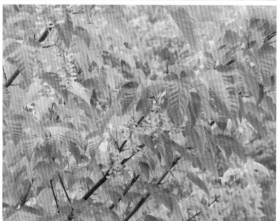
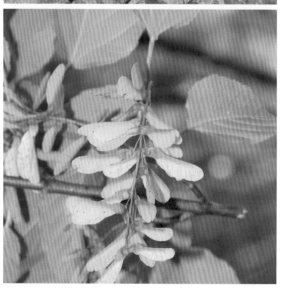

4.105.2　蝴蝶果

ACERIS FABRII FRUCTUS

【别名】蝴蝶草

【基原】来源于槭树科 Aceraceae 槭属 *Acer* 罗浮槭 *Acer fabri* Hance 的成熟果实入药。

【形态特征】常绿乔木，高约 10m；树皮淡褐色或暗灰色；嫩枝紫红色，老枝褐绿色。叶对生，革质，披针形或长圆状披针形，长 6~11cm，宽 2~3cm，顶端渐尖，基部钝至阔楔形，全缘，两面无毛或有时下面脉腋内有丛卷毛；叶脉羽状，侧脉 5~7 对，其与网脉在两面均明显；叶柄长 1~1.5cm。圆锥花序生于枝顶，稍开展；花春末夏初开，雄花和两性花同株；花萼 5 片，长圆形，长约 3mm，紫色，被短柔毛；花瓣 5 片，白色，倒卵形，略短于萼片；雄蕊 8 枚；子房压扁，无毛，上位，2 室，每室有胚珠 2 颗；花柱 2。小坚果球形，直径约 5mm，翅长 2.5~3cm，宽 1~1.2cm，成钝角叉开，幼时紫红色，成熟时呈黄褐色。花期 3~4 月；果期 8~10 月。

【生境】生于山地林中。

【分布】海南、广东、香港、贵州、四川、湖北、湖南、江西、广西。我国特有。

【采集加工】秋季果实成熟时摘下，除净果梗，晒干。

【药材性状】本品略呈蝴蝶形，由 2 个带翅的小坚果组成，小坚果于果梗顶端八字形叉开。单一小坚果呈匙形，黄色或黄棕色，着生种子部分扁圆形，径约 5mm，稍坚实，翅长 2.5~3cm，薄革质，上侧薄如蝉翅，下侧较厚，有稍弯的横脉纹。气无，味涩、微甘。以果实充分成熟、淡黄棕色者为佳。

【性味归经】味微苦、涩，性凉。

【功能主治】清热，利咽喉。治咽喉肿痛，声音嘶哑，咽喉炎，扁桃体炎。

【用法用量】10~15g，水煎服。

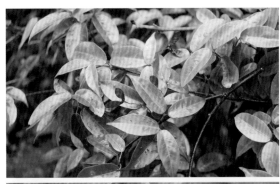
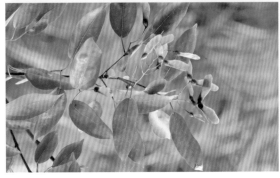
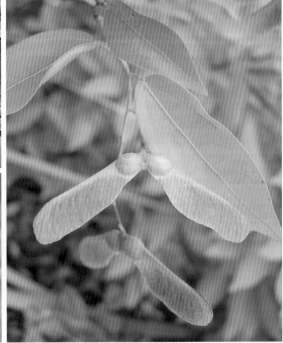

4.106 清风藤科

4.106.1 笔罗子

MELIOSMAE RIGIDAE RADIX

【别名】野枇杷、花木香

【基原】来源于清风藤科 Sabiaceae 泡花树属 Meliosma 笔罗子 Meliosma rigida Sieb. et Zucc. 的根入药。

【形态特征】乔木，高达 7m；芽、幼枝、叶背中脉、花序均被锈色茸毛，两或三年生枝仍残留有毛。单叶，革质，倒披针形或狭倒卵形，长 8~25cm，宽 2.5~4.5cm，顶端渐尖或尾状渐尖，1/3 或 1/2 以下渐狭楔形，全缘或中部以上有数个尖锯齿，叶面除中脉及侧脉被短柔毛外余无毛，叶背被锈色柔毛，中脉在腹面凹下；侧脉每边 9~18 条；叶柄长 1.5~4cm。圆锥花序顶生，主轴具 3 棱，直立，具 3 次分枝，花密生于第三次分枝上，花直径 3~4mm；萼片 5 或 4，卵形或近圆形，长 1~1.5mm，背面基部被毛，有缘毛；外面 3 片花瓣白色，近圆形，直径 2~2.5mm，内面 2 片花瓣长约为花丝之半，2 裂达中部，裂片锥尖，从基部稍叉开，顶端具数缘毛；发育雄蕊长 1.2~1.5mm；子房无毛，花柱长约为子房的 2 倍。核果球形，直径 5~8mm；核球形，稍偏斜，具凸起细网纹，中肋稍隆起，从腹孔的一边延至另一边，腹部稍突出。花期夏季；果期 9~10 月。

【生境】生于海拔 1500m 以下山林中。

【分布】香港、海南、广东、台湾、福建、江西、湖南、湖北、浙江、广西、云南、贵州。日本也有分布。

【采集加工】全年可采根，晒干备用。

【性味归经】味酸，性平。

【功能主治】利水，消肿。治水肿腹胀，无名肿毒，蛇咬伤。

【用法用量】6~15g，水煎服。

【附方】① 治腹胀气滞：笔罗子根 15g，窝儿七、太白米、木通、太白茶各 3g，水煎服。

② 治无名肿毒：鲜笔罗子根皮、鲜独蒜兰各适量，捣烂敷患处。

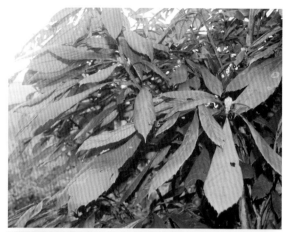
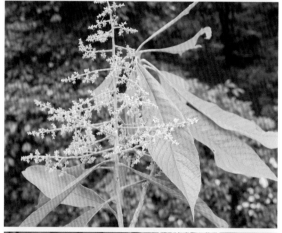
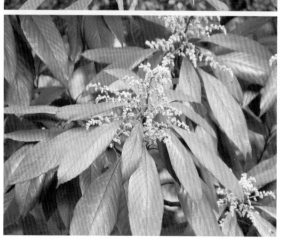

4.106.2 白背清风藤

SABIAE DISCOLORIS RADIX ET CAULIS

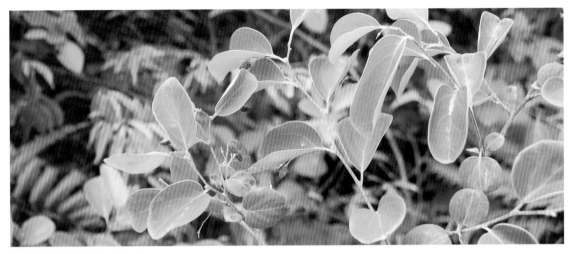

【基原】来源于清风藤科 Sabiaceae 清风藤属 Sabia 白背清风藤 Sabia discolor Dunn. 的根和茎入药。

【形态特征】常绿攀援灌木。幼枝具纵沟纹，老枝深褐色，具白蜡层；芽鳞宽卵形，无缘毛。叶纸质，卵形、椭圆状卵形或椭圆形，长 4~9cm，宽 2~4cm，顶端尖或钝，基部阔楔形或圆钝，下延，无毛，边缘稍反卷，叶面绿色，干时黑色，叶背苍白色，侧脉每边 3~5 条；叶柄长 0.7~1.5cm。聚伞花序腋生，有花 4~5 朵，无毛；总花梗纤细；花梗长 4~7mm；萼片 5 枚，大小相等，三角状卵形，长 0.5~1mm，具缘毛；花瓣 5 片，卵形或椭圆状卵形，长 2~3mm，顶

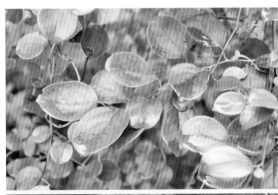

端圆钝；雄蕊 5 枚，大小近相等，花丝长近 2mm，花药长圆形，外向开裂；花盘杯状，不规则浅裂；子房卵圆形，花柱长 2~3mm，柱头球形。核果分果瓣倒卵状圆形或倒卵形，直径 5mm，基部内侧偏斜，核具蜂窝状穴，核中肋明显。花期 3~4 月；果期 5~8 月。

【生境】生长于海拔 300~1000m 山地灌木林中。

【分布】浙江、福建、广西、湖南、广东。

【采集加工】夏、秋季采收，根、茎切片晒干备用。

【性味归经】味甘、苦，性平。

【功能主治】祛风利湿，活血通络，止痛。治风湿痹痛，跌打损伤，肝炎。

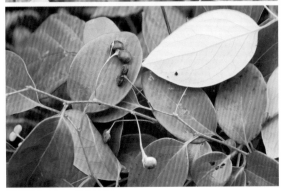

【用法用量】6~9g，水煎服。外用鲜品捣烂敷患处或煎水洗。

4.106.3　簇花清风藤

SABIAE FASCICULATAE RADIX SEU CAULIS

【基原】来源于清风藤科 Sabiaceae 清风藤属 *Sabia* 簇花清风藤 *Sabia fasciculata* Lec. 全株入药。

【形态特征】常绿攀援木质藤本，长达 7m；嫩枝褐色或黑褐色，有白蜡层；芽鳞阔三角形或阔卵形。叶革质，长圆形、椭圆形、倒卵状长圆形或狭椭圆形，长 5~12cm，宽 1.5~3.5cm，顶端尖或长渐尖，基部楔形或圆，叶面深绿色、叶背淡绿色；侧脉每边 5~8 条；叶柄长 0.8~1.5cm。聚伞花序有花 3~4 朵，再排成伞房花序式；总花梗很短，长 1~2mm，花梗长 3~6mm，初发时紧密，似团伞花序，盛开时长 2~4cm，有花 10~20 朵；萼片 5，卵形或长圆状卵形，长 1~2mm，顶端尖或钝，具红色细微腺点，边缘白色，花瓣 5 枚，淡绿色，长圆状卵形或卵形，长约 5mm，具 7 条脉纹，中部有红色斑纹；雄蕊 5 枚，花药外向开裂；花盘杯状，具 5 钝齿。分果爿红色，倒卵形或阔倒卵形，长 0.8~1cm；核中肋明显凸起，呈狭翅状，中肋两边各有 1~2 行蜂窝状凹穴，两侧面平凹，腹部凸出呈三角形。花期 2~5 月；果期 5~10 月。

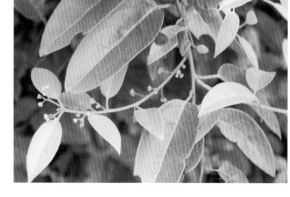

【生境】生于山地林中。

【分布】广东、福建、广西、云南。越南、缅甸也有分布。

【采集加工】夏、秋采收，全株切段晒干。

【性味归经】味甘、微涩，性温。

【功能主治】祛风除湿，散瘀消肿。治跌打损伤，风湿痹痛。

【用法用量】15~30g，水煎服，或浸酒内服、外搽。

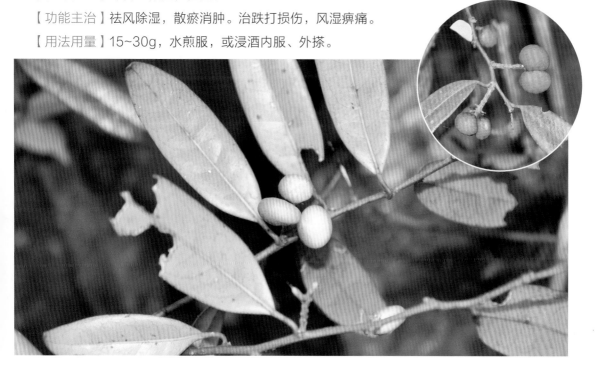

4.106.4 清风藤

SABIAE JAPONICAE CAULIS ET FOLIUM

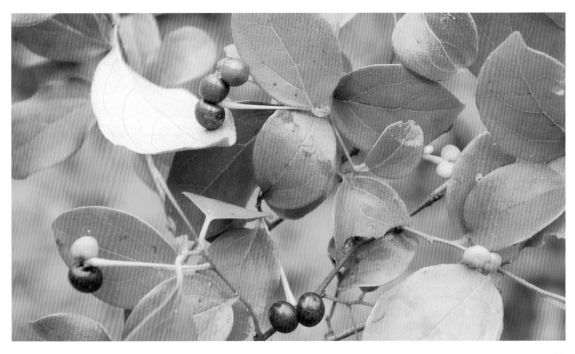

【基原】来源于清风藤科 Sabiaceae 清风藤属 Sabia 清风藤 Sabia japonica Maxim. 的茎和叶入药。

【形态特征】落叶攀援木质藤本；嫩枝绿色，被细柔毛，老枝紫褐色，具白蜡层，有木质化成单刺状或双刺状的叶柄基部。芽鳞阔卵形，具缘毛。叶近纸质，卵状椭圆形、卵形或阔卵形，长3.5~9cm，宽2~4.5cm，叶面深绿色，中脉有稀疏毛，叶背带白色，脉上被稀疏柔毛，侧脉每边3~5条；叶柄长2~5mm，被柔毛。花先叶开放，单生于叶腋，基部有苞片4枚，苞片倒卵形，长2~4mm；花梗长2~4mm，果时增长至2~2.5cm；萼片5枚，近圆形或阔卵形，长约0.5mm，具缘毛；花瓣5片，淡黄绿色，倒卵形或长圆状倒卵形，长3~4mm，具脉纹；雄蕊5枚，花药狭椭圆形，外向开裂；花盘杯状，有5裂齿；子房卵形，被细毛。分果爿近圆形或肾形，直径约5mm；核有明显的中肋，两侧面具蜂窝状凹穴，腹部平。花期2~3月；果期4~7月。

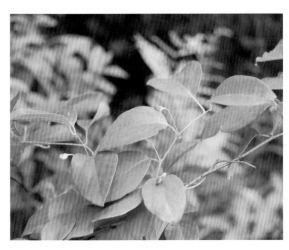

【生境】生于山谷疏林或林边。

【分布】江苏、安徽、浙江、福建、江西、广东、湖南、广西。日本也有分布。

【采集加工】夏、秋采收，将茎、叶晒干。

【性味归经】味微辛，性温。

【功能主治】祛风通络，消肿止痛。治风湿痹痛，皮肤瘙痒，跌打肿痛，骨折，疮疖肿毒。

【用法用量】10~15g，水煎服。

4.107 省沽油科

4.107.1 野鸦椿

EUSCAPHIS JAPONICAE CACUMEN SEU FLOS

【别名】鸡肾果、鸡眼睛、鸡肫子

【基原】来源于省沽油科 Staphyleaceae 野鸦椿属 Euscaphis 野鸦椿 Euscaphis japonica（Thunb.）Kanitz 的根、果实入药。

【形态特征】落叶小乔木，高达 5m，树皮灰褐色，具纵条纹，小枝及芽红紫色，枝叶揉碎后发出恶臭气味。叶对生，奇数羽状复叶，长 12~32cm，叶轴淡绿色，小叶 5~9 片，稀 3~11 片，厚纸质，长卵形或椭圆形，稀为圆形，长 4~7cm，宽 2~4cm，顶端渐尖，基部钝圆，边缘具疏短锯齿，齿尖有腺体，两面除背面沿脉有白色小柔毛外其余无毛，主脉在上面明显，在背面突出，侧脉 8~11，在两面可见，小叶柄长 1~2mm，小托叶线形，基部较宽，顶端尖，有微柔毛。圆锥花序顶生，花梗长达 21cm，花多，较密集，黄白色，径 4~5mm，萼片与花瓣均 5 枚，椭圆形，萼片宿存，花盘盘状，心皮 3 枚，分离。蓇葖果长 1~2cm，每一花发育为 1~3 个蓇葖，果皮软革质，紫红色，有纵脉纹，种子近圆形，径约 5mm，假种皮肉质，黑色，有光泽。花期 5~6 月；果期 8~9 月。

【生境】生于山坡、谷地灌丛中。

【分布】除陕西以北各地外，全国均有。日本、朝鲜也有分布。

【采集加工】秋冬采收，将根、果实晒干。

【性味归经】根：味微苦，性平。果：味辛，性温。

【功能主治】根：解表，清热，利湿；治感冒头痛，痢疾，肠炎。果：祛风散寒，行气止痛；治月经不调，疝痛，胃痛。

【用法用量】根 15~30g，果 9~15g，水煎服。

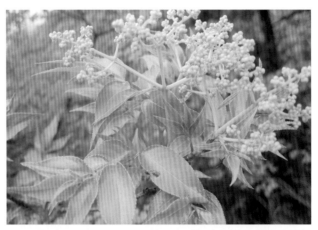
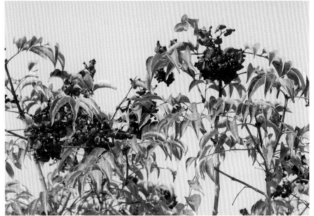
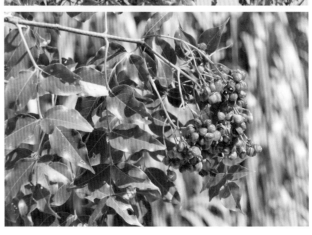

4.107.2 硬毛山香圆

TURPINIAE AFFINIS FOLIUM

【别名】大果山香圆

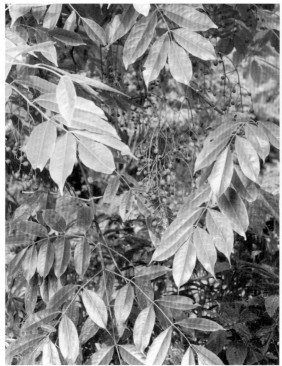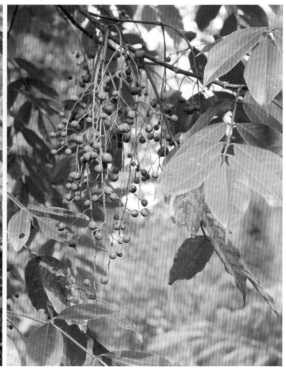

【基原】来源于省沽油科 Staphyleaceae 山香圆属 *Turpinia* 硬毛山香圆 *Turpinia affinis* Merr. 的叶入药。

【形态特征】乔木，除花序外，全部无毛，树皮深褐色。羽状复叶，叶轴长 6~14cm，小叶 2~4，稀为 5，革质，椭圆状长圆形，长 7~18cm，宽 2.5~6cm，基部楔形或钝，先端渐尖，尖尾长 1~1.25cm，边缘大部分密被钝齿，侧脉 7~10，弯拱上升，网脉不明显，托叶脱落，小托叶小；小叶柄长 1~1.5cm。圆锥花序长 30cm，分枝开展，被短柔毛，花在花轴上成假总状花序，或伞形花序，大、小花梗长约 1.5mm，花瓣长 4mm，倒卵状椭圆形具缘毛，内面有茸毛，花丝长约 3mm，基部宽约 1mm，向上渐狭，常有短缘毛，花药卵状长圆形，长 1（1.2）mm，花盘有齿裂，长为子房的 1/2，子房长约 1mm，花柱长 2mm，子房和花柱具长硬毛；胚珠 6~8。浆果近圆形，径 1~1.5cm，有疤痕，花柱宿存，多数有硬毛，果皮厚 0.5~1mm。花期 3~4 月，果期 8~11 月。

【生境】生于海拔（500）1000~2000m 的沟边或林中。

【分布】广西、四川、云南、贵州。

【采集加工】夏、秋二季叶茂盛时采收叶，晒干。

【性味归经】味苦，性寒。

【功能主治】清热解毒，利咽消肿，活血止痛。治乳蛾喉痹，咽喉肿痛，疮疡肿毒，跌扑伤痛。

【用法用量】9~15g，水煎服。

4.107.3 山香圆叶

TURPINIAE FOLIUM

【别名】两指剑、干打捶、山香圆、七寸钉

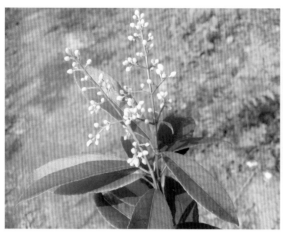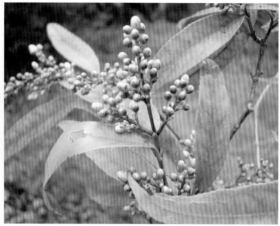

【基原】来源于省沽油科 Staphyleaceae 山香圆属 Turpinia 锐尖山香圆 Turpinia arguta（Lindl.）Seem. 的根和叶入药。

【形态特征】落叶灌木，高 1~3m，老枝灰褐色，幼枝具灰褐色斑点。单叶，对生，厚纸质，椭圆形或长椭圆形，长 7~22cm，宽 2~6cm，顶端渐尖，具尖尾，尖尾长 1.5~2mm，基部钝圆或宽楔形，边缘具疏锯齿，齿尖具硬腺体，侧脉 10~13 对，平行，至边缘网结，连同网脉在背面隆起，在叶面可见，无毛；叶柄长 1.2~1.8cm；托叶生于叶柄内侧。顶生圆锥花序较叶短，长 5~8cm，密集或较疏松，花长 8~10mm，白色，花梗中部具二枚苞片，萼片 5 枚，三角形，绿色，边缘具睫毛，或无毛，花瓣白色，无毛，花丝长约6mm，疏被短柔毛，子房及花柱均被柔毛。果近球形，幼时绿色，转红色，干后黑色，直径约 10mm，表面粗糙，顶端具小尖头，花盘宿存；有种子 2~3 颗。

【生境】生于山谷疏林或溪边林缘灌丛中。

【分布】福建、江西、湖南、广东、广西、贵州、四川。

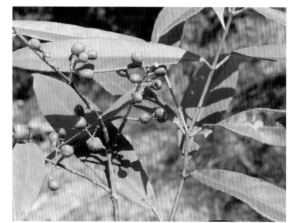

【采集加工】夏、秋采收，根、叶晒干。

【药材性状】本品常卷缩，展开后椭圆形或长椭圆形，长 7~22cm，宽 2~6cm，顶端渐尖，具尖尾，尖尾长 1.5~2mm，基部钝圆或宽楔形，边缘具疏锯齿，顶端渐尖，具尖尾，尖尾长 1.5~2mm，基部钝圆或宽楔形，边缘具疏锯齿，齿尖具硬腺体；叶柄长 1.2~1.8cm；托叶生于叶柄内侧。

【性味归经】味苦，性寒。

【功能主治】活血散瘀，消肿止痛。治脾脏肿大，跌打损伤。

【用法用量】治脾脏肿大，用干根 30~60g，炖猪横脷服。治跌打损伤用叶捣烂外敷患处。

4.107.4 山香圆

TURPINIAE MONTANAE FOLIUM

【别名】羊屎蒿

【基原】来源于省沽油科 Staphyleaceae 山香圆属 *Turpinia* 山香圆 *Turpinia montana*（Bl.）Kurz. 的叶入药。

【形态特征】小乔木，枝和小枝呈圆柱形，灰白绿色。叶对生，羽状复叶，叶轴长约 15cm，纤细，绿色，叶 5 枚，对生，纸质，长圆形至长圆状椭圆形，长（4）5~6cm，宽 2~4cm，顶端尾状渐尖，尖尾长 5~7mm，基部宽楔形，边缘具疏圆齿或锯齿，两面无毛，上面绿色，背面较淡，侧脉多，在上面微可见，在背面明显，网脉在两面几不可见，侧生小叶柄长 2~3mm，中间小叶柄长可达 15mm，纤细，绿色。圆锥花序顶生，轴长达 17cm，花较多，疏松，花小，直径约 3mm，花萼 5，无毛，宽椭圆形，长约 1.3mm；花瓣 5，椭圆形至圆形，具茸毛或无毛，长约 2mm，花丝无毛。果球形，紫红色，直径 4~7mm，外果皮薄，厚约 0.2mm，2~3 室，每室 1 种子。

【生境】生于海拔 500~1400m 的密林或山谷疏林中。

【分布】我国西南部和南部。中南半岛余部、印度尼西亚也有分布。

【采集加工】全年可采，叶晒干备用。

【药材性状】本品常卷缩，展开后椭圆形或长椭圆形，长 7~22cm，宽 2~6cm，顶端渐尖，具尖尾，尖尾长 1.5~2mm，基部钝圆或宽楔形，边缘具疏锯齿，齿尖具硬腺体；叶柄长 1.2~1.8cm；托叶生于叶柄内侧。

【性味归经】味苦，性寒。

【功能主治】清热解毒，利咽消肿，活血止痛。治乳蛾喉痹，咽喉肿痛，疮疡肿毒，跌打肿痛。

【用法用量】15~30g，水煎服。

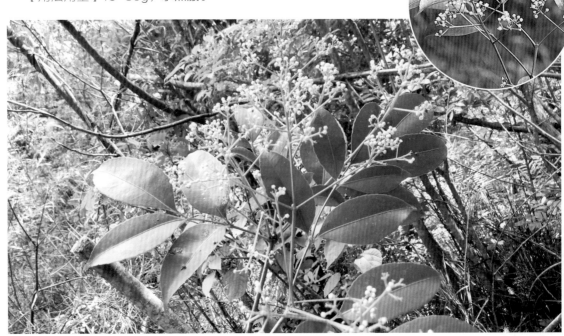

4.108 漆树科

4.108.1 广枣

CHOEROSPONDIATIS FRUCTUS

【别名】五眼果、山枣

【基原】来源于漆树科 Anacardiaceae 南酸枣属 Choerospondias 南酸枣 Choerospondias axillaris（Roxb.）Burtt et Hill. 的成熟果实入药。

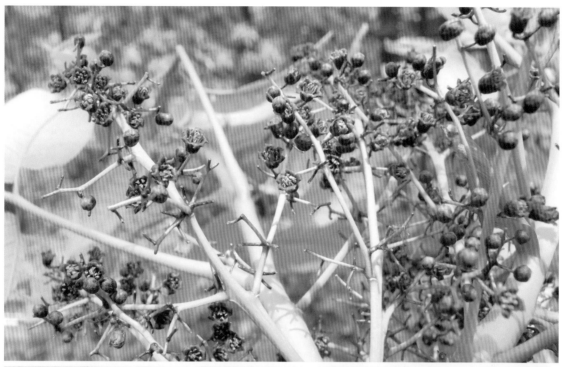

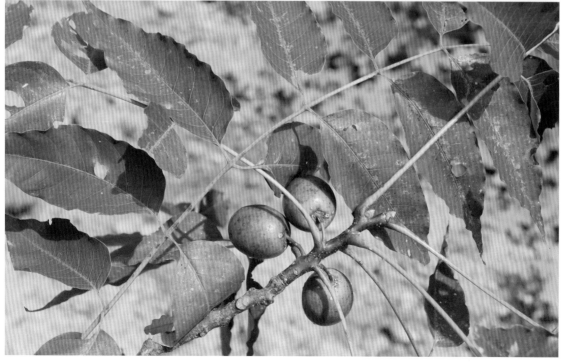

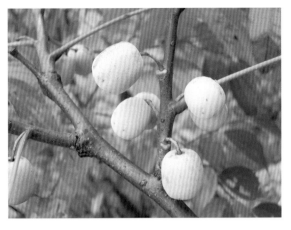

【形态特征】落叶乔木。高 7~15m。树皮灰褐色，呈片状剥落；枝紫黑色，有红褐色皮孔。叶互生，为奇数羽状复叶，长 20~30cm，叶轴被微柔毛；小叶 7~15 片，对生，纸质或膜状纸质，长圆状披针形或长圆形，长 6~10cm，宽 2~4.5cm，顶端渐尖，基部阔楔尖至近于圆，略偏斜，干时叶面黑色，中脉上被微柔毛，背面褐色，脉腋内有簇毛；侧脉纤细，每边 10~15 条，上面明显；小叶柄长 5~12mm。花常紫色，盛开时直径 4~6mm，杂性，雌雄异株，雄花和假两性花（不育花）排成腋生圆锥花序，雌花单生小枝上部叶腋；萼杯状，5 裂，裂片钝；花瓣 5 片，常略反折或伸展；雄蕊 10 枚，与花盘裂片互生，在雄花中伸出，假两性中短于花瓣；子房 5 室，花柱 5，分离。核果椭圆形或近卵形，长 2~2.5cm，直径 1.4~2cm，两端钝圆，成熟时黄色；核坚硬，骨质，近顶端有 5 孔，孔上覆有薄膜。花期春季；果期夏、秋季。

【生境】生于低海拔至中海拔山谷疏林中。

【分布】我国西南部至华中南部各地。日本、中南半岛余部和印度东北部也有分布。

【采集加工】秋季果实初成熟时采摘，晒干。

【药材性状】本品呈椭圆状球形或卵状球形，长 1.5~2.5cm，直径 1~2cm。表面黑褐色，略有光泽，具细皱缩纹，基部有果梗痕。果肉薄，棕褐色。核近卵形，黄棕色，靠近顶端常有 5 个椭圆形小孔，质坚硬，难破碎，内有长圆形的种子 5 枚。气微，味酸涩。以个大、黑褐色、味酸涩者为佳。

【性味归经】味甘、酸、涩，性凉。归脾、肝经。

【功能主治】行气活血，养心安神，消食，解毒。治气滞血瘀，心慌气短，食滞腹痛，酒醉。外用治牛皮癣、烫伤和外伤出血，常煅炭存性，研细末调香油涂敷患处。

【用法用量】10~25g，水煎服。

【附方】① 治慢性支气管炎：广枣 250g。炖肉，吃肉喝汤。

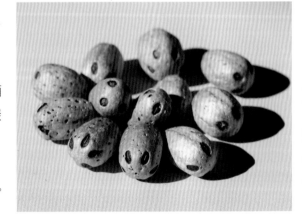

② 治疝气：广枣适量，与水研磨后服。

③ 治食滞腹痛：鲜广枣 2~3 枚，嚼食。

【附注】① 南酸枣的果核可止呕吐；南酸枣的根和叶治消化不良；南酸枣的根皮和树皮对治水火烫伤有明显效果，亦治疮疡溃烂。

② 本品虽产广东，但广东无使用习惯，多销华北、东北和西北部，尤以内蒙古地区习惯用，除供人治病外，亦用于治疗马疾。因产自广东，外形略似枣，故称广枣。

4.108.2　人面子

DRACONTOMELI DUPERREANI FRUCTUS

【别名】人面果

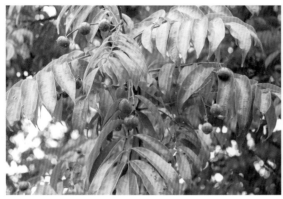 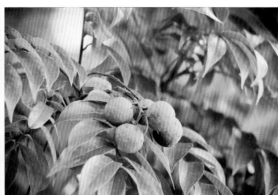

【基原】来源于漆树科 Anacardiaceae 人面子属 Dracontomelon 人面子 Dracontomelon duperreanum Pierre [D. dao（Blanco）Merr. et Rolfe] 的果实入药。

【形态特征】常绿大乔木。奇数羽状复叶长 30~45cm，有小叶 5~7 对，叶轴和叶柄具条纹，疏被毛；小叶互生，近革质，长圆形，自下而上逐渐增大，长 5~14.5cm，宽 2.5~4.5cm，顶端渐尖，基部常偏斜，阔楔形至近圆形，全缘，两面沿中脉疏被微柔毛，叶背脉腋具灰白色髯毛，侧脉 8~9 对；小叶柄短，长 2~5mm。圆锥花序顶生或腋生，比叶短，长 10~23cm，疏被灰色微柔毛；花白色，花梗长 2~3mm，被微柔毛；萼片阔卵形或椭圆状卵形，长 3.5~4mm，宽约 2mm，顶端钝，两面被灰黄色微柔毛，花瓣披针形或狭长圆形，长约 6mm，宽约 1.7mm，无毛，具 3~5 条暗褐色纵脉；花丝线形，无毛，长约 3.5mm，花药长圆形，长约 1.5mm；花盘无毛，边缘浅波状；子房无毛，长 2.5~3mm，花柱短，长约 2mm。核果扁球形，长约 2cm，直径约 2.5cm，成熟时黄色，果核压扁，直径 1.7~1.9cm，上面盾状凹入，5 室，通常 1~2 室不育；种子 3~4 颗。

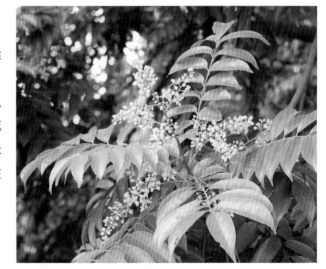

【生境】生于村边、路旁、池畔等地。

【分布】广东、海南、广西。越南也有分布。

【采集加工】夏、秋季采收，果晒干。

【性味归经】味酸，性凉。

【功能主治】健胃生津，止渴。治消化不良，食欲不振，热病口渴。

【用法用量】果 3~5 个，水煎服。

4.108.3　五倍子

GALLA CHINENSIS

【别名】文蛤、百虫仓、角棓

　　【基原】来源于五倍子蚜虫在漆树科 Anacardiaceae 盐肤木属 *Rhus* 盐肤木 *Rhus chinensis* Mill. 的叶上虫瘿入药。

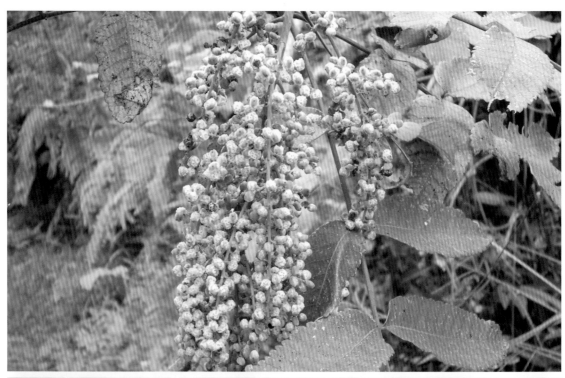

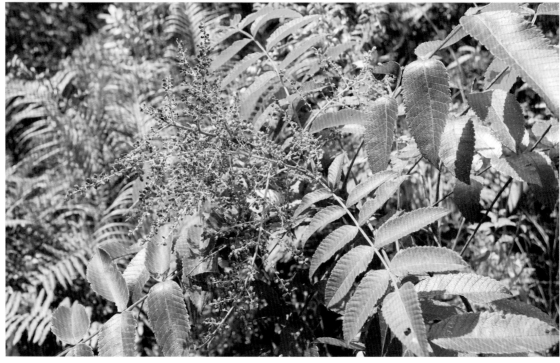

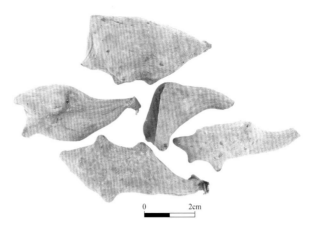

【植物特征】盐肤木为落叶灌木或小乔木，高 2~10m，全株被淡黄色至锈色柔毛。叶互生，奇数羽状复叶，长达 45cm，常具小叶 3~6 对，叶轴明显具翅；小叶无柄，卵形至长圆形，长 6~12cm，顶端渐尖或急尖，基部圆或楔形，边缘具粗锯齿，上面脉上常有柔毛，下面被白粉或锈色柔毛。花雌雄同株，排成顶生圆锥花序；雄花序长 30~40cm，雄花：萼裂片 5，卵状长圆形，长约 1mm，外面被毛；花瓣白色，倒卵状长圆形，长约 2mm；雄蕊 5，花药外伸；子房不育；雌花序略短于雄花序，具披针形苞片，雌花：萼裂片长约 0.6mm；花瓣 5，白色，卵形，长约 1.5mm，子房无柄，被微柔毛，花柱 3，柱头头状。核果扁圆形，长 3~4mm，被柔毛和腺毛，成熟时被白霜。花期 8~9 月；果期 10 月。

【生境】生于山坡、林缘疏林中或荒坡、旷地的灌木丛中。

【分布】我国中部、南部至西南部各地。亚洲南部至东部。

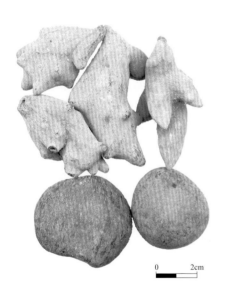

【采集加工】秋季采收未开裂的虫瘿。采收后将虫瘿直接晒干，但常先将虫瘿蒸或置沸水略煮至表面变灰色、半透明时，取出晒干或烘干。

【药材性状】本品呈菱形，常有瘤状凸起和角状分枝，长 2.5~9cm。表面灰褐色或灰棕色，光滑，密被灰白色柔毛，壁厚常不及 2mm。质硬而脆，易破碎，断面角质状，有光泽，内壁平滑，黏附有蚜虫尸体和蚜虫排泄物。气特异，味涩。以个大、完整、灰褐色、无枝梗者为佳。

【性味归经】味酸、涩，性寒。归肺、肾、大肠经。

【功能主治】敛肺降火，涩肠止泻，敛汗，止血，收湿敛疮。治肺虚久咳，久泻久痢，盗汗，滑精，遗尿。外用治皮炎，疮癣，溃疮，背痛，烧烫伤，外伤出血。

【用法用量】3~6g，水煎服。外用适量。

【附注】青麸杨 Rhus potaninii Maxim. 和红麸杨 Rhus punjabensis Stew. var. sinica (Diels) Rehd. et Wils. 亦是五倍子蚜虫的寄主植物。它们叶片上所形成的虫瘿称肚倍，而盐肤木叶片上形成的虫瘿称角倍，两者同等入药，或谓角倍优于肚倍。

4.108.4　木蜡树

TOXICODENDRI SUCCEDANEI FRUCTUS

【别名】漆木、痒漆树、野漆树

【基原】来源于漆树科 Anacardiaceae 漆树属 *Toxicodendron* 木蜡树 *Toxicodendron succedaneum*（L.）Kuntze [*Rhus succedanea* L.] 的根、叶、树皮及果实入药。

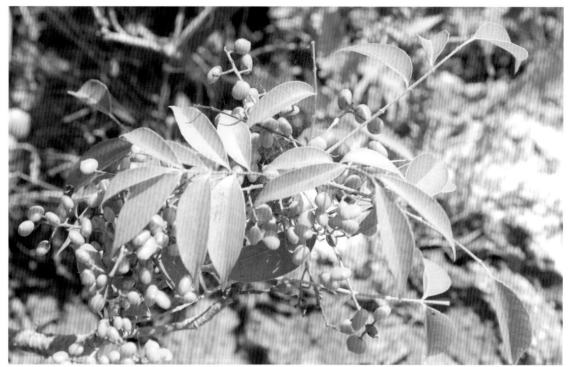

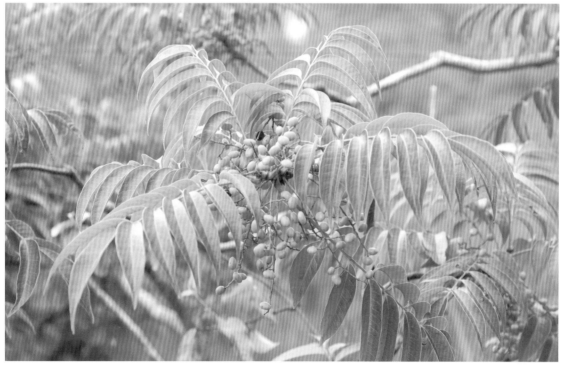

【形态特征】落叶乔木。高达 10m；树皮暗褐色；小枝粗壮，无毛；顶芽大，紫褐色，有疏毛。奇数羽状复叶互生，常聚生于枝顶，长 15~25cm，具小叶 7~15；叶柄长 6~9cm；小叶对生或近对生，薄革质，长圆状椭圆形、阔披针形或卵状披针形，长 5~16cm，宽 2~5.5cm，顶端渐尖或长渐尖，基部多少偏斜，圆形或阔楔形，全缘，两面无毛，下面通常被白粉；小叶柄长 2~5mm。圆锥花序长 7~15cm，为叶长之一半，多分枝，无毛；花小，杂性，黄绿色，直径约 2mm；花梗长约 2mm；花萼无毛，裂片阔卵形，长约 1mm；花瓣长圆形，长约 2mm，中部具不明显的羽状脉或近无脉；雄蕊伸出，花丝线形，长约 2mm，花药卵形，长约 1mm；花盘 5 裂；子房球形，直径约 0.8mm，无毛，花柱 1，短，柱头 3 裂，褐色。核果大，偏斜，直径 7~10mm，压扁，淡黄色，无毛，中果皮蜡质，白色，果核坚硬，压扁。

【生境】多生于海拔 1000m 以下的山坡、沟旁灌木丛中。

【分布】我国华南、华东、西南及河北等地。亚洲东南部至东部。

【采集加工】根、叶、树皮夏、秋季采收，果秋冬季采收晒干备用。

【性味归经】味苦、涩，性平；有小毒。

【功能主治】平喘，解毒，散瘀消肿，止痛止血。治哮喘，急、慢性肝炎，胃痛，跌打损伤；外用治骨折，创伤出血。

【用法用量】6~9g，水煎服。外用适量，捣烂敷患处。

【附方】① 治肺结核咯血、溃疡病出血：木蜡树鲜叶 6~9g，水煎服。

② 治钩虫病：木蜡树叶 9g，水煎服。

③ 治疮毒：木蜡树叶研粉，撒敷患处。

④ 治外伤出血：鲜木蜡树叶、马尾松嫩叶、鲜三七叶或田基黄各适量，捣烂敷患处。

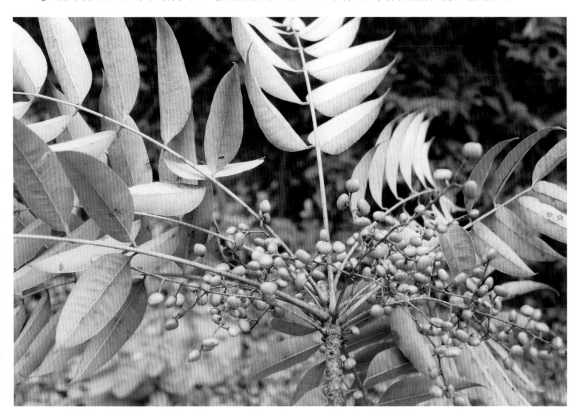

4.108.5 野漆树

TOXICODENDRI SYLVESTRIS FRUCTUS

【别名】木蜡树、山漆树、野毛漆

【基原】来源于漆树科 Anacardiaceae 漆树属 *Toxicodendron* 野漆树 *Toxicodendron sylvestre*（Sieb. et Zucc.）O. Kuntze 的根皮、叶、果实入药。

【形态特征】落叶乔木，高达 10m；幼枝和芽被黄褐色茸毛。奇数羽状复叶互生，有小叶 3~6 对，稀 7 对，叶轴和叶柄圆柱形，密被黄褐色茸毛；叶柄长 4~8cm；小叶对生，纸质，卵形、卵状椭圆形或长圆形，长 4~10cm，宽 2~4cm，顶端渐尖或急尖，基部不对称，圆形或阔楔形，全缘，叶面中脉密被卷曲微柔毛，其余被平伏微柔毛，叶背密被柔毛或仅脉上较密，侧脉 15~25 对，两面突起，细脉在叶背略突；小叶无柄或具短柄。圆锥花序长 8~15cm，密被锈色茸毛，总梗长 1.5~3cm；花黄色，花梗长 1.5mm，被卷曲微柔毛；花萼无毛，裂片卵形，长约 0.8mm，顶端钝；花瓣长圆形，长约 1.6mm，具暗褐色脉纹，无毛；雄蕊伸出，花丝线形，长约 1.5mm，花药卵形，长约 0.5mm，无毛；花盘无毛；子房球形，直径约 1mm，无毛。核果极偏斜，压扁，顶端偏于一侧，长约 8mm，宽 6~7mm，外果皮薄，具光泽，无毛，成熟时不裂，中果皮蜡质，果核坚硬。

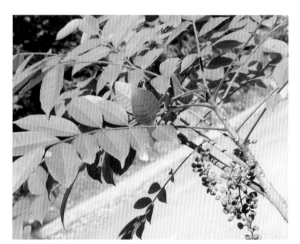

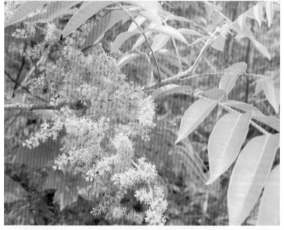

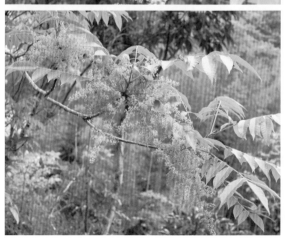

【生境】多生于海拔 1000m 以下的山野阳坡疏林或灌木林中。

【分布】海南、广东、广西、江西、福建、浙江、湖南、湖北、江苏、安徽、贵州。朝鲜和日本也有分布。

【采集加工】根皮、叶夏、秋季采收，果秋、冬季采收晒干。

【性味归经】味辛，性温；有小毒。

【功能主治】散瘀消肿，止血生肌。治哮喘，急、慢性肝炎，胃痛，跌打损伤；外用治骨折，创伤出血。

【用法用量】6~9g，水煎服。外用适量，捣烂敷患处。

4.108.6 干漆

TOXICODENDRI RESINA

【别名】大木漆

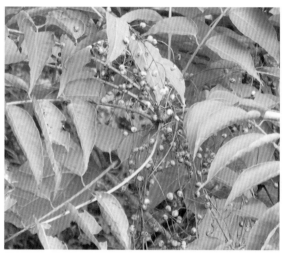 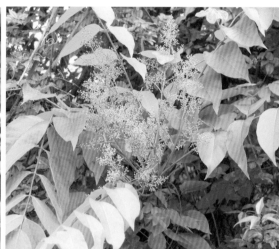

【基原】来源于漆树科 Anacardiaceae 漆树属 Toxicodendron 漆树 Toxicodendron vernicifluum（Stokes）F. A. Barkl. 的树脂经加工后的干燥品入药。

【形态特征】落叶乔木。高达 20m。树皮灰白色，粗糙，呈不规则纵裂，小枝粗壮，被棕黄色柔毛。奇数羽状复叶互生，常螺旋状排列，有小叶 4~6 对，叶轴被微柔毛；叶柄长 7~14cm，被微柔毛；小叶膜质，卵形或卵状椭圆形，长 6~13cm，宽 3~6cm，顶端急尖或渐尖，基部偏斜。圆锥花序长 15~30cm，被灰黄色微柔毛，序轴及分枝纤细，疏花；花黄绿色，雄花花梗纤细，长 1~3mm，雌花花梗短粗；花萼无毛，裂片卵形，长约 0.8mm，顶端钝；花瓣长圆形，长约 2.5mm，宽约 1.2mm，具细密的褐色羽状脉纹，顶端钝，开花时外卷；雄蕊长约 2.5mm，花丝线形，与花药等长或近等长，在雌花中较短，花药长圆形，花盘 5 浅裂，无毛；子房球形，直径约 1.5mm，花柱 3 枚。果序下垂，核果肾形或椭圆形，略压扁，长 5~6mm，宽 7~8mm，外果皮黄色，果核棕色，长约 3mm，宽约 5mm，坚硬；花期 5~6 月；果期 7~10 月。

【生境】生于海拔 800~2800m 的向阳山坡林内，也有栽培。

【分布】除黑龙江、吉林、内蒙古和新疆外，其余省区均产。印度、朝鲜和日本也有分布。

【采集加工】收集盛漆器具底留下的漆渣，干燥。

【药材性状】本品呈不规则块状，黑褐色或棕褐色，表面粗糙，有蜂窝状细小孔洞或呈颗粒状。质坚硬，不易折断，断面不平坦。具特殊臭味。

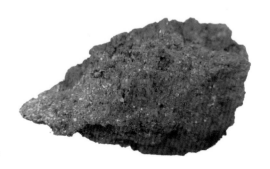

【性味归经】味辛，性温；有毒。归肝、脾经。

【功能主治】破瘀通经，消积杀虫。治妇女经闭，癥瘕积聚，虫积腹痛。

【用法用量】2~5g，入丸、散；外用烧烟熏患处。

【注意】孕妇及对漆过敏者禁用。

4.109 牛栓藤科

4.109.1 小叶红叶藤

ROUREAE MICROPHYLLAE RADIX ET FOLIUM

【别名】牛栓藤、牛见愁、荔枝藤、霸王藤

【基原】来源于牛栓藤科 Connaraceae 红叶藤属 *Rourea* 小叶红叶藤 *Rourea microphylla* (Hook. et Arn.) Planch. [*Connarus microphyllus* Hook. et Arn.] 的根和叶入药。

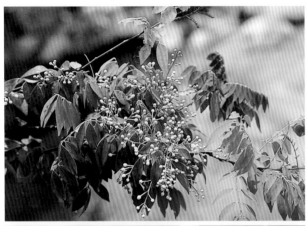

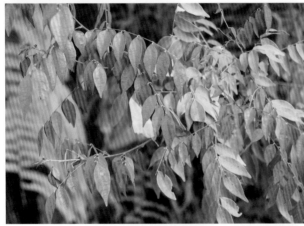

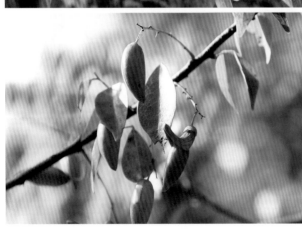

【形态特征】攀援灌木。奇数羽状复叶，小叶 7~17 片，有时多至 27 片，叶轴长 5~12cm，无毛，小叶片坚纸质至近革质，卵形、披针形或长圆披针形，长 1.5~4cm，宽 0.5~2cm，顶端渐尖而钝，基部楔形至圆形，常偏斜，全缘，两面均无毛，上面光亮，下面稍带粉绿色；中脉在腹面凸起，侧脉细，4~7 对。圆锥花序，丛生于叶腋内，通常长 2.5~5cm，总梗和花梗均纤细，苞片及小苞片不显著；花芳香，直径 4~5mm，萼片卵圆形，长 2.5mm，宽 2mm，顶端急尖，内外两面均无毛，边缘被短缘毛；花瓣白色、淡黄色或淡红色，椭圆形，长 5mm，宽 1.5mm，顶端急尖，无毛，有纵脉纹；雄蕊 10 枚，花药纵裂，花丝长者 6mm，短者 4mm；雌蕊离生，长 3~5mm，子房长圆形。蓇葖果椭圆形或斜卵形，长 1.2~1.5cm，宽 0.5cm，成熟时红色，弯曲或直，顶端急尖，有纵条纹，沿腹缝线开裂；基部有宿存萼片；种子椭圆形，长约 1cm，橙黄色，为膜质假种皮所包裹。

【生境】生于丘陵、山坡疏林或灌丛中。

【分布】广东、海南、台湾、福建、广西、云南、四川等地。

【采集加工】夏、秋采收，将根、叶晒干。

【性味归经】味甘、微辛，性温。

【功能主治】活血通经，止血止痛。治闭经。外用治跌打损伤肿痛，外伤出血。

【用法用量】根 9~15g，水煎服。外用鲜叶捣烂外敷。

4.110 胡桃科

4.110.1 青钱柳叶

CYLOCARYAE PALIURI FOLIUM

【别名】青钱李、山麻柳、山化树

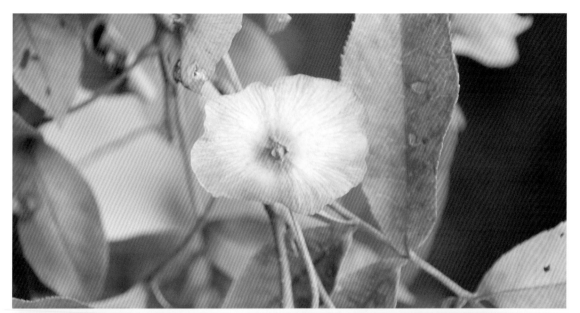

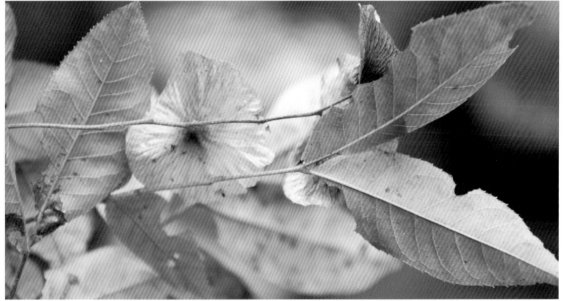

【基原】来源于胡桃科 Juglandaceae 青钱柳属 *Cyclocarya* 青钱柳 *Cyclocarya paliurus*（Batalin）Iljinsk. 的叶入药。

【形态特征】乔木，高达 30m。奇数羽状复叶长约 20cm，具 7~9 小叶；叶柄长 3~5cm，密被短柔毛或逐渐脱落而无毛；小叶纸质；长椭圆状卵形至阔披针形，长 5~14cm，宽 2~6cm，基部歪斜，阔楔形至近圆形，顶端钝或急尖、稀渐尖；顶生小叶具长约 1cm 的小叶柄，叶缘具锐锯齿，侧脉 10~16 对，上面被有腺体。雄性柔荑花序长 7~18cm，3 条或稀 2~4 条成一束生于长 3~5mm 的总梗上，总梗自 1 年生枝条的叶痕腋内生出；花序轴密被短柔毛及盾状着生的腺体；雄花具长约 1mm 的花梗；

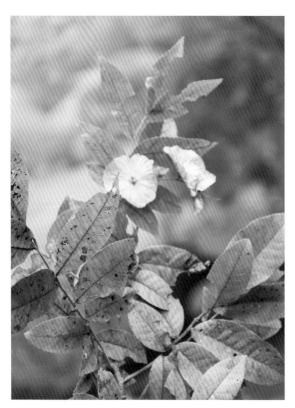

雌性柔荑花序单独顶生，花序轴常密被短柔毛，老时毛常脱落而成无毛，在其下端不生雌花的部分常有1长约1cm的被锈褐色毛的鳞片。果序轴长25~30cm，无毛或被柔毛；果实扁球形，径约7mm，果梗长1~3mm，密被短柔毛，果实中部围有水平方向的直径达2.5~6cm的革质圆盘状翅，顶端具4枚宿存的花被片及花柱，果实及果翅全部被有腺体。

【生境】多见于海拔500m以上的山地疏林中。

【分布】安徽、江苏、浙江、江西、广东、福建、台湾、湖北、湖南、四川、贵州、广西、云南。

【采集加工】夏、秋采收，将叶晒干。

【性味归经】味辛、微苦，性平。

【功能主治】祛风止痒，清热解毒。治糖尿病，高脂血症，皮肤癣疾。

【用法用量】10~15g，水煎服。外用鲜品捣烂敷患处。

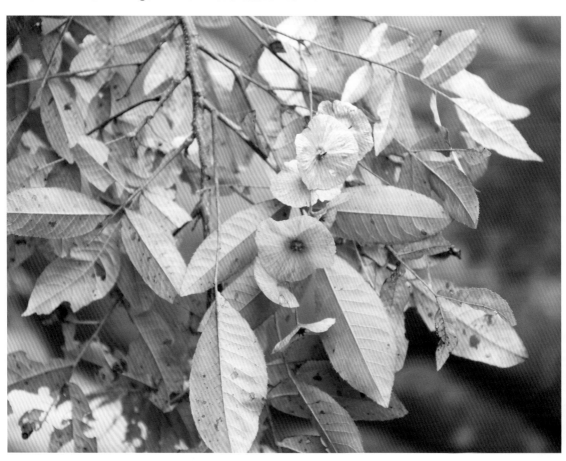

4.110.2 黄杞

ENGELHARDTIAE ROXBURGHIANAE FOLIUM ET CORTEX

【别名】黄榉、仁杞、土厚朴

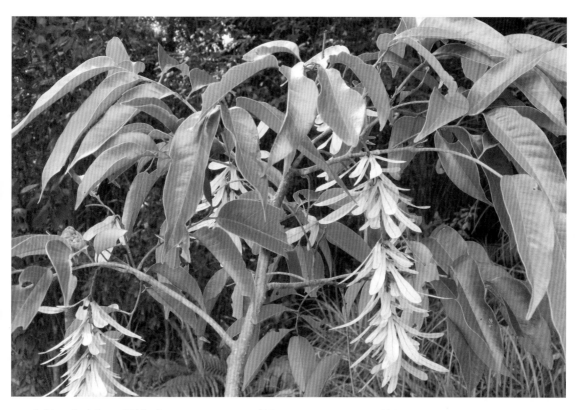

【基原】来源于胡桃科 Juglandaceae 黄杞属 *Engelhardtia* 黄杞 *Engelhardtia roxburghiana* Wall. [*Engelhardtia chrysolepis* Hance] 的叶和树皮入药。

【形态特征】半常绿乔木。偶数羽状复叶长 12~25cm，叶柄长 3~8cm，小叶 3~5 对，稀同一枝条上亦有少数 2 对，近于对生，具长 0.6~1.5cm 的小叶柄，叶片革质，长 6~14cm，宽 2~5cm，长椭圆状披针形至长椭圆形，全缘，顶端渐尖或短渐尖，基部歪斜，两面具光泽，侧脉 10~13 对。雌雄同株或稀异株；雌花序 1 条及雄花序数条长而俯垂，生疏散的花，常形成一顶生的圆锥状花序束，顶端为雌花序，下方为雄花序，或雌雄花序分开则雌花序单独顶生；雄花无柄或近无柄，花被片 4 枚，兜状，雄蕊 10~12 枚，几乎无花丝；雌花有长约 1mm 的花柄，苞片 3 裂而不贴于子房，花被片 4 枚，贴生于子房，子房近球形，无花柱，柱头 4 裂。果序长达 15~25cm；果实坚果状，球形，直径约 4mm，外果皮膜质，内果皮骨质，3 裂的苞片托于果实基部；苞片的中间裂片长约为两侧裂片长的 2 倍，中间的裂片

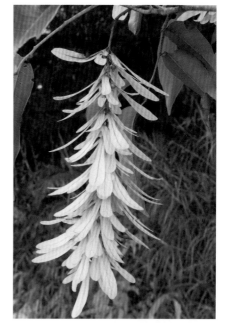

长 3~5cm，宽 0.7~1.2cm，长圆形，顶端钝圆。

【生境】生于山地、山谷、丘陵或山坡较干燥的疏林或次生林中。

【分布】我国南部和西南各地。印度、缅甸、泰国、越南也有分布。

【采集加工】夏、秋季采收，树皮、叶晒干。

【性味归经】树皮：味微苦、辛，性平。叶：味微苦，性凉。

【功能主治】树皮：行气化湿，导滞。叶：清热止痛。树皮治脾胃湿滞，胸腹胀闷，湿热泄泻。叶治疝气腹痛，感冒发热。

【用法用量】树皮 6~9g，叶 12~15g，水煎服。

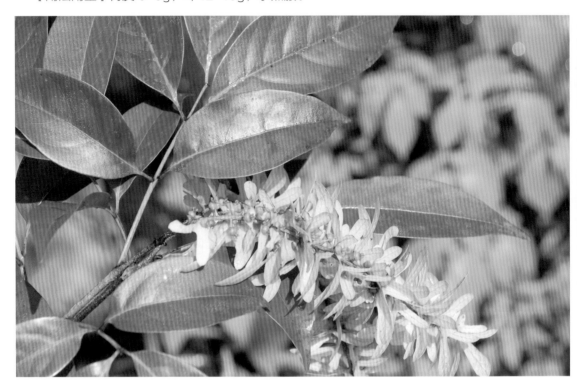

4.110.3　野核桃

JUGLANDIS CATHAYENSIS SEMEN

【别名】山核桃

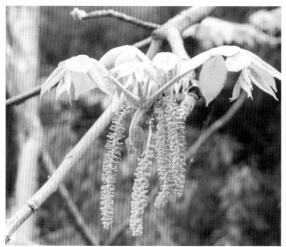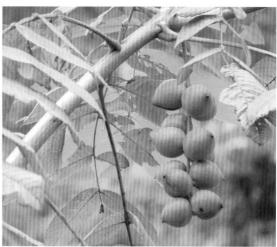

【基原】来源于胡桃科 Juglandaceae 胡桃属 Juglans 野核桃 Juglans cathayensis Dode 的种仁入药。

【形态特征】乔木，高达 12~25m，胸径达 1~1.5m；幼枝灰绿色，被腺毛，髓心薄片状分隔；顶芽裸露，锥形，长约 1.5cm，黄褐色，密生毛。奇数羽状复叶长 40~50cm，叶柄及叶轴被毛，具 9~17 枚小叶；小叶硬纸质，卵状长圆形或长卵形，长 8~15cm，宽 3~7.5cm，顶端渐尖，基部斜圆形，两面有星状毛。雄性柔荑花序生于去年生枝顶端叶痕腋内，长达 18~25cm，花序轴有疏毛；雄花被腺毛，雄蕊约 13 枚，花药黄色，长约 1mm，有毛，药隔稍伸出。雌性花序生于当年生枝顶端，初时长 2.5cm，后伸长达 8~15cm，雌花排列成穗状。雌花密生棕褐色腺毛，子房卵形，长约 2mm，花柱短，柱头 2 深裂。果序常具 6~10 个果；果实卵形或卵圆状，长 3~4.5cm，外果皮密被腺毛，核卵状或阔卵状，内果皮坚硬，有 6~8 条纵向棱脊。花期 4~5 月；果期 8~10 月。

【生境】生于海拔 800~2800m 的杂木林中。

【分布】甘肃、陕西、山西、河南、湖北、湖南、四川、重庆、贵州、云南、广西。

【采集加工】10 月果实成熟时采收，堆积 6~7 天，待果皮霉烂后，擦去果皮，洗净，晒至半干，再击碎果核，拣取种仁，晒干。

【性味归经】味甘，性温。

【功能主治】补养气血，润燥化痰，温肺润肠，温肾助阳，通便。治燥咳无痰，虚喘，腰膝酸软，肠燥便秘，皮肤干裂，虚寒咳嗽，下肢酸痛。

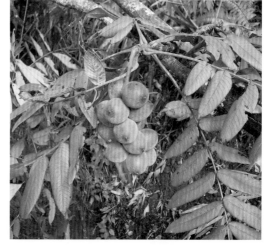

【用法用量】30~50g，水煎服，或捣碎嚼食 10~30g；外用适量，捣烂，涂搽。

4.110.4 核桃仁

JUGLANDIS SEMEN

【别名】核桃

【基原】来源于胡桃科 Juglandaceae 胡桃属 *Juglans* 胡桃 *Juglans regia* L. 的成熟种子入药。

【形态特征】落叶乔木，高 20~25m；髓部薄片状。叶互生，为奇数羽状复叶，长 25~30cm，有小叶 5~9 枚，很少 3 或 11 枚；小叶椭圆状卵形至长椭圆形，长 6~15cm，宽 3~6cm，上面无毛，下面仅侧脉腋内有一簇短柔毛；小叶柄短或近无。花单性，雌雄同株；雄花组成柔荑花序，下垂，长 5~10cm；雄蕊 6~22 枚或更多；雌花 2 至数朵簇生枝顶；子房下位，花柱 2，羽毛状。果序短，俯垂，有果实 1~3 个；果球形，外果皮肉质，不规则开

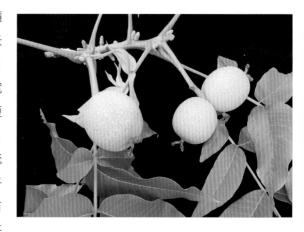

裂，内果皮骨质，表面凹凸不平或有皱褶，有 2 条纵棱，顶端有短尖头，隔膜较薄，内果皮内壁有不规则空隙或无空隙而仅有皱褶。花期 5 月；果期 10 月。

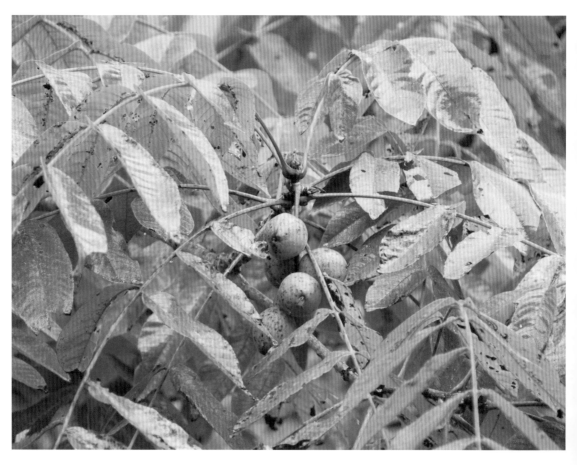

【生境】栽培。

【分布】我国各地广泛栽培。原产欧洲东南部及亚洲西部。

【采集加工】秋季采收成熟果实，除去肉质果皮，晒干，再除去核壳。

【药材性状】本品常破碎为不规则的块片状，大小不一，完整者近圆形，直径 2~3cm，外皮淡黄色或黄褐色，膜状，可见深棕色脉纹；子叶白色，质脆易破碎，富油性。无臭，味甘；种皮味涩、微苦。以个大、饱满、断面色白者为佳。

【性味归经】味甘，性温。归肾、肺、大肠经。

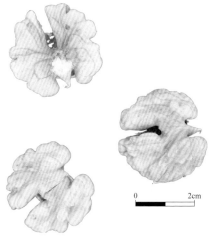

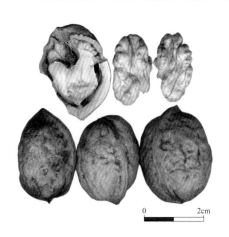

【功能主治】清肺，定喘，补肾固精。治虚寒喘嗽，腰膝酸软，遗精阳痿。

【用法用量】6~15g，水煎服或直接食用。

【附注】① 胡桃果实的干燥肉质果皮入药，称青龙衣。味苦、涩，性平。功能止痛，解毒消肿；治腹痛，水痢，疮毒，顽癣；用量：10~15g。

② 胡桃果核的木质隔膜亦入药，称分心木。味苦、涩，性平。功能补肾涩精；治肾虚遗精，遗尿，尿血，带下，泻痢；用量：10~15g。

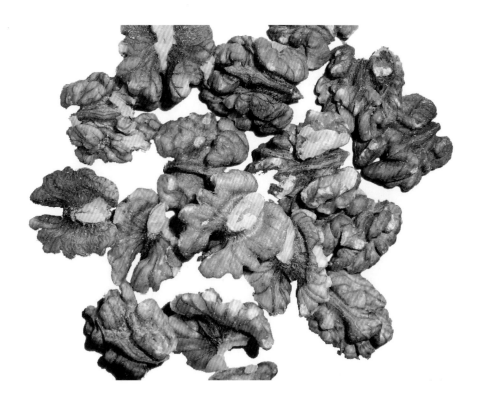

4.110.5 圆果化香树

PLATYCARYAE LONGIPIS FOLIUM

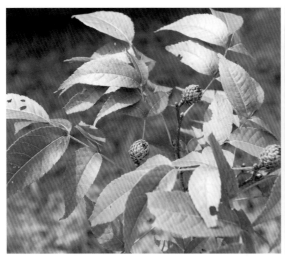 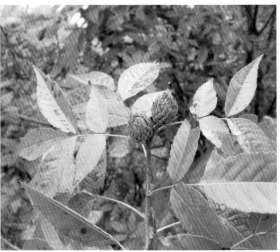

【基原】来源于胡桃科 Juglandaceae 化香树属 *Platycarya* 圆果化香树 *Platycarya longipes* Wu 的叶入药。

【形态特征】落叶小乔木。奇数羽状复叶长 8~15cm，叶总柄比叶轴稍长或近等长；小叶 3~5 枚，或稀达 7 枚，长 3~8cm，宽 2~3.5cm，叶面绿色，背面浅绿色，除基部中脉两侧各具 1 丛锈褐色毡毛外，其他各处几乎无毛，侧脉 10~13 对，在叶下面隆起，边缘有细锯齿，侧生小叶近无柄，长椭圆状披针形，稍成镰状弯曲，基部歪斜，楔形或阔楔形，顶端渐尖；顶生小叶椭圆状披针形，基部不歪斜，钝圆，具长 1~2.5cm 的柄。花序束生于枝条顶端，位于顶端中央的为

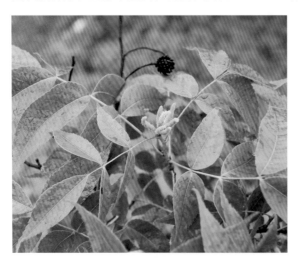

两性花序，位于下方的为雄花序；两性花序长 3~4cm，下面的雌花序长约 7mm；雄花序通常 2~6 条，长 3~5cm。雄花：苞片卵状披针形，外面下部、内面上部及边缘生柔毛，长约 3mm，雄蕊 8 枚，花丝极短，花药阔卵形，药隔明显；雌花的苞片卵状披针形，质硬，顶端渐尖。果序球果状，球形，直径 1.2~2cm，苞片覆瓦状排列，椭圆形；果实小坚果状，两侧具狭翅，背腹扁，近圆形，长、宽均约 3mm。

【生境】常生于海拔 450~800m 的林中。

【分布】广西、广东、贵州、云南、湖南。

【采集加工】夏、秋季采收，叶鲜用。

【性味归经】味辛，性温；有毒。

【功能主治】解毒疗疮，杀虫止痒。治痈疮肿毒，骨痛流脓，顽癣，阴囊湿疹。

【用法用量】外用鲜品捣烂敷或煎水洗患处。

4.111 山茱萸科

4.111.1 灯台树

BOTHROCARYI CONTROVERSI RADIX ET FOLIUM

【别名】六角树、瑞木

【基原】来源于山茱萸科 Cornaceae 灯台树属 Bothrocaryum 灯台树 Bothrocaryum controversum（Hemsl.）Pojark.[Cornus controversa Hemsl.] 的根皮、叶入药。

【形态特征】落叶乔木。叶互生，纸质，阔卵形、披针状椭圆形，长 6~13cm，宽 3.5~9cm，顶端突尖，基部圆形或急尖，全缘，叶面黄绿色，无毛，背面灰绿色，密被淡白色平贴短柔毛，侧脉 6~7 对；叶柄紫红绿色，长 2~6.5cm。伞房状聚伞花序，顶生，宽 7~13cm；总花梗淡黄绿色，长 1.5~3cm；花小，白色，直径 8mm，花萼裂片 4 枚，三角形，长约 0.5mm，长于花盘，外侧被短柔毛；花瓣 4 片，长圆披针形，长 4~4.5mm，宽 1~1.6mm，顶端钝尖，外侧疏生平贴短柔毛；雄蕊 4 枚，着生于花盘外侧，与花瓣互生，长 4~5mm，稍伸出花外，花丝线形，白色，无毛，长 3~4mm，花药椭圆形，长约 1.8mm，2 室；花盘垫状，无毛，厚约 0.3mm；花柱圆柱形，长 2~3mm，无毛，柱头小，头状，淡黄绿色；子房下位，长 1.5mm，直径 1mm，淡绿色，密被灰白色贴生短柔毛；花梗淡绿色，长 3~6mm，疏被贴生短柔毛。核果球形，直径 6~7mm，成熟时紫红色至蓝黑色。

【生境】生于海拔 250m 以上的常绿阔叶林或针阔叶混交林中。

【分布】辽宁、河北、山东、及长江流域以南各地。朝鲜、日本、印度、尼泊尔、不丹也有分布。

【采集加工】夏、秋采收，根皮、叶晒干。

【性味归经】味微苦，性凉。

【功能主治】清热平肝，止痛，活血消肿。治肝阳上亢之头痛，眩晕，咽痛，筋骨酸痛，跌打损伤。

【用法用量】9~15g，水煎服。

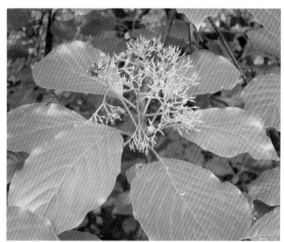

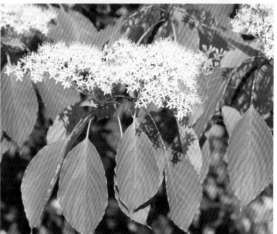

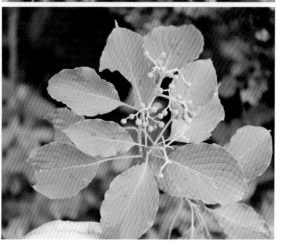

4.111.2　川鄂山茱萸

CORNI CHINENSIS FRUCTUS

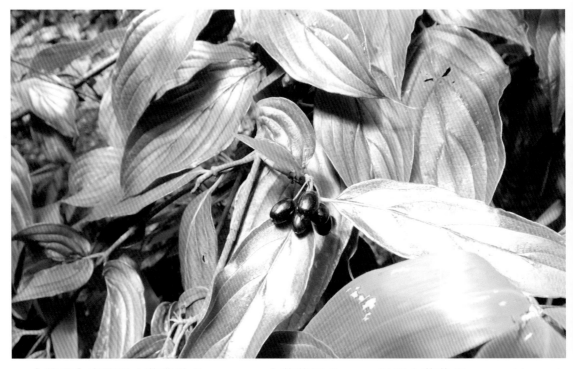

【基原】来源于山茱萸科 Cornaceae 山茱萸属 *Cornus* 川鄂山茱萸 *Cornus chinensis* Wanger. 的带皮果肉入药。

【形态特征】落叶乔木，高 4~10m；树皮黑褐色；枝对生，幼时紫红色，密被贴生灰色短柔毛。叶对生，卵状披针形至长椭圆形，长 6~11cm，宽 2.8~5.5cm，下面微被灰白色贴生短柔毛。伞形花序侧生，总苞片阔卵形或椭圆形，长 6.5~7mm，宽 4~6.5mm，花后脱落；花两性，先叶开放，有香味；花萼裂片 4，三角状披针形，长约 0.7mm；花瓣 4，披针形，黄色，长约 4mm；花盘垫状，子房下位，花柱圆柱形，长 1~1.4mm，柱头截形。核果长椭圆形，长 6~8mm，直径 3.4~4mm，紫褐色至黑色；核骨质，长椭圆形，长约 7.5mm。花期 4~5 月；果期 9~10 月。

【生境】生于海拔 750~2500m 的林缘或森林中。

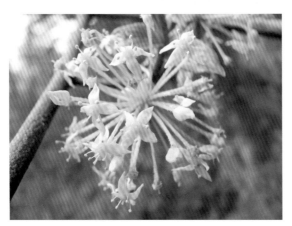

【分布】陕西、甘肃、河南、湖北、广东、四川、重庆、贵州、云南等地。

【采集加工】秋季果熟时分批采摘，沸水煮 10~15 分钟，挤出种子，取果肉晒干或烘干。

【性味归经】味酸、涩，性微温。

【功能主治】补肝益肾，收敛固脱。治肝肾亏虚，头晕目眩、耳聋耳鸣、腰膝酸软、遗精、尿频、体虚多汗等。

【用法用量】3~15g，水煎服。

4.111.3 山茱萸

CORNI FRUCTUS

【别名】萸肉、枣皮

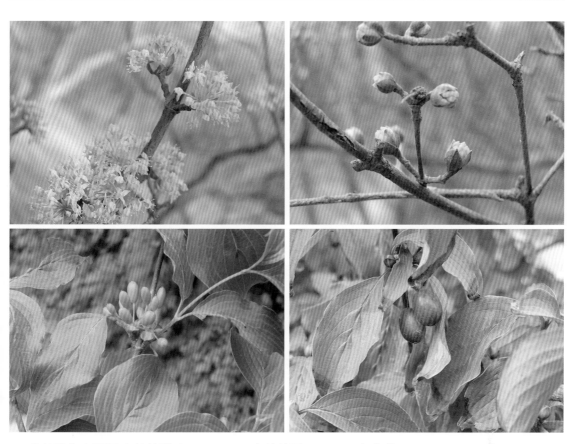

【基原】来源于山茱萸科 Cornaceae 山茱萸属 *Cornus* 山茱萸 *Cornus officinalis* Sieb. et Zucc. 的成熟果实（去核）入药。

【形态特征】落叶乔木或灌木，高通常 4~10m；枝近圆柱状，稍粗壮，黑褐色。叶对生，有柄；叶片厚纸质，卵形至椭圆形，很少卵状披针形，长 5~12cm，宽 2.5~5.5cm，顶端渐尖，基部楔形，两面被贴伏的柔毛，下面毛较密，且脉腋内有黄褐色簇毛；侧脉每边 6~8 条，弧形。伞形花序腋生，下面承托 4 个小型苞片；萼 4 裂，裂片宽三角形；花瓣 4，黄色，卵形；花盘肉质，环状。核果椭圆形，成熟时红色。花期 3~4 月；果期 9~10 月。

【生境】生于山谷、林缘。

【分布】山西、陕西、甘肃、山东、江苏、浙江、安徽、江西、河南、湖南。朝鲜、日本也有分布。

【采集加工】秋末冬初果皮变红时采摘，义火烘焙至膨胀，将核取山，或置沸水中略烫后，及时除去果核，晒干或烘干。

【药材性状】本品呈不规则片状或囊状，常皱缩或破裂，长 1~1.5cm，宽 0.5~1cm，外表面光亮，紫红色至紫黑色，顶端有圆形宿萼痕，基部有残存果梗；质柔软，不易破碎。气微，味酸、涩、微苦。以肉厚、柔软、色紫红而油润者为佳。

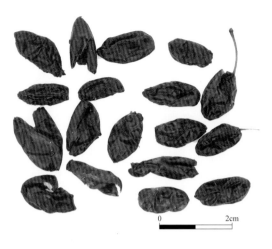

0   2cm

【性味归经】味酸、涩，性微温。归肝、肾经。

【功能主治】补益肝肾，收涩固脱。治头晕目眩，耳聋耳鸣，腰膝酸软，遗精滑精，尿频，虚汗不止，内热消渴，妇女崩漏。

【用法用量】6~12g，水煎服。

【附方】① 治肾虚腰痛、阳痿遗精：山茱萸、补骨脂、菟丝子、金樱子各12g，当归9g，水煎服。

② 治自汗：山茱萸、党参各12g，五味子9g，水煎服。

③ 治汗出不止：山茱萸、白术各12g，生龙骨、生牡蛎（先煎）各30g，水煎服。

④ 治遗尿：山茱萸、牡丹皮、茯苓、覆盆子（酒炒）、肉桂、附子（盐炒）各9g，熟地黄、山药各12g，薏苡仁（盐炒）、甘草各3g，水煎服。

⑤ 治老人尿频失禁：山茱萸9g，五味子4.5g，益智6g，水煎服。

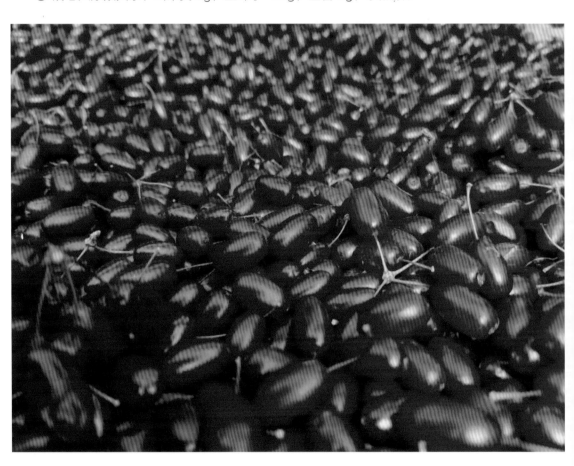

4.111.4 尖叶四照花

DENDROBENTHAMIAE ANGUSTATAE FOLIUM ET FLOS

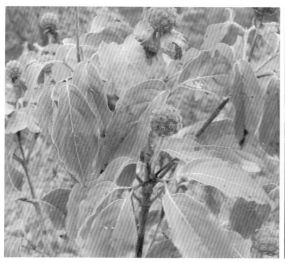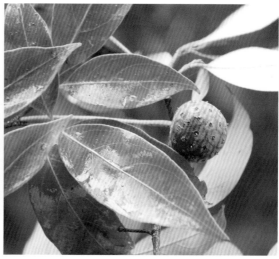

【基原】来源于山茱萸科 Cornaceae 四照花属 Dendrobenthamia 尖叶四照花 Dendrobenthamia angustata（Chun）Fang [D. hupehensis Fang] 的叶和花入药。

【形态特征】常绿乔木。枝贴生短柔毛。冬芽密被白色细毛。叶对生，革质，长圆状椭圆形，稀阔卵形或披针形，长 7~9cm，宽 2.5~4.2cm，顶端长渐尖，尾状，背面密被白色贴生短柔毛，侧脉 3~4 对，有时脉腋有簇生白色细毛；叶柄长 8~12mm。头状花序球形，由 55~80 朵花聚集而成，直径 8mm；总苞片 4 片，长卵形至倒卵形，长 2.5~5cm，宽 9~22mm，白色，总花梗长 5.5~8cm，密披白色细伏毛；花萼管状，上部 4 裂，内侧上半部密被白色短柔毛；花瓣 4 片，卵圆形，长 2.8mm，宽 1.5mm，下面有白色贴生短柔毛；雄蕊 4 枚，较花瓣短，花药椭圆形，长约 1mm；花盘环状；花柱密被白色丝状毛。果序球形，直径 2.5cm，成熟时红色，被白色细伏毛。

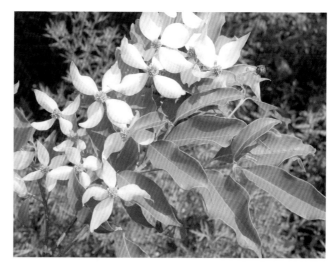

【生境】生于山地密林或混交林中。

【分布】陕西、甘肃、浙江、安徽、江西、福建、湖北、湖南、广东、广西、四川、贵州、云南。

【采集加工】春季采收花，夏、秋季采收叶晒干备用。

【性味归经】味涩、苦，性平。

【功能主治】清热解毒，收敛止血，消肿止痛。治热毒痢疾，外伤出血，骨折瘀痛，烧、烫伤。

【用法用量】9~15g，水煎服。外用鲜品捣烂敷患处。

4.111.5　四照花

DENDROBENTHAMIAE JAPONICAE FLOS ET FOLIUM

【别名】石枣、羊梅、山荔枝

【基原】来源于山茱萸科 Cornaceae 四照花属 *Dendrobenthamia* 四照花 *Dendrobenthamia japonica*（DC.）Fang var. *chinensis*（Osborn）Fang 的叶和花入药。

【形态特征】落叶小乔木；小枝纤细，幼时淡绿色，微被灰白色贴生短柔毛，老时暗褐色。叶对生，纸质，卵形或卵状椭圆形，长 5.5~12cm，宽 3.5~7cm，顶端渐尖，有尖尾，基部宽楔形或圆形，边缘全缘或有明显的细齿，上面绿色，疏生白色细伏毛，背面粉绿色，被白色贴生短柔毛，脉腋具黄色的绢状毛，中脉在上面明显，下面凸出，侧脉 4~5 对，在上面稍明显或微凹下，在下面微隆起；叶柄细圆柱形，长 5~10mm，被白色贴生短柔毛，上面有浅沟，下面圆形。头状花序球形，由 40~50 朵花聚集而成；总苞片 4 枚，白色，卵形或卵状披针形，顶端渐尖，两面近于无毛；总花梗纤细，被白色贴生短柔毛；花小，花萼管状，上部 4 裂，裂片钝圆形或钝尖形，外侧被白色细毛，内侧有一圈褐色短柔毛；花盘垫状；子房下位，花柱圆柱形，密被白色粗毛。果序球形，成熟时红色，微被白色细毛；总果梗纤细，长 5.5~6.5cm，近于无毛。

【生境】生于山地林中。

【分布】内蒙古、陕西、山西、甘肃、江苏、浙江、安徽、江西、湖南、台湾、福建、四川、贵州、云南。

【采集加工】叶夏、秋季采收，花春季采收，晒干。

【性味归经】味涩、苦，性凉。

【功能主治】清热解毒，收敛止血。治痢疾，肝炎，烧、烫伤，外伤出血。

【用法用量】9~15g，水煎服。外用鲜品捣烂敷患处。

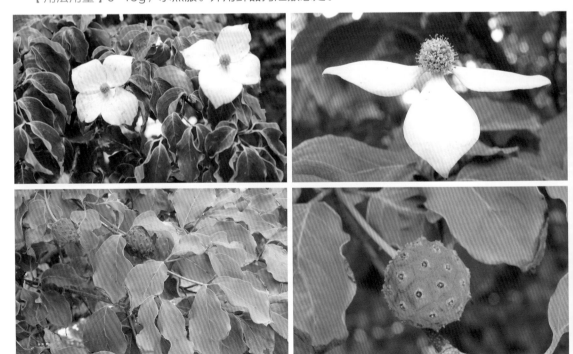

4.111.6　西域青荚叶

HELWINGIAE HIMALAICAE FRUCTUS

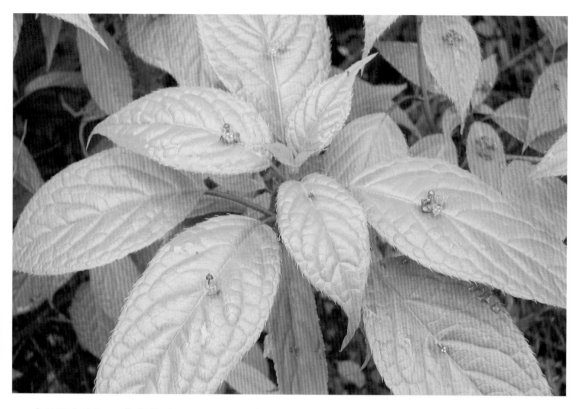

【基原】来源于山茱萸科 Cornaceae 青荚叶属 *Helwingia* 西域青荚叶 *Helwingia himalaica* Hook. f. et Thoms. ex C. B. Clarke 的叶、果实入药。

【形态特征】常绿灌木，高 2~3m；幼枝细瘦，黄褐色。叶厚纸质，长圆状披针形、长圆形，稀倒披针形，长 5~11（18）cm，宽 2.5~4（5）cm，顶端尾状渐尖，基部阔楔形，边缘具腺状细锯齿，侧脉 5~9 对，叶面微凹陷，背面微突出；叶柄长 3.5~7cm；托叶长约 2mm，常 2~3 裂，稀不裂。雄花绿色带紫，常 14 朵呈密伞花序，4 数，稀 3 数，花梗细瘦，长 5~8mm；雌花 3~4 数，柱头 3~4 裂，向外反卷。果实常 1~3 枚生于叶面中脉上，果实近于球形，长 6~9mm，直径 6~8mm；果梗长 1~2mm。花期 4~5 月；果期 8~10 月。

【生境】生于山谷林中。

【分布】广东、湖南、湖北、四川、云南、贵州、西藏。

【采集加工】夏、秋采收，叶、果实晒干。

【性味归经】味辛、苦，性平。

【功能主治】活血散瘀，除湿利水，接骨止痛。治风湿痛，跌打损伤，痈疮。

【用法用量】9~18g，水煎服。外用鲜品捣烂敷患处。

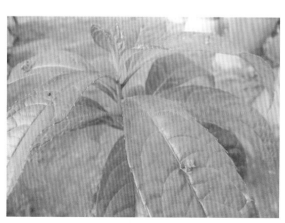

4.111.7 青荚叶

HELWINGIAE JAPONICAE FOLIUM ET FRUCTUS

【别名】大叶通草、叶上珠

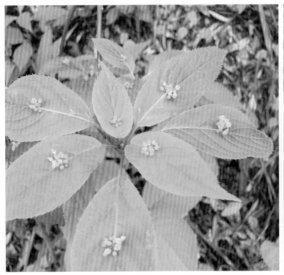
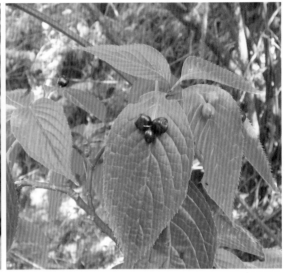

【基原】来源于山茱萸科 Cornaceae 青荚叶属 *Helwingia* 青荚叶 *Helwingia japonica*（Thunb.）Dietr. 的叶、果实入药。

【形态特征】落叶灌木，高 1~2m；幼枝绿色，无毛，叶痕显著。叶纸质，卵形或卵圆形，稀椭圆形，长 3.5~9（18）cm，宽 2~6（8.5）cm，顶端渐尖，极稀尾状渐尖，基部阔楔形或近于圆形，边缘具刺状细锯齿；叶面亮绿色，背面淡绿色；中脉及侧脉在叶面微凹陷，背面微突出；叶柄长 1~5（6）cm；托叶线状分裂。花淡绿色，3~5 数，花萼小，花瓣长 1~2mm，镊合状排列；雄花 4~12 朵，呈伞形或密伞花序，常着生于叶面中脉的 1/3~1/2 处，稀着生于幼枝上

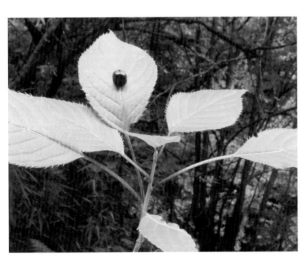

部；花梗长 1~2.5mm；雄蕊 3~5 枚，生于花盘内侧；雌花 1~3 枚，着生于叶面中脉的 1/3~1/2 处；花梗长 1~5mm；子房卵圆形或球形，柱头 3~5 裂。浆果幼时绿色，成熟后黑色，分核 3~5 枚。花期 4~5 月；果期 8~9 月。

【生境】喜生于阴湿的地方。

【分布】广布于我国黄河流域以南各地。日本、缅甸、印度也有分布。

【采集加工】夏、秋采收，叶、果实晒干。

【性味归经】味辛、苦，性平。

【功能主治】祛风除湿，活血解毒。治感冒咳嗽，风湿痹痛，胃痛，痢疾，便血，月经不调，跌打损伤，骨折，痈疖疮毒，毒蛇咬伤。

【用法用量】9~15g，水煎服。外用鲜品捣烂敷患处。

4.111.8　梾木

SWIDAE MACROPHYLLAE LIGNUM

【别名】椋子木、凉子、冬青果、毛梗梾木

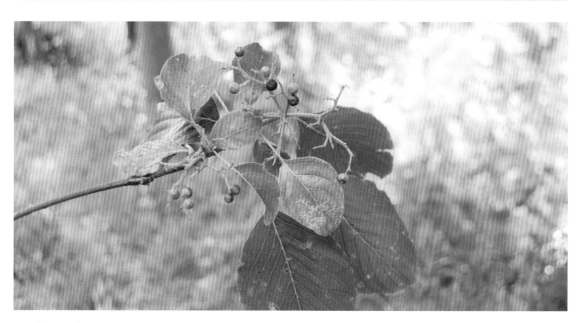

【基原】来源于山茱萸科 Cornaceae 梾木属 *Swida* 梾木 *Swida macrophylla*（Wall.）Sojak 的心材入药。

【形态特征】乔木。叶对生，纸质，阔卵形或卵状长圆形，长 9~16cm，宽 3.5~8.8cm，顶端锐尖或短渐尖，基部圆形，稀宽楔形，边缘略有波状小齿，叶面深绿色，幼时疏被平贴小柔毛，背面灰绿色，密被或有时疏被白色平贴短柔毛，侧脉 5~8 对；叶柄长 1.5~3cm，淡黄绿色。伞房状聚伞花序顶生，宽 8~12cm，疏被短柔毛；总花梗红色，长 2.4~4cm；花白色，直径 8~10mm；花萼裂片 4 枚，宽三角形，长 0.4~0.5mm；花瓣 4，质地稍厚，舌状长圆形或卵状长圆形，长 3~5mm，宽 0.9~1.8mm，顶端钝尖或短渐尖，上面无毛，背面贴生小柔毛；雄蕊 4 枚，花丝略粗，线形，长 2.5~5mm，花药倒卵状长圆形，2 室，长 1.3~2mm，丁字形着生；花盘垫状，无毛，边缘波状，厚 0.3~0.4mm；花柱圆柱形，长 2~4mm，子房下位；花梗圆柱形，长 0.3~4mm，疏被灰褐色短柔毛。核果近于球形，直径 4.5~6mm，成熟时黑色，近于无毛。

【生境】生于山谷林中。

【分布】山西、陕西、甘肃、山东、台湾、西藏以及长江以南其余各地。缅甸、巴基斯坦、印度、不丹、尼泊尔、阿富汗也有分布。

【采集加工】全年可采，心材切片晒干。

【性味归经】味甘、咸，性平。

【功能主治】活血止痛，养血安胎。治跌打骨折，瘀血肿痛，血虚萎黄，胎动不安。

【用法用量】3~10g，水煎服。

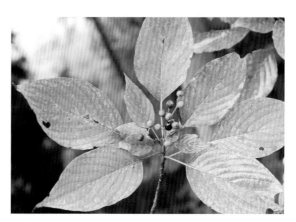

4.111.9 小梾木

SWIDAE PAUCINERVIS RADIX ET RAMULUS

【基原】来源于山茱萸科 Cornaceae 梾木属 *Swida* 小梾木 *Swida paucinervis*（Hance）Sojak [*Cornus paucinervis* Hance] 的根和枝、叶入药。

【形态特征】落叶灌木。叶对生，纸质，椭圆状披针形、披针形，稀长圆卵形，长 4~9cm，宽 1~3cm，顶端钝尖或渐尖，基部楔形，全缘，叶面深绿色，散生平贴短柔毛，背面淡绿色，侧脉通常 3 对，稀 2 或 4 对；叶柄长 5~15mm，黄绿色，被贴生灰色短柔毛。伞房状聚伞花序顶生，被灰白色贴生短柔毛，宽 3.5~8cm；总花梗圆柱形，长 1.5~4cm，略有棱角，密被贴生灰白色短柔毛；花小，白色至淡黄白色，直径 9~10mm；花萼裂片 4 枚，披针状三角形至尖三角形，长 1mm；花瓣 4 片，狭卵形至披针形，长 6mm，宽 1.8mm，顶端急尖，质地稍厚；雄蕊 4，长 5mm，花丝淡白色，长 4mm，无毛，花药长圆卵形，2 室，淡黄白色，长 2.4mm，丁字形着生；花盘垫状，略有浅裂，厚约 0.2mm；子房下位，花托倒卵形，长 2mm，直径 1.6mm，密被灰白色平贴短柔毛，花柱棍棒形，长 3.5mm，淡黄白色，近于无毛，柱头小。核果圆球形，直径 5mm，成熟时黑色。

【生境】生于海拔 50m 以上的河旁或溪边灌丛中。

【分布】陕西、甘肃、江苏、福建、湖北、湖南、广东、香港、广西、四川、贵州、云南。

【采集加工】夏、秋季采收，根或枝、叶晒干。

【性味归经】味辛、苦，性凉。

【功能主治】清热解表，活血止痛，解毒。治感冒头痛，风湿痹痛，腹泻，跌打损伤，外伤出血，热毒疮肿，烧伤。

【用法用量】6~15g，水煎服。外用鲜品捣烂敷患处。

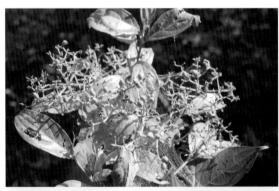

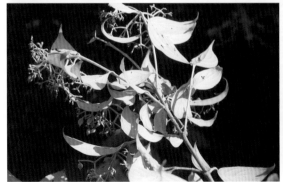

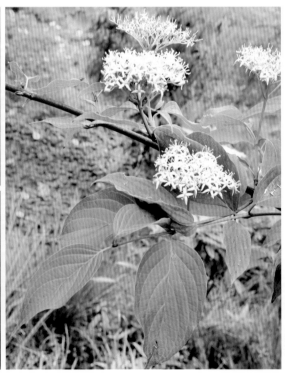

4.112 八角枫科

4.112.1 八角枫根

ALANGII CHINENSIS RADIX

【别名】大枫树、八角王

【基原】来源于八角枫科 Alangiaceae 八角枫属 *Alangium* 八角枫 *Alangium chinense*（Lour.）Harms 的根和须根入药。

【植物特征】落叶乔木或大灌木。高 3~12m。树皮淡灰色，光滑。嫩枝和嫩叶被黄褐色短茸毛。叶互生，纸质，卵形至近圆形，长 13~18cm，宽 4~15cm，顶端渐尖，基部心形至截平，两侧不对称，边全缘、有角或分裂，背面脉腋内有簇毛；叶柄长达 3.5cm。二歧聚伞花序腋生，长

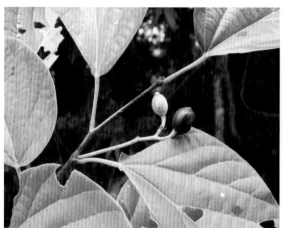
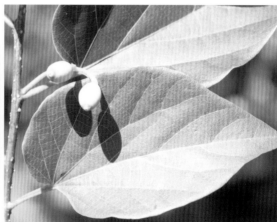
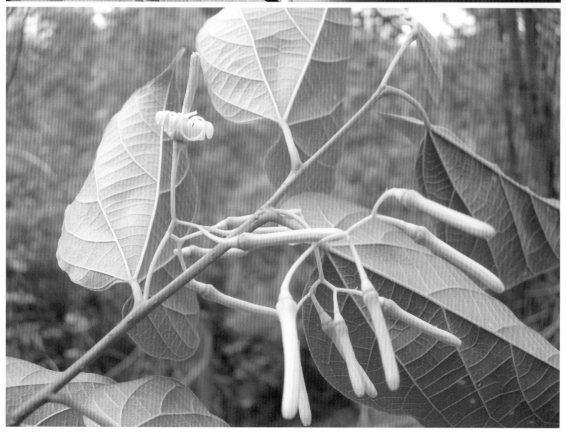

约与叶柄相等，有花 8~30 朵，白色；萼钟状，长 2~3mm，檐部 6 齿裂；花瓣 6~8 片，线形，长 10~12mm，盛开时背卷；雄蕊与花瓣同数，且与之近等长，花药线形，比花丝长很多。核果卵形，长不超过 1cm，深蓝色。花期 5~8 月；果期 7~11 月。

【生境】生于较阴湿的山谷、山坡的杂木林中。

【分布】我国长江流域及以南各地。越南、泰国也有分布。

【采集加工】夏、秋二季采收，挖取根部，收摘带须根的细根，除去泥沙，晒干。

【药材性状】本品根呈长圆柱形，略弯曲，有分枝，长短不一，直径 2~8mm，黄棕色或灰褐色，具细纵纹，外皮有时纵裂。须根纤细。质硬而脆，断面黄白色。气微，味淡。以须根多者为佳。

【性味归经】味辛、苦，性微温；有毒。归肝、肾、心经。

【功能主治】祛风除湿，舒筋活络，活血止痛。治风湿关节痛，四肢麻木，跌打损伤，精神分裂症。

【用法用量】3~6g，水煎服。

【注意】孕妇忌服，小儿和年老体弱者慎用。

【附方】①治风湿关节痛：八角枫侧根 30g，白酒 1000g。浸 7 日，每日早晚各饮酒 15g。

② 治精神分裂症：八角枫须根适量，干燥，粉碎成细粉。每次服 1.5~2.4g（切勿过量），每日 3 次。

③ 治筋骨疼痛：八角枫须根 1.2g，白牛膝 9g。与猪蹄一起炖，吃肉喝汤。

④ 治风湿瘫痪：八角枫根 9g，红活麻 9g，岩白菜 30g。炖肉，吃肉喝汤。

⑤ 治小儿惊风：八角枫须根 1.5g 水煎服。

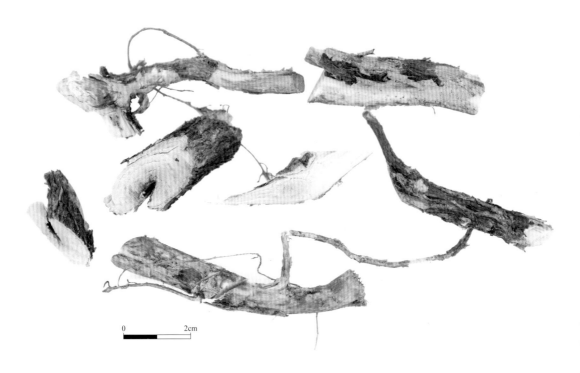

0　　　2cm

4.112.2 小花八角枫

ALANGII FABERII RADIX ET FOLIUM

【别名】细叶八角枫、西南八角枫

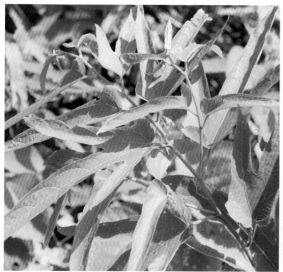
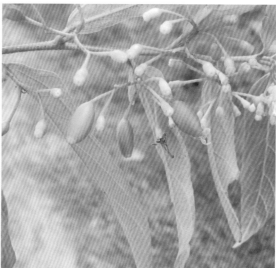

【基原】来源于八角枫科 Alangiaceae 八角枫属 Alangium 小花八角枫 Alangium faberi Oliv. 的根和叶入药。

【形态特征】落叶灌木。叶薄纸质，不裂或掌状三裂，不分裂者长圆形或披针形，顶端渐尖或尾状渐尖，基部倾斜，近圆形或心形，长 7~15cm，宽 2.5~3.5cm，叶面绿色，幼时有稀疏的小硬毛，叶脉上较密，背面淡绿色，幼时有粗伏毛，老后均几无毛状，侧脉 6~7 条；叶柄长 1~1.5cm。聚伞花序短而纤细，长 2~2.5cm，有淡黄色粗伏毛，有5~10 花，稀达 20 花；总花梗长 5~8mm，花梗长 5~8mm；苞片三角形，早落；花萼近钟形，外面有粗伏毛，裂片 7 枚，三角形，长1~1.5mm；花瓣 5~6 片，线形，长 5~6mm，宽 1mm，外面有紧贴的粗伏毛，内面疏生疏柔毛，开花时向外反卷，雄蕊 5~6 枚，和花瓣近等长，花丝长 2mm，微扁，下部和花瓣合生，顶端宽扁，有长柔毛，其余部分无毛，花药长 4~6mm，基部有刺毛状硬毛；花盘近球形；子房 1 室，花柱无毛，柱头近球形。核果近卵圆形或卵状椭圆形，长 6.5~10mm，直径

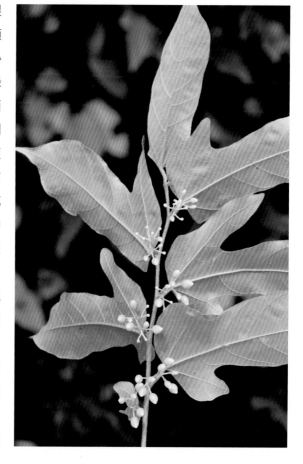

4mm，成熟时淡紫色。

【生境】生于低海拔山谷疏林或灌木林中。

【分布】四川、云南、贵州、广西、广东、海南、湖南。

【采集加工】夏、秋采收，将叶、根晒干备用或鲜用。

【性味归经】味辛、苦，性微温。

【功能主治】祛风除湿。治跌打损伤，风湿痹痛，胃脘痛。

【用法用量】6~15g，水煎服。外用鲜叶捣烂敷患处。

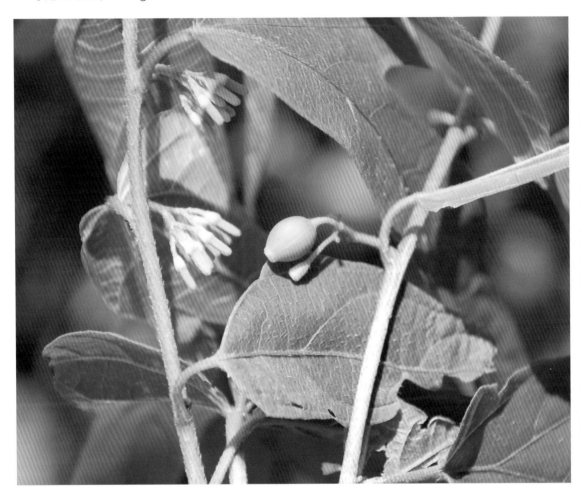

4.112.3 瓜木

ALANGII PLATANIFOLII RADIX

【别名】五角枫、七角枫

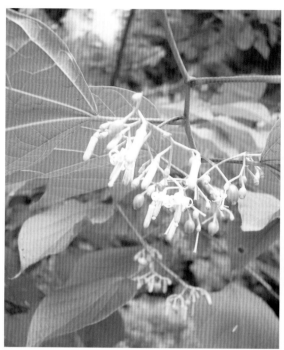

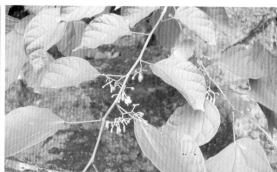

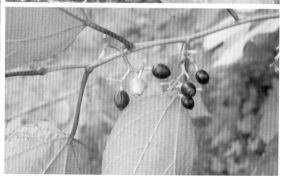

　　【基原】来源于八角枫科 Alangiaceae 八角枫属 Alangium 瓜木 Alangium platanifolium（Sieb. et Zucc.）Harms 的根入药。

　　【形态特征】落叶灌木或小乔木，高 5~7m；树皮平滑，灰色或深灰色；小枝近圆柱形，稍弯曲。叶纸质，近圆形或倒卵形，顶端钝尖，基部近于心脏形或圆形，长 11~13cm，宽 8~11cm，不分裂或浅裂，上面深绿色，下面淡绿色。聚伞花序腋生，长 3~3.5cm，通常 3~5 花，线形小苞片早落；花冠近钟形，外面具稀疏短柔毛，裂片 5，三角形，长宽各约 1mm；花瓣 6~7，线形，紫红色，长 2.5~3.5cm，宽 1~2mm，基部黏合，上部开花时反卷；花盘肥厚，近球形，微现裂痕；子房 1 室，花柱粗壮，长 2.6~3.6cm，柱头扁平。核果长卵圆形或长椭圆形，长 8~12mm，直径 4~8mm，有种子 1 颗。花期 3~7 月；果期 7~9 月。

　　【生境】生于海拔 2000m 以下的向阳山坡或疏林中。

　　【分布】吉林、辽宁、河北、山西、河南、陕西、甘肃、山东、浙江、台湾、江西、湖北、四川、重庆、贵州和云南。朝鲜和日本也有分布。

　　【采集加工】全年可采，除去泥沙，晒干即可。

　　【性味归经】味辛，性微温；有毒。

　　【功能主治】祛风除湿，舒筋活络，散瘀止痛。治风湿痹痛、风湿关节痛、跌打损伤、风寒感冒、骨折劳伤、小儿慢惊、精神分裂症等。

　　【用法用量】5~10g，水煎服。

　　【备注】本品有毒，须根毒性更大，应严格控制剂量；孕妇、小儿及年老体弱的患者均不宜服用。

4.112.4 土坛树

ALANGII SALVIIFOLII RADIX ET FOLIUM

【别名】割舌罗

【基原】来源于八角枫科 Alangiaceae 八角枫属 *Alangium* 土坛树 *Alangium salviifolium*（L. f.）Wanger. 的根、叶入药。

【形态特征】落叶乔木或灌木。叶厚纸质或近革质，倒卵状椭圆形或倒卵状长圆形，顶端急尖而稍钝，基部阔楔形或近圆形，全缘，长 7~13cm，宽 3~6cm，幼叶长 3~6cm，宽 1.5~2.5cm，叶面绿色，无毛，背面淡绿色，除脉腋被丛毛外其余部分无毛或幼时背面有微柔毛，渐老时无毛，主脉和 5~6 对侧脉均在叶面微显著，在背面凸起；叶柄长 5~15mm，上面浅沟状，下面圆形，无毛，或有稀疏的黄色疏柔毛。聚伞花序 3~8 生于叶腋，常花叶同时开放，有淡黄色疏柔毛；总花梗长 5~8mm，花梗长 7~10mm，小苞片 3 枚，狭窄卵形或长圆状卵形；花白色至黄色，有浓香味；花萼裂片阔三角形，长达 2mm，两面均有柔毛；雄蕊 20~30 枚，花丝纤细，长 6~8mm，基部以上有长柔毛，花药长 8~12mm，药隔无毛；花盘肉质；子房 1 室；柱头头状，微 4~5 裂。核果卵圆形或椭圆形，长 1.5cm，宽 0.9~1.2cm，幼时绿色，成熟时由红色至黑色，顶端有宿存的萼齿。

【生境】生于海拔 1000m 以下的疏林中。

【分布】海南、广东。亚洲东南部和南部、非洲东南部有分布。

【采集加工】夏、秋采收，根、叶晒干。

【性味归经】味微苦、涩，性凉。

【功能主治】消肿止痛，活血祛风。治风湿骨痛，跌打损伤，毒虫、蜈蚣咬伤。

【用法用量】15~20g，水煎服。

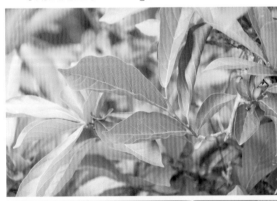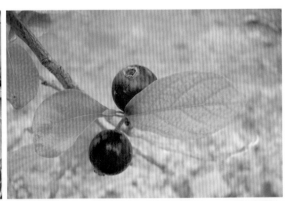

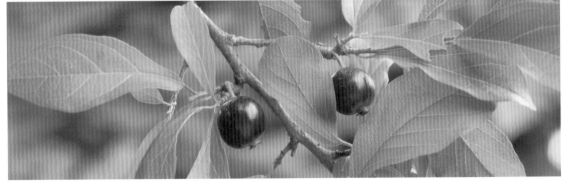

4.113 珙桐科

4.113.1 喜树果

CAMPTOTHECAE FRUCTUS

【别名】旱莲木、千丈树、水桐树、滑杆子树

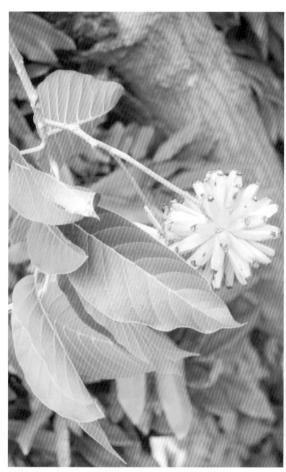
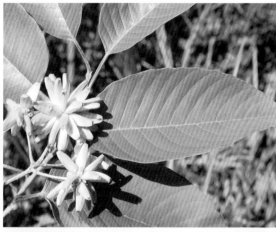
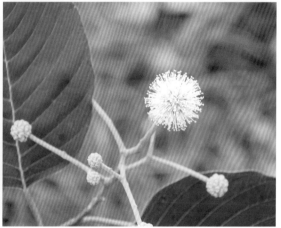

【基原】来源于珙桐科 Nyssaceae 喜树属 Camptotheca 喜树 Camptotheca acuminata Decne. 的成熟果实入药。

【形态特征】落叶乔木，高达 20m；树皮灰色，纵裂成浅沟状；冬芽腋生，圆锥状，有卵形鳞片 4 对，被柔毛。单叶互生，纸质，长圆状卵形或椭圆形，长 12~28cm，宽 8~12cm，顶端短锐尖，基部近圆形，全缘，下面疏生短柔毛；侧脉每边 11~15 条；叶柄长 1.5~3cm。花杂性，同株，多朵密聚成直径 1.5~2cm 的头状花序，此花序再作圆锥花序式排列，顶生或腋生，上部的常为雌花序，下部的为雄花序；花萼杯状，5 裂，有缘毛；花瓣 5，长圆形，长约 2mm，淡绿色，早落；花盘微裂；雄蕊 10，外轮 5 枚较内轮的长，花丝纤细，花药 4 室；子房下位，花柱长 4mm，无毛。翅果长圆形，长 2~2.5cm，顶端具宿存花盘，两侧具狭翅，干后黄褐色。花果期 6~10 月。

【生境】生于海拔 1000m 以下的山谷、溪边、村旁疏林或杂木林中。

【分布】海南、广东、广西、江苏、浙江、江西、福建、湖北、四川、贵州、云南。

【采集加工】秋季果实成熟时采摘果序，晒干，除去总果梗及花托。

【药材性状】本品呈披针形，顶端钝，有柱头残基，向基部渐狭，可见着生在花托上的椭圆形疤痕，两侧有翅，长2~2.2cm，宽约6mm，深棕至棕黑色，微有光泽，有纵皱纹，有时可见黑色斑点；质韧，断面纤维状。种子1粒，干缩成条状。气微，味苦。以果实饱满、棕褐色者为佳。

【性味归经】味苦、涩，性寒；有毒。

【功能主治】解毒散结，破血化瘀。治胃癌，结肠癌，直肠癌，膀胱癌，慢性粒细胞性白血病，急性淋巴细胞性白血病。外用治牛皮癣。

【用法用量】3~10g，水煎服。临床上多提取喜树碱，用量每日10~20mg。

【附方】治恶性肿瘤、急性白血病：a.喜树碱钠盐注射液，成人静脉注射10~20mg，用0.9%氯化钠液20ml稀释后注射，每天1次。10~14天为一个疗程，以后每3天注射1次作维持量。用到140~160mg时可能出现白细胞下降，但下降速度较慢，一般对血象影响较小。b.喜树果注射液，每日2~8ml（每支2ml内含喜树果8g），肌内注射。喜树果片，每日口服8~12片相当于喜树果6~9g，分3~4次服。

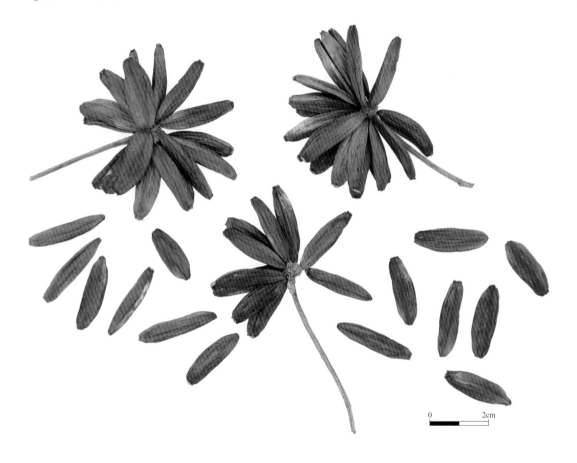

4.114 五加科

4.114.1 虎刺楤木

ARALIAE ARMATAE RADIX

【别名】楤木、广东楤木

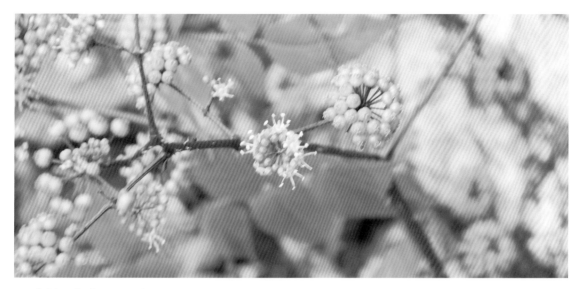

【基原】来源于五加科 Araliaceae 楤木属 *Aralia* 虎刺楤木 *Aralia armata*（Wall.）Seem. 的根皮入药。

【形态特征】多刺灌木，高达 4m；刺短，长在 4mm 以下，基部宽扁，顶端通常弯曲。叶为三回羽状复叶，长 60~100cm；叶柄长 25~50cm；托叶和叶柄基部合生，顶端截形或斜形；叶轴和羽片轴疏生细刺；羽片有小叶 5~9 片，基部有小叶 1 对；小叶片纸质，长圆状卵形，长 4~11cm，宽 2~5cm，顶端渐尖，基部圆形或心形，歪斜，两面脉上疏生小刺，背面密生短柔毛，后毛脱落，边缘有锯齿、细锯齿或不整齐锯齿，侧脉约 6 对，两面明显，网脉不明显。圆锥花序大，长达 50cm，主轴和分枝有短柔毛或无毛，疏生钩曲短刺；伞形花序直径 2~4cm，有花多数；总花梗长 1~5cm，有刺和短柔毛；花梗长 1~1.5cm，有细刺和粗毛；苞片卵状披针形，顶端长尖，长 2~4mm，小苞片线形，长 1.2~2.5mm，外面均密生长毛；萼无毛，长约 2mm，边缘有 5 个三角形小齿；花瓣 5 片，卵状三角形，长约 2mm；雄蕊 5 枚；子房 5 室；花柱 5 枚，离生。果实球形，直径 4mm，有 5 棱。

【生境】生于山坡、山谷的疏林中。

【分布】广东、海南、广西、贵州、云南等地。印度、马来西亚、缅甸、越南也有分布。

【采集加工】夏、秋季采收，根皮晒干。

【性味归经】味苦、微辛，性微寒，有小毒。

【功能主治】散瘀消肿，祛风除湿，止痛。治跌打损伤、肝炎、肾炎、前列腺炎、急性关节炎、胃痛、腹泻、白带、痈疖等。

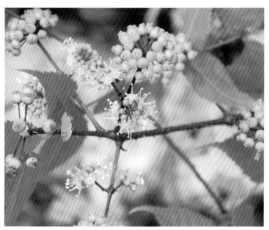

【用法用量】9~15g，水煎服。

4.114.2 楤木皮

ARALIAE CHINENSIS CORTEX

【别名】刺龙包、雀不站、鸟不宿

【基原】来源于五加科 Araliaceae 楤木属 Aralia 楤木 Aralia chinensis L. 的树皮入药。

【形态特征】灌木或小乔木，植株高 2.5~8m。茎直立，通常有刺。2~3 回奇数羽状复叶，长 35~80cm，小叶 5~11 对，于羽轴基部另有小叶 1 对，小叶宽卵形至近卵形或长卵形，长 5~12cm，宽 3~8cm，基部近圆形，边缘具锯齿，顶端渐尖或突尖，表面有糙毛，背面有灰白色或灰色短柔毛。伞形花序集生为大型圆锥状，长 25~50cm，宽 10~20cm，主轴与分枝密被褐

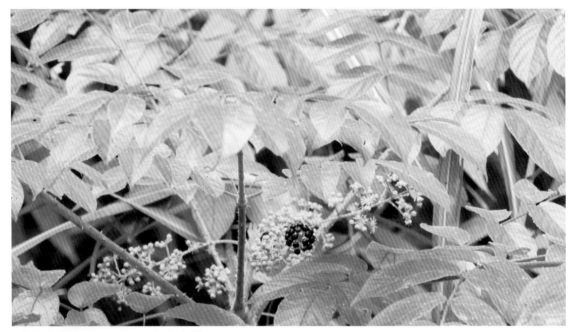

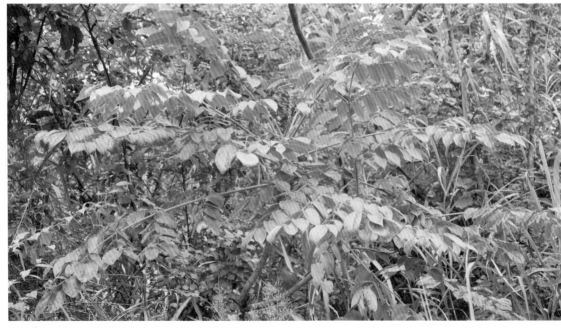

色短柔毛，花梗细，有毛，基部有膜质披针形小苞片；花萼具5齿；花瓣5，绿白色，三角状卵形；雄蕊5；子房下位，5室，花柱5枚，离生。浆果状核果近球形，具5棱，直径约3mm，顶端具5枚展开的宿存花柱，熟时紫黑色。花期6~8月；果期8~10月。

【生境】生于山谷林中或林缘、路边灌丛中。

【分布】广东、广西、福建、江西、湖南、湖北、四川、贵州、江苏、浙江、河南、河北、安徽、陕西。

【采集加工】全年可采，晒干或鲜用。

【药材性状】本品干燥树皮表面粗糙不平，呈剥落状，外面灰白色至灰褐色，有纵纹及横纹，并散生有坚硬的针刺，树枝上的针刺较密。内面黄白色，断面纤维性。气微香，味微咸。以身干、韧皮部厚者为佳。

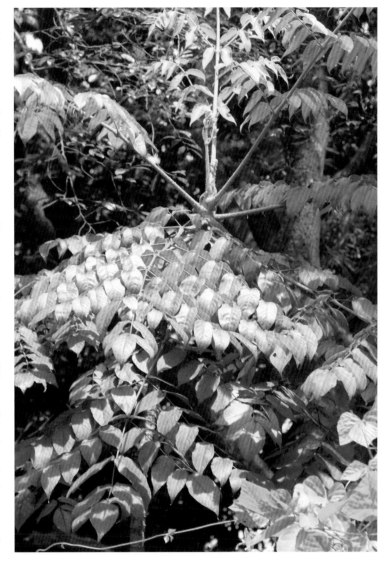

【性味归经】味微咸，性温。入肝、心、肾经。

【功能主治】祛风除湿，止痛。治风湿痹痛，跌打损伤。

【用法用量】9~15g，水煎服。外用鲜品捣烂敷患处。

【附方】①治肾盂肾炎、膀胱炎：楤木30g，广金钱草9g，粪箕笃、露兜簕各15g。水煎分3次服，每日1剂。

②治胃痛：楤木9~15g，南五味子根、乌药、枳壳各9g，甘草3g。水煎服，每日1剂。

③治骨髓炎、深部脓疡：楤木、三白草、狭叶山胡椒、白苋（均为鲜药）各等量。捣烂敷溃疡处，夏天每日换一次，冬天间日换一次。

【附注】本种的根治风湿性关节炎，肾炎水肿，肝硬化腹水，急慢性肝炎，胃痛，淋浊，跌打损伤，血崩，痈肿，瘰疬，糖尿病，疝气，乳糜尿。叶治腹泻，痢疾。花可治吐血。

4.114.3 食用土当归

ARALIAE CORDATAE RADIX ET RHIZOMA

【别名】土当归、心叶大眼独活、水独活、川当归

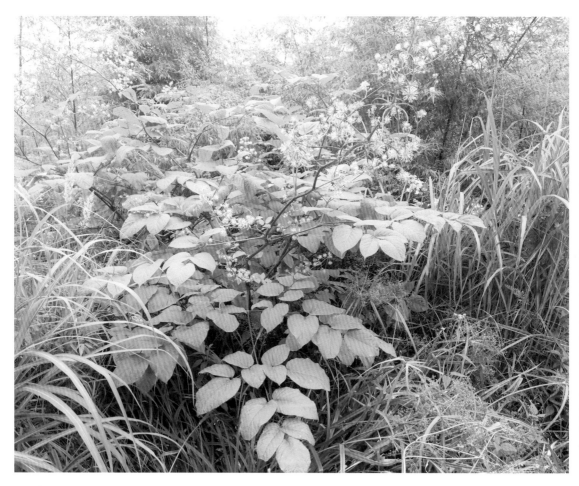

　　【基原】来源于五加科 Araliaceae 楤木属 *Aralia* 食用土当归 *Aralia cordata* Thunb. 的根茎及根入药。

　　【形态特征】多年生草本。地下有长圆柱状根茎；地上茎高 0.5~3m，粗壮。二或三回羽状复叶有 3~5 小叶，小叶片膜质或薄纸质，长卵形至长圆状卵形，长 4~15cm，宽 3~7cm，顶端突尖，基部圆形至心形，上面无毛，下面脉上疏生短柔毛；小叶柄长达 2.5cm，顶生的长达 5cm。圆锥花序大，顶生或腋生，长达 50cm；分枝少，着生数个总状排列的伞形花序；伞形花序直径 1.5~2.5cm；苞片线形，长 3~5mm；花梗通常丝状，长 10~12mm，有短柔毛；小苞片长约 2mm；花白色；萼长 1.2~1.5mm，边缘有 5 个三角形尖齿；花瓣 5 片，卵状三角形，长约 1.5mm，开花时反曲；雄蕊 5，长约 2mm；子房 5 室；花柱 5 枚，离生。果实球形，紫黑色，直径约 3mm，有 5 棱；宿存花柱长约 2mm，离生或仅基部合生。花期 7~8 月；果期 9~10 月。

　　【生境】生于海拔 1300~1600m 的林荫下或山坡草丛中。

　　【分布】重庆、湖北、安徽、江苏、广西、江西、福建和台湾。日本也有分布。

　　【采集加工】春、秋季采挖，除去地上茎及泥土，晒干。

【性味归经】味苦辛，性温。

【功能主治】祛风除湿，舒筋活络，和血止痛。治风湿疼痛、腰膝酸痛、四肢痿痹、腰肌劳损、鹤膝风、手足扭伤肿痛、骨折、头风、头痛、牙痛等。

【用法用量】3~12g，水煎服。外用适量，研末调敷或煎汤洗患处。

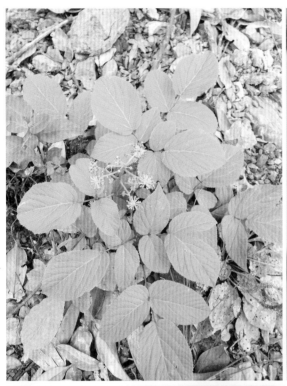
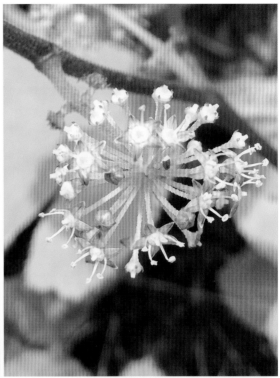
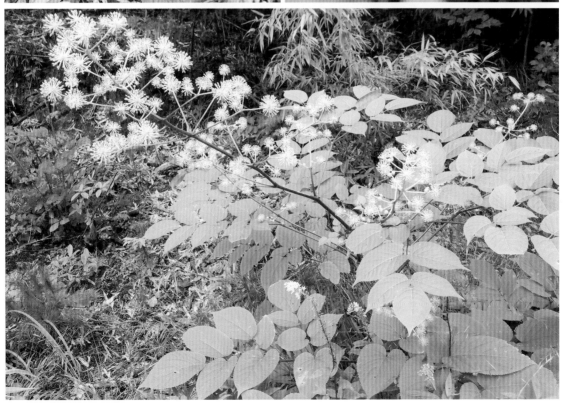

4.114.4 头序楤木

ARALIAE DASYPHYLLAE RADIX

【别名】毛叶楤木、雷公种

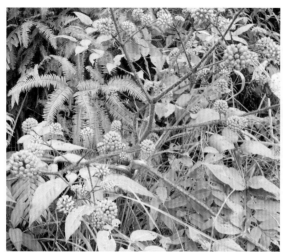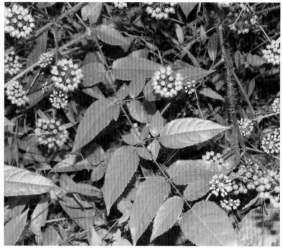

【基原】来源于五加科 Araliaceae 楤木属 Aralia 头序楤木 Aralia dasyphylla Miq. 的根入药。

【形态特征】灌木或小乔木。小枝有刺。叶为二回羽状复叶；叶柄长 30cm 以上，有刺或无刺；托叶和叶柄基部合生，顶端离生部分三角形，长 5~8mm，有刺尖；叶轴和羽片轴密生黄棕色茸毛，有刺或无刺；羽片有小叶 7~9；小叶片薄革质，卵形至长圆状卵形，长 5.5~11cm，顶端渐尖，基部圆形至心形，侧生小叶片基部歪斜，叶面粗糙，背面密生棕色茸毛，边缘有细锯齿，齿有小尖头，侧脉 7~9 对，上面不及下面明显，网脉明显；小叶无柄或有长达 5mm 的柄，顶生小叶柄长达 4cm，密生黄棕色茸毛。圆锥花序大，长达 50cm；一级分枝长达 20cm，密生黄棕色茸毛；三级分枝长 2~3cm，有数个宿存苞片；苞片长圆形，顶端钝圆，长约 3mm，密生短柔毛；小苞片长圆形，长 1~2mm；花无梗，聚生为直径约 5mm 的头状花序；总花梗长 0.5~1.5cm，密生黄棕色茸毛；萼无毛，长约 2mm，边缘有 5 个三角形小齿；花瓣 5，长圆状卵形，长约 3mm；

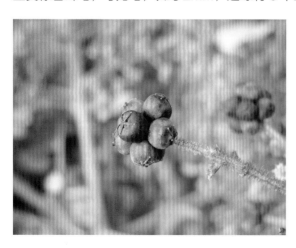

雄蕊 5 枚，花丝长约 2mm；子房 5 室；花柱 5 枚，离生。果实球形，紫黑色，直径约 3.5mm，有 5 棱。

【生境】生于林中、林缘或向阳山坡。

【分布】南方各地。越南、印度尼西亚、马来西亚也有分布。

【采集加工】夏、秋季采收，根切片晒干。

【性味归经】味辛、苦，性平。

【功能主治】祛风除湿，活血通经。治风热感冒，咳嗽，风湿痹痛，腰膝酸痛，淋浊，水肿，黄疸，带下，痢疾，胃脘痛，跌打损伤，瘀血经闭，血崩，阴疸，瘰疬，痔疮。

【用法用量】15~30g，水煎服。外用鲜品捣烂敷患处。

4.114.5 黄毛楤木

ARALIAE DECAISNEANAE RADIX

【别名】鸟不企

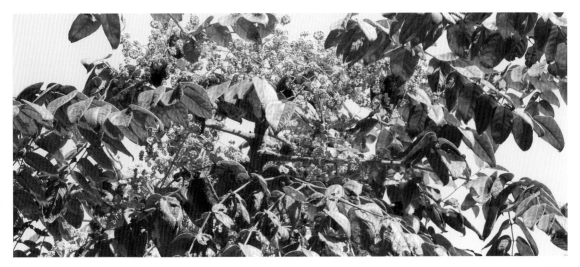

【基原】来源于五加科 Araliaceae 楤木属 *Aralia* 黄毛楤木 *Aralia decaisneana* Hance 的根入药。

【形态特征】灌木。高 1~5m；茎皮灰色，有纵纹和裂隙；新枝密生黄棕色茸毛，有刺；刺短而直，基部稍膨大。叶为二回羽状复叶，长达 1.2m；叶柄粗壮，长 20~40cm，疏生细刺和黄棕色茸毛；托叶和叶柄基部合生，顶端离生部分锥形，外面密生锈色茸毛；叶轴和羽片轴密生黄棕色茸毛；羽片有 7~13 小叶，基部有小叶 1 对；小叶片革质，卵形至长圆状卵形，长 7~14cm，宽 4~10cm，顶端渐尖或尾尖，基部圆形，稀近心形，叶面密生黄棕色茸毛，背面毛更密，边缘有细尖锯齿，侧脉 6~8 对，两面明显，网脉不明显；小叶无柄或有长达 5mm 的柄，顶生小叶柄长达 5cm。圆锥花序大；分枝长达 60cm，密生黄棕色茸毛，疏生细刺；伞形花序直径约 2.5cm，有花 30~50 朵；总花梗长 2~4cm；苞片线形，长 0.8~1.5cm，外面密生茸毛；花梗长 0.8~1.5cm，密生细毛；小苞片长 3~4mm，宿存；花淡绿白色；萼无毛，长约 2mm，边缘有 5 小齿；花瓣卵状三角形，长约 2mm；雄蕊 5 枚，花药白色，花丝长 2.5~3mm；子房 5 室；花柱 5 枚，基部合生，上部离生。果实球形，黑色，有 5 棱，直径约 4mm。花期 10 月至次年 1 月；果期 12 月至次年 2 月。

【生境】生于低海拔至中海拔的疏林中。

【分布】南方各地。

【采集加工】夏、秋季采收，根晒干。

【性味归经】味辛，性温。

【功能主治】祛风除湿。治风湿性腰腿痛，急、慢性肝炎。

【用法用量】15~30g，水煎服。

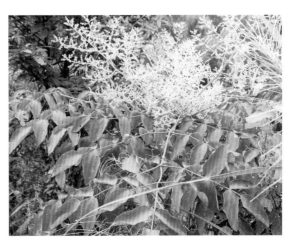

4.114.6 棘茎楤木

ARALIAE ECHINOCAULIS RADIX

【别名】刺龙苞、顶天刺

【基原】来源于五加科 Araliaceae 楤木属 Aralia 棘茎楤木 Aralia echinocaulis Hand.-Mazz. 的根入药。

【形态特征】小乔木。高达 7m；小枝密生细长直刺，刺长 7~14mm。叶为二回羽状复叶，长 35~50cm 或更长；叶柄长 25~40cm，疏生短刺；托叶和叶柄基部合生，栗色；羽片有 5~9 小叶，基部有小叶 1 对；小叶片膜质至薄纸质，长圆状卵形至披针形，长 4~11.5cm，宽 2.5~5cm，顶端长渐尖，基部圆形至阔楔形，歪斜，两面均无毛，背面灰白色，边缘疏生细锯齿，侧脉 6~9 对，上面较下面明显，网脉在上面略下陷，下面略隆起，不甚明显；小叶无柄或几无柄。圆锥花序大，长 30~50cm，顶生；主轴和分枝有糠屑状毛，后毛脱落；伞形花序直径约 1.5cm，有花 12~20 朵，稀 30 朵；总花梗长 1~5cm；苞片卵状披针形，长 10mm；花梗长 8~30mm；小苞片披针形，长约 4mm；花白色；萼无毛，边缘有 5 个卵状三角形小齿；花瓣 5 片，卵状三角形，长约 2mm；雄蕊 5 枚，花丝长约 4mm；子房 5 室；花柱 5 枚，离生。果实球形，直径 2~3mm，有 5 棱；宿存花柱长 1~1.5mm，基部合生。花期 6~8 月；果期 9~11 月。

【生境】生于林内或林缘。

【分布】广西、广东、湖南、湖北、福建、江西、安徽、浙江、四川、云南、贵州。

【采集加工】夏、秋季采收，根晒干。

【性味归经】味辛、微苦，性平。

【功能主治】祛风除湿，活血行气，解毒消肿。治风湿痹痛，跌打损伤，骨折，胃脘痛，疝气，崩漏，骨髓炎，痈疽，蛇伤。

【用法用量】9~15g，水煎服。外用鲜品捣烂敷患处。

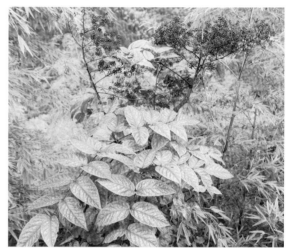

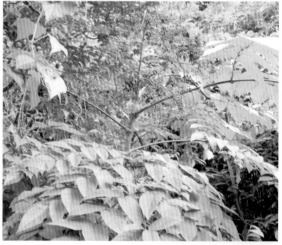

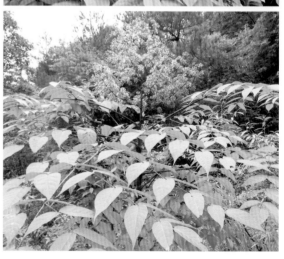

4.114.7 长刺楤木

ARALIAE SPINIFOLIAE RADIX

【别名】刺叶楤木

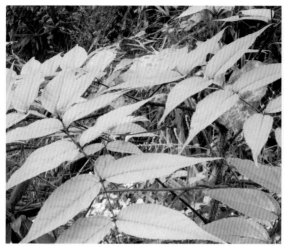
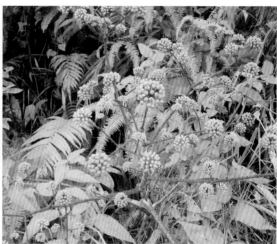

【基原】来源于五加科 Araliaceae 楤木属 Aralia 长刺楤木 Aralia spinifolia Merr. 的根入药。

【形态特征】灌木。高 2~3m；小枝灰白色，疏生多数或长或短的刺，并密生刺毛；刺扁，长 1~10mm，基部膨大；刺毛细针状，长 2~4mm。叶大，长 40~70cm，二回羽状复叶，叶柄、叶轴和羽片轴密生或疏生刺和刺毛；托叶和叶柄基部合生，顶端离生部分锥形，长约 5mm，有纤毛；羽片长 20~30cm，有 5~9 小叶，基部有小叶 1 对；小叶片薄纸质或近膜质，长圆状卵形或卵状椭圆形，长 7~11cm，宽 3~6cm，顶端渐尖或长渐尖，基部圆形，有时略歪斜，叶面脉上疏生小刺和刺毛，背面更密，边缘有锯齿、不整齐锯齿或重锯齿，齿有小尖头，侧脉 5~7 对，两面明显，网脉上面不明显，下面明显；两侧的小叶几无柄，顶生者有长 1~3cm 的柄。圆锥花序大，长达 35cm，花序轴和总花梗均密生刺和刺毛；伞形花序直径约 2.5cm，有花多数；花梗长 8~15mm，密生刺毛；苞片长圆形，长 3~6mm，无毛；萼无毛，长 1.5mm，边缘有 5 个三角形尖齿；花瓣 5 片，淡绿白色，卵状三角形，长约 1.5mm；子房 5 室；花柱 5 枚，离生。果实卵球形，黑褐色，有 5 棱，长 4~5mm；宿存花柱长约 2mm，合生至中部。花期 8~10 月；果期 10~12 月。

【生境】生于山谷、溪旁、林缘疏林或灌木丛中。

【分布】广东、广西、湖南、江西、福建等地。

【采集加工】夏、秋季采收，根晒干。

【性味归经】味苦，性平。

【功能主治】解毒消肿，止痛，驳骨。治头昏头痛，风湿跌打，吐血，血崩，蛇伤。

【用法用量】9~15g，水煎服。

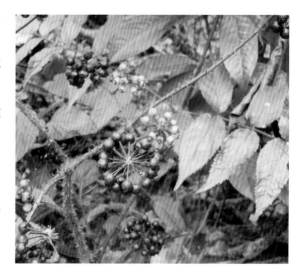

4.114.8 树参

DENDROPANAX ACIS DENTIGERIS RADIX

【别名】枫荷桂、半枫荷

【基原】来源于五加科 Araliaceae 树参属 *Dendropanax* 树参 *Dendropanax dentiger* (Harms) Merr. 的根和树皮入药。

【形态特征】乔木或灌木。高 2~8m。叶片厚纸质或革质，密生粗大半透明红棕色腺点，叶形变异很大，不分裂叶片通常为椭圆形，稀长圆状椭圆形、椭圆状披针形、披针形或线状披针形，长 7~10cm，宽 1.5~4.5cm，有时更大，顶端渐尖，基部钝形或楔形，分裂叶片倒三角形，掌状 2~3 深裂或浅裂，稀 5 裂，两面均无毛，边缘全缘，或近顶端处有不明显细齿一至数个，或有明显疏离的牙齿，基脉三出，侧脉 4~6 对，网脉两面显著且隆起，有时上面稍下陷，有时下面较不明显；叶柄长 0.5~5cm，无毛。伞形花序顶生，单生或 2~5 个聚生成复伞形花序，有花 20 朵以上，有时较少；总花梗粗壮，长 1~3.5cm；苞片卵形，早落；小苞片三角形，宿存；花梗长 5~7mm；萼长 2mm，边缘近全缘或有 5 小齿；花瓣 5 片，三角形或卵状三角形，长 2~2.5mm；雄蕊 5 枚，花丝长 2~3mm；子房 5 室；花柱 5 枚，长不及 1mm，基部合生，顶端离生。果实长圆状球形，稀近球形，长 5~6mm，有 5 棱，每棱又各有纵脊 3 条；宿存花柱长 1.5~2mm，在上部 1/2、1/3 或 2/3 处离生，反曲；果梗长 1~3cm。花期 8~10 月；果期 10~12 月。

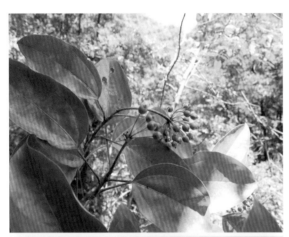

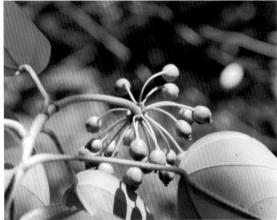

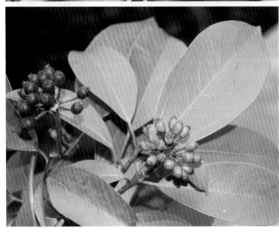

【生境】生于阴湿的山谷常绿阔叶林中或山坡灌木丛中。

【分布】我国长江以南各地。越南、老挝、柬埔寨也有分布。

【采集加工】夏、秋季采收，根、树皮晒干。

【性味归经】味甘、微辛，性温。

【功能主治】祛风湿，通经络，散瘀血，壮筋骨。治风湿骨痛、瘫痪、扭伤、痈疖、小儿麻痹后遗症、月经不调等。

【用法用量】15~30g，水煎服。

4.114.9 变叶树参

DENDROPANACIS PROTEI RADIX

【别名】三层楼、白半枫荷

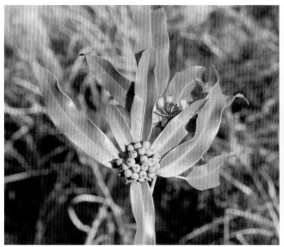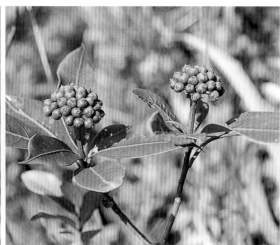

【基原】来源于五加科 Araliaceae 树参属 *Dendropanax* 变叶树参 *Dendropanax proteus*（Champ.）Benth. 的根入药。

【形态特征】直立灌木或小乔木。高 2~6m；叶片革质、纸质或薄纸质，无腺点，叶形变异很大，不分裂叶片椭圆形、卵状椭圆形、椭圆状披针形、长圆状披针形以至线状披针形或狭披针形，长 2.5~12cm，有时更大，宽 1~7cm，顶端渐尖或长渐尖，稀急尖，基部楔形或阔楔形，有时钝形，分裂叶片倒三角形，掌状 2~3 深裂，两面均无毛，边缘近顶端处有细齿 2~3 个，有时中部以上全部有细齿，全缘的较少，基脉三出，有时不明显，中脉隆起，侧脉 5~9 对，稀多至 15 对以上，上面微隆起，下面稍明显至明显，网脉不明显；叶柄长 0.5~5cm，无毛。伞形花序单生或 2~3 个聚生，有花十数朵至数十朵或更多；总花梗粗壮，长 0.5~2cm；花梗长 0.5~1.5cm；花一般长 3mm，充分发育的可达 5mm 以上；萼长约 2mm，边缘有 4~5 个小齿；花瓣 4~5，卵状三角形，长 1.5~2mm；雄蕊与花瓣同数，花丝甚短；子房 4~5 室；花柱合生成短柱状，长不及 1mm。果实球形，平滑，直径 5~6mm，宿存花柱长 1~1.5mm。花期 8~9 月；果期 9~10 月。

【生境】生于山坡灌丛中或山谷、溪边较阴湿的林下。

【分布】福建、江西、湖南、广东、广西及云南等地。

【采集加工】夏、秋季采收，根晒干。

【性味归经】味苦，性平。

【功能主治】祛风除湿，活血通络。治风湿痹痛，腰肌劳损，跌打瘀积肿痛，产后风瘫，疮毒。

【用法用量】15~30g，水煎服。

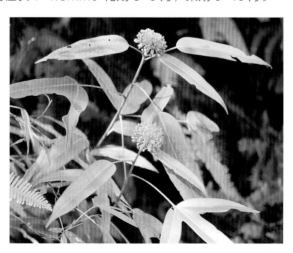

4.114.10　五加皮

ACANTHOPANACIS CORTEX
【别名】南五加皮、刺五加、刺五甲

　　【基原】来源于五加科 Araliaceae 五加属 *Eleutherococcus* 五加 *Eleutherococcus gracilistylus*（W. W. Smith）S. Y. Hu [*Acanthopanax gracilistylus* W. W. Smith] 的根皮入药。

　　【植物特征】落叶攀援状灌木。高通常 2~3m。小枝灰棕色，有倒生皮刺。叶互生，为掌状复叶；小叶 5 片，偶有 4 或 3 片，坚纸质，倒卵形、倒披针形或近椭圆形，长 2.5~6cm，宽

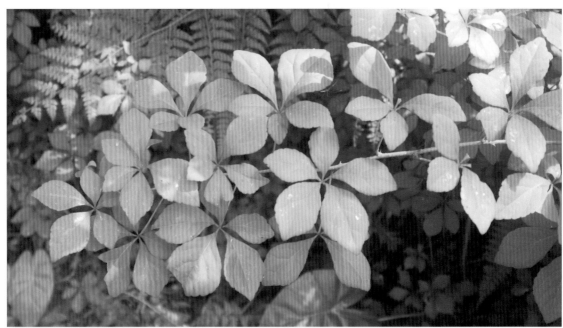

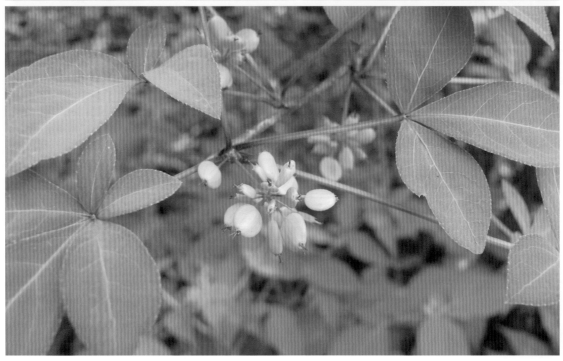

1~2.5cm，边缘有小锯齿，无毛或下面脉腋内有簇毛。伞形花序腋生，总花梗通常比叶柄短，单生或2~3个簇生；花被和雄蕊均5个；子房2室，花柱2枚，离生或仅基部合生。果近球形，直径5~7mm，成熟时紫色或黑色，有纵棱。花期4~8月；果期6~10月。

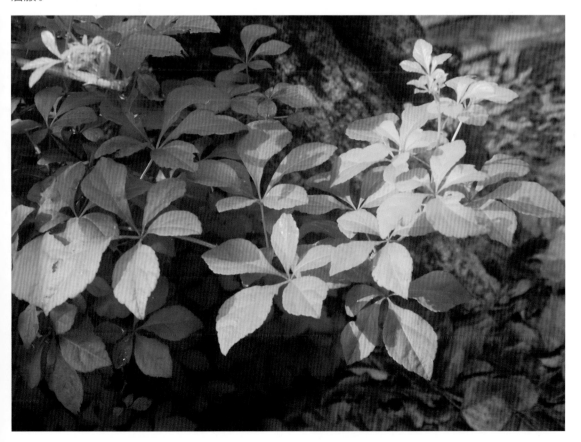

【生境】生于山坡阳处的疏林中。

【分布】浙江、福建、江西、湖南、湖北、广西、广东、贵州、云南、四川、陕西、山西等地。

【采集加工】夏、秋季采挖根部，洗净，剥取根皮，晒干。

【药材性状】本品呈不规则卷筒状，长5~15cm，直径0.4~1.4cm，厚约0.2cm，外表面灰褐色，有稍扭曲的纵皱纹及横生皮孔。内表面淡黄色或灰黄色，有细纵皱纹。体轻，质脆，易折断，断面不平整，灰白色。气微香，味微辣而苦。以肉厚、气香、断面色灰白者为佳。

【性味归经】味辛、苦，性温。归肝、肾经。

【功能主治】祛风除湿，补益肝肾，强筋壮骨。治风寒湿痹，四肢拘挛，腰腿酸痛，半身不遂，小儿行迟，体虚乏力，跌打损伤，水肿。

【用法用量】4.5~9g，水煎服。

【附方】治风湿关节痛：五加皮15g，苍术、秦艽、豨莶草各9g，老鹳草12g，水煎服或泡酒服。

4.114.11 刺三甲

ELEUTHEROCOCCI TRIFOLIATI RADIX

【别名】三加皮、三叶五加

【基原】来源于五加科 Araliaceae 五加属 Eleutherococcus 白簕 Eleutherococcus trifoliatus（L.）S. Y. Hu [Acanthopanax trifoliatus（L.）Merr.] 的根或根皮入药。

【形态特征】灌木，茎高 1~7m，分枝软弱披散，灰白色，疏生向下弯的皮刺。指状复叶，具 3 小叶，稀 4~5 小叶；叶柄具皮刺；小叶纸质，椭圆状卵形至椭圆状长卵形，稀倒卵形，长 4~10cm，宽 3~6.5cm，顶端短尖或渐尖，基部楔形，边缘具锯齿，无毛或上面脉上疏生刚毛；侧脉 5~6 对；小叶柄短。伞形花序数个，结成顶生圆锥花序或复伞形花序；花萼筒小，边缘具

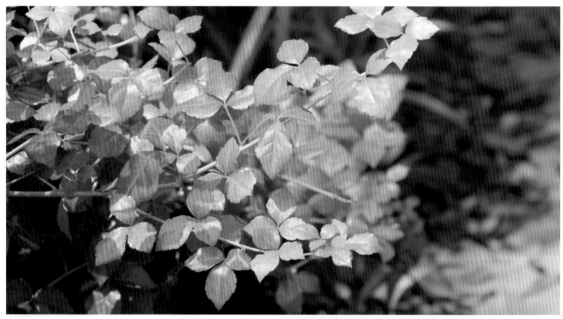

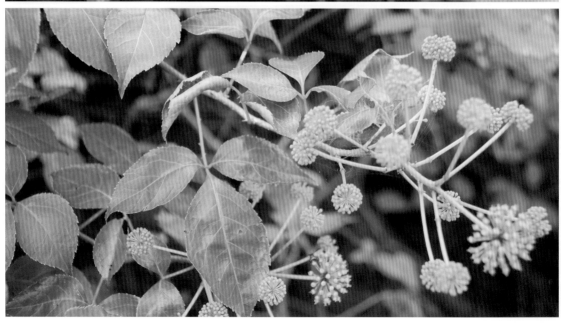

4~5 小齿；花瓣 5，长约 2mm，开花时反曲；雄蕊 5，花丝细长；子房下位，2 室，花柱 2 枚，中部以下合生。核果扁球形，直径约 5mm，成熟时黑色。花期 8~11 月；果期 9~12 月。

【生境】生于山坡林缘、溪河两岸的灌丛中或村边路旁等处。

【分布】我国华南、华中、华西等地。印度、越南和菲律宾也有分布。

【采集加工】全年可采，挖取根部，除去地上茎及细须根，洗净，趁鲜切成厚片或短段，或趁鲜剥取根皮，晒干。

【药材性状】本品为呈圆柱形短段或切成厚约 1cm 块片，表面浅灰色至灰褐色，稍粗糙。质坚实，可折断，断面或切开面皮部灰色，木部黄白色，有微呈放射状的纹理。剥取的根皮厚 0.2~0.3cm，大小长短不一，多折断为碎片，内表面灰褐色，有细纵纹。气微香，味微苦辣。以根粗、皮厚、气微香、不带地下茎者为佳。

【性味归经】味苦、涩，性微寒。归脾、肝经。

【功能主治】清热解毒，祛风除湿，散瘀止痛。治黄疸，肠炎，胃痛，风湿性关节炎，腰腿痛；外用治跌打损伤，疮疖肿毒，湿疹。

【用法用量】15~30g，水煎服。外用适量，鲜根捣烂敷或煎水洗患处。

【附方】① 治风湿骨痛：三加皮根、半枫荷、黑老虎、异形南五味藤、大血藤各 15g，炖猪骨服。

② 治湿疹：三加皮（全株）、水杨梅、小果倒地铃（全草）各适量。煎水外洗，后用干粉敷患处，每天 2 次。

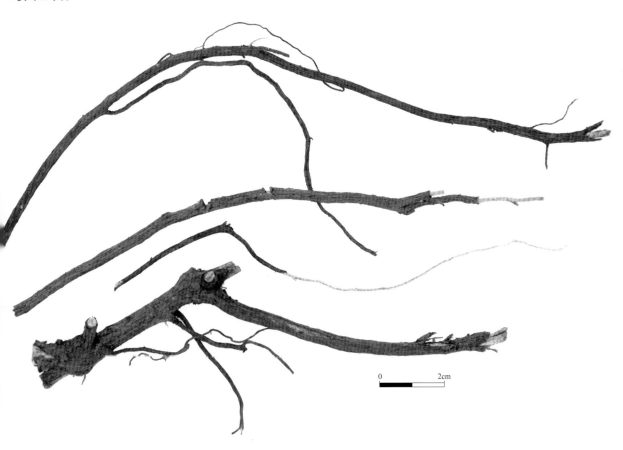

4.114.12 常春藤

HEDERAE SINENSIS CAULIS

【别名】中华常春藤、三角枫、追枫藤

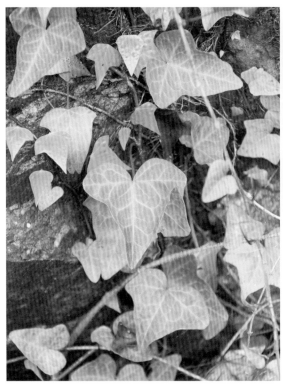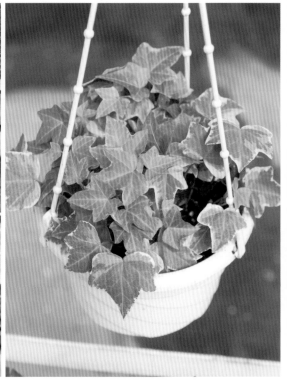

【基原】来源于五加科 Araliaceae 常春藤属 *Hedera* 常春藤 *Hedera nepalensis* K. Koch. [*Hedera nepalensis* K. Koch. var. *sinensis*（Tobl.）Rehd.] 的全株入药。

【形态特征】常绿攀援灌木。茎长 3~20m，有气生根。叶片革质，在不育枝上通常为三角状卵形或三角状长圆形，稀三角形或箭形，长 5~12cm，宽 3~10cm，顶端短渐尖，基部截形，稀心形，边缘全缘或 3 裂，花枝上的叶片通常为椭圆状卵形至椭圆状披针形，略歪斜而带菱形，稀卵形或披针形，极稀为阔卵形、圆卵形或箭形，长 5~16cm，宽 1.5~10.5cm，顶端渐尖或长渐尖，基部楔形或阔楔形，稀圆形，全缘或有 1~3 浅裂，叶面深绿色，有光泽，背面淡绿色或淡黄绿色，无毛或疏生鳞片，侧脉和网脉两面均明显；叶柄细长，长 2~9cm，有鳞片，无托叶。伞形花序单个顶生，或 2~7 个总状排列或伞房状排列成圆锥花序，直径 1.5~2.5cm，有花 5~40 朵；总花梗长 1~3.5cm，通常有鳞片；苞片小，三角形，长 1~2mm；花梗长 0.4~1.2cm；花淡黄白色或淡绿白色，芳香；萼密生棕色鳞片，长 2mm，边缘近全缘；花瓣 5 片，三角状卵形，长 3~3.5mm，外面有鳞片；雄蕊 5，花丝长 2~3mm，花药紫色；子房 5 室；花盘隆起，黄色；花柱全部合生成柱状。果实球形，红色或黄色，直径 7~13mm；宿存花柱，长 1~1.5mm。花期 9~11 月；果期次年 3~5 月。

【生境】攀援于林缘树上、路边墙壁和略荫蔽的岩石上。

【分布】黄河流域以南、西藏以东到沿海各地。越南也有分布。

【采集加工】夏、秋季采收，全株晒干。

【性味归经】味苦、辛，性温。

【功能主治】活血消肿，祛风除湿。治风湿性关节痛，腰痛，跌打损伤，急性结膜炎，肾炎水肿，闭经。外用治痈疖肿毒，荨麻疹，湿疹。

【用法用量】9~15g，水煎服。外用适量，捣烂取汁搽或煎水洗患处。

【附方】① 治急性结膜炎：常春藤 15~30g，水煎服。

② 治跌打损伤：常春藤 60g 泡于白酒 0.25kg 中，7~10 天后服用，每次 10~20ml，日服 3 次或研细粉，酒调敷患处。

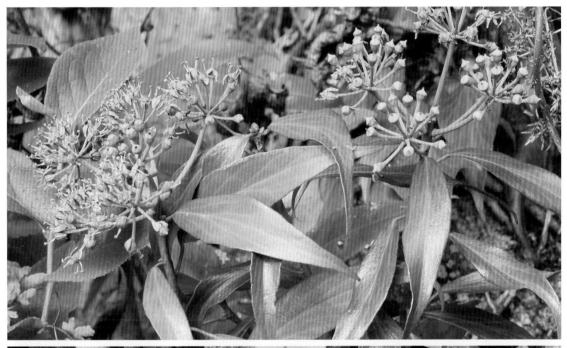

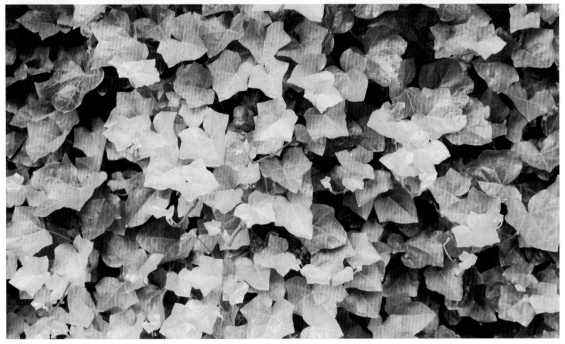

4.114.13　川桐皮

KALOPANACIS CORTEX

【别名】百鸟不落、辣枫树

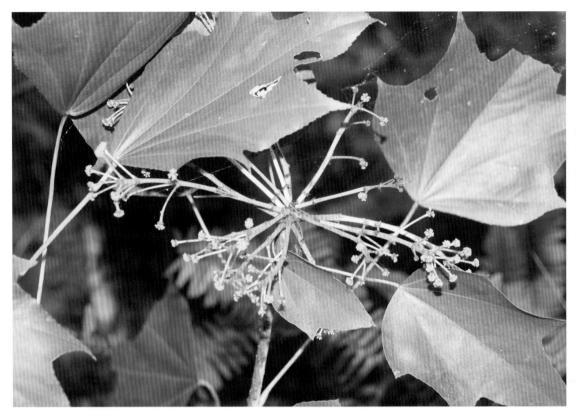

　　【基原】来源于五加科 Araliaceae 刺楸属 *Kalopanax* 刺楸 *Kalopanax septemlobus*（Thunb.）Koidz. 的树皮入药。

　　【形态特征】落叶乔木，高 15~20m；树皮暗灰棕色，纵裂，茎枝粗，淡黄棕色或灰棕色，有时被白粉，散生粗大硬刺。单叶互生，纸质，通常在短枝上簇生，叶片轮廓为圆形或近圆形，宽 7~25cm，掌状 5~7 裂，裂片三角状卵圆形至椭圆状卵形，长不及全叶片的 1/2，顶端渐尖，基部心形，边缘有细锯齿，无毛或背面基部脉腋有簇毛；掌状脉 5~7 条，两面均明显；叶柄细长，5~30cm。花两性，复伞形花序顶生，长 15~25cm，直径 20~30cm，伞形花序直径 1~2.5cm，花多数；总花梗细长，长 2~3.5cm，无毛，花梗细，长 5~12mm，无毛或有疏短毛；萼筒顶端有 5 小齿；花瓣 5 片，白色或淡黄绿色，三角状卵形，长约 1.5mm；雄蕊 5 枚，花盘隆起；子房下位，2 室，花柱 2，合生成柱状，柱头离生。果近球形，直径约 5mm，成熟时蓝黑色，宿存柱头 2 裂。花期 7~8 月；果期 9~11 月。

　　【生境】生于山地疏林中。

　　【分布】广东、广西、江西、湖南、湖北、江苏、浙江、安徽、山东、陕西、云南、贵州、四川。日本、朝鲜及俄罗斯也有分布。

　　【采集加工】全年均可采收（春夏季较易剥落），剥取树皮，洗净污垢，晒干。

【药材性状】本品干树皮呈片状或微卷曲的不规则块片，厚0.2~1cm。外表面呈褐色（皮薄者为灰棕色），粗糙，多呈不规则鳞片状裂纹，并有深褐色菱状皮孔；钉刺分布较密，呈扁圆锥形，纵向着生，高约1cm，顶端锐尖，基部直径0.5~2.5cm，较大钉刺上可见环纹。内表面黄褐色，有斜网状细条纹。质脆，易折断，断面略呈层片状。气微，味微苦。以皮薄、带钉刺、气香者为佳。

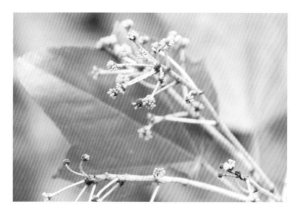

【性味归经】味辛、微苦，性平。

【功能主治】祛风，除湿，杀虫，活血，止痛。治风湿痹痛，腰膝酸痛，痈疽，疮癣，皮肤湿疹。

【用法用量】9~15g，水煎服。外用适量，煎水洗或捣烂外敷。

【附注】① 本品在四川、江苏、浙江的部分地区作海桐皮使用。

② 根及根皮治肠风痔血，跌打损伤，风湿骨痛。

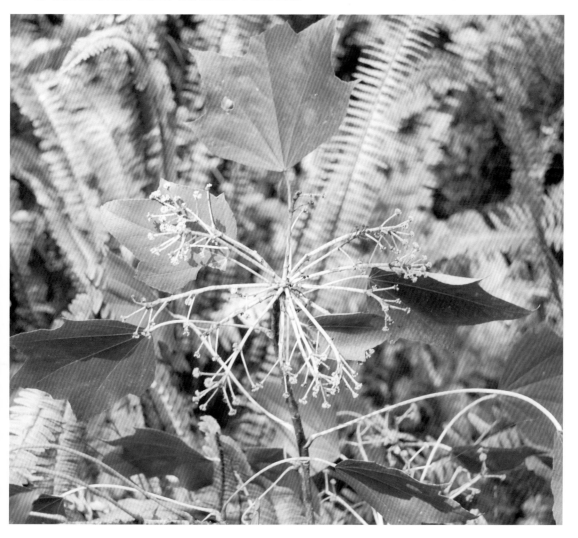

4.114.14　短梗大参

MACROPANACIS ROSTHORNII RADIX ET FOLIUM

【别名】七角枫、小五加、节梗大参、七叶枫、接骨丹

【基原】来源于五加科 Araliaceae 大参属 Macropanax 短梗大参 Macropanax rosthornii（Harms）C. Y. Wu ex Hoo 的根和叶入药。

【形态特征】常绿灌木或小乔木。高 2~9m，胸径 20cm；枝暗棕色，小枝淡黄棕色，无毛。叶有 3~5 小叶，稀 7 小叶；叶柄长 2~20cm；小叶片纸质，倒卵状披针形，长 6~18cm，宽

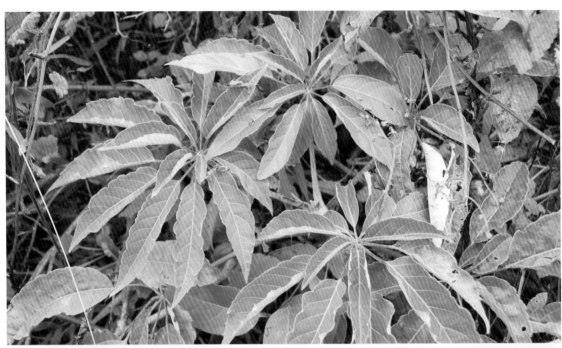

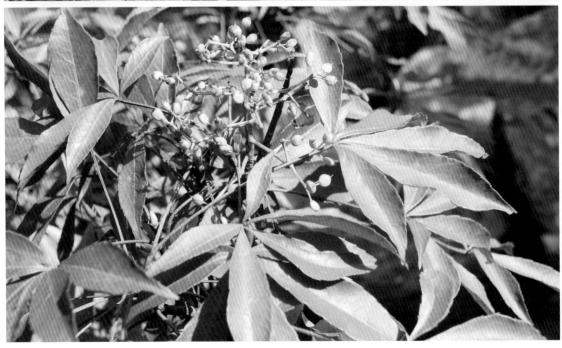

1.2~3.5cm，顶端短渐尖或长渐尖，尖头长 1~3cm，基部楔形，叶面深绿色，背面淡绿白色，两面均无毛，边缘疏生钝齿或锯齿，齿有小尖头，侧脉 8~10 对，两面明显，网脉不明显；小叶柄长 0.3~1cm，稀长至 1.5cm。圆锥花序顶生，长 15~20cm，主轴和分枝无毛；伞形花序直径约 1.5cm，有花 5~10 朵；总花梗长 0.8~1.5cm，无毛；花梗长 3~5mm，稀长 7~8mm，无毛；花白色；萼长约 1.5mm，无毛，边缘近全缘；花瓣 5 片，三角状卵形，长 1.5mm；雄蕊 5 枚，花丝长 2~2.5mm；子房 2 室；花盘隆起，半球形；花柱合生成柱状，顶端 2 浅裂。果实卵球形，长约 5mm；宿存花柱长 1.5~2mm。花期 7~9 月；果期 10~12 月。

【生境】生于山地、山谷疏林或山坡、林缘灌丛中。

【分布】广东、广西、江西、福建、湖南、湖北、云南、四川、贵州、甘肃。

【采集加工】夏、秋季采收，根、叶晒干。

【性味归经】味甘，性平。

【功能主治】驱风除湿，活血。治风湿性关节炎，骨折。

【用法用量】10~15g，水煎服。外用鲜品捣烂敷患处。

【附方】① 治风湿痛：短梗大参叶、三角风、蛇倒退、紫金牛、红牛膝、五加皮各等量，煎水洗患处。又用短梗大参根、三角风、红牛膝、五加皮各 9g 煎水或泡酒服。

② 治骨折：先整骨，再用短梗大参根适量，捣烂敷患处；另用根 9~15g，蒸酒服，每次 15g，一日 2 次。

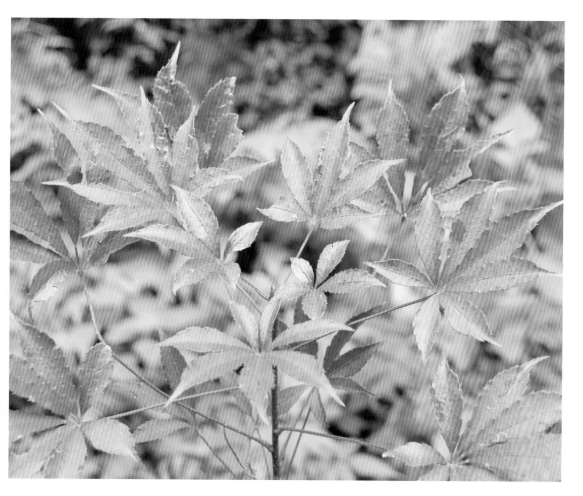

4.114.15　人参

GINSENG RADIX ET RHIZOMA

【别名】棒槌、人薓

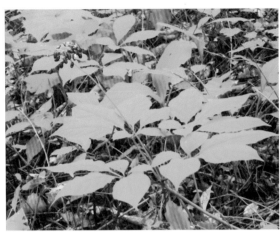
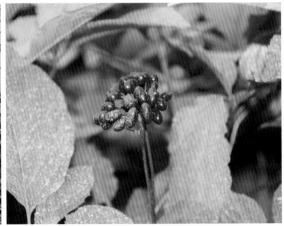

【基原】来源于五加科 Araliaceae 人参属 *Panax* 人参 *Panax ginseng* C. A. Mey. 的根入药。

【形态特征】多年生草本，高 30~65cm；主根近圆柱形或纺锤状，不分枝或下部分枝，肉质，表面淡黄色；根状茎很短，但明显；茎不分枝，基部有肉质宿存鳞片。掌状复叶 3~6 轮生茎顶；小叶 3~5 片，通常 5 片，中央一片最大，椭圆形至长椭圆形，长 7.5~12cm，宽 3~5cm，顶端长渐尖，基部楔尖，略下延，边缘有密锯齿，上面脉上散生刚毛，下面无毛，最外侧的一对小叶常明显较小；小叶柄长达 2.5cm。伞形花序单个顶生，总花梗甚长；花小，淡黄绿色；萼 5 裂；花瓣和雄蕊各 5 枚。核果状浆果扁球形，成熟时鲜红色。花期 5~6 月；果期 6~9 月。

【生境】常生于针、阔叶混交林下；通常栽培，野生的很少。

【分布】我国东北，尤以长白山区最盛。朝鲜也有分布。

【采集加工】人参有栽培的亦有野生的，均以秋季为最佳采挖季节。人参的加工方法多样，所得产品的性状和规格也各不相同。本书限于篇幅，仅择其要者收录。栽培的人参称园参，洗净后直接晒干的即生晒参，蒸制后用炭火焙干的称红参。野生的人参称山参。洗净后直接晒干称生晒山参。

【药材性状】A. 生晒参：呈狭纺锤状或近圆柱状，长通常 4~10cm 或更长，直径 0.5~1.5cm，灰黄色或黄白色，上部或全身有间断的、或深或浅的棕黑色环纹和明显的纵皱纹；芦头长 1~4cm，直径 0.3~1.5cm，多弯曲，顶部有凹陷的茎基残痕，习称芦碗。如下部有 2~3 条侧根和许多细长须根，则称全须生晒参。质较硬脆，断面平坦，白色或灰白色，有明显的棕黄色环纹，木质部在荧光灯下现发亮的蓝紫色。气特异，味微苦。

B. 红参：呈圆柱形，长 6~10cm，如带有侧根，则长可达 17cm 或更长。主根角质样半透明，红棕色或棕黄色，偶有暗褐色斑块，纵向沟纹明显，上部有环纹，下部有 2~3 条扭曲交叉的侧根。质硬而脆，断面平坦，角质，红棕色，在荧光

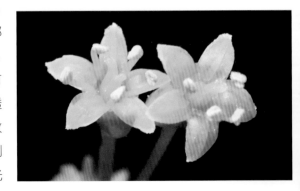

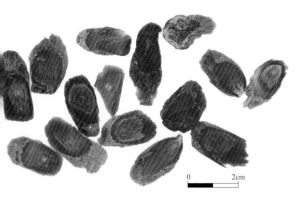

灯下显蓝紫色荧光。气香，味甘微苦。

C. 生晒山参：主根与根茎等长或较短，呈人字形、菱形或圆柱形，长 2~10cm，中部直径 1.5~2cm，表面灰黄色，有纵皱纹，上端有深陷的横纹；侧根多为 2 条，八字形分开，须根细长，清晰不乱，有明显的疣状突起。根茎细长，上部有密集的茎痕，不定根较粗，形似枣核。均以条粗、质硬、完整者为佳。

【性味归经】味甘、微苦，性温。归脾、肺、心、肾经。

【功能主治】大补元气，复脉固脱，安神益智，生津养血。治虚脱、心衰、肺虚、喘促、自汗、肢冷脉微、心悸怔忡、久病体虚、神经衰弱、阳痿宫冷、心源性休克等。

【用法用量】3~9g，水煎兑服。也可研粉吞服，一次 2g，一日 2 次。

【附方】① 治大失血或一切急慢性疾病引起的虚脱、面色苍白、大汗肢冷、呼吸微弱：（独参汤）人参 15~30g，水煎分次服用，现常研粉，每服 3g，温开水送服；或（参附汤）加制附子 6~12g，水煎 1 小时以上分次服服。

② 气阴两伤、口渴多汗、气短喘促：生脉散（人参 3g，麦冬 9g，五味子 3g），水煎服。

【附注】不能与藜芦同用。

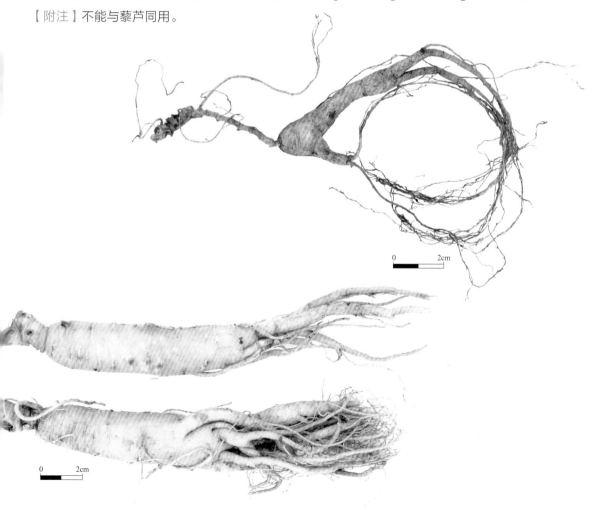

4.114.16　三七

NOTOGINSENG RADIX ET RHIZOMA

【别名】田七、山漆、滇七、云南三七

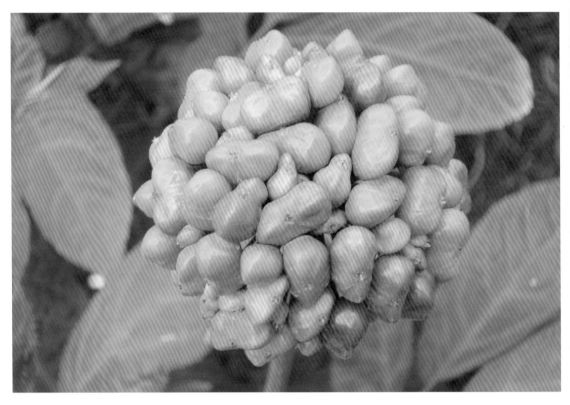

【基原】来源于五加科 Araliaceae 人参属 *Panax* 三七 *Panax pseudo-ginseng* Wall. var. *notoginseng*（Burkill）Hoo & Tseng [*Panax notoginseng*（Burk.）F. H. Chen ex C. Y. Wu et K. M. Feng] 的根和根茎入药。

【植物特征】多年生草本。根状茎短，有数个纺锤形肉质根；纺锤根长 2~4cm，直径约 1cm，干时有纵皱纹；茎单生，高 20~40cm。掌状复叶 4 枚轮生于茎顶；小叶 4~5 枚，很少 6~7 枚，薄膜质，椭圆形至倒卵状长圆形，中央一枚长 8~14cm，宽 3~5.5cm，侧生小叶略小，顶端渐尖，基部渐狭，边

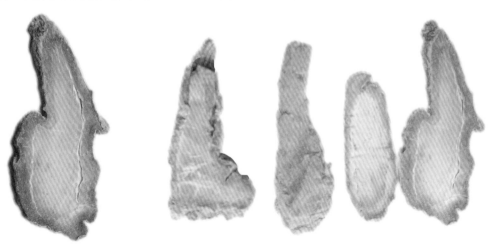

缘具重锯齿，齿端刺尖状，网脉明显，两面脉上有刚毛；小叶柄长 2~10mm；叶柄长 4~5cm；托叶卵形或披针形。伞形花序有花 80~100 朵，单生茎顶端，直径 3~5cm，总花梗长 10~13cm；花黄绿色；萼杯状，上端具 5 枚小萼片；花瓣 5；雄蕊 5，子房 2 室，花柱 2，离生。果核果状，近球形，直径 5~8mm。花期 6~8 月；果期 8~10 月。

【生境】栽培。种植于海拔 400~1800m 的林下或山坡上人工荫棚下。

【分布】广西和云南栽培历史长，产量大；广东、福建、江西以及浙江等地也有试种。

【采集加工】栽培 3~7 年后，开花前采收块根，摘下芦头、侧根、须根，分开大小，晒至六成干时，用谷壳掺和，边晒边搓揉，使其体质结实，再晒至足干。

【药材性状】本品圆锥形或近圆柱形，不分枝或有少数分枝，长 1~7cm，直径 1~4cm。外面灰褐色至灰黄色。根头部无明显的茎基残迹，下部可见须根剪断的痕迹，周围有瘤状突起和横生的皮孔，并有不连续的纵皱纹。质坚硬，难折断，切断面灰绿色至灰白色，近角质并有蜡样光泽，可见放射状纹理，根皮易脱离。气微，味先苦后微甘。以个大、结实而重、断面角质而有明显放射状纹理者为佳。

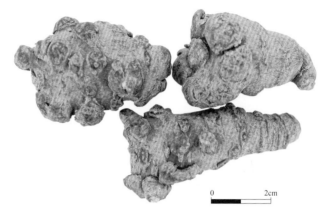

【性味归经】味甘、微苦，性温。归肝、胃经。

【功能主治】活血祛瘀，止血，消肿止痛。治衄血，吐血，咯血，便血，功能性子宫出血，产后血瘀腹痛，跌打损伤。

【用法用量】3~9g，研末用白开水送服，一次 1~3g。不宜入煎剂。

【附方】① 治吐血，衄血，大、小便出血：三七 3g，花蕊石、血余炭各 1.5g，研末，分 4 次吞服，每日 2 次。

② 治跌打损伤：三七 3~6g，磨甜酒内服，或研末内服。

③ 治急性坏死性节段性小肠炎：三七研末，每服 1g，每日 3 次。一般服 2 日后腹痛减轻，4~5 日后肠蠕动恢复，7 日左右肠梗阻解除，10 日基本痊愈。继续服至 15 日以巩固疗效。

④ 治消化性溃疡（瘀痛型）：三七 1.5~3g，研粉吞服，当归、桃仁、延胡索、赤芍、失笑散各 9g，乳香、没药各 3g，水煎服。（此型可能为穿透性溃疡）

【附注】三七花有清热，平肝，降压之效。治急性咽喉炎，头昏，目眩，耳鸣。用适量开水冲泡当茶饮。

4.114.17 七叶莲

SCHEFFLERAE ARBORICOLAE CAULIS ET FOLIUM

【别名】七加皮、鸭脚藤

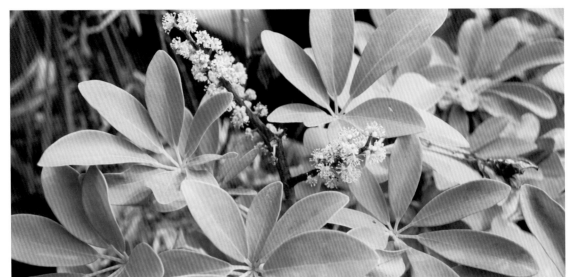

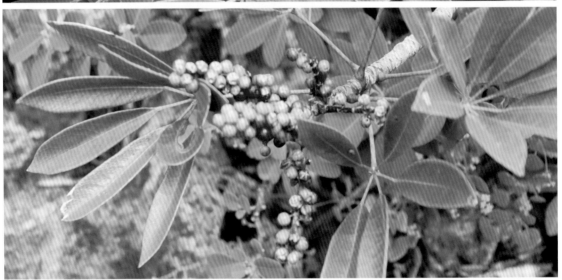

　　【基原】来源于五加科 Araliaceae 鹅掌柴属 *Schefflera* 鹅掌藤 *Schefflera arboricola Hayata* 的茎和叶入药。

　　【植物特征】藤状灌木。高 2~3m。小枝具不规则的纵纹，无毛。掌状复叶，具小叶 7~9 片，稀达 10 片；叶柄细长，无毛；托叶与叶柄基部合生成鞘状；小叶革质，倒卵状长圆形或长圆形，长 6~10cm，宽 1.5~3cm，顶端钝或短渐尖，基部渐狭，边全缘，两面无毛；侧脉 4~6 对，两面均微隆起；小叶柄长 1~3cm。花白色，3~10 朵排成伞形花序，此花序 10 至数十个再呈总状排列，并组成顶生的圆锥花序状，被星状茸毛；总花梗及花梗短，疏生星状茸毛；萼筒小；花瓣 5~6 片；雄蕊 5~6 枚；子房下位，5~6 室，无花柱，柱头 5~6 枚。果卵形，直径约 4mm。花期约 7 月；果期 8~9 月。

【生境】生于山谷密林下或溪边。

【分布】广西、广东、海南、台湾等地。

【采集加工】全年可采。割取藤茎，晒干，扎成小把，或趁鲜时切段，晒干。

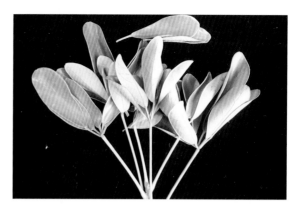

【药材性状】本品茎圆柱形，直径 0.5~3cm，浅棕色，有直线纹；质轻，硬而易折断，断面木质部宽广，中心有髓或中空。掌状复叶，叶柄长，基部扩大，小叶通常 7 片，故称"七叶莲"，小叶片革质，上面绿色，有光泽，下面淡绿色，侧脉和网脉明显。气微，味微苦涩。以叶多、色绿者为佳。

【性味归经】味微苦、辛，性温。

【功能主治】舒筋活络，祛风除湿，消肿止痛。治风湿骨痛，跌打损伤，外伤瘀肿，胃痛及各种痛证，感冒发热，咽喉痛。

【用法用量】15~30g，水煎服。外用适量，鲜叶捣烂敷患处。

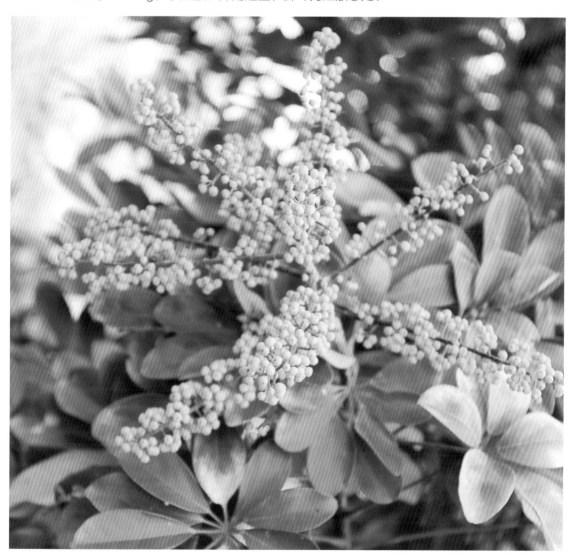

4.114.18 穗序鹅掌柴

SCHEFFLERAE DELAVAYII RADIX ET CAULIS

【别名】绒毛鸭脚木、大加皮、野巴戟、假通脱木

【基原】来源于五加科 Araliaceae 鹅掌柴属 Schefflera 穗序鹅掌柴 Schefflera delavayi（Franch.）Harms. ex Diels 的根和茎入药。

【形态特征】乔木或灌木。高 3~8m；小枝粗壮，幼时密生黄棕色星状茸毛，不久毛即脱净；髓白色，薄片状。叶有 4~7 小叶；叶柄长 4~16cm，最长可至 70cm，幼时密生星状茸毛，成长

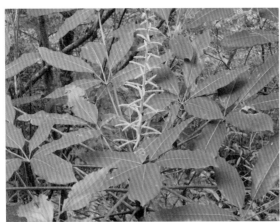
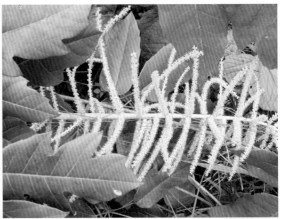
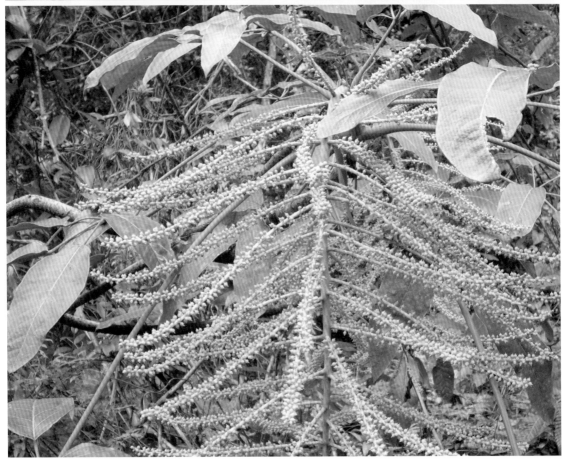

后除基部外无毛；小叶片纸质至薄革质，稀革质，形状变化很大，椭圆状长圆形、卵状长圆形、卵状披针形或长圆状披针形，稀线状长圆形，长 6~20cm，最长达 35cm，宽 2~8cm，顶端急尖至短渐尖，基部钝形至圆形，有时截形，叶面无毛，背面密生灰白色或黄棕色星状茸毛，老时变稀，边缘全缘或疏生不规则的牙齿，有时有不规则缺刻或羽状分裂，中脉下面隆起，侧脉 8~12 对，有时多至 15 对以上，上面平坦或微隆起，下面稍隆起，网脉上面稍下陷，稀平坦，下面为茸毛掩盖而不明显；小叶柄粗壮，不等长，中央的较长，两侧的较短，被毛和叶柄一样。花无梗，密集成穗状花序，再组成长 40cm 以上的大圆锥花序；主轴和分枝幼时均密生星状茸毛，后毛渐脱稀；苞片及小苞片三角形，均密生星状茸毛；花白色；萼长 1.5~2mm，疏生星状短柔毛，有 5 齿；花瓣 5 片，三角状卵形，无毛；花丝长约 3mm；子房 4~5 室；花柱合生成柱状，长不及 1mm，柱头不明显；花盘隆起。果实球形，紫黑色，直径约 4mm，几无毛；宿存花柱长 1.5~2mm，柱头头状。花期 10~11 月；果期次年 1 月。

【生境】生于山谷密林或山坡疏林中。

【分布】我国长江以南各地。

【采集加工】夏、秋季采收，根、茎切片晒干。

【性味归经】味苦、涩，性平。

【功能主治】祛风活血，补肝肾，强筋骨。治骨折，扭挫伤，风湿关节痛，腰肌劳损，肾虚腰痛，跌打损伤恢复期。

【用法用量】15~30g，水煎服。

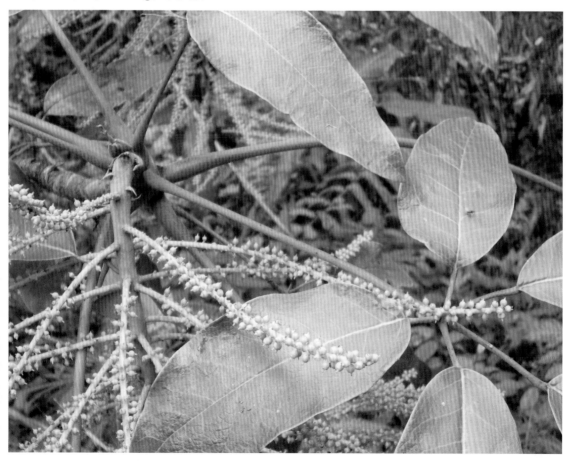

4.114.19　鸭脚木皮

SCHEFFLERAE OCTOPHYLLAE CORTEX

【别名】鹅掌柴、鸭母树、伞托树

　　【基原】来源于五加科 Araliaceae 鹅掌柴属 *Schefflera* 鸭脚木 *Schefflera heptaphylla*（L.）Frodin [*Schefflera octophylla*（Lour.）Harms] 的茎皮与根皮入药。

　　【植物特征】乔木。高 2~15m，直径达 40cm 以上。小枝粗壮，幼时密生星状短柔毛，后渐脱落。掌状复叶有小叶 6~9 枚；小叶厚纸质至近革质，椭圆形、长圆状椭圆形或倒卵状长椭圆形，长 9~17cm，宽 3~5cm，幼时密生星状短柔毛，后渐脱落，有时下面脉腋间毛宿存，顶端具短尖

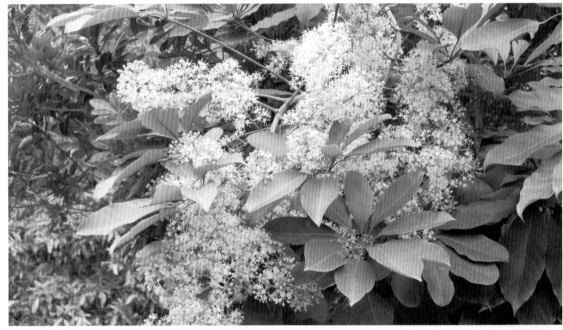

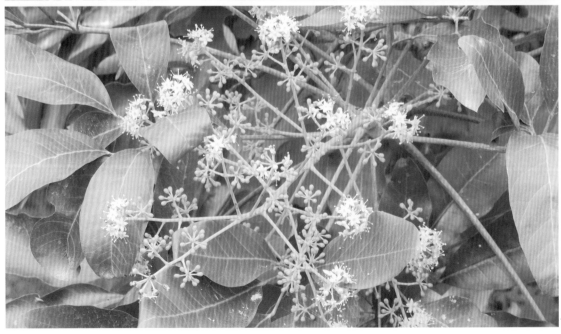

头，稀圆形，基部楔形或圆形，边全缘，但幼树叶边缘具疏锯齿或为浅裂；侧脉 7~10 对，下面隆起；小叶柄长 1.5~5cm；叶柄长 13~35cm，幼时被星状短柔毛，后脱落，边缘具 5~6 小萼齿。伞形花序有花 10~18 朵，数个排成圆锥花序；花白色，芳香，萼筒小；花瓣 5~6 片；雄蕊 5~6 枚；子房 5~7（10）室，花柱合生。核果球形，直径约 5mm，具棱。花期 11~12 月；果期 12 月。

【生境】生于山坡、山谷、林缘、林内或灌木丛中。

【分布】我国东南部至西南部各地。日本、越南和印度也有分布。

【采集加工】全年可采。剥取树皮、根皮，晒干。

【药材性状】本品呈卷筒状或不规则板块状。卷筒状的长 30~40cm，板块状的长短不等，厚 1~2mm。外表面灰色或灰褐色，略粗糙，密具细小的疣状凸起和皮孔，常有纵皱纹和不规则的横纹。内表面暗褐色，有细纵纹。质脆，易折断，断面不整齐，可见纤维。气无，味苦涩。以皮薄、灰褐色、卷筒状者为佳。

【性味归经】味苦，性凉。

【功能主治】清热解毒，消肿散瘀，除湿。治血热斑疹，感冒发热，咽喉肿痛，跌打肿痛，疮毒，皮炎，湿疹。

【用法用量】5~10g，水煎服。

【附方】① 治流行性感冒：a. 鸭脚木根或茎、三桠苦根或茎各 500g，加水煎，再浓缩至 1000ml，每次服 60ml，每日 1~2 次。b. 感冒发热，鸭脚木根 15g，野菊花全草 30g，水煎服。

② 治咽喉肿痛：鸭脚木根皮 10g，水煎服。

③ 治风湿骨痛：鸭脚木根 180g，加酒 0.5kg 浸泡，每日服 2 次，每次 15g。

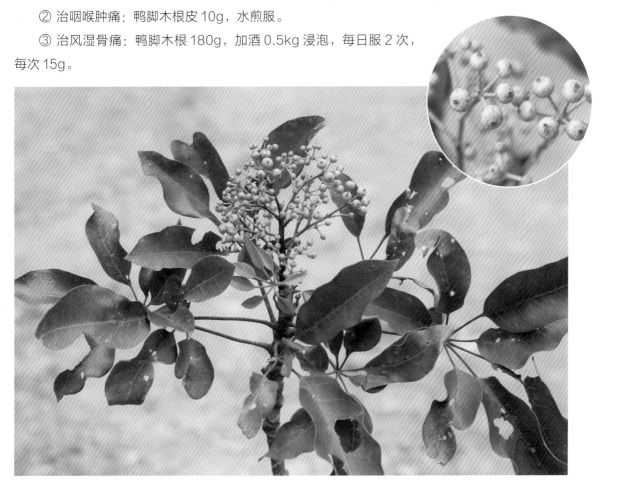

4.114.20 汉桃叶

SCHEFFLERAE KWANGSIENSIS CAULIS

【别名】广西鸭脚木

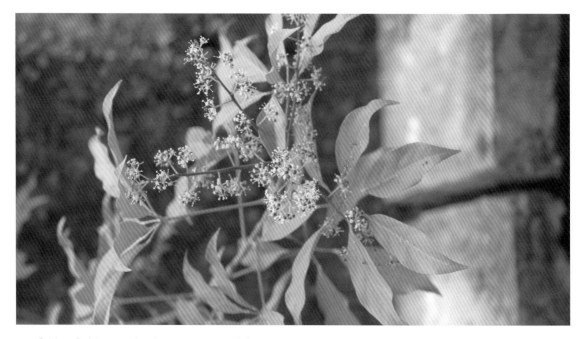

【基原】来源于五加科 Araliaceae 鹅掌柴属 Schefflera 广西鹅掌柴 Schefflera kwangsiensis Merr. ex Li 的茎、枝入药。

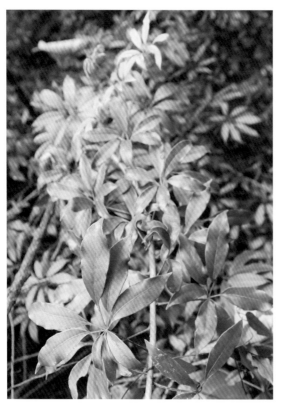

【形态特征】灌木,高 2m,有时攀援状;节间短,长 1~1.5cm。叶有小叶 5~7 片;叶柄长 4~8cm,幼时密生短柔毛,很快变无毛;小叶革质,长圆状披针形,稀椭圆状长圆形,长 6~9cm,宽 1.5~3cm,顶端渐尖,基部楔形,两面均无毛,边缘全缘,反卷,中脉仅下面隆起,侧脉 5~6 对,和稠密的网脉在两面甚明显而隆起;小叶柄纤细,长 0.5~2.5cm,中央的较长,两侧的较短。圆锥花序顶生,长约 12cm;分枝很少,多少呈伞房状,幼时被茸毛,老时变稀至无毛;伞形花序直径约 1cm,总状排列在长约 7cm 的分枝上;总花梗长 1~1.5cm,花梗长约 5mm,均疏生星状茸毛;萼长 1mm,被毛或无毛,边缘近全缘;花瓣 5 片,长约 2mm,无毛;雄蕊 5 枚,花丝长约 3.5mm;子房 5 室;无花柱,柱头 5 枚;花盘稍隆起。果实卵形,有 5 棱,黄红色,无毛,连隆起的花盘长

6~7mm，直径 5mm；花盘五角形，长为果实的 1/3。花期 4 月；果期 5 月。

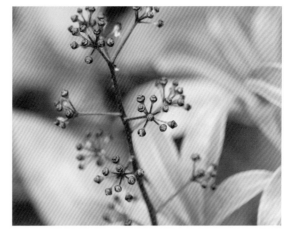

【生境】生于林中。

【分布】广东、广西。

【采集加工】全年均可采收枝和茎切段晒干。

【药材性状】本品茎、枝为圆柱形短段，长 1~3cm，直径 0.4~3cm，表面灰白色至淡黄褐色，有纵皱纹和点状皮孔，有时可见新月状叶痕。体轻，质较硬，断面黄白色，木部略显放射状纹理，髓白色或成中空。叶多切碎，叶片革质，上面深绿色，有光泽，下表面色较淡，网脉两面明显凸起。气微，味微苦涩。以枝嫩者为佳。

【性味归经】味甘、微苦、涩，性温。

【功能主治】温经止痛，活血消肿。治三叉神经痛，神经性头痛，坐骨神经痛，风湿性关节痛，经前痛，水肿，骨折。

【用法用量】3~9g，水煎服。

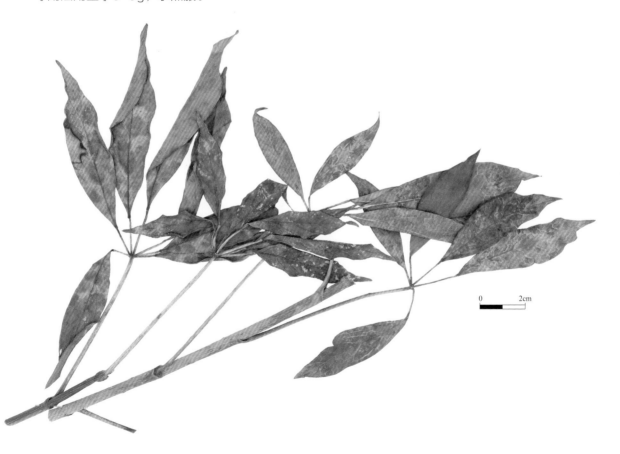

4.114.21 通草

TETRAPANACIS MEDULLA

【别名】通花根、大通草、白通草、泡通

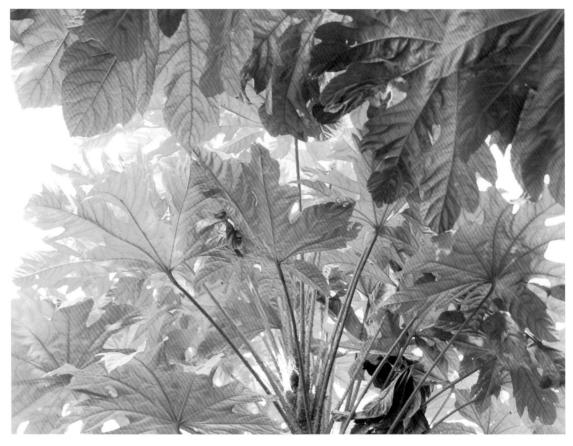

【基原】来源于五加科 Araliaceae 通脱木属 Tetrapanax 通脱木 Tetrapanax papyrifer（Hook.）k. Koch 的茎髓入药。

【植物特征】小乔木或灌木。高 1~3.5m。树皮深棕色，略有皱裂。嫩枝淡棕色，有明显皮孔及叶痕，密被黄色茸毛。叶大型，集生枝顶，厚膜质或薄革质，轮廓近圆形，长 50~80cm，宽 50~70cm，掌状 5~11 深裂，裂片长圆形或卵状长圆形，边全缘或具疏锯齿，或有 2~3 枚小裂片，叶面无毛，背面密生白色茸毛；叶柄粗壮，长 30~50cm；托叶与叶柄基部合生。花白色，多朵排成伞形花序，此花序在茎上复组成略大型的圆锥花序，伞形花序直径 1~1.5cm，总花梗长 1~1.5cm，花梗长 3~5mm，均密生白色茸毛；萼筒杯状，萼齿不明显；花瓣 4 片，稀 5 片；雄蕊与花瓣同数；子房下位，2 室，花柱离生。果球形，直径约 4mm，黑色。花期 10~12 月；果期至翌年 1~2 月。

【生境】生于山坡向阳肥沃的土壤上。

【分布】陕西、河南、浙江、江苏、安徽、湖北、湖南、广东、江西、福建、台湾、广西、云南、四川、贵州。

【采集加工】秋季割取茎，截成段，趁鲜取出髓部，理直，晒干。

【药材性状】本品为圆柱形，长 20~40cm，直径 1~2.5cm。表面白色或淡黄白色，有浅纵沟纹。体轻，质松软，稍有弹性，易折断，断面平坦，显银白色光泽，中部常空心或有半透明的隔膜，在纵剖面上隔膜呈梯状排列。气微，味淡。以条粗、色白者为佳。

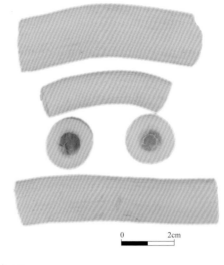

【性味归经】味甘、淡，性微寒。归肺、胃经。

【功能主治】清热利尿，通气下乳。治水肿，小便不利，热淋涩痛，尿急，乳汁较少或不下。

【用法用量】3~5g，水煎服。

【注意】孕妇忌用。

【附方】① 治产后乳汁不通：a. 通草 5g，与猪蹄炖汤服。b. 通草 5g，王不留行 4.5g，水煎服。体弱者加炙黄芪 12g。

② 治热淋、小便不利、小腹虚满：通草 5g，水煎，加入葱同服。

③ 治急性肾炎：通草 5g，茯苓皮 12g，大腹皮 9g，水煎服。

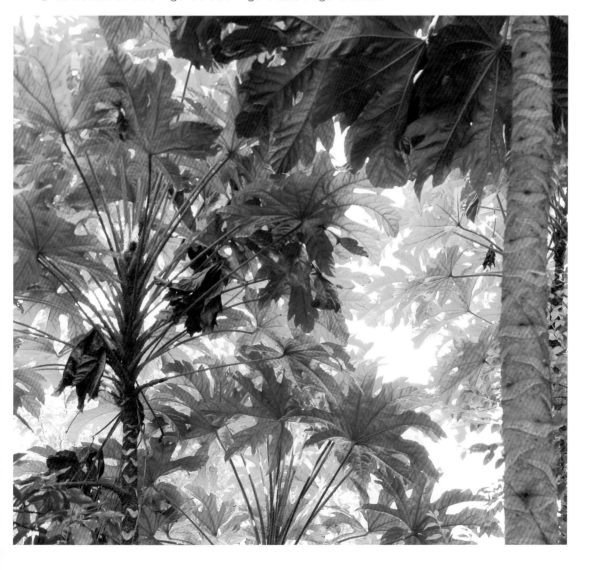

4.115 伞形科

4.115.1 白芷

ANGELICAE DAHURICAE RADIX

【别名】浙白芷

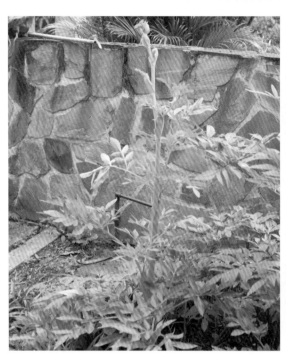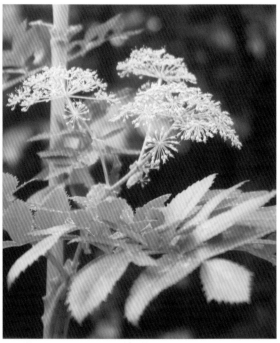

【基原】来源于伞形科 Umbelliferae 当归属 Angelica 白芷 Angelica dahurica（Fisch.ex Hoffm.）Benth. et Hook. f. 或杭白芷 Angelica dahurica（Fisch.ex Hoffm.）Benth. et Hook. f. var. formosana（Boiss.）Shan et Yuan 的根入药。

【植物特征】A. 白芷：多年生草本。高 1~2.5m。根圆柱形，表面黄褐色。茎基部直径 5~9cm，常带紫色。茎下部叶卵形至三角形，长 50~80cm，二至三回三出式羽状全裂；茎中部叶二至三回羽状分裂，叶柄无毛；茎上部叶有显著膨大的囊状鞘。复伞形花序，花序梗长 5~20cm，总苞片通常缺，或有 1~2，长卵形，膨大成鞘状；伞辐 18~38；小苞片 14~16，条形。花小，无萼齿，花瓣 5，白色。双悬果椭圆形，长 5~7mm，宽 4~5mm。花期 6~7 月；果期 8~9 月。

【生境】栽培植物。

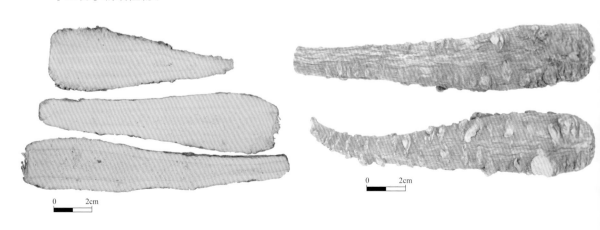

【分布】我国南北各地均有栽培。朝鲜、日本、俄罗斯也有分布。

【植物特征】B. 杭白芷：多年生草本。高1~2m。根圆锥形，具4棱。茎直径4~7cm，茎和叶鞘均为黄绿色。叶互生；茎下部叶大，叶柄长，基部鞘状抱茎，2~3回羽状分裂，最终裂片阔卵形，顶端尖，边缘密生尖锐重锯齿，基部下延成柄，无毛或脉上有毛；茎中部叶小；上部叶仅存卵形囊状的叶鞘。小总苞片长约5mm；复伞形花序密生短柔毛；花萼缺如；花瓣5片，黄绿色；雄蕊5枚，花丝比花瓣长1.5~2倍；花柱基部绿黄色或黄色；双悬果被疏毛。花期5~6月；果期7~9月。

【生境】栽培植物。

【分布】四川、浙江、湖南、湖北、江西、江苏、安徽等地。

【采集加工】夏、秋季间叶黄时采收。挖取根，除去须根及泥沙，晒干或烘干。

【药材性状】A. 白芷：呈长圆锥状，长10~25cm，直径1.5~2.5cm。表面灰棕色或黄棕色，根头部钝四棱形或近圆形，具纵皱纹、支根痕及皮孔样的横向突起，有的排列成四纵行。顶端有凹陷的茎痕。质坚实，断面白色或灰白色，粉性，形成层环棕色，近方形或近圆形，皮部厚，散有多数褐色油点。气芳香，味辛、微苦。以条粗壮、体重、粉性足、香气浓郁者为佳。

B. 杭白芷：呈圆锥形，长10~20cm，直径2~2.5cm。上部近方形或类方形，表面灰棕色，有多数皮孔样的横向突起，长0.5~1cm，略排成四纵行，顶端有凹陷的茎痕。质坚实较重，断面白色，粉性，皮部密布棕色油点，形成层环棕色，近方形。气芳香，味辛、微苦。

【性味归经】味辛，性温。归胃、大肠、肺经。

【功能主治】祛风止痛，燥湿止带，解表散寒，宣通鼻窍，消肿排脓。治头痛（偏头痛、感冒头痛、鼻渊引起的头痛）、牙痛、咳嗽痰多、肠风痔漏、痈疽疮疡、皮肤燥痒、赤白带下、毒蛇咬伤等。

【用法用量】3~9g，水煎服。

【附方】①治眉棱骨痛：白芷、黄芩（酒制）各等量，研末。取6g，用茶调服。

②治鼻渊：白芷、辛夷、防风各2.5g，苍耳子4g，川芎1.5g，北细辛2g，甘草1g，水煎服。连服四剂。服药期间忌食牛肉。

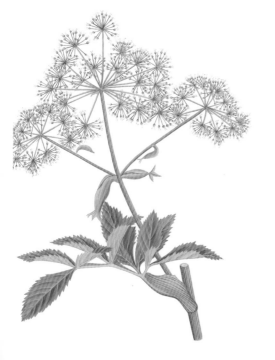
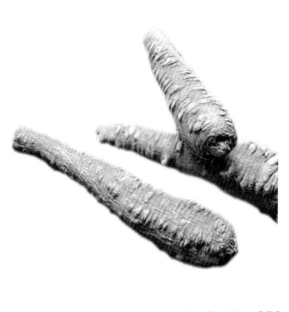

4.115.2 当归

ANGELICAE SINENSIS RADIX

【别名】秦归、云归、马尾当归

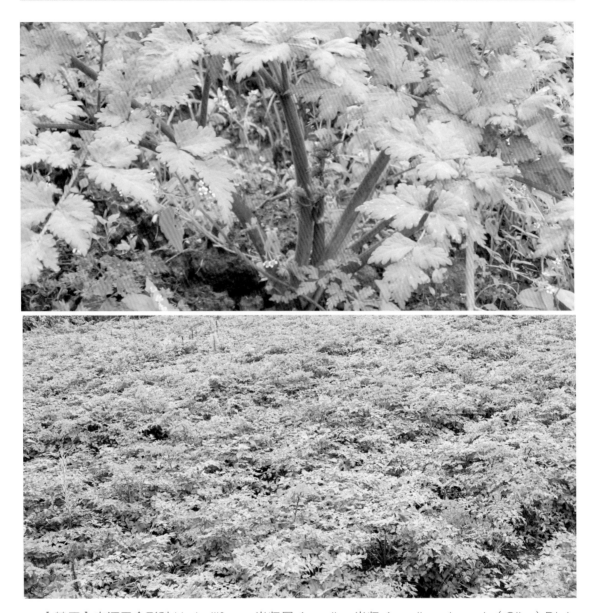

【基原】来源于伞形科 Umbelliferae 当归属 Angelica 当归 Angelica sinensis（Oliv.）Diels 的根入药。

【植物特征】多年生草本。高达 1m。茎紫黑色或淡紫黑色。叶为一至三回三出复叶，基生叶和下部叶轮廓为卵形，长通常 10~18cm，宽 15~20cm；小叶羽状全裂，最终裂片卵形或卵状披针形，长 1~2cm，三浅裂，边缘有锐齿，脉上和叶缘被毛；叶柄长达 10cm，具卵形的叶鞘。复伞形花序有 9~12 条长短不等的伞梗；无总苞片或有少数总苞片，小总苞片条形。花白色，花瓣 5 片，顶端微凹；雄蕊花丝内弯。双悬果椭圆形，长 4~6mm，分果有 5 棱，背棱隆起，侧棱有翅，翅宽为果体的 1.5 倍，每棱槽具 1 油管，合生面具 2 油管。花期 6~7 月；果期 7~9 月。

【生境】多为栽培，极少野生。

【分布】云南、甘肃、青海、四川、贵州、陕西、湖南、广东等地。

【采集加工】秋末采挖，除去须根和泥沙，待水分稍蒸发后，捆成小把，上棚，用烟火慢慢熏干。

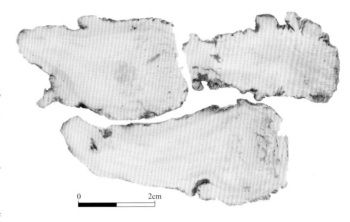

【药材性状】本品略呈圆柱形，常扭曲，上部略粗，下部有支根 3~5 条或更多，长 15~25cm。表面浅棕色至棕褐色，具纵皱纹和横长皮孔样突起。根头（归头）直径 1.5~4cm，具环纹，上端圆钝，或具数个明显突出的根茎痕，有紫色或黄绿色的茎和叶鞘的残基；主根（归身）表面凹凸不平；支根（归尾）直径 0.3~1cm，上粗下细，多扭曲，有少数须根痕。质柔韧，断面黄白色或淡黄棕色，皮部厚，有裂隙及多数棕色点状分泌腔，木部色较淡，形成层环黄棕色。有浓郁的香气，味甘、辛，微苦。以主根粗长、油润、表面黄棕色、断面黄白色、气味浓郁者为佳。

【性味归经】味甘、微辛，性温。归心、肝、脾经。

【功能主治】补血调经，润燥滑肠。治月经不调，功能性子宫出血，血虚闭经，痛经，慢性盆腔炎，贫血，血虚头痛，脱发，血虚便秘。

【用法用量】6~12g，水煎服。

【附方】① 治月经不调：当归、熟地黄各 9g，川芎、白芍各 6g，水煎服。如经期腹痛（痛经），加香附 6g、艾叶 3g；闭经加桃仁 9g、红花 6g。

② 治结节性动脉炎：当归、玄参、金银花各 12g，川芎、红花各 9g，地黄 30g，水煎服。每日 1 剂。

③ 治胎位异常：当归、泽泻各 6g，白术、白芍、茯苓各 9g，川芎 1.5g，水煎服。每日 1 剂，连服 3 剂，1 周后复查，未治愈者再服 3 剂，服 9 剂后应停止服此方。

④ 治慢性粒细胞性白血病：当归、黄柏、龙胆、栀子、黄芩各 30g，青黛、芦荟、大黄各 15g，木香 9g。共研细粉，炼蜜为丸，每丸重 6g。每日服 3~4 丸。如患者能耐受，可递增至每日 6~9 丸。副作用有腹痛、腹泻等，一般每日泻 2~4 次，有的可达 6~7 次。腹泻次数与服药剂量有关。

⑤ 治脱发：当归、柏子仁各 500g，共研细粉，炼蜜为丸。饭后服 10~12g，每日 3 次。

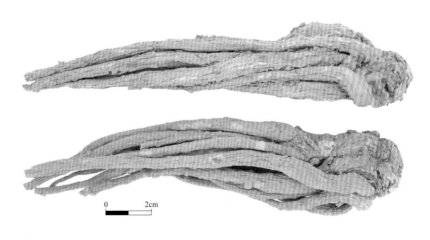

4.115.3 芹菜

APII GRAVEOLENTIS HERBA

【别名】旱芹、香芹、药芹菜、洋芹茶菜

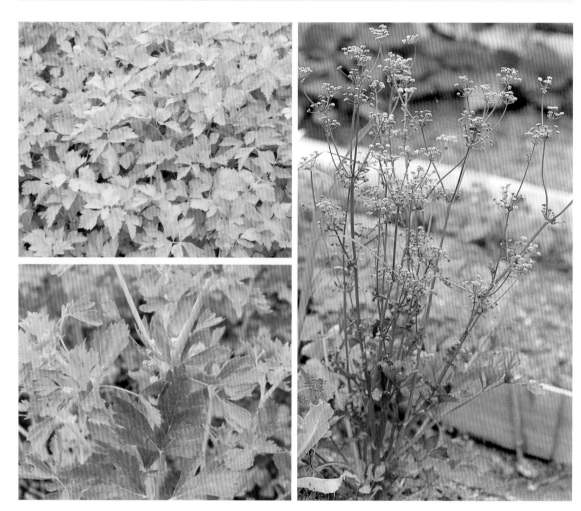

【基原】来源于伞形科 Umbelliferae 芹菜属 Apium 芹菜 Apium graveolens L. 的全草入药。

【形态特征】二年生或多年生草本。高 15~150cm，有强烈香气。根圆锥形，支根多数，褐色。茎直立，光滑，有少数分枝，并有棱角和直槽。根生叶有柄，柄长 2~26cm，基部略扩大成膜质叶鞘；叶片轮廓为长圆形至倒卵形，长 7~18cm，宽 3.5~8cm，通常 3 裂达中部或 3 全裂，裂片近菱形，边缘有圆锯齿或锯齿，叶脉两面隆起；较上部的茎生叶有短柄，叶片轮廓为阔三角形，通常分裂为 3 小叶，小叶倒卵形，中部以上边缘疏生钝锯齿以至缺刻。复伞形花序顶生或与叶对生，花序梗长短不一，有时缺少，通常无总苞片和小总苞片；伞辐细弱，3~16 条，长 0.5~2.5cm；小伞形花序有 7~29 朵花，花柄长 1~1.5mm，萼齿小或不明显；花瓣白色或黄绿色，圆卵形，长约 1mm，宽 0.8mm，顶端有内折的小舌片；花丝与花瓣等长或稍长于花瓣，花药卵圆形，长约 0.4mm；花柱基扁压，花柱幼时极短，成熟时长约 0.2mm，向外反曲。分生果圆形或长椭圆形，长约 1.5mm，宽 1.5~2mm，果棱尖锐，合生面略收缩；每棱槽内有油管 1，合生面油管 2 条，胚乳腹面平直。花期 4~7 月。

【生境】栽培。

【分布】我国南北各地均有栽培。

【采集加工】夏、秋季采收，将全草晒干。

【性味归经】味甘、微辛，性凉。

【功能主治】降压利尿，凉血止血。治头昏脑涨，高血压病，小便热涩不利，尿血，崩中带下。

【用法用量】30~60g，水煎服。

【附方】① 治高血压病：a. 鲜芹菜适量，洗净，捣烂绞汁，每次服 50~100ml。每日 1~2 次。b. 鲜芹菜根 5 棵，红枣 10 枚，水煎，加白糖调服。经常服用，可治高血压动脉硬化。c. 鲜芹菜120g，马兜铃 9g，大蓟、小蓟各 15g，通入热蒸汽，制成流浸膏，每次 10ml，每日 3 次，可治早期原发性高血压。

② 治妇女月经不调、崩中带下、小便出血：鲜芹菜 30g，茜草 6g，六月雪 12g。

③ 治喘息性慢性气管炎：芹菜根 15g，荆芥穗 6g，花椒 10 粒，茯苓 9g，冰糖 12g。先将芹菜根、花椒、茯苓加水煎 10min，然后加入荆芥穗，再煎 5min，冲冰糖 6g 服，第二次煎 10min，冲冰糖服，10 天为 1 个疗程。

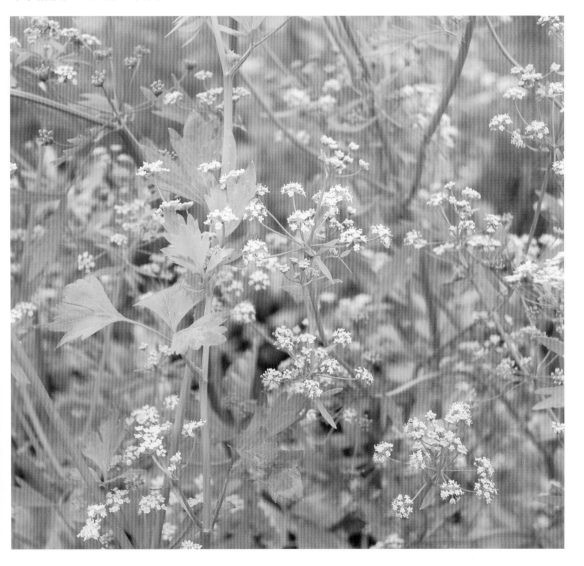

4.115.4　柴胡

BUPLEURI RADIX

【别名】南柴胡、红柴胡、北柴胡

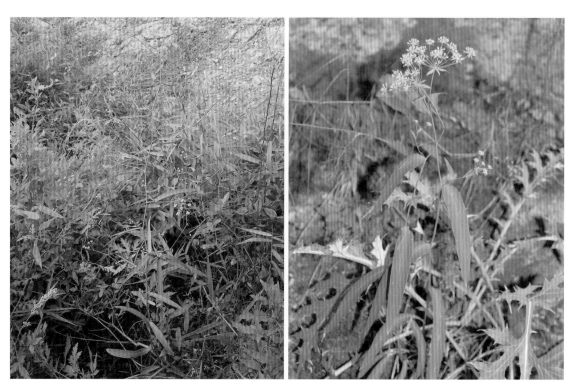

【基原】来源于伞形科 Umbelliferae 柴胡属 *Bupleurum* 柴胡 *Bupleurum chinense* DC. 或狭叶柴胡 *Bupleurum scorzonerifolium* Willd. 的根入药。按性状不同，分别习称"北柴胡"和"南柴胡"。

【植物特征】A. 柴胡：多年生草本。高 40~85cm。主根较粗大，坚硬。茎单一或数茎丛生，上部多回分枝。叶互生；基生叶倒披针形或狭椭圆形，长 4~7cm，宽 6~8mm，顶端渐尖，基部收缩成柄；茎生叶长圆状披针形，长 4~12cm，宽 6~18mm，有时达 3cm，顶端渐尖或急尖，有短

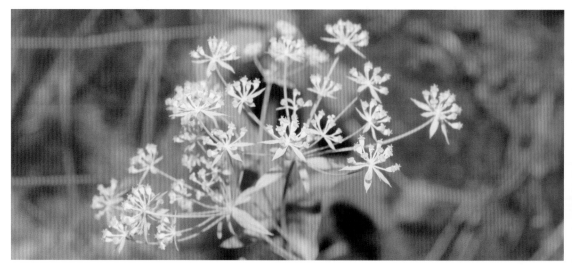

芒尖头，基部收缩成叶鞘，抱茎，脉7~9，上面鲜绿色，下面淡绿色，常有白霜。复伞形花序多分枝，顶生或侧生，梗细，常水平伸出，形成疏松的圆锥状；总苞片2~3，或无，狭披针形，长1~5mm，宽0.5~1.2mm，很少1~5脉；伞辐3~8，纤细，不等长，长1~3cm；小总苞片5~7，披针形，长3~3.5mm，宽0.6~1mm，顶端尖锐，3脉；

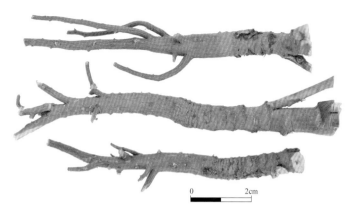

小伞形花序有花5~10朵，花柄长约1.2mm，直径1.2~1.8mm；花瓣鲜黄色，上部内折，中肋隆起，小舌片半圆形，顶端2浅裂；花柱基深黄色，宽于子房。双悬果广椭圆形，棕色，两侧略扁，长2.5~3mm，棱狭翼状，淡棕色，每棱槽中有油管3，稀4。花期7~9月；果期9~11月。

【生境】生于向阳山坡草地、河岸边或灌丛边缘。

【分布】东北、华北、西北、华东和华中各地。

【植物特征】B. 狭叶柴胡：多年生草本。高30~65cm。主根圆锥形，红褐色，表皮略皱，上端有横环纹，下部有纵纹。茎单一或2~3枝成丛，基部密覆残余叶柄。叶互生，线形，长7~15cm，宽2~6mm，基生叶有叶柄，其他无柄，顶端长渐尖，基部稍变狭抱茎，常对折或内卷，具平行脉5~9条。秋季开花。复伞形花序腋生，直径1.2~4cm；总花梗长1~3cm；总苞片1~3片，线形；小伞形花序有花9~11朵，直径4~6mm；小总苞片5~6片，线状披针形；花瓣黄色，舌片几为花瓣长的一半，顶端2浅裂；花柱基厚垫状，宽于子房，柱头向外弯。双悬果阔椭圆形，长约2.5mm，宽约2mm，深褐色，棱粗钝凸出，浅褐色。花期7~9月；果期8~10月。

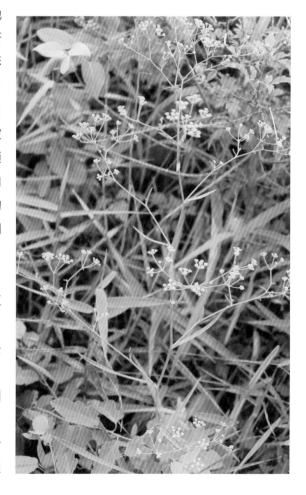

【生境】生于向阳山坡草地或灌丛边缘。

【分布】分布几遍全国各地，但主产长江流域。

【采集加工】春、秋季采收。挖取根，除去茎叶及泥沙，干燥。

【药材性状】A. 北柴胡：呈圆柱形或长圆锥形，长6~15cm，直径3~8mm。根头膨大，顶端残留3~15个茎基或短纤维状叶基，下部分枝。表面黑褐色或浅棕色，具纵皱纹，有支根痕迹及皮孔。质硬而韧，不易折断，断面显纤维性，皮部浅棕色，木质部黄白色。气微香，味微苦。

B. 南柴胡：根较细，多不分枝或下部稍分枝，表面红棕色或黑棕色，靠近根头处多具明显的横向疣状突起，顶端密被纤维状叶鞘残余；质稍软，易折断，断面略平坦。具败油气味。以根条粗长、须根少者为佳。

【性味归经】味辛、苦，性微寒。归肝、胆、肺经。

【功能主治】疏散退热，疏肝解郁，升举阳气。治感冒发热，寒热往来，疟疾，胸胁胀痛，月经不调，子宫脱垂，脱肛。

【用法用量】3~10g，水煎服。

【附方】① 治上呼吸道感染：柴胡注射液。肌内注射，每次 2ml。

② 治寒热往来、胸胁苦满、心烦呕吐：柴胡 12g，黄芩、党参、甘草各 9g，半夏、生姜各 6g，水煎服。

③ 治月经不调：柴胡、当归、白芍各 10g，白术、茯苓、甘草各 9g，生姜 6g，水煎服。

④ 治急性水肿性胰腺炎：柴胡、白芍、生大黄（后下）各 10g，黄芩、胡黄连、木香、延胡索、芒硝（冲服）各 9g。随症加减，如并发胆道蛔虫加槟榔、使君子、苦楝皮各 15g。每日 1~2 剂，分 2~4 次煎服。轻症配合针刺治疗，重症配用抗生素、如伴有胆道结石，或并发脓肿等行手术治疗。

⑤ 治胁痛或肋间神经痛：柴胡、枳壳、白芍各 9g，生甘草 6g，水煎服。

⑥ 治单纯性胃炎（肝胃气滞型）：柴胡、白芍、郁金、香附、木香、延胡索、金铃子、香橼皮各 9g。泛酸加煅瓦楞子 15g。嗳气无泛酸加乌梅 3g，呕吐加姜半夏 9g，水煎服。

⑦ 治急性胆囊炎、胆石症：柴胡、郁金 9~15g，黄芩 15g，姜半夏、木香、生大黄各 9g；热重加板蓝根 30g、金银花 15~30g、连翘 9g，水煎服。

⑧ 治急性肾盂肾炎：柴胡、黄芩、金银花、滑石各 10g，蒲公英（或紫花地丁）、车前草各 30g，生甘草 3g，水煎服。

⑨ 治无黄疸型肝炎（气滞型）：柴胡、当归、白芍、郁金、栀子各 9g，板蓝根、夏枯草各 15g，枳壳 6g，水煎服。

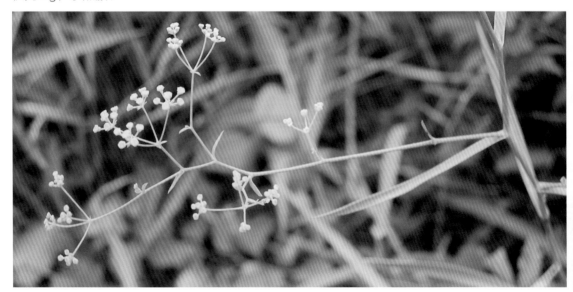

4.115.5 竹叶柴胡

BUPLEURI MARGINATI RADIX

【别名】膜缘柴胡、竹嘎防风、南柴胡

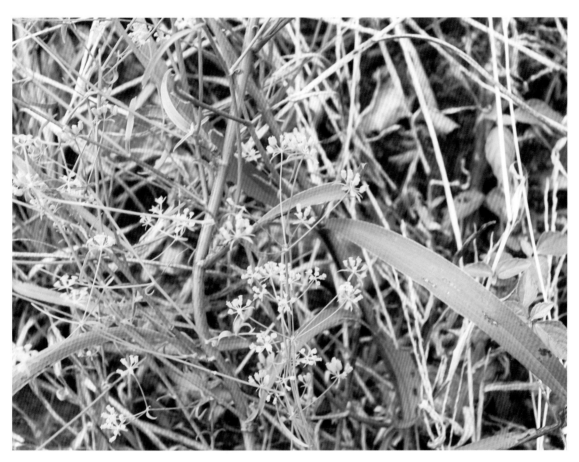

【基原】来源于伞形科 Umbelliferae 柴胡属 *Bupleurum* 竹叶柴胡 *Bupleurum marginatum* Wall. ex DC. 的根入药。

【形态特征】多年生高大草本。根木质化，直根发达，外皮深红棕色，纺锤形，有细纵皱纹及稀疏的小横突起，长 10~15cm，直径 5~8mm，根的顶端常有一段红棕色的地下茎，木质化，长 2~10cm，有时扭曲缩短与根较难区分。茎高 50~120cm，绿色，硬挺，基部常木质化，带紫棕色，茎上有淡绿色的粗条纹，实心。叶鲜绿色，背面绿白色，革质或近革质，叶缘软骨质，较宽，白色，下部叶与中部叶同形，长披针形或线形，长 10~16cm，宽 6~14mm，顶端急尖或渐尖，有硬尖头，长达 1mm，

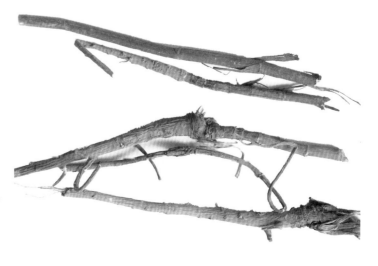

基部微收缩抱茎，脉 9~13，向叶背显著突出，淡绿白色，茎上部叶同形，但逐渐缩小，7~15 脉。复伞形花序很多，顶生花序往往短于侧生花序；直径 1.5~4cm；伞辐 3~4（7），不等长，长 1~3cm；总苞 2~5 片，很小，不等大，披针形或小如鳞片，长 1~4mm，宽 0.2~1mm，1~5 脉；小伞形花序直径 4~9mm；小总苞 5 片，披针形，短于花柄，长 1.5~2.5mm，宽 0.5~1mm，顶端渐尖，有小突尖头，基部不收缩，1~3 脉，有白色膜质边缘，小伞形花序有花（6）8~10（12），直径 1.2~1.6mm；花瓣浅黄色，顶端反折处较平而不凸起，小舌片较大，方形；花柄长 2~4.5mm，较粗，花柱基厚盘状，宽于子房。果长圆形，长 3.5~4.5mm，宽 1.8~2.2mm，棕褐色，棱狭翼状，每棱槽中油管 3，合生面 4。花期 6~9 月；果期 9~11 月。

【生境】生于向阳的山坡草地上。

【分布】我国长江流域各地。

【采集加工】夏、秋季采收，根晒干。

【性味归经】味苦、微辛，性凉，微有香气。

【功能主治】发表退热，疏肝解郁，升举中气。治感冒发热，胸满，肋痛，疟疾，头痛，肝炎，肝郁胁肋脐腹胀痛，中气下陷，脱肛，子宫下垂，月经不调。

【用法用量】6~12g，水煎服。

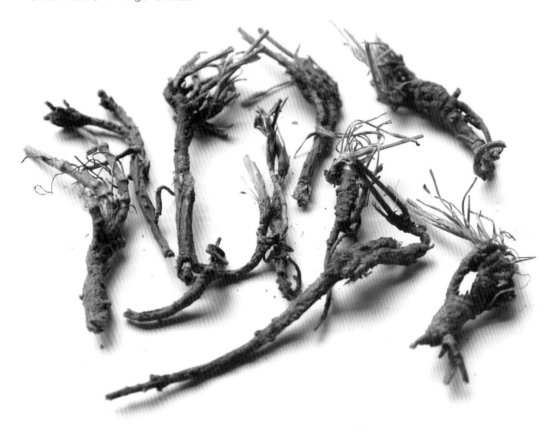

4.115.6　积雪草

CENTELLAE HERBA

【别名】崩大碗、雷公根、钱凿菜

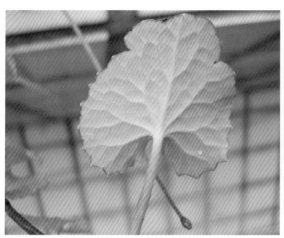 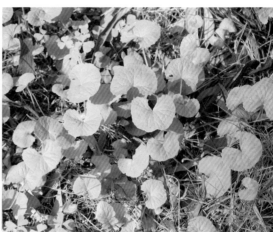

【基原】来源于伞形科 Umbelliferae 积雪草属 Centella 积雪草 Centella asiatica（Linn）Urban. 的全草入药。

【植物特征】多年生匍匐草本。茎柔弱，匍地生长，逐节生根，无毛或微被毛。叶互生，纸质，肾形或近圆形，直径 1~4cm 或过之，基部深心形，边缘具宽钝齿，两面无毛，或疏生短柔毛，具掌状脉；叶柄长 5~15cm，基部略成鞘状；无托叶。花 3~6 朵排成伞形花序，此花序单个或 2~3 个腋生，总花梗长 2~8mm；花萼筒杯状，萼裂片 5 片；花瓣 5 片，紫红色；雄蕊 5 枚；子房下位，心皮 2 枚，2 室，顶端有短圆锥状花柱基。双悬果扁圆形，长 2~2.5mm，具纵棱与网纹。花、果期 4~10 月。

【生境】生于潮湿路旁、田边或草地上。

【分布】我国长江以南各地。全世界热带及亚热带各地广布。

【采集加工】夏、秋季采收，将全草洗净，晒干。

【药材性状】本品长 20~40cm，常卷缩成团。茎细长弯曲，黄棕色，有细纵皱纹，节上常着生须状根。叶数片簇生节上，叶片多皱缩或破碎，完整者展平后近圆形或肾形，直径 1~4cm，灰绿色，边缘有粗钝齿；叶柄长 3~6cm，扭曲。伞形花序腋生，短小，单生或几个簇生。双悬果扁圆形，有明显隆起的纵棱及细网纹，果梗甚短。气微，味淡。以叶多、色绿者为佳。

【性味归经】味甘、微苦，性凉。归肝、脾、肾经。

【功能主治】清热解毒，活血，利尿。治感冒高热，中暑，扁桃体炎，咽喉炎，胸膜炎，泌尿系感染，结石，传染性肝炎，肠炎，痢疾，跌打损伤。也可以解断肠草、砒霜、毒蕈之毒。外用治毒蛇咬伤，疔疮肿毒，线状疱疹，外伤出血。

【用法用量】15~60g，水煎服。外用适量，鲜草捣烂敷患处或绞汁涂患处。

【附方】① 治外感暑热、鼻衄：鲜崩大碗、鲜墨旱莲、鲜青蒿各适量，共捣烂取汁，用冷开水冲服。

② 治外感风热、烦渴：鲜崩大碗 60g，白颈蚯蚓 4 条，共捣烂，水煎 0.5~1 小时，分 2 次服。

③ 治扁桃体炎：a.鲜崩大碗适量，捣烂绞汁，调醋少许，含口内慢慢咽下。b.崩大碗、地耳草、白花蛇舌草各 15g，水煎服。

④ 治传染性肝炎：崩大碗、天胡荽、白茅根各 30g，鸡矢藤 15g，香附子 6g。水煎 2 次，合并煎液，浓缩至 30ml，分 3 次服。

⑤ 治新旧外伤疼痛：崩大碗适量，晒干研末，每日 3~4.5g，分 3 次服。

⑥ 治泌尿系结石：鲜崩大碗、鲜天胡荽、鲜海金沙、鲜车前草各 30g，水煎，分 2 次服。每日 1 剂。

⑦ 治痢疾：崩大碗适量，洗净，晒干研末，每次服 6g，每日 4 次。7 天为 1 个疗程。

⑧ 治肠炎、痢疾：崩大碗、车前草、马兰、鱼腥草各等量。晒干，共研细末，每次服 6g。每日 3 次，温开水送服。

⑨ 治中暑腹泻：鲜崩大碗 60g，煎汤代茶饮。

⑩ 治跌打损伤：鲜崩大碗 60g，捣汁或浸酒服；药渣敷患处。

⑪ 治疗疮疖肿：a.鲜崩大碗适量，洗净，捣烂敷患处。b.用鲜崩大碗 9~30g，水煎服。

⑫ 治皮肤湿疹瘙痒：崩大碗 12g，野菊花 30g，地肤子全草 15g，水煎服。

⑬ 治食物中毒或木薯中毒：鲜崩大碗 250g，蕹菜根 250g，共捣烂取汁，冲开水服。

⑭ 治感冒头痛：崩大碗 30g，生姜 9g，捣烂敷额上。

⑮ 治肺炎咳嗽：崩大碗、地麦冬、白茅根各 30g，枇杷叶、桑叶各 15g，水煎服。

⑯ 治哮喘：崩大碗 30g，黄疸草、薜荔藤各 15g，水煎服。

【附注】据《岭南采药录》记载，崩大碗四两（125g），胆矾一钱（3g），煎水服，可解砒霜及其他食物中毒。

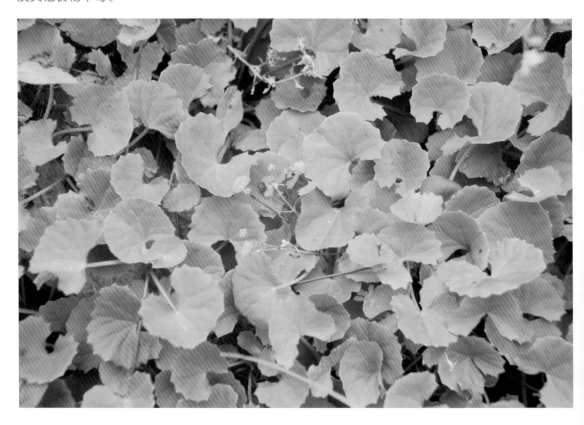

4.115.7 川明参

CHUANMINGSHEN RADIX

【别名】明参、明沙参、土明参

【基原】来源于伞形科 Umbelliferae 川明参属 *Chuanminshen* 川明参 *Chuanminshen violaceum* Sheh et Shan 的根入药。

【形态特征】多年生草本，高 30~150cm。根圆柱形，长 7~30cm，径 0.6~1.5cm，通常不分枝，有横向环纹突起，黄白色至黄棕色。茎直立，圆柱形，多分枝，上部粉绿色，基部带紫红

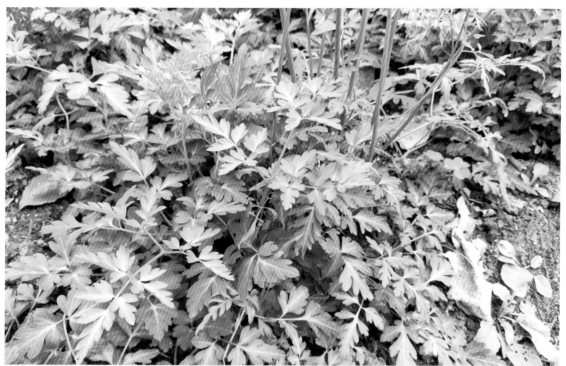

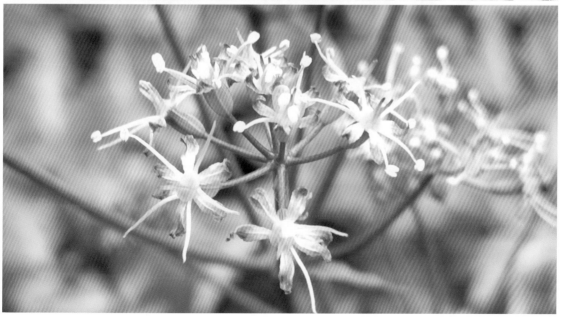

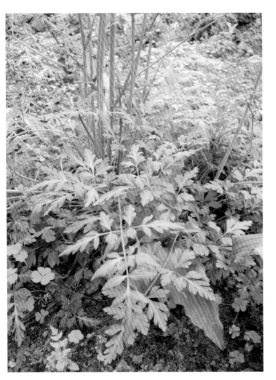

色。基生叶多数，呈莲座状，具长柄，基部有宽阔叶鞘抱茎，叶鞘带紫色，边缘膜质；叶片阔三角状卵形，长 6~20cm，宽 4~14cm，二至三回羽状分裂，一回羽片 3~4 对，二回羽片 1~2 对，上表面绿色，下表面粉绿色；茎上部叶很少，具长柄，二回羽状分裂，叶片小。复伞形花序多分枝，直径 3~10cm，无总苞片或仅有 1~2 片，线形，薄膜质，伞辐 4~8，不等长，长 0.5~8cm；小总苞片线形，膜质；花瓣长椭圆形，小舌片细长内曲，暗紫红色、浅紫色或白色；萼齿狭长三角形或线形。分生果卵形或长卵形，长 5~7mm，宽 2~4mm，暗褐色，背腹扁压，背棱和中棱线形突起，侧棱稍宽并增厚；棱槽内有油管 2~3，合生面油管 4~6；胚乳腹面平直。花期 4~5 月；果期 5~6 月。

【生境】生于山坡草丛中或沟边、林缘路旁。

【分布】四川、湖北和重庆。

【采集加工】春夏季采挖，去除残叶，刮去粗皮，煮透晾干。

【性味归经】味甘、微苦，性凉。

【功能主治】养阴清肺，健脾助运。治热病伤阴，肺燥咳嗽，脾虚食少，病后体弱。

【用法用量】6~15g，水煎服。

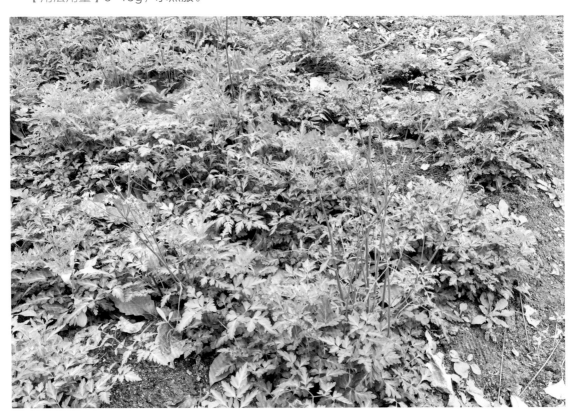

4.115.8　蛇床子

CNIDII FRUCTUS

【别名】野茴香、野胡萝卜子、蛇米、蛇粟

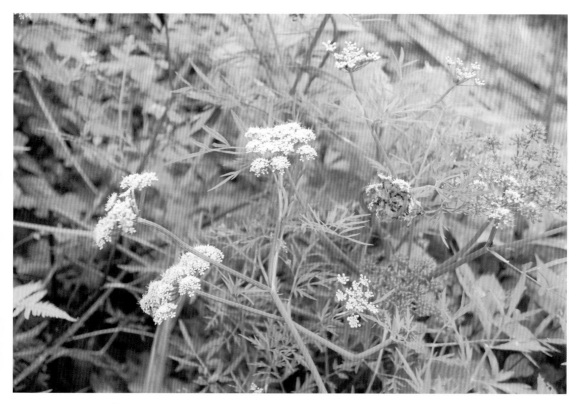

【基原】来源于伞形科 Umbelliferae 蛇床属 *Cnidium* 蛇床 *Cnidium monnieri*（L.）Cuss. 的成熟果实入药。

【植物特征】一年生草本。高 15~60cm。主根狭长圆锥状。茎直立或斜升，多分枝，中室，有纵走线棱，触之粗糙。叶互生，下部叶具短柄，叶鞘短而宽，边缘膜质，上部叶具阔柄，全部鞘状；叶片二回或三回三出式羽状全裂，轮廓为卵形或三角状卵形，长 3~8cm；羽片轮廓卵形至卵状披针形，长 1~3cm，顶端稍呈尾状；末回裂片线形至线状披针形，长 3~10mm，顶端具凸尖，边缘粗糙。花白色，小，排成顶生和侧生、直径 2~3cm、通常具长梗的复伞形花序；总苞片 6~10 片，线形或线状披针形，长约 5mm，边缘膜质；伞梗 8~20 个，长短不齐，有粗糙线棱，每伞梗末端着花 15~20 朵；萼檐截平；花瓣倒卵形，长约 1mm，顶端具内折的小舌片；花柱 2 枚，向外反曲，长 1~1.5mm。分生果长圆形，长 1.5~3mm，横切面近 5 棱形，主棱 5 条均具翅，每棱槽内有油管 1，接合面有油管 2。花期 4~7 月；果期 6~10 月。

【生境】生于旷野、路旁潮湿处。

【分布】我国南北各地。亚洲东北部、美洲北部和欧洲均有分布。

【采集加工】夏、秋二季果实成熟时采收，除去杂质，晒干。

【药材性状】本品椭圆形，长 2~3mm，直径 1.5~2mm。表面灰黄色或灰绿色，顶端有小突起，基部偶有残存果梗；果瓣 2，背面有薄而狭翅状的纵棱 5 条，接合面可见 2 条棕色线棱。果皮松脆，种子细小，灰棕色，油质。气香，味辛凉，有麻舌感。以颗粒饱满、色灰黄、香气浓者为佳。

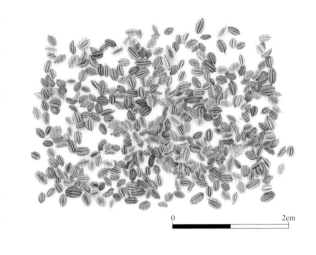

【性味归经】味苦、涩、微辛，性温；有小毒。归肾、脾经。

【功能主治】温肾壮阳，祛风燥湿，杀虫止痒。治阴痒带下，阴道滴虫，皮肤湿疹，阳痿。

【用法用量】3~9g。外用适量，煎汤熏洗。

【附方】治滴虫性阴道炎：蛇床子 15g，川椒 6g，苦参、白矾各 9g，每日一剂，煎汤熏洗阴道 1~2 次。本方亦可治湿疹。

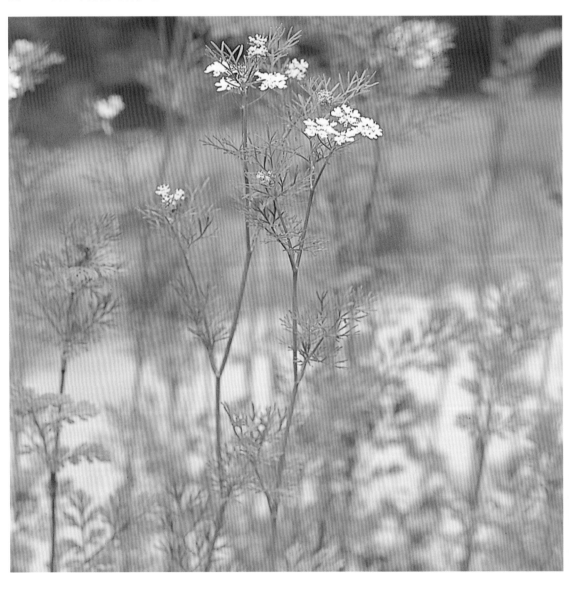

4.115.9　芫荽子

CORIANDRI FRUCTUS
【别名】芫茜、香菜、胡荽、延荽

【基原】来源于伞形科 Umbelliferae 芫荽属 Coriandrum 芫荽 Coriandrum sativum L. 的成熟果实入药。

【形态特征】一年生草本，高 25~50cm，全株无毛；主根细长，略带纺锤状，生有许多须根；茎直立，具直线纹。叶互生，膜质，多回羽状深裂或多回三裂，基生叶和茎下部叶阔卵形或楔形而深裂，上部叶羽状细裂，具狭线形的裂片；叶柄基部鞘状。花白色或紫红色，组成顶生或与叶对生的复伞形花序，总花梗长 2~8cm，有 3~8 条长 1~2.5cm 的伞梗，无总苞片；萼小，萼齿常不相等，短尖；花瓣倒卵形，屈折，凹头，小伞形花序外缘花常为辐射瓣。果近球形，直径约 1.5mm，心皮腹面稍凹陷。花、果期 4~12 月。

【生境】栽培。

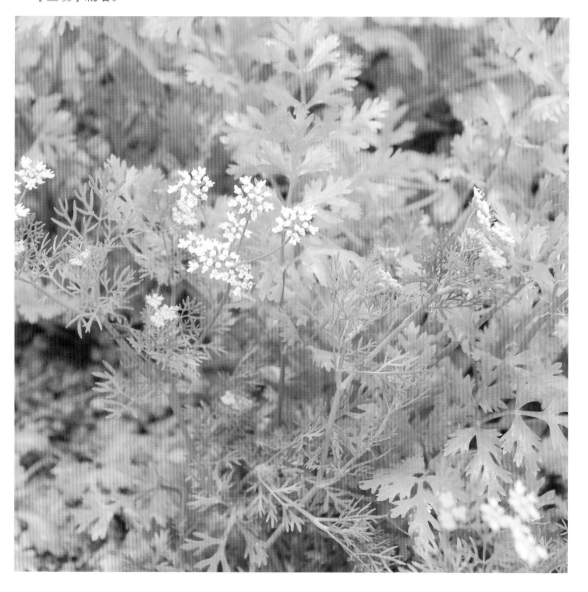

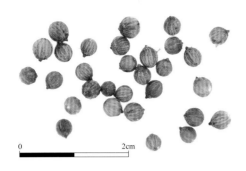

0　　　　　　　2cm

【分布】全国各地均有栽培。原产欧洲地中海地区。

【采集加工】8~9月果实成熟时采摘果枝，晒干后打下果实，除去杂质。

【药材性状】本品多呈圆球形，直径3~5mm，顶端有2裂的花柱残迹，围绕花柱有5个宿萼裂片，基部圆钝，常附有残存果梗，外面淡棕色或黄棕色，较粗糙，有10条波纹状的初生棱线和12条直出的次生棱线，初生棱线常不很明显；部分果实2裂，分果爿背部隆起，腹面中央下凹，可见3条纵棱线，其中两侧的棱线常弧曲。质稍硬，揉碎后有浓烈的特殊香气，味微辣。以籽粒饱满、无杂质者为佳。

【性味归经】味辛，性温。归肺、胃经。

【功能主治】发表透疹，健胃。治食积不消，食欲不振，痘疹不透。

【用法用量】3~9g，水煎服。

【附方】① 治消化不良、食欲不振：芫荽子（果实）6g，陈皮、六曲各9g，生姜3片，水煎服。

② 治胸膈满闷：芫荽子研末，每次3g，开水吞服。

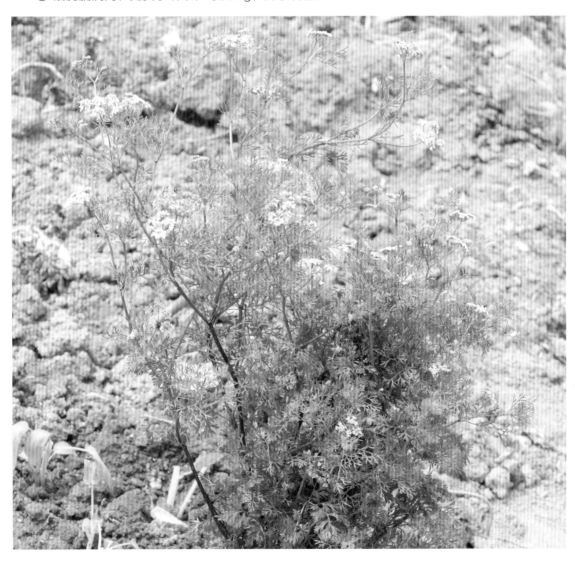

4.115.10　鸭儿芹

CRYPTOTAENIAE JAPONICAE HERBA

【别名】鸭脚板、鹅脚板

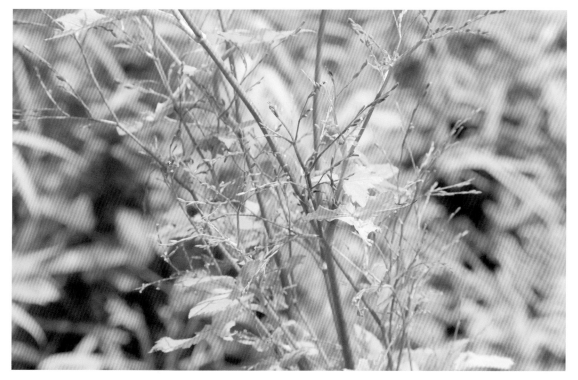

【基原】来源于伞形科 Umbelliferae 鸭儿芹属 *Cryptotaenia* 鸭儿芹 *Cryptotaenia japonica* Hassk. [*C. canadensis*（L.）DC.] 的根或全草入药。

【形态特征】多年生草本，高 20~100cm。茎直立，光滑，有分枝。表面有时略带淡紫色。基生叶或上部叶有柄，叶柄长 5~20cm，叶鞘边缘膜质；叶片轮廓三角形至阔卵形，长 2~14cm，宽 3~17cm，常为 3 小叶；中间小叶片呈菱状倒卵形或心形，长 2~14cm，宽 1.5~10cm，顶端短尖，基部楔形；两侧小叶片斜倒卵形至长卵形，长 1.5~13cm，宽 1~7cm，近无柄，所有的小叶片边缘有不规则的尖锐重锯齿，表面绿色，背面淡绿色，两面叶脉隆起，最上部的茎生叶近无柄，小叶片呈卵状披针形至窄披针形，边缘有锯齿。复伞形花序呈圆锥状，花序梗不等长，总苞片 1 枚，呈线形或钻形，长 4~10mm，宽 0.5~1.5mm；伞辐 2~3 枝，不等长，长 5~35mm；小总苞片 1~3 枚，长 2~3mm，宽不及 1mm；小伞形花序有花 2~4 朵；花柄极不等长；萼齿细小，呈三角形，花瓣白色，倒卵形，长 1~1.2mm，宽约 1mm，顶端有内折的小舌片；花丝短于花瓣，花药卵圆形，长约 0.3mm；花柱基圆锥形，花柱短，直立。分生果线状长圆形，长 4~6mm，宽 2~2.5mm，合生面略收缩，胚乳

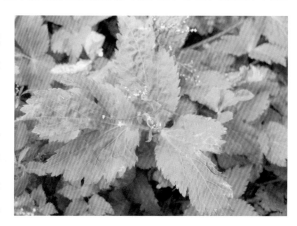

腹面近平直，每棱槽内有油管 1~3 条，合生面油管 4 条。花期 4~5 月；果期 6~10 月。

【生境】生于林下阴湿处。

【分布】河北、安徽、江苏、浙江、福建、江西、广东、广西、湖北、湖南、山西、陕西、甘肃、四川、贵州、云南。朝鲜、日本也有分布。

【采集加工】夏、秋采收，将根或全草晒干。

【性味归经】味辛，性温。

【功能主治】祛风止咳，活血祛瘀。治感冒咳嗽，跌打损伤。外用治皮肤瘙痒。

【用法用量】6~15g，水煎服。外用适量，煎水洗患处。

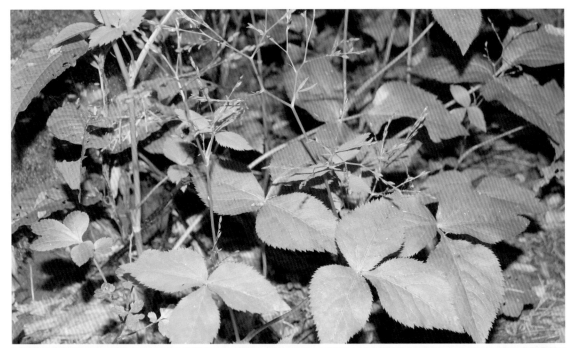

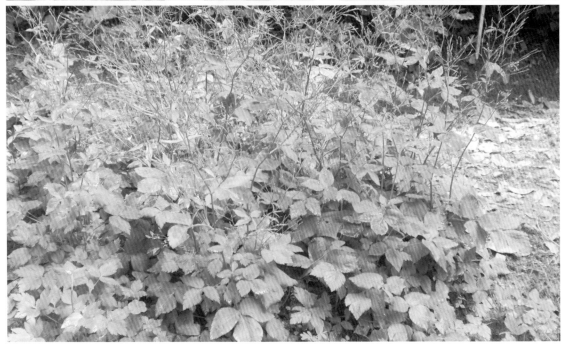

4.115.11 胡萝卜

DAUCI CAROTAE RADIX

【别名】红萝卜

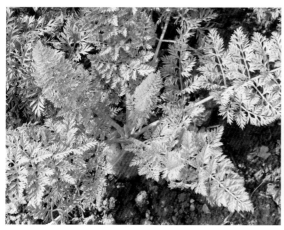
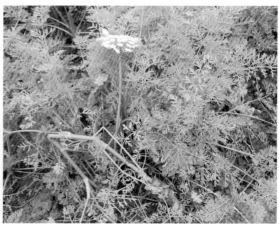

【基原】来源于伞形科 Umbelliferae 胡萝卜属 Daucus 胡萝卜 Daucus carota L. var. sativa Hoffm. 的肉质根入药。

【形态特征】二年生草本。高 15~120cm。根肉质，长圆锥形，粗肥，呈红色或黄色。茎单生，全体有白色粗硬毛。基生叶薄膜质，长圆形，二至三回羽状全裂，末回裂片线形或披针形，长 2~15mm，宽 0.5~4mm，顶端尖锐，有小尖头，光滑或有糙硬毛；叶柄长 3~12cm；茎生叶近无柄，有叶鞘，末回裂片小或细长。复伞形花序，花序梗长 10~55cm，有糙硬毛；总苞有多数苞片，呈叶状，羽状分裂，少有不裂的，裂片线形，长 3~30mm；伞辐多数，长 2~7.5cm，结果时外缘的伞辐向内弯曲；小总苞片 5~7，线形，不分裂或 2~3 裂，边缘膜质，具纤毛；花通常白色，有时带淡红色；花柄不等长，长 3~10mm。果实圆卵形，长 3~4mm，宽 2mm，棱上有白色刺毛。花期 5~7 月。

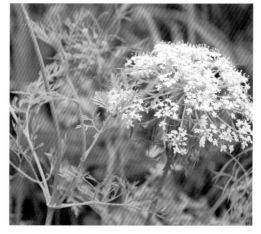

【生境】栽培。

【分布】我国各地广泛栽培。

【采集加工】块根晒干备用或鲜用。

【性味归经】味甘、性微温。

【功能主治】下气补中，安五脏，利胸膈，润肠胃，助消化，透解麻痘毒。治久痢。

【用法用量】适量块根煮熟食用。

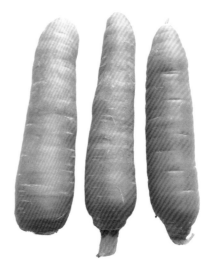

4.115.12 刺芫荽

ERYNGII FOETIDI HERBA

【别名】洋芫荽、假芫荽、山芫荽、香信、马刺、箣芫荽、大叶芫荽

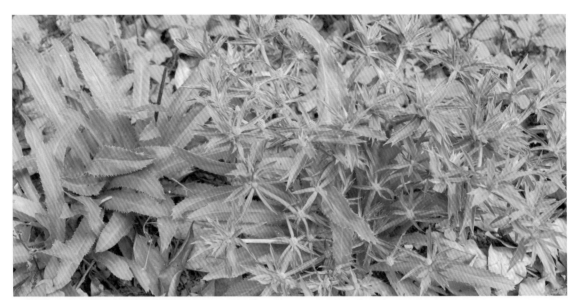

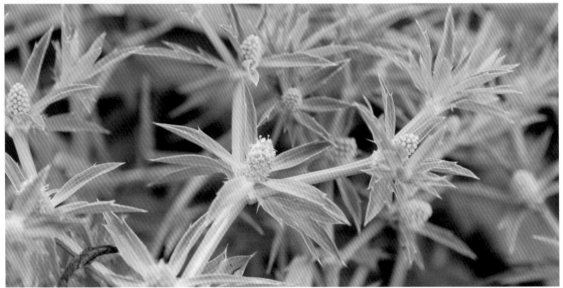

【基原】来源于伞形科 Umbelliferae 刺芫荽属 *Eryngium* 刺芫荽 *Eryngium foetidum* L. 的全草入药。

【形态特征】多年生草本。高 11~45cm，主根纺锤形。茎绿色直立，粗壮，无毛，有数条槽纹，上部有 3~5 歧聚伞式的分枝。基生叶披针形或倒披针形不分裂，革质，长 5~25cm，宽 1.2~4cm，顶端钝，基部渐窄有膜质叶鞘，边缘有骨质尖锐锯齿，近基部的锯齿狭窄呈刚毛状，叶面深绿色，背面淡绿色，两面无毛，羽状网脉；叶柄短，基部有鞘可达 3cm；茎生叶着生在每一叉状分枝的基部，对生，无柄，边缘有深锯齿，齿尖刺状，顶端不分裂或 3~5 深裂。头状花序生于茎的分叉处及上部枝条的短枝上，呈圆柱形，长 0.5~1.2cm，宽 3~5mm，无花序梗；总苞

片 4~7，长 1.5~3.5cm，宽 4~10mm，叶状，披针形，边缘有 1~3 刺状锯齿；小总苞片阔线形至披针形，长 1.5~1.8mm，宽约 0.6mm，边缘透明膜质；萼齿卵状披针形至卵状三角形，长 0.5~1mm，顶端尖锐；花瓣与萼齿近等长，倒披针形至倒卵形，顶端内折，白色、淡黄色或草绿色；花丝长约 1.4mm；花柱直立或稍向外倾斜，长约 1.1mm，略长过萼齿。果卵圆形或球形，长 1.1~1.3mm，宽 1.2~1.3mm，表面有瘤状凸起，果棱不明显。花、果期 4~12 月。

【生境】生于较肥沃、湿润的村边、路旁、山坡和空旷地上。

【分布】广西、云南。

【采集加工】夏、秋季采收，将全草晒干。

【性味归经】味辛、微苦，性温。

【功能主治】疏风解热，健胃。治感冒，麻疹内陷，气管炎，肠炎，腹泻，急性传染性肝炎。外用治跌打肿痛。

【用法用量】9~15g，水煎服。外用适量，捣烂擦或敷患处。

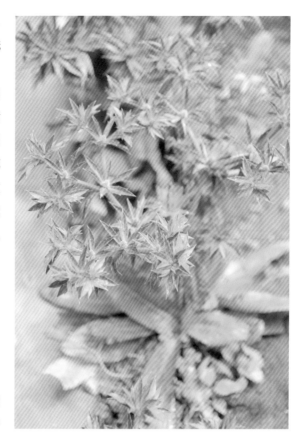

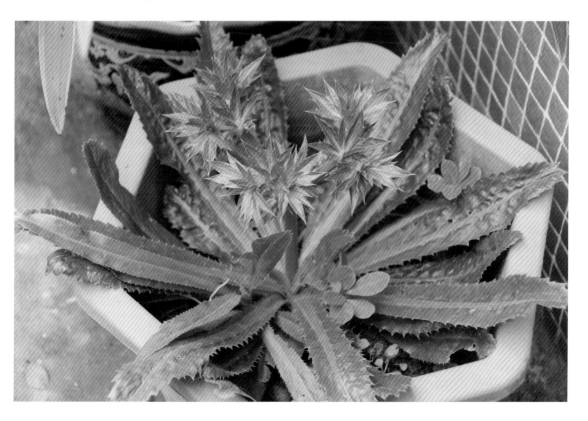

4.115.13　北沙参

GLEHNIAE RADIX

【别名】海沙参

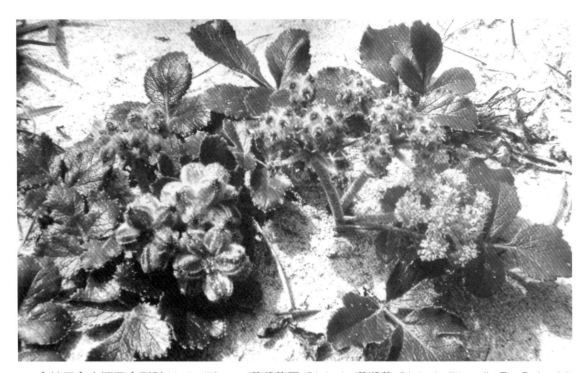

【基原】来源于伞形科 Umbelliferae 珊瑚菜属 *Glehnia* 珊瑚菜 *Glehnia littoralis* Fr. Schmidt ex Miq. 的根入药。

【形态特征】多年生草本，全株被白色柔毛。根细长，圆柱形或纺锤形，长 20~70cm。茎露于地面部分较短，分枝，地下部分伸长。叶多数基生，厚质，有长柄，叶柄长 5~15cm；叶卵形至长圆状卵形，三出式分裂至三出式二回羽状分裂，末回裂片倒卵形至卵圆形，长 1~6cm，宽 0.8~3.5cm，顶端圆形至尖锐，基部楔形至截形，边缘有缺刻状锯齿，齿边缘为白色软骨质；叶柄和叶脉上有细微硬毛；茎生叶与基生叶相似，叶柄基部逐渐膨大成鞘状，有时茎生叶退化成鞘

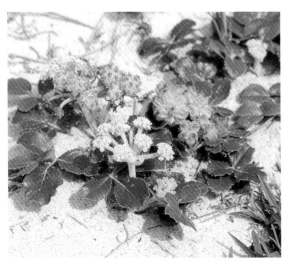

状。复伞形花序顶生，密生浓密的长柔毛，径 3~6cm，花序梗有时分枝，长 2~6cm；伞辐 8~16 条，不等长，长 1~3cm；无总苞片；小总苞数片，线状披针形，边缘及背部密被柔毛；小伞形花序有花 15~20 朵，花白色；萼齿 5 枚，卵状披针形，长 0.5~1mm，被柔毛；花瓣白色或带堇色；花柱基短圆锥形。果实近圆球形或倒广卵形，长 6~13mm，宽 6~10mm，密被长柔毛及茸毛，果棱有木栓质翅；分生果的横剖面半圆形。花果期 6~8 月。

【生境】生于海边沙滩或栽培于肥沃疏松的

沙质土壤。

【分布】辽宁、河北、山东、江苏、浙江、福建、台湾、广东等地。朝鲜、日本、俄罗斯也有分布。

【采集加工】夏、秋季采挖，除去地上茎及须根和泥土，洗净，稍晾，置沸水略烫，趁热剥去外皮，晒干。

【性味归经】味甘、微苦，性微寒。

【功能主治】养阴清肺，益胃生津。治肺热燥咳，虚劳久咳，热病伤津，口渴。

【用法用量】5~10g，水煎服。

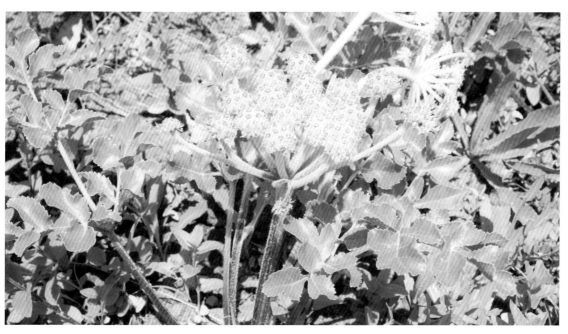

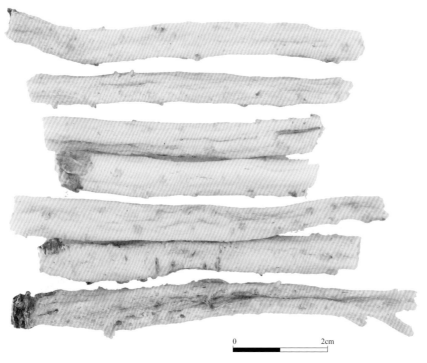

4.115.14　小茴香

FOENICULI FRUCTUS

【别名】香丝菜、怀香

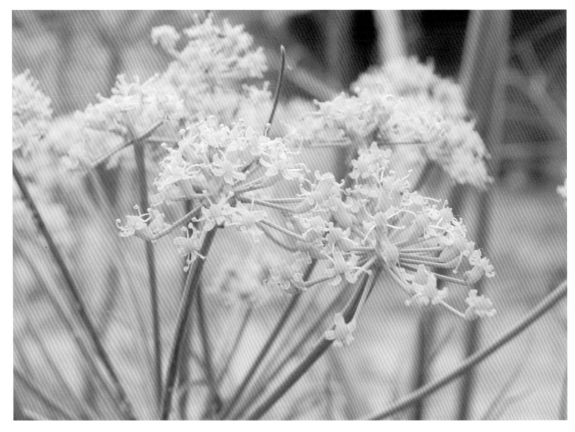

【基原】来源于伞形科 Umbelliferae 茴香属 *Foeniculum* 茴香 *Foeniculum vulgare* Mill. 的成熟果实入药。

【植物特征】多年生草本，有强烈香气。茎直立，圆柱形，高 0.5~1.5m。上部分枝，灰绿色，有细纵线纹。茎生叶互生，叶柄长 3.5~4.5cm，由下而上渐短，近基部呈鞘状，宽大抱茎，边缘有膜质狭翅；叶片三或四回羽状分裂，最终裂片线形至丝状。复伞形花序顶生，直径 3~12cm，伞

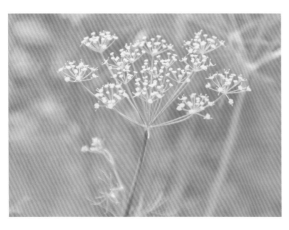

梗 5~20 枚或更多，长 2~5cm，每一小伞形花序有花 5~30 朵；花梗纤细，长 4~10mm；花小，夏季开放，花萼截平；花瓣 5 片，金黄色，广卵形，长约 1.5mm，宽约 1mm，中部以上向内卷曲，顶端微凹；雄蕊 5 枚，花药卵形，花丝丝状，伸出花瓣外；雌蕊 1，子房下位，2室，花柱 2 枚，浅裂。果为双悬果，卵状长圆形，长 5~8mm，宽约 2mm，分果椭圆形，有 5 条隆起的纵棱，每个棱槽内有一个油管，合生面有 2 个油管。花期 5~6 月；果期 7~9 月。

【生境】栽培植物，间有逸为野生。

【分布】我国各地均有栽培。原产地中海地区。

【采集加工】秋季果实初熟时采割植株，晒干，打下果实，除去杂质。

【药材性状】本品呈圆柱形，有时稍弯曲，长 4~8mm，直径 1.5~2mm，黄绿色或淡黄色，两端略尖，顶端残留有黄绿色花柱残基，基部有时有残存果梗。分果瓣呈长椭圆形，背面有 5 条纵棱，接合面平坦而较宽；横切面略呈五边形，背面的四边较短，约等长，腹面的一边较长。有特异的香气，味微甜、辛。以颗粒均匀、色黄绿、气味浓者为佳。

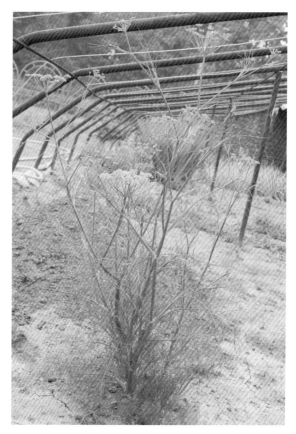

【性味归经】味辛，性温。归肝、肾、脾、膀胱、胃经。

【功能主治】行气止痛，健胃散寒。治胃寒腹痛，小腹冷痛，痛经，疝痛，睾丸鞘膜积液，血吸虫病。

【用法用量】3~9g，水煎服。

【注意】孕妇忌服。

【附方】① 治胃寒痛：小茴香、干姜、木香各 9g，甘草 6g，水煎服。

② 治疝痛：小茴香、巴戟天各 9g，橘核 6g，水煎服。

③ 治早、中期血吸虫病：小茴香研成细粉，制成水丸。每次服相当于生药 4.5~9g 的药丸，每日 3 次，餐后温开水送服。儿童酌减。15~20 日为 1 个疗程。部分患者服药后有胃肠道反应，通常会随后消失。

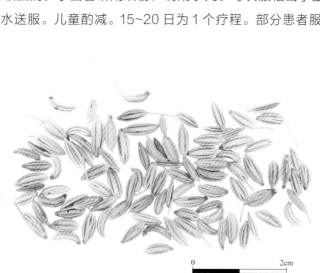

0   2cm

4.115.15 中华天胡荽

HYDROCOTYLES CHINENSIS HERBA

【别名】地弹花、铜钱草

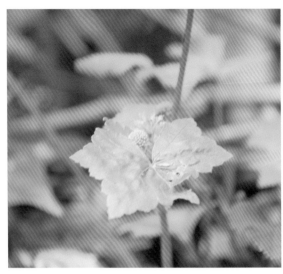 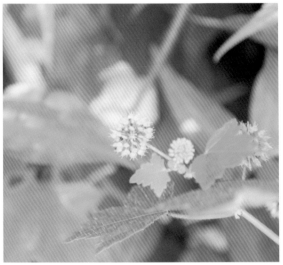

【基原】来源于伞形科 Umbelliferae 天胡荽属 Hydrocotyle 中华天胡荽 Hydrocotyle chinensis（Dunn）Craib 的全草入药。

【形态特征】多年生匍匐草本。直立部分高 8~37cm，除托叶、苞片、花柄无毛外，余均被疏或密而反曲的柔毛，毛白色或紫色，有时在叶背具紫色疣基的毛，茎节着土后易生须根。叶片薄，圆肾形，长 2.5~7cm，宽 3~8cm，叶面深绿色，背面淡绿色，掌状 5~7 浅裂；裂片阔卵形或近三角形，边缘有不规则的锐锯齿或钝齿，基部心形；叶柄长 4~23cm；托叶膜质，卵圆形或阔卵形。伞形花序单生于节上，腋生或与叶对生，花序梗通常长过叶柄；小伞形花序有 25~50 朵花，花柄长 2~7mm；小总苞片膜质，卵状披针形，长 1.2~1.8mm，顶端尖，边缘有时略呈撕裂状。花在蕾期草绿色，开放后白色；花瓣膜质，长 1~1.2mm，顶端短尖，有淡黄色至紫褐色的腺点。果实近圆形，基部心形或截形，两侧扁压，长 1.3~2mm，宽 1.5~2.1mm，侧面二棱明显隆起，

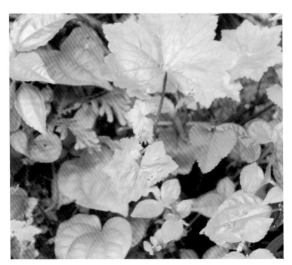

表面平滑或具皱褶，黄色或紫红色。花、果期 5~11 月。

【生境】生于山谷、沟边。

【分布】广东、广西、云南、四川、湖南、湖北等地。

【采集加工】夏、秋季采收，将全草晒干。

【性味归经】味辛、微苦，性平。

【功能主治】理气止痛，利湿解毒。治脘腹痛，肝炎，黄疸，小便不利，湿疹。

【用法用量】3~9g，水煎服。外用鲜品捣烂敷患处。

4.115.16　红马蹄草

HYDROCOTYLES NEPALENSIS HERBA

【别名】接骨草、大叶天胡荽、大雷公根

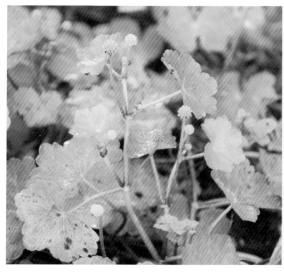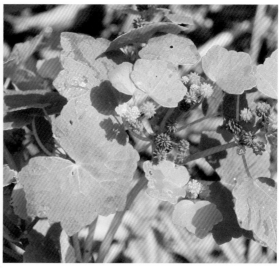

【基原】来源于伞形科 Umbelliferae 天胡荽属 *Hydrocotyle* 红马蹄草 *Hydrocotyle nepalensis* Hook. 的全草入药。

【形态特征】多年生草本，高 5~45cm。茎匍匐，有斜上分枝，节上生根。叶膜质，圆形或肾形，长 2~5cm，宽 3.5~9cm，边缘通常 5~7 浅裂，裂片有钝锯齿，基部心形，7~9 掌状脉，疏生短硬毛；叶柄长 4~27cm，上部密被柔毛，下部无毛或有毛；托叶膜质，顶端钝圆或有浅裂，长 1~2mm。伞形花序数个簇生于茎端叶腋，花序梗长 0.5~2.5cm，有柔毛；小伞形花序有花 20~60 朵，常密集成球形的头状花序；花柄极短，长 0.5~1.5mm，很少无柄或超过 2mm，花柄基部有膜质、卵形或倒卵形的小总苞片；无萼齿；花瓣卵形，白色或乳白色，有时有紫红色斑点；花柱幼时内卷，花后向外反曲，基部隆起。果长 1~1.2mm，宽 1.5~1.8mm，基部心形，两侧扁压，光滑或有紫色斑点，成熟后常呈黄褐色或紫黑色，中棱和背棱显著。花果期 5~11 月。

【生境】生于山坡阴湿地、水沟和溪边草丛中。

【分布】陕西、安徽、浙江、江西、湖南、湖北、四川、云南、贵州、广东、广西等地。印度、马来西亚、印度尼西亚也有分布。

【采集加工】夏、秋采收，将全草晒干。

【性味归经】味辛、微苦，性凉。

【功能主治】清肺止咳，活血止血。治感冒，咳嗽，吐血，跌打损伤。外用治外伤出血，痔疮。

【用法用量】9~30g，水煎服。外用新鲜全草适量，捣烂敷患处。

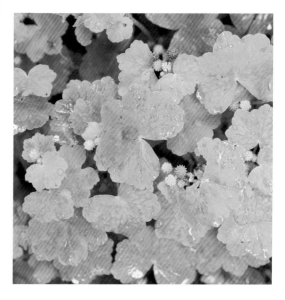

4.115.17 天胡荽

HYDROCOTYLES HERBA

【别名】翳草、破铜钱、满天星

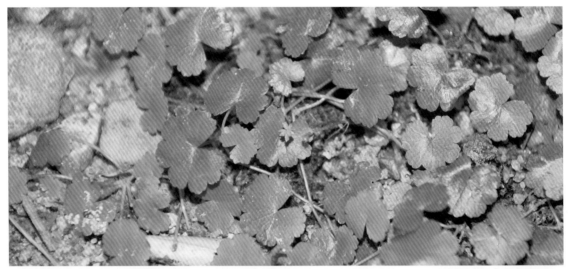

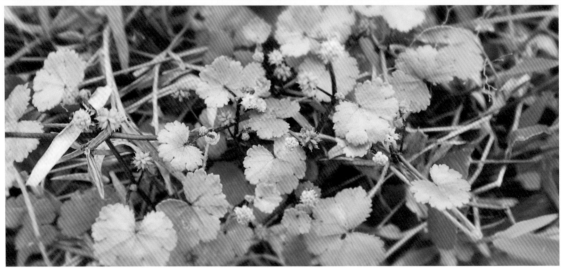

【基原】来源于伞形科 Umbelliferae 天胡荽属 *Hydrocotyle* 天胡荽 *Hydrocotyle sibthorpioides* Lam. 的全草入药。

【形态特征】多年生草本，有气味。茎纤弱细长而匍匐，平铺地上成片，近秃净，节上生根。单叶互生，膜质或草质，叶片圆形或近圆肾形，长 0.5~1.5cm，宽 0.8~2.5cm，基部心形，不分裂或 5~7 浅裂，裂片有 2~3 钝齿，表面深绿色，光滑无毛，背面脉上疏被粗伏毛，有时两面光滑无毛或密被柔毛；叶柄纤细，长 0.7~9cm；托叶略呈半圆形。伞形花序与叶对生，单生于节上，伞梗长 0.5~3.5cm，短于叶柄；总苞片 4~10，卵形至卵状披针形，长约 2mm，每个花序有花 5~18 朵，花无柄或有极短的柄；萼齿缺，花瓣绿白色，卵形，长约 1.2mm，呈镊合状排列，有腺点。双悬果呈心形，长 1~1.4mm，宽 1.2~2mm，分果侧面扁平，光滑或有斑点，中棱在果熟时隆起。花、果期 4~9 月。

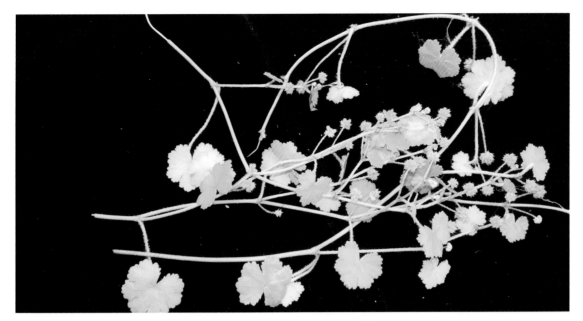

【生境】生于海拔 50~3000m 的湿润草地、沟边或林下草丛中。

【分布】陕西、河南、江苏、安徽、浙江、台湾、福建、江西、湖北、湖南、广东、广西、四川、贵州、云南等省区。朝鲜、日本、东南亚至印度也有分布。

【采集加工】夏、秋季花叶茂盛时采收，洗净，阴干或鲜用。

【药材性状】本品干燥的全草，根细圆柱形，外表面淡黄色或灰黄色；茎黄绿色，细长，弯曲，节结处残留丝状细根。叶淡绿色，多呈碎片或皱缩，展平后，完整叶为圆形或肾圆形，基部心形，两耳有时相接，边缘 5~7 浅裂或全缘，通常连有纤细的叶柄。有气味，微苦。以色绿、叶多、无泥杂者为佳。

【性味归经】味苦、辛，性寒。归肺、脾经。

【功能主治】清热，利尿，消肿，解毒。治黄疸性肝炎，肝硬化腹水，胆石症，泌尿系感染，泌尿系结石，伤风感冒，咳嗽，百日咳，咽喉炎，扁桃体炎，目翳，痈疽疔疮，跌打瘀肿。外用治湿疹，带状疱疹，衄血。

【用法用量】9~15g，水煎服。外用鲜品捣汁敷患处。

【附方】① 治黄疸性肝炎：天胡荽 15g，水煎服，每日 1 剂。

② 治胆石症：天胡荽、连钱草、海金沙藤、车前草（均用鲜品）各 15g。每天 1 剂，水煎分 2 次服。

③ 治尿路结石：天胡荽、石韦、半边莲、海金沙各 15g，水煎服。

④ 治目翳：天胡荽 15g，青壳蛋 2 枚，个用油同炒服，连服数日。

⑤ 治带状疱疹：鲜天胡荽捣烂，用乙醇浸 5~6 小时，药汁涂患处。皮破者忌用。

⑥ 治衄血：鲜天胡荽捣烂，塞鼻。

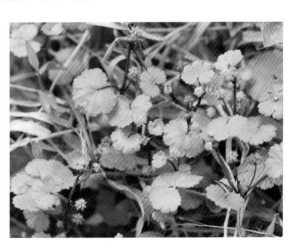

4.115.18 破铜钱

HYDROCOTYLES SIBTHORPIOIDIS HERBA

【别名】花边灯一盏

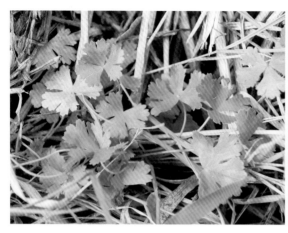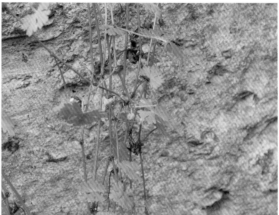

【基原】来源于伞形科 Umbelliferae 天胡荽属 Hydrocotyle 破铜钱 Hydrocotyle sibthorpioides Lam. var. batrachium（Hance）Hand.-Mazz. 全草入药。

【形态特征】多年生草本，有气味。茎细长而匍匐，平铺地上成片，节上生根。叶片膜质至草质，圆形或肾圆形，直径 0.5~1.5cm，3~5 深裂达近基部，侧裂片有时裂至 1/3 处，基部心形，背面脉上疏被粗伏毛，有时两面光滑或密被柔毛；叶柄长 0.7~9cm，无毛或顶端有毛；托叶略呈半圆形，薄膜质，全缘或稍有浅裂。伞形花序与叶对生，单生于节上；花序梗纤细，长 0.5~3.5cm，短于叶柄 1~3.5 倍；小总苞片卵形至卵状披针形，长 1~1.5mm，膜质，有黄色透明腺点，背部有 1 条不明显的脉；小伞形花序有花 5~18，花无柄或有极短的柄，花瓣卵形，长约 1.2mm，绿白色，有腺点；花丝与花瓣同长或稍超出，花药卵形；花柱长 0.6~1mm。果实略呈心形，长 1~1.4mm，宽 1.2~2mm。花果期 4~9 月。

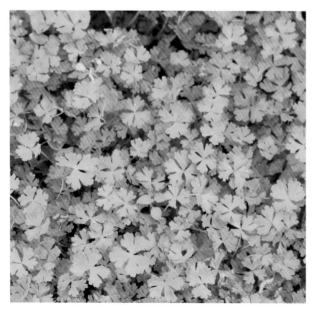

【生境】生于湿润草地、路旁、河沟边、田埂、湖滩、溪谷等阴湿处。

【分布】安徽、江西、福建、台湾、广西、广东、湖南、湖北、四川等地。

【采集加工】夏、秋采收，将全草晒干。

【性味归经】味甘、淡、微辛，性凉。

【功能主治】清热利湿，祛痰止痛。治传染性黄疸性肝炎，肝硬化腹水，胆石症，泌尿系感染，泌尿系结石，伤风感冒，咳嗽，百日咳，咽喉炎，扁桃体炎，目翳。外用治湿疹，带状疱疹，衄血。

【用法用量】9~15g，水煎服。外用适量，鲜品捣汁敷患处。

4.115.19　肾叶天胡荽

HYDROCOTYLES WILFORDII HERBA

【别名】水雷公根、冰大海、透骨草、大样雷公根、山灯盏

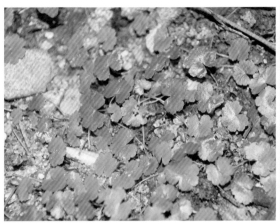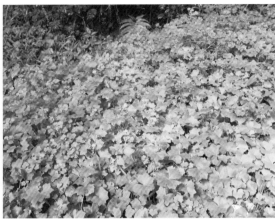

【基原】来源于伞形科 Umbelliferae 天胡荽属 *Hydrocotyle* 肾叶天胡荽 *Hydrocotyle wilfordi* Maxim. 的全草入药。

【形态特征】多年生草本。茎直立或匍匐，高 15~45cm，有分枝，节上生根。叶片膜质至草质，圆形或肾圆形，长 1.5~3.5cm，宽 2~7cm，边缘不明显 7 裂，裂片通常有 3 钝圆齿，基部心形，或弯缺处开展成锐角，两面光滑或在背面脉上被极疏的短刺毛；叶柄长 3~19cm，上部被柔毛，下部光滑或有疏毛，托叶膜质，圆形。花序梗纤细，单生于枝条上部，与叶对生，长过叶柄或等长；有时因嫩枝未延长，常有 2~3 个花序簇生节上，小伞形花序有多数花；花无柄或有极短的柄，密集成头状；小总苞片膜质，细小，具紫色斑点；花瓣卵形，白色至淡黄色。果实长 1.2~1.8mm，宽 1.5~2.1mm，基部心形，两侧扁压，中棱明显地隆起，幼时草绿色，成熟时紫褐色或黄褐色，有紫色斑点。花、果期 5~9 月。

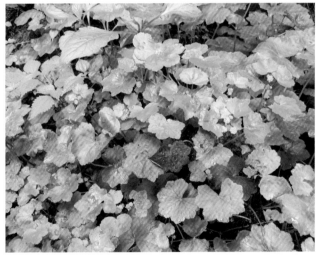

【生境】生于山谷、溪边、岩石的湿润处。

【分布】浙江、江西、福建、海南、广东、广西、四川、云南。朝鲜、日本、越南北部也有分布。

【采集加工】夏、秋季采收，将全草晒干。

【性味归经】味苦，性微寒。

【功能主治】清热解毒，利湿。治红、白痢疾，黄疸，小便淋痛，疮肿，鼻炎，耳痛，口疮。

【用法用量】6~15g，水煎服。外用鲜品捣烂敷患处。

4.115.20 川芎

CHUANXIONG RHIZOMA

【别名】芎䓖、小叶川芎

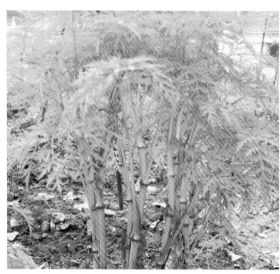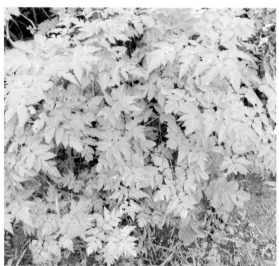

【基原】来源于伞形科 Umbelliferae 藁本属 *Ligusticum* 川芎 *Ligusticum chuanxiong* Hort. 的根茎入药。

【植物特征】多年生草本。高 35~65cm。根状茎发达，形成结节状团块，具浓烈、带刺激性的香气。茎圆柱状，具纵条纹，基部的节肿胀呈盘状。叶互生，基生叶和下部叶的叶柄长达 25cm，基部扩大呈鞘状，上部叶的叶柄阔而短，鞘状；叶片轮廓卵状三角形，长 12~15cm，二至三回羽状全裂；羽片 4~5 对，卵状披针形，长 6~7cm；末回裂片线状披针形至披针形，长 2~5mm，宽 1~2mm；生于茎上部的叶常较简单。花排成顶生和侧生、稠密多花的复伞形花序；总苞片 3~6 枚，线形，长 0.5~2.5cm；伞梗 7~20；长短不齐，着花多朵；花小，白色；萼小，檐部截平；

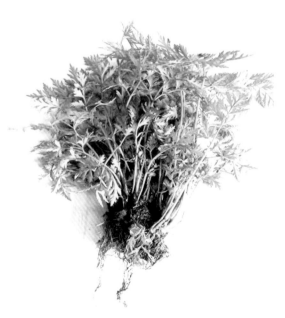

花瓣 5 片，倒卵形至心形，长 1.5~2mm，顶端具内折小尖头。分果长 2~3mm，背棱槽内油管 1~5，侧棱槽内油管 2~3，接合面有油管 6~8 条。花期 7~8 月；果期 9~11 月。

【生境】为栽培植物，未见野生。

【分布】我国各地均有种植。

【采集加工】夏季茎上的盘节显著突起，并略带紫色时采挖，除去泥沙，烘干或晒干，再去须根。

【药材性状】本品为不规则结节状拳形团块，长 4~7cm，直径 4~6cm，表面深棕色至棕褐色，粗糙皱缩，有多个平行隆起的轮节，顶端有凹陷的类圆形茎痕 2~12 个，下部及轮节上有多数小瘤状根痕。质坚实，不易折断，断面黄白色或灰黄色，可见多数不规则波状环纹或不规则多角形纹理，形成层上有黄色小点。气浓香，味苦、辛，微回甜，稍有麻舌感。以大而质坚实、断面纹理明显、香气浓郁者为佳。

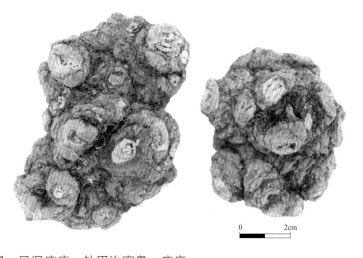

【性味归经】味辛，性温。归肝、胆、心包经。

【功能主治】活血行气，祛风止痛。治月经不调，经闭腹痛，癥瘕腹痛，胸胁胀痛，冠心病心绞痛，感冒风寒，头晕，风湿痹痛。外用治塞鼻、疟疾。

【用法用量】3~10g，水煎服。外用适量。

【附方】① 治月经不调：川芎 6g，当归、白芍各 9g，熟地黄、香附、丹参各 12g，水煎服。

② 治血虚头痛：川芎、当归各 9g，水煎服。

③ 治头痛眩晕：川芎 6g，蔓荆子、菊花各 9g，荆芥穗 4.5g，水煎服。

④ 治感冒引起的头痛：川芎、荆芥各 4g，白芷、羌活、甘草各 2g，薄荷 8g，细辛 1g，防风 1.5g，粉碎成细粉。饭后清茶冲服，一次 3~6g，一日 2 次。（川芎茶调散）

⑤ 治化脓性副鼻窦炎：川芎 10g，白芷、细辛、薄荷各 6g，辛夷、黄连各 9g，黄芩 12g，水煎服。每日 1 剂。

⑥ 治疟疾：川芎、白芷、桂枝、苍术各等量，粉碎成细粉。取药粉 0.9g，用棉花或纱布卷成条状，于疟疾发作前 2 小时，纳入一侧鼻孔，4 小时后取出。小儿则将药粉撒于膏药上，于发作前 4 小时贴脐处。此药兼有预防疟疾作用。

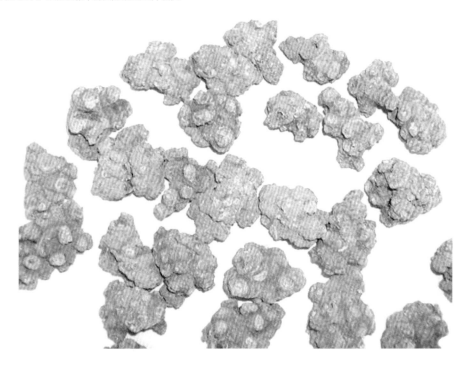

4.115.21 藁本

LIGUSTICI RHIZOMA ET RADIX

【别名】西芎藁本

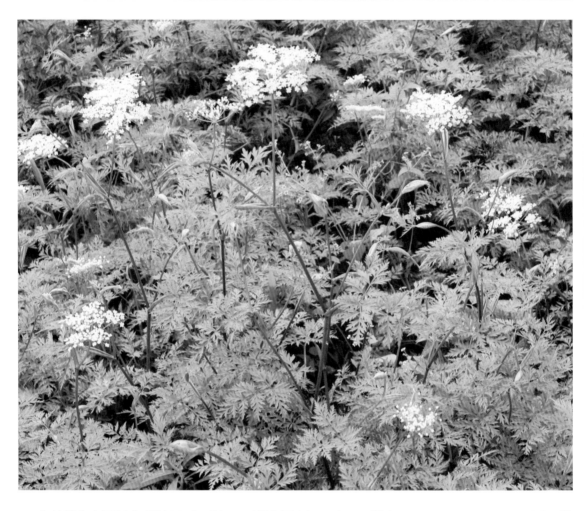

　　【基原】来源于伞形科 Umbelliferae 藁本属 *Ligusticum* 藁本 *Ligusticum sinense* Oliv. 的根状茎和根入药。

　　【植物特征】多年生直立草本。高 60~100cm。根状茎发达，具肿胀的结节；茎圆柱状，空心，有纵条纹。叶互生，基部叶具长柄，叶片轮廓为阔三角形，长 10~15cm，宽 15~18cm，二回三出羽状全裂；羽片轮廓为长圆状卵形，长 6~10cm，下部羽片具长 3~5cm 的柄；小羽片卵形，长约 3cm，边缘锯齿状浅裂，顶生小羽片顶端渐尖或尾尖；生于茎

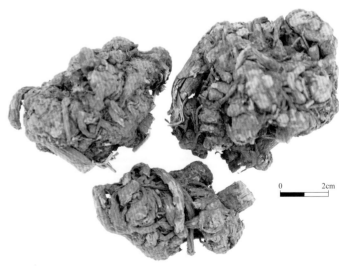

中部的叶较大，生于茎上部的较简单。复伞形花序顶生和侧生，径 5~8cm，通常具长梗，总苞片 6~10，线形，长约 6mm；伞梗 14~30 条，长达 5cm；花白色，花梗粗糙；萼近截平；花瓣倒卵形，具内折小尖头。分果长圆状卵形，背腹压扁，长 4mm，背棱突起，侧棱翅状，背棱槽有油管 1~3，侧棱槽有油管 3，接合面有油管 4~6。花期 8~9 月；果期 10 月。

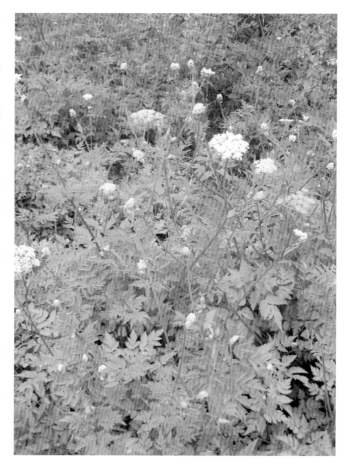

【生境】常生林下或沟边草丛中或栽培。

【分布】湖北、四川、陕西、河南、湖南、广东、江西、浙江等地栽培。

【采集加工】秋季或春季采挖。挖取根状茎及根，除去泥沙，晒干或烘干。

【药材性状】本品呈不规则结节状，拳形或短圆柱形，稍扭曲，有分枝，长 3~10cm，直径 1~2cm，棕褐色或暗棕色，粗糙，有纵皱纹，上方残留数个凹陷茎基痕，下方有多数根痕及残根；体轻，质较硬，但易折断，断面黄色或黄白色，纤维质。气浓香，味辛、苦、微麻舌。以香气浓者为佳。

【性味归经】味辛，性温。归膀胱经。

【功能主治】祛风除湿，散寒止痛。治风寒头痛，巅顶痛，心腹气痛，疥癣，寒湿泄泻。

【用法用量】3~10g，水煎服。

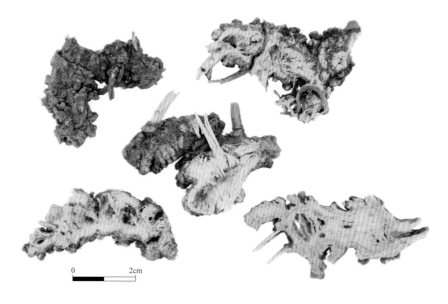

4.115.22 羌活

NOTOPTERYGII RHIZOMA ET RADIX

【别名】川羌活、大头羌

【基原】来源于伞形科 Umbelliferae 羌活属 Notopterygium 宽叶羌活 Notopterygium franchetii H. de Boiss. 和羌活 Notopterygium incisum Ting ex H. T. Chang 的根和根状茎入药。

【形态特征】A. 宽叶羌活: 多年生草本。高80~180cm。根状茎基部残留叶鞘。茎直立，圆柱形，有纵条纹，带紫色。基生叶及茎下部叶有柄，柄长达22cm，下部有抱茎的叶鞘；三出式2~3回羽状复叶，一回羽片2~3对，末回裂片长圆状卵形至卵状披针形，长3~8cm，宽1~3cm，顶端钝或渐尖，基部略带楔形。复伞形花序顶生，直径5~14cm，花序梗长5~25cm；总苞片1~3，线状披针形，长约5mm；小伞形花序直径1~3cm，有多数花；萼齿卵状三角形；花瓣淡黄色，倒卵形，长1~1.5mm；花药椭圆形，黄色，长约1mm；花柱2，略呈平压状。分生果近圆形，长约5mm，宽约4mm，背腹稍压扁，翅宽约1mm。花期7月；果期8~9月。

【生境】生于海拔1700~4500m的林缘及灌丛内或栽培。

【分布】山西、陕西、湖北、四川、内蒙古、甘肃、青海和西藏等地。

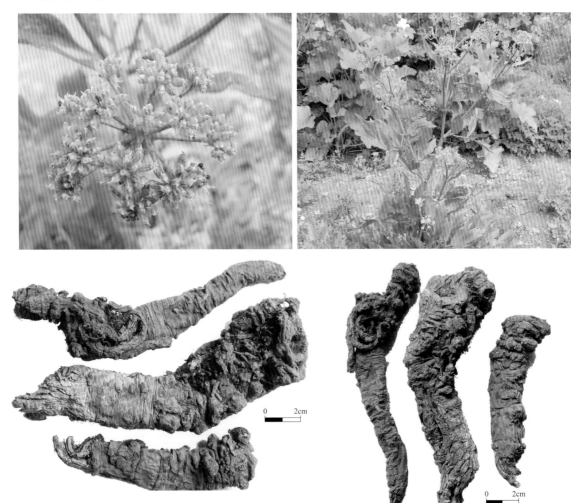

【形态特征】B. 羌活: 多年生草本, 高 60~120cm, 根状茎粗壮, 伸长呈竹节状。根颈部有枯萎叶鞘。茎直立, 圆柱形, 中空, 有纵直细条纹, 带紫色。基生叶及茎下部叶有柄, 柄长 1~22cm, 下部有长 2~7cm 的膜质叶鞘; 叶为三出式三回羽状复叶, 末回裂片长圆状卵形至披针形, 长 2~5cm, 宽 0.5~2cm, 边缘缺刻状浅裂至羽状深裂; 茎上部叶常简化, 无柄, 叶鞘膜质, 长而抱茎。复伞形花序直径 3~13cm, 侧生者常不育; 总苞片 3~6, 线形, 长 4~7mm, 早落; 伞辐 7~18 (39), 长 2~10cm; 小伞形花序直径 1~2cm; 小总苞片 6~10, 线形, 长 3~5mm; 花多数, 花柄长 0.5~1cm; 萼齿卵状三角形, 长约 0.5mm; 花瓣白色, 卵形至长圆状卵形, 长 1~2.5mm, 顶端钝, 内折; 雄蕊的花丝内弯, 花药黄色, 椭圆形, 长约 1mm; 花柱 2, 很短, 花柱基平压稍隆起。分生果长圆状, 长 5mm, 宽 3mm, 背腹稍压扁, 主棱扩展成宽约 1mm 的翅, 但发展不均匀; 油管明显, 每棱槽 3, 合生面 6; 胚乳腹面内凹成沟槽。花期 7 月; 果期 8~9 月。

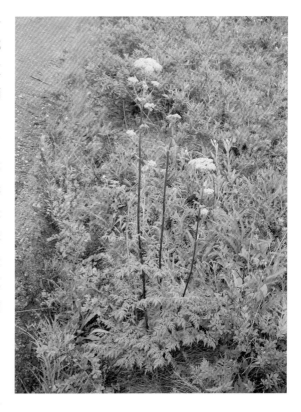

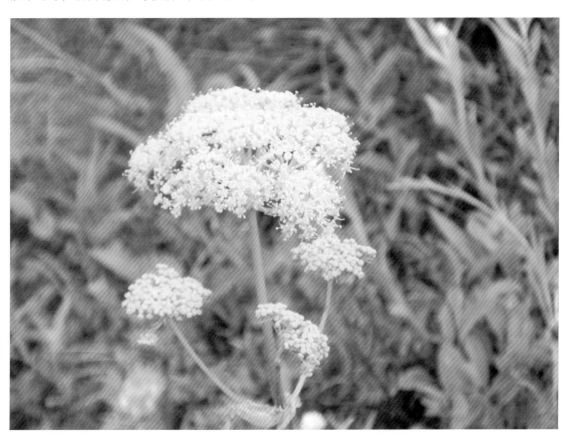

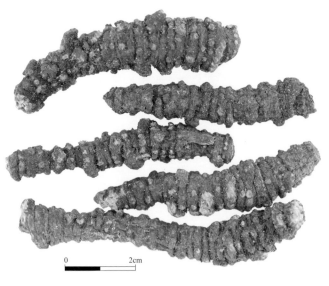

【生境】生长于海拔2000~4000m的林缘及灌丛内。

【分布】陕西、四川、甘肃、青海、西藏。

【采集加工】春、秋二季采挖，除去须根及泥沙，晒干。

【药材性状】羌活：为圆柱状略弯曲的根状茎，长4~13cm，直径0.6~2.5cm，顶端具茎痕。表面棕褐色至黑褐色，外皮脱落处呈黄色。节间缩短，呈紧密隆起的环状，形似蚕，习称"蚕羌"；节间延长，形如竹节状，习称"竹节羌"。节上有多数点状或瘤状突起的根痕及棕色破碎鳞片。体轻，质脆，易折断，断面不平整，有多数裂隙，皮部黄棕色至暗棕色，油润，有棕色油点，本部黄白色，射线明显，髓部黄色至黄棕色。气香，味微苦而辛。

宽叶羌活：为根状茎和根。根状茎类圆柱形，顶端具茎和叶鞘残基。根类圆锥形，有纵皱纹和皮孔，表面棕褐色，近根状茎处有较密的环纹，长8~15cm，直径1~3cm，习称"条羌"。有的根状茎粗大，不规则结节状，顶部具数个茎基，根较细，习称"大头羌"。质松脆，易折断，断面略平坦，皮部浅棕色，本部黄白色。气味较淡。

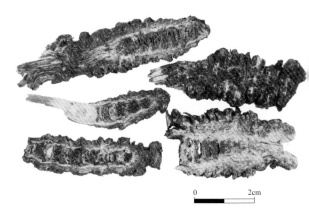

【性味归经】味辛、苦，性温。归膀胱、肾经。

【功能主治】祛风散寒，除湿止痛。治风湿痹痛、风寒感冒、头痛、肩背酸痛等。

【用法用量】6~15g，水煎服。

4.115.23　少花水芹

OENANTHES BENGHALENSIS HERBA

【别名】短辐水芹

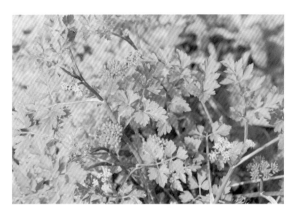

【基原】来源于伞形科 Umbelliferae 水芹属 *Oenanthe* 少花水芹 *Oenanthe benghalensis* Benth. & Hook. f. 的全草入药。

【形态特征】多年生草本。高 17~60cm，全体无毛。有较多须根。茎自基部多分枝，有棱。叶片轮廓三角形，1~2 回羽状分裂，末回裂片卵形至菱状披针形，长 1.5~2cm，宽约 0.5cm，顶端钝，边缘有钝齿。复伞形花序顶生和侧生，花序梗通常与叶对生，长 1~2cm；无总苞片；伞辐 4~10 条，较短，长 0.5~1cm，直立并开展；小总苞片披针形，多数，长 2~2.5mm；小伞形花序有花 10 余朵，花柄长 1.5~2mm；萼齿线状披针形，长 0.3~0.4mm；花瓣白色，倒卵形，长 1mm，宽不及 0.8mm，顶端有一内折的小舌片；花柱基圆锥形，花柱直立或两侧分开，长约 0.5mm。果实椭圆形或筒状长圆形，长 2~3mm，宽 1~1.5mm，侧棱较背棱和中棱隆起，木栓质，分生果的横剖面半圆形，棱槽内有油管 1，合生面油管 2。花期 5 月；果期 5~6 月。

【生境】生于水边湿润处。

【分布】台湾、江西、广西、海南、香港、贵州、云南、四川等地。

【采集加工】夏、秋季采收，将全草晒干。

【性味归经】味辛，性凉。

【功能主治】平肝，解表，透疹，降血压。治感冒发热，呕吐腹泻，尿路感染，崩漏，白带，高血压。

【用法用量】10~15g，水煎服。鲜品可捣汁饮。

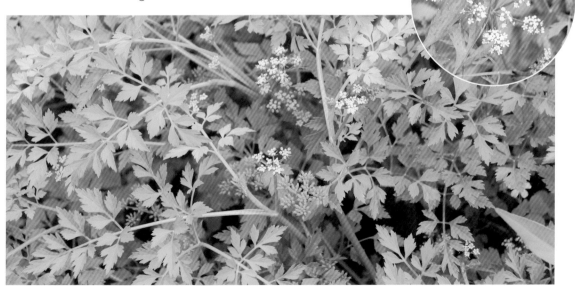

4.115.24　水芹

OENANTHES JAVANICAE HERBA

【别名】水芹菜、野芹、小叶芹、野芹菜

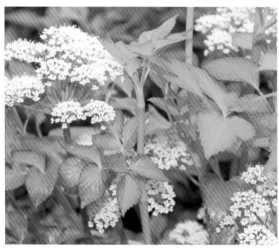
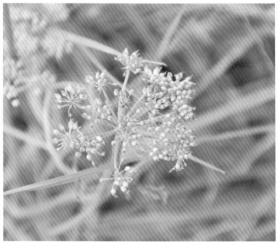

【基原】来源于伞形科 Umbelliferae 水芹属 Oenanthe 水芹 Oenanthe javanica（Bl.）DC.[O. stolonifera（Roxb.）Wall.] 的全草入药。

【形态特征】多年生草本。高 15~80cm，茎直立或基部匍匐。基生叶有柄，柄长达 10cm，基部有叶鞘；叶片轮廓三角形，1~2 回羽状分裂，末回裂片卵形至菱状披针形，长 2~5cm，宽 1~2cm，边缘有牙齿或圆齿状锯齿；茎上部叶无柄，裂片和基生叶的裂片相似，较小。复伞形花序顶生，花序梗长 2~16cm；无总苞；伞辐 6~16，不等长，长 1~3cm，直立和展开；小总苞 2~8 片，线形，长 2~4mm；小伞形花序有花 20 余朵，花柄长 2~4mm；萼齿线状披针形，长与花柱基相等；花瓣白色，倒卵形，长 1mm，宽 0.7mm，有一长而内折的小舌片；花柱基圆锥形，花柱直立或两侧分开，长 2mm。果实近于四角状椭圆形或筒状长圆形，长 2.5~3mm，宽 2mm，侧棱较背棱和中棱隆起，木栓质，分生果横剖面近于五边状的半圆形；每棱槽内油管 1，合生面油管 2。花期 6~7 月；果期 8~9 月。

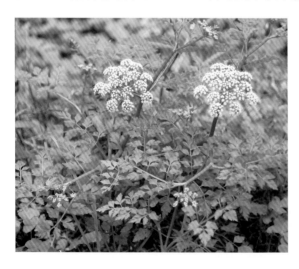

【生境】有些地方栽培作蔬菜；生于低湿地或山谷水边及田野间。

【分布】广东、海南、福建、广西、湖南、云南等地。

【采集加工】夏、秋季采收，全草晒干备用或鲜用。

【性味归经】味甘，性平。

【功能主治】清热利湿，止血，降血压。治感冒发热，呕吐腹泻，尿路感染，崩漏，白带，高血压。

【用法用量】6~9g，水煎服。鲜品可捣汁饮。

4.115.25 西南水芹

OENANTHES LINEARIS HERBA

【别名】线叶水芹、水芹菜、细叶水芹

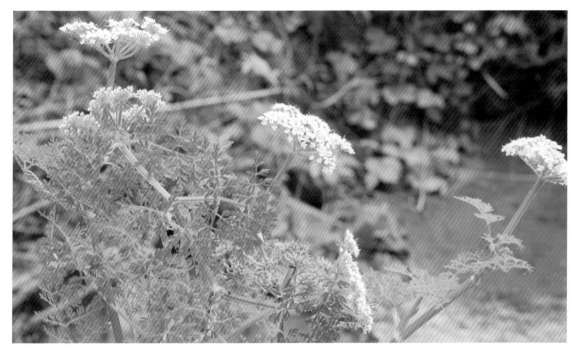

【基原】来源于伞形科 Umbelliferae 水芹属 *Oenanthe* 西南水芹 *Oenanthe linearis* Wallich ex DC. 的全草入药。

【形态特征】多年生草本。高 30~60cm，光滑无毛。茎直立，上部分枝，下部节上生不定根。叶有柄，柄长 1~3cm，基部有叶鞘，边缘薄膜质，叶片轮廓呈广卵形或长三角形，2 回羽状分裂，基部叶末回裂片卵形，长 1cm，边缘分裂；茎上部叶末回裂片线形，长 5~8cm，宽 2.5~3cm，基部楔形，顶端渐尖，全缘。复伞形花序顶生和腋生，花序梗长 2~10cm，总苞片 1 或无，线形，长 0.5~0.8cm；伞辐 6~12，不等长，长 0.5~2cm；小总苞片少数，线形，长 2~3mm；每小伞形花序有花 20 余朵，花柄长 2~5mm；萼齿披针状卵形；花瓣白色，倒卵形，顶端内折；花柱基圆锥形较萼齿短，花柱直立，叉式分开，长不及 1mm。果实近四方状椭圆形或球形，长 2mm，宽 1.5mm，侧棱较中棱和背棱隆起，背棱线形；每棱槽内油管 1，合生面油管 2。花、果期 5~10 月。

【生境】生于山谷、溪边、林下阴湿处。

【分布】云南、四川、贵州、湖南、福建、广东等地。

【采集加工】夏、秋李采收，将全草晒下。

【性味归经】味辛、苦，性微寒。

【功能主治】疏风清热，止痛，降压。治风热感冒，咳嗽，麻疹，胃痛，高血压。

【用法用量】6~15g，水煎服。

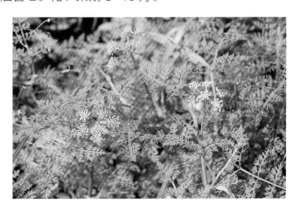

4.115.26 隔山香

OSTERICI CITRIODORI RADIX

【别名】鸡爪参、柠檬香碱草

【基原】来源于伞形科 Umbelliferae 山芹属 Ostericum 隔山香 Ostericum citriodorum（Hance）Yuan et Shan 的全草入药。

【形态特征】多年生草本。高 0.5~1.3m，全株光滑无毛。根颈有残存的须状叶鞘；根近纺锤形，棕黄色，有数条支根。茎单生，圆柱形，直径 2~5mm，上部分枝。基生叶及茎生叶均为二至三回羽状分裂，叶柄长 5~30cm，基部略膨大成短三角形的鞘，稍抱茎，长 0.5~1.5cm；叶片长圆状卵形至阔三角形，长 15~22cm，宽 13~20cm，末回裂片长圆披针形至长披针形，长3~6.5cm，宽 0.4~2.5cm，急尖，有小凸尖头，边缘及中脉干后波状皱曲，密生极细的齿，无

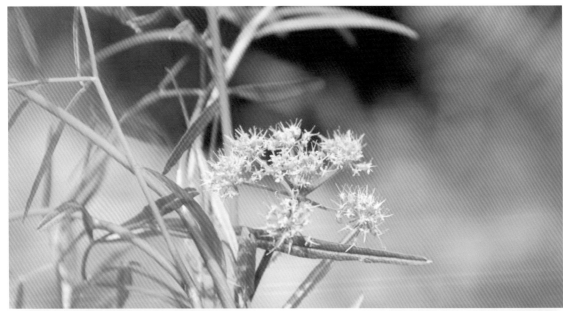

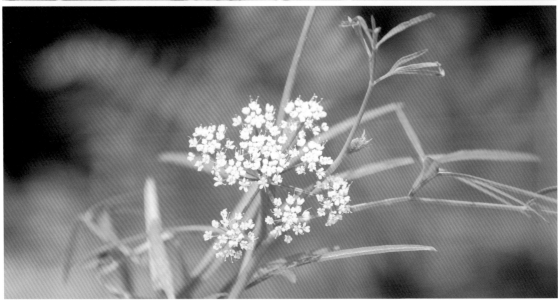

柄或有短柄。复伞形花序，花序梗长 6~9cm；总苞 6~8 片，披针形，有多条纵纹，长约 4mm；伞辐 5~12；小伞花序有花十余朵；小总苞 5~8 片，狭线形，反折，长 2~3mm。花白色，萼齿明显，三角状卵形；花瓣倒卵形，顶端内折；花柱基矮圆锥形，花柱叉开。果实椭圆形至广卵圆形，长 3~4mm，宽 3~3.5mm，金黄色；有光泽，表皮细胞凸出或颗粒状突起，背棱有狭翅，侧棱有宽翅，宽于果体，棱槽中有油管 1~3，合生面有油管 2。花期 6~8 月；果期 8~10 月。

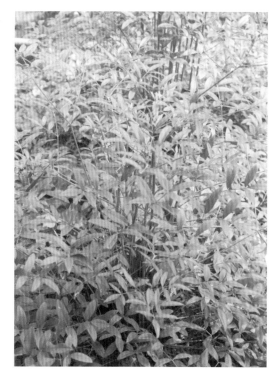

【生境】生于山坡灌木丛中或草丛中。

【分布】香港、广东、广西、湖南、浙江、江西、福建。

【采集加工】夏、秋季采收，将全草晒干。

【性味归经】味苦、辛，性微温。

【功能主治】祛风消肿，活血散瘀，行气止痛。治胃痛，腹痛，心绞痛，头痛，风湿骨痛，跌打损伤，疝痛，风热咳嗽，支气管炎，肝硬化腹水，闭经，阿米巴痢疾，腮腺炎，毒蛇咬伤。对防治麻疹及上呼吸道感染有较好疗效。

【用法用量】9~30g，水煎服，或研粉服 1.5~3g。

【附方】① 治肝硬化腹水：隔山香全草 30g，水煎服，或用干粉 6g，和白糖冲服，每天 2 次。

② 治阿米巴痢疾：隔山香 30g，宣木瓜根 60g，水煎服，连服 7 天。

③ 治流行性腮腺炎：隔山香 15g，水煎服，每日 1~2 剂。

④ 治慢性气管炎：隔山香、虎刺、紫金牛各 9g，水田七 3g，水煎 2 次，合并煎液，加冰糖 60g，分 3 次服。

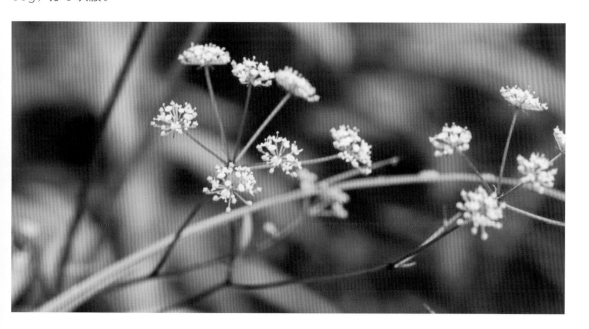

4.115.27　紫花前胡

PEUCEDANI DECURSIVI RADIX

【别名】前胡、土当归、独活、野当归

　　【基原】来源于伞形科 Umbelliferae 前胡属 *Peucedanum* 紫花前胡 *Peucedanum decursivum*（Miq.）Maxim.[*Angelica decursiva* Miq.] 的根入药。

　　【形态特征】多年生草本。茎高 1~2m，直立，单一，中空，光滑，常为紫色，无毛，有纵沟纹。基生叶和茎生叶有长柄，柄长 13~36cm，基部膨大成圆形的紫色叶鞘，抱茎，外面无毛；叶片三角形至卵圆形，坚纸质，长 10~25cm，一回三全裂或一至二回羽状分裂；第一回裂片的小

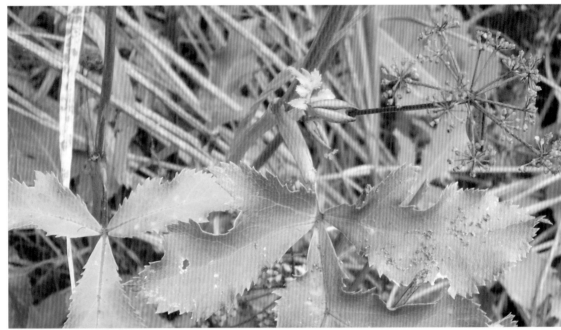

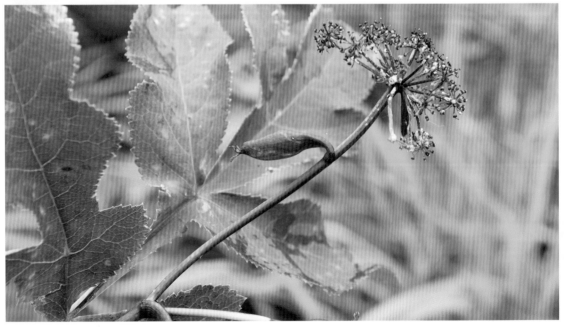

叶柄翅状延长，侧方裂片和顶端裂片的基部联合，沿叶轴呈翅状延长，翅边缘有锯齿；末回裂片卵形或长圆状披针形，长 5~15cm，宽 2~5cm，顶端锐尖，边缘有白色软骨质锯齿，齿端有尖头，叶面深绿色，背面绿白色，主脉常带紫色，叶面脉上有短糙毛，背面无毛；茎上部叶简化成囊状膨大的紫色叶鞘。复伞形花序顶生和侧生，花序梗长 3~8cm，有柔毛；伞辐 10~22，长 2~4cm；总苞 1~3 片，卵圆形，阔鞘状，宿存，反折，紫色；小总苞 3~8 片，线形至披针形，绿色或紫色，无毛；伞辐及花

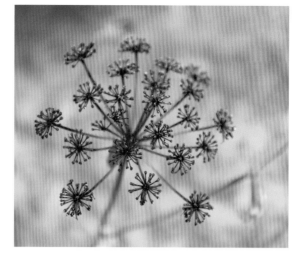

柄有毛；花深紫色，萼齿明显，线状锥形或三角状锥形，花瓣倒卵形或椭圆状披针形，顶端通常不内折成凹头状，花药暗紫色。果实长圆形至卵状圆形，长 4~7mm，宽 3~5mm，无毛，背棱线形隆起，尖锐，侧棱有较厚的狭翅，与果体近等宽，棱槽内有油管 1~3，合生面油管 4~6，胚乳腹面稍凹入。花期 8~9 月；果期 9~11 月。

【生境】生于荒坡、路旁、草地或灌木丛中。

【分布】我国华东、华中南部至西南。

【采集加工】冬季茎叶枯萎至翌年春季尚未抽出花莛时采挖根，除去须根，洗净晒干。

【药材性状】本品呈不规则圆柱形、圆锥形或纺锤形，主根较细，有少数支根，长 3~15cm，直径 8~17mm。表面棕色至黑棕色，根头部偶有残留茎基和膜状叶鞘残基，有浅直细纵皱纹，可见灰色横向皮孔样突起和点状须根痕。质硬，断面白色，皮部较窄，散有少数黄色油点。气芳香，味微苦、辛。

【性味归经】味苦、辛，性微寒。

【功能主治】疏风清热，降气化痰。治感冒咳嗽，上呼吸道感染，咳喘，痰多。

【用法用量】3~9g，水煎服。

【附方】治肺热咳嗽，痰稠黏腻：前胡 12g，桑皮、贝母、麦冬、杏仁各 9g，甘草、生姜各 6g。水煎服。

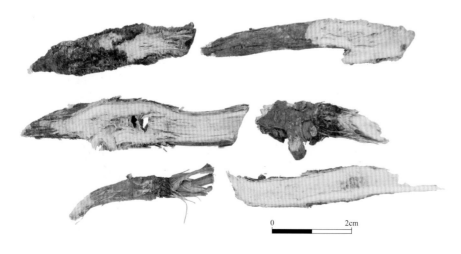

4.115.28　前胡

PEUCEDANI RADIX

【别名】鸡脚前胡、岩棕、山芹菜

　　【基原】来源于伞形科 Umbelliferae 前胡属 *Peucedanum* 白花前胡 *Peucedanum praeruptorum* Dunn 的根入药。

　　【形态特征】多年生草本，高 0.6~1m。茎圆柱形，下部无毛，上部分枝多有短毛，髓部充实。基生叶具长柄，叶柄长 5~15cm，基部有卵状披针形叶鞘；叶片轮廓宽卵形或三角状卵形，三出式二至三回分裂，第一回羽片具柄，柄长 3.5~6cm，末回裂片菱状倒卵形，顶端渐尖，基部楔形至截形，无柄或具短柄，边缘具不整齐的 3~4 粗或圆锯齿，有时下部锯齿呈浅裂或深裂状，长 1.5~6cm，宽 1.2~4cm，背面叶脉明显突起，两面无毛，或有时在背面叶脉上以及边缘有稀疏

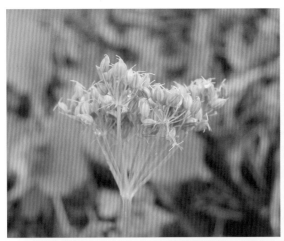
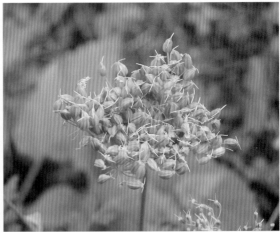
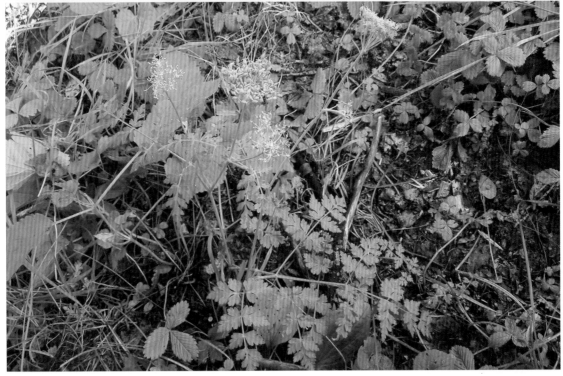

短毛；茎下部叶具短柄，叶片形状与茎生叶相似；茎上部叶无柄，叶鞘稍宽，边缘膜质，叶片三出分裂，裂片狭窄，基部楔形，中间一枚基部下延。复伞形花序多数，顶生或侧生，伞形花序直径 3.5~9cm；花序梗上端多短毛；总苞片无或 1 至数片，线形；伞辐 6~15，不等长，长 0.5~4.5cm，内侧有短毛；小总苞 8~12 片，卵状披针形，在同一小伞形花序上，宽度和大小常有差异，比花柄长，与果柄近等长，有短糙毛；

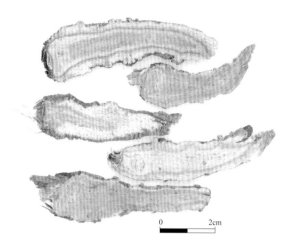

小伞形花序有 15~20 朵花；花瓣卵形，小舌片内曲，白色；萼齿不显著；花柱短，弯曲，花柱基圆锥形。果实卵圆形，背部扁压，长约 4mm，宽 3mm，棕色，有稀疏短毛，背棱线形稍突起，侧棱呈翅状，比果体窄，稍厚；棱槽内油管 3~5，合生面油管 6~10；胚乳腹面平直。花期 8~9 月；果期 10~11 月。

【生境】生于向阳的山坡、荒地草丛中。

【分布】我国华东、华中至西南各地。

【采集加工】冬季茎叶枯萎至翌年春季尚未抽出花茎时采挖，除去须根，洗净晒干。

【药材性状】本品呈不规则圆柱形、圆锥形或纺锤形，稍扭曲，下部常有分枝，长 3~15cm，直径 1~2cm。表面黑褐色或灰黄色，根头部多有茎痕和纤维状叶鞘残基，上端有密集的细环纹，下部有纵沟、纵皱纹及横向皮孔样突起。质较柔软，干者质硬，可折断，断面不整齐，淡黄白色，皮部散有多数棕黄色油点，形成层环纹棕色，射线放射状。气芳香，味微苦、辛。

【性味归经】味苦、辛，性微寒。归肺经。

【功能主治】疏风清热，降气化痰。治痰热喘满，咳痰黄稠，风热咳嗽痰多。

【用法用量】3~9g，水煎服。

【附方】治肺热咳嗽、痰稠黏腻：前胡 9g，桑皮、贝母、麦冬、杏仁各 9g，甘草、生姜各 6g。水煎服。

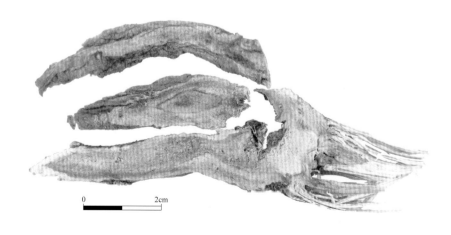

4.115.29　鹅脚板

PIMPINELLAE HERBA

【别名】苦爹菜

【基原】来源于伞形花科 Umbelliferae 异叶茴芹属 Pimpinella 异叶茴芹 Pimpinella diversifolia DC. 的全草入药。

【形态特征】多年生草本，高 40~120cm，全株被毛，根较纤细，有香气；茎直立，草质，上部具细长分枝。基生叶和茎下部的叶几全为单叶，通常具长柄，卵状心形，长 2.5~8.5cm；茎中部叶多为二或三回三出复叶，中裂片卵形，长 4~6cm，侧裂片基部偏斜，边缘具圆齿或锐齿；茎上部叶披针形，无柄，基部楔形，边缘具锐而深的缺刻或牙齿，各裂片表面略粗糙。复伞形花序顶生或侧生；总苞片 2~4 枚，线形；伞梗 5~12 支，被毛；小总苞片 3~8 枚，线形；花梗 6~14 支；花瓣 5 片，白色或绿白色，卵形，雄蕊 5 枚；双悬果卵形，基部近心形，长 1~1.5mm，嫩果被毛，主棱明显。

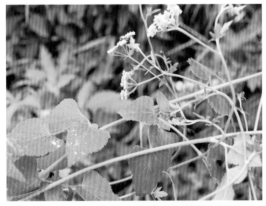

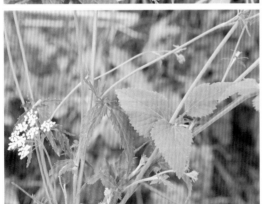

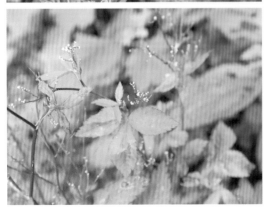

【生境】生于山坡灌木草丛中。

【分布】我国华东、华中、西南、华南各地。日本、印度、巴基斯坦和阿富汗也有分布。

【采集加工】全年可采，以夏季枝叶茂盛时采集为佳。拔取全草，抖净泥沙。晒干。

【药材性状】全草长 40~100cm 或过。根纤细。茎圆柱形，分枝上被柔毛，浅绿色。叶片皱缩，展平后基生叶及茎下部叶常为单叶，卵状心形，有长柄；茎中部以上叶为三出复叶，小叶片卵圆形至披针形，长 4~6cm，宽 1.5~3cm，两侧小叶片基部稍偏斜，边缘均具锯齿，上面青绿色，下面色较浅；茎上部叶片近无柄。用手将枝叶搓碎后嗅之有香气。枝端常见残留复伞形花序，花多已脱落，偶见有卵形果实。气微香，味微辛、苦。以叶片多、青绿色者为佳。

【性味归经】味辛、微苦，性温。归肺、胃经。

【功能主治】祛风活血，解毒消肿。治风寒感冒，咽喉肿痛，痢疾，黄疸性肝炎。外用治毒蛇咬伤，跌打损伤，皮肤瘙痒。

【用法用量】9~30g，水煎服。外用适量鲜品捣烂敷患处。

【附方】治蕲蛇咬伤：鹅脚板 9~12g，水煎服，渣外敷伤口。

4.115.30 变豆菜

SANICULAE CHINENSIS HERBA

【别名】蓝布正、鸭脚板

【基原】来源于伞形科 Umbelliferae 变豆菜属 *Sanicula* 变豆菜 *Sanicula chinensis* Bunge 的全草入药。

【形态特征】多年生草本，高达 1m。基生叶少数，近圆形、圆肾形至圆心形，通常 3 裂，少至 5 裂，中间裂片倒卵形，基部近楔形，长 3~10cm，宽 4~13cm，主脉 1 条，无柄或有 1~2mm 长的短柄，两侧裂片通常各有 1 深裂，内裂片的形状、大小同中间裂片，外裂片披针形，大小约为内裂片的一半，所有裂片叶面绿色，背面淡绿色，边缘有大小不等的重锯齿；叶柄长 7~30cm，稍扁平，基部有透明的膜质鞘；茎生叶逐渐变小，通常 3 裂，裂片边缘有大小不等的重锯齿。花序 2~3 回叉式分枝，侧枝向两边开展而伸长，中间的分枝较短，长 1~2.5cm，总苞片叶状，通常 3 深裂；伞形花序 2~3 出；小总苞 8~10 片，卵状披针形或线形，长 1.5~2mm，宽约 1mm，顶端尖；小伞形花序有花 6~10，雄花 3~7，稍短于两性花，花柄长 1~1.5mm；萼齿窄线形，长约 1.2mm，宽 0.5mm，顶端渐尖；花瓣白色或绿白色、倒卵形至长倒卵形，长 1mm、宽 0.5mm，顶端内折；花丝与萼齿等长或稍长；两性 3~4 花，无柄；萼齿和花瓣的形状、大小同雄花；花柱与萼齿同长，很少超过。果实圆卵形，长 4~5mm，宽 3~4mm，顶端萼齿成喙状突出，皮刺直立，顶端钩状，基部膨大；果实的横剖面近圆形，胚乳的腹面略凹陷。花果期 4~10 月。

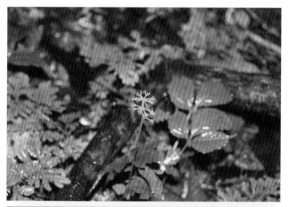

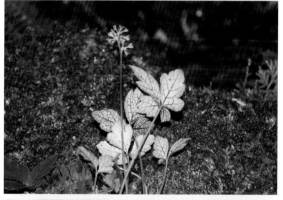

【生境】生于潮湿的山地林中。

【分布】广东、广西、福建、江西、江苏、浙江、安徽、湖南、湖北、云南、河北、四川、山东。日本、朝鲜、俄罗斯也有分布。

【采集加工】夏、秋采收，将全草晒干。

【性味归经】味甘、辛，性凉。

【功能主治】解毒，止血。治咽喉痛，咳嗽，月经过多，尿血，外伤出血，疮痈肿毒。

【用法用量】6~15g，水煎服。外用鲜品捣烂敷患处。

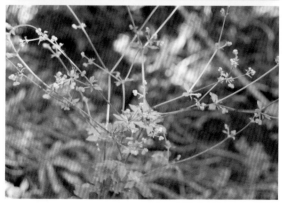

4.115.31　薄片变豆菜

SANICULAE LAMELLIGERAE HERBA

【别名】鹅掌脚草、山芹菜、野芹菜、散血草、肺筋草

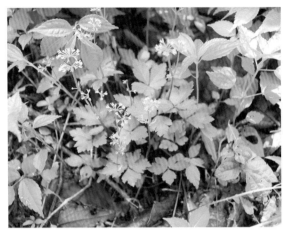 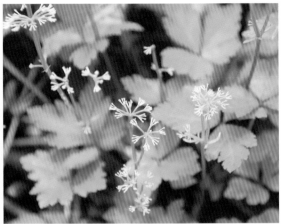

【基原】来源于伞形科 Umbelliferae 变豆菜属 Sanicula 薄片变豆菜 Sanicula lamelligera Hance 的全草入药。

【形态特征】多年生小草本。高 13~30cm。茎 2~7，直立，细弱，上部有少数分枝。基生叶圆心形或近五角形，长 2~6cm，宽 3~9cm，掌状 3 裂，中间裂片楔状倒卵形或椭圆状倒卵形至菱形，长 2~6cm，宽 1~3cm，上部 3 浅裂，基部楔形，有短柄，侧面裂片阔卵状披针形或斜倒卵形，通常 2 深裂或在外侧边缘有 1 缺刻，叶面绿色，背面淡绿色或紫红色；叶柄长 4~18cm，基部有膜质鞘；最上部的茎生叶小，3 裂至不分裂，裂片线状披针形或倒卵状披针形，长 3~15（20）mm，宽 1~10mm，顶端渐尖。花序通常 2~4 回二歧分枝或 2~3 叉，分叉间的小伞形花序短缩；总苞片细小，线状披针形，长 1.5~3mm；伞辐 3~7，长 2~10mm；小总苞 4~5 片，线形；小伞形花序有 5~6 花；雄花 4~5 朵，花柄长 2~3mm；萼齿线形或呈刺毛状，长约 1mm；花瓣白色、粉红色或淡蓝紫色，倒卵形，基部渐窄，顶端内凹；花丝长于萼齿 1~1.5 倍；两性花 1 朵，无柄；萼齿和花瓣的形状同雄花，花柱略长于花丝，向外反曲。果实长卵形或卵形，长 2.5mm，宽 2mm，幼果表面有啮蚀状或微波状的薄层，成熟后成短而直的皮刺，刺决不成钩状，基部连成薄片；分生果的横剖面呈圆形。花、果期 4~11 月。

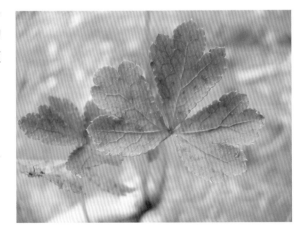

【生境】生于山坡林下。

【分布】四川、湖北、浙江、福建、湖南、广东、香港。

【采集加工】夏、秋季采收，将全草晒干。

【性味归经】味甘、辛，性平。

【功能主治】散寒咳嗽，行经调血。治感冒，咳嗽，月经不调，经闭，痛经，百日咳，腰痛，劳伤。

【用法用量】6~15g，水煎服。外用鲜品捣烂敷患处。

4.115.32 直刺变叶菜

SANICULAE ORTHACANTHAE HERBA

【别名】小紫花菜、黑鹅脚板、地黄连

【基原】来源于伞形科 Umbelliferae 变豆菜属 Sanicula 直刺变叶菜 Sanicula orthacantha S. Moore 的全草入药。

【形态特征】多年生草本，高 8~40cm。基生叶少至多数，圆心形或心状五角形，长 2~7cm，宽 3.5~7cm，掌状 3 全裂，中间裂片楔状倒卵形或菱状楔形，长 2~7cm，宽 1~4cm，基部有短柄或近无柄，侧面裂片斜楔状倒卵形，通常 2 裂至中部或近基部，内裂片的形状同中间裂片，外

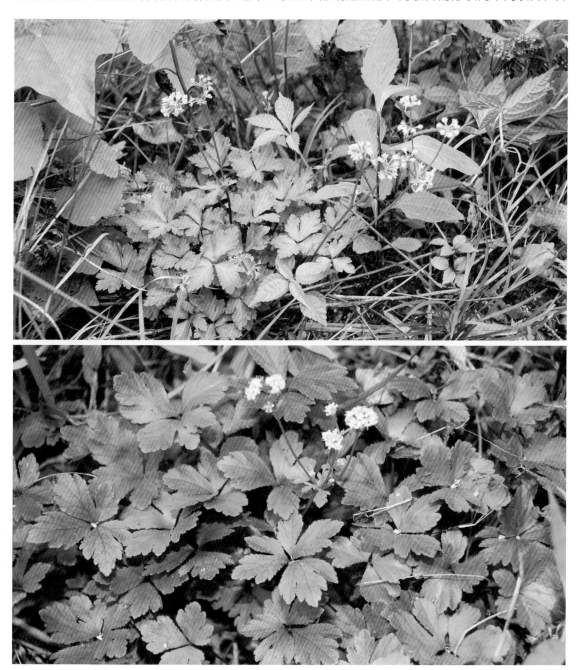

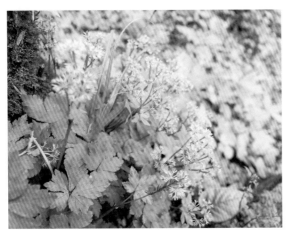

裂片较小，叶面绿色，背面淡绿色或沿脉处呈淡紫红色，顶端2~3浅裂，边缘有不规则的锯齿或刺毛状齿；叶柄长5~26cm，细弱，基部有阔的膜质鞘；茎生叶略小于基生叶，有柄，掌状3全裂。花序通常2~3分枝，在分叉间或在侧枝上有时有1短缩的分枝；总苞3~5片，大小不等，长约2cm；伞形花序3~8；伞辐长3~8mm；小总苞片5片，线形或钻形；小伞形花序有6~7花，雄花通常5朵；花柄长2~3.5mm；萼齿窄线形或刺毛状，长0.5~1mm，顶端尖锐；花瓣白色、淡蓝色或紫红色，倒卵形，长1~1.8mm，宽0.8~1.2mm，顶端内凹的舌片呈三角状；花丝略长于花瓣；两性花1朵，无柄；萼齿和花瓣形状同雄花；花柱长3.5~4mm，向外反曲。果实卵形，长2.5~3mm，宽2.2~5mm，外面有直而短的皮刺，皮刺不呈钩状，有时皮刺基部连成薄层；分生果侧扁，横剖面略呈圆形。花、果期4~9月。

【生境】生于山坡林下或溪边。

【分布】华东、华中、华南及西南各地。

【采集加工】夏、秋季采收，将全草晒干。

【性味归经】味辛、淡，性凉。

【功能主治】益肺止咳，清热解毒，祛风除湿，活血通络。治麻疹后热毒未尽，肺热咳嗽，耳热瘙痒，头痛，疮肿，跌打损伤。

【用法用量】9~15g，水煎服。外用鲜品捣烂敷患处。

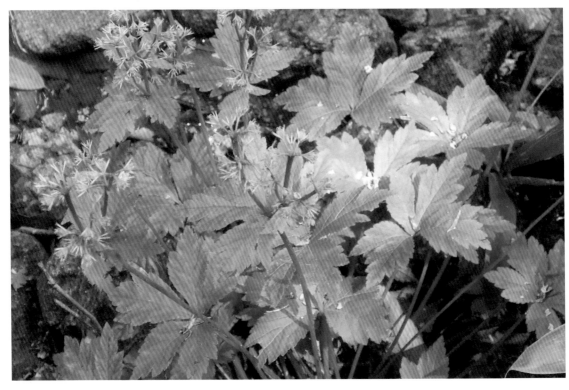

4.115.33 防风

SAPOSHNIKOVIAE RADIX

【别名】东防风、关防风、牛庄防风

【基原】来源于伞形科 Umbelliferae 防风属 *Saposhnikovia* 防风 *Saposhnikovia divaricata*（Turcz.）Schischk. 的根入药。

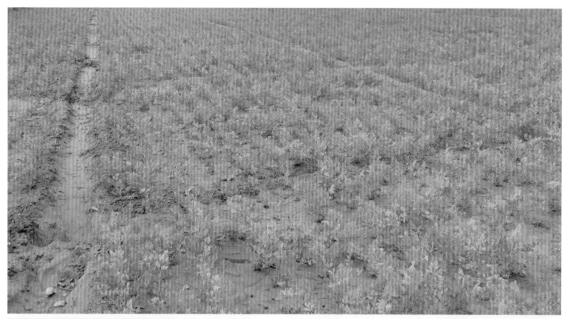

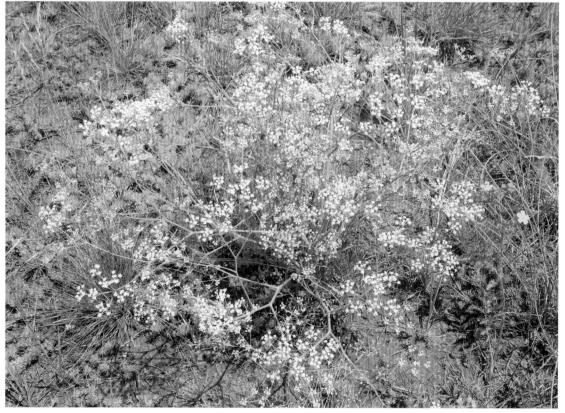

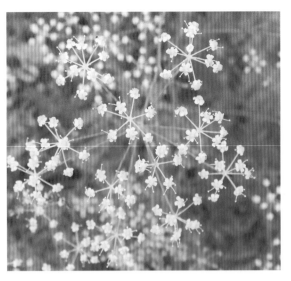

【形态特征】多年生、直立、无毛草本，高25~85cm：主根直伸，稍粗壮；茎圆柱状，单一，二叉分枝，基部有褐色纤维状叶柄残基。基生叶具长2~6cm的柄，叶片轮廓为长圆状披针形，长7~19cm，宽6~10cm，一或二回羽状全裂，最终裂片线形至披针形，长5~38mm或稍过之，宽1~10mm。全缘，上部叶和顶生叶明显简化，且叶柄扩展成鞘状。复伞形花序顶生，直径1.5~3.5cm或稍过之，总花梗长2~5cm，通常无总苞片；伞梗5~9条，有4~5枚线形至披针形小总苞片；花白色，4~9朵簇生于伞梗之顶。双悬果椭圆状阔卵形，长3~5mm，宽2~2.5mm，侧棱具翅。花期8~9月；果期9~10月。

【生境】生于山坡草地。

【分布】分布于东北、华北、华东至华南各地。朝鲜和俄罗斯远东地区也有分布。

【采集加工】春、秋两季挖取未抽花茎植株的根，除去残茎、须根及泥土，晒至足干。

【药材性状】本品呈长圆锥形或长圆柱形，稍弯曲，长15~30cm，直径0.5~2cm。表面灰棕色或棕褐色，粗糙，有纵皱纹和皮孔，侧根残迹常存在；根头部较粗大，有密集的环纹和叶鞘腐烂后残留的叶脉。质松软，可折断，断面不平坦，中部为淡黄色，其外为棕色的环状部分，最外层黄白色，有裂隙。稍有香气，味微甘。以粗细均匀、灰棕黄色、质松软者为佳。

【性味归经】味甘、辛，性微温。归膀胱、肝、脾经。

【功能主治】祛风解表，胜湿止痛，止痉。治外感风寒，头痛目眩，项强，风寒湿痹，骨节酸痛，腹痛腹泻，肠风下血，四肢挛急，破伤风，风疹瘙痒，疮疡初起。

【用法用量】5~10g，水煎服。

【附方】① 治感冒头痛：防风、白芷、川芎各9g，荆芥6g，水煎服。

② 治风湿性关节炎：防风、茜草、苍术、老鹳草各15g，白酒1000g，浸泡7天，每次服10~15ml，每日3次。

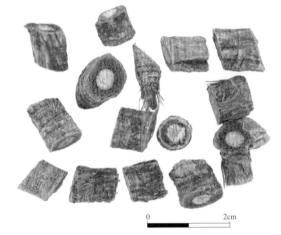

③ 治风热头痛、胸腹痞闷：防风、荆芥、连翘、炙大黄各15g，石膏、桔梗、甘草各30g。共研细粉，每次服6g，或作丸，每次服6~9g，用温开水送服。

4.115.34 华南鹤虱

TORILIS JAPONICAE FRUCTUS

【别名】鹤虱、粘粘草

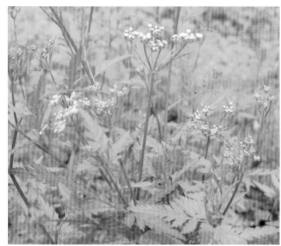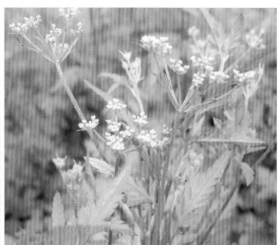

【基原】来源于伞形科 Umbelliferae 窃衣属 Torilis 小窃衣 Torilis japonica（Houtt.）DC. 的果实入药。

【植物特征】一年生或多年生直立草本，高达 1m；茎圆柱状，有纵条纹，被刺毛。叶互生，叶柄长 2~7cm，基部具膜质的叶鞘，叶片轮廓为卵形或披针形，一至二回羽状分裂；羽片轮廓卵状披针形，长 2~6cm，宽 1~2.5cm，羽状深裂至全缘，两面疏生贴伏硬毛；小羽片披针形至长圆形，边缘有条裂状粗齿或分裂。花小，白色、微红或紫色，排成顶生和腋生的复伞形花序，总花梗长 3~25cm，被倒生刺毛；苞片常线形，很少叶状；伞梗 4~12，长 1~3cm，被刺毛，着花 4~12 朵；花萼边缘有 5 枚三角形小齿；花瓣倒卵圆形，长 0.8~1.2mm，顶端内折，外面中部以下被贴伏的硬毛；花丝长约 1mm。分生果卵圆形，长 1.5~4mm，宽 1.5~2mm，常有钩状皮刺，每棱槽有油管 1 个。花、果期 4~10 月。

【生境】生于荒坡、旷野、路旁、村边草丛中。

【分布】我国大部分地区有分布。

【采集加工】夏、秋季果实成熟时割取全草，晒干，打下果实，簸除杂质，再晒至足干。

【药材性状】本品呈椭圆形，长 0.2~0.4cm，直径 0.15~0.2cm。表面黄绿色或淡黄棕色，顶端有残留花柱，背面稍隆起，密生钩刺，钩刺长短不一，稍硬。接合面凹陷成槽状。种仁近白色，微有油性，质稍硬，不易破碎。微有特异香气，味微辛，后苦。以粒完整、饱满者为佳。

【性味归经】味微苦、辛，性微温；有小毒。归脾、胃经。

【功能主治】活血消肿，收敛杀虫。治小儿虫积，疳积，食积，腹胀痛，皮肤痒疹，慢性腹泻。

【用法用量】6~9g，水煎服。

【附方】疮疡溃烂久不收口、阴道滴虫：用果实适量，水煎，冲洗患处。

【附注】本品为广东地方性习惯用药，与《中华人民共和国药典》所载鹤虱和南鹤虱的原植物均不相同。但一般认为本品的性味功能与鹤虱和南鹤虱相近。

4.115.35　窃衣

TORILIS SCABRAE HERBA

【别名】水防风、粘粘草

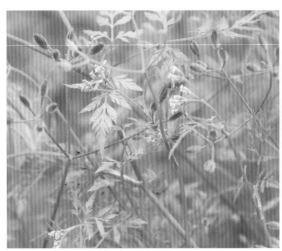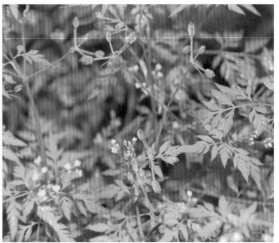

【基原】来源于伞形科 Umbelliferae 窃衣属 *Torilis* 窃衣 *Torilis scabra*（Thunb.）DC. 的全草入药。

【形态特征】一年生草本。高 20~120cm。主根细长，圆锥形，棕黄色，支根多数。茎有纵条纹及刺毛。叶柄长 2~7cm，下部有窄膜质的叶鞘；叶片长卵形，1~2 回羽状分裂，两面疏生紧贴的粗毛，第一回羽片卵状披针形，长 2~6cm，宽 1~2.5cm，顶端渐窄，边缘羽状深裂至全缘，有 0.5~2cm 长的短柄，末回裂片披针形以至长圆形，边缘有条裂状的粗齿至缺刻或分裂。复伞形花序顶生或腋生，花序梗长 3~25cm，有倒生的刺毛；通常无总苞；伞辐 2~4 条，长 1~5cm，粗壮，有纵棱及向上紧贴的粗毛；小总苞 5~8 片，线形或钻形，长 1.5~7mm，宽 0.5~1.5mm；小伞形花序有 4~12 花，花柄长 1~4mm，短于小总苞片；萼齿细小，三角形或三角状披针形；花瓣白色、紫红或蓝紫色，倒圆卵形，顶端内折，长与宽均 0.8~1.2mm，外面中间至基部有紧贴的粗毛；花丝长约 1mm，花药圆卵形，长约 0.2mm；花柱基部平压状或圆锥形，花柱幼时直立，果熟时向外反曲。果实长圆形，长 4~7mm，宽 2~3mm。花、果期 4~11 月。

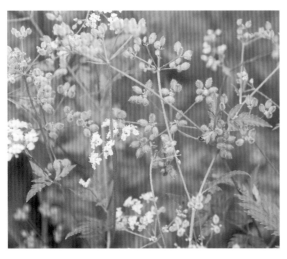

【生境】生于山坡、路旁或荒地。

【分布】我国西北、华东、华中南部至西南。朝鲜、日本也有分布。

【采集加工】夏、秋季采收，将全草晒干。

【性味归经】味辛、苦，性平。

【功能主治】杀虫止泻，收湿止痒。治虫积腹痛，泻痢，疮疡溃烂，阴痒带下，风疹湿疹。

【用法用量】6~9g，水煎服。外用煎水洗患处。

4.116 山柳科

4.116.1 贵定桤叶树

CLETHRAE CAVALERIEI RADIX

【别名】华中山柳、贵定山柳

【基原】来源于山柳科 Clethraceae 桤叶树属 Clethra 贵定桤叶树 Clethra cavaleriei Lévl. [C. esquirolii Lévl] 的根入药。

【形态特征】落叶灌木或小乔木，高 1~5m。叶纸质，卵状椭圆形或长圆状椭圆形，长 5~11.5cm，宽 1.5~3.5cm，顶端近于短尖或渐尖，基部阔楔形或近于圆形，叶面绿色，嫩时被星状茸毛，背面淡绿色，嫩时被星状茸毛，沿中脉及侧脉有平展长柔毛，侧脉的腋内有白色髯毛，边缘具锐尖腺头锯齿，侧脉 9~13 对；叶柄鲜时红色，长 10~15mm。总状花序单一，稀有分枝，长 9~20cm；花序轴和花梗均密被淡锈色星状茸毛及成簇微硬毛；苞片线状披针形，紫红色，长 10~25mm，易落；花梗细，在花期长 6~10mm；萼 5 深裂，裂片卵状披针形，鲜时带红色，长 4~5mm，宽 1.5~2mm，短尖头，外侧具肋，密被星状茸毛；花瓣 5 片，白色或粉红色，稀为黄白色，倒卵状长圆形，长 6~7mm，宽 2.5~3.5mm，顶端钝圆，中部微凹，内侧近基部疏被长柔毛；雄蕊稍长于花瓣，花丝无毛或疏被长柔毛，花药倒箭头形，长 2~2.5mm；子房密被锈色紧贴星状茸毛及成行绢状长硬毛，花柱长 6~7mm，无毛，顶端浅 3 裂，花后增长至 10mm。蒴果近球形，下弯，直径 3~4mm；果梗长 15~20mm。花期 7~8 月；果期 9~10 月。

【生境】生于海拔 300~1300m 的山坡疏林或密林中。

【分布】广西、福建、江西、广东、湖南、四川、贵州、浙江。

【采集加工】夏、秋采收，将根切片晒干。

【性味归经】味辛、苦，性平。

【功能主治】活血祛瘀，强壮筋骨。治跌打损伤，肢体麻木，腰膝酸软。

【用法用量】10~15g，水煎服。

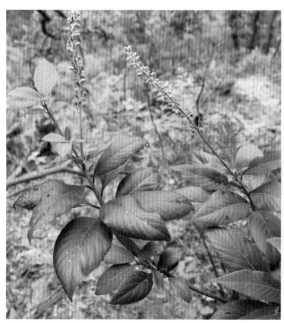 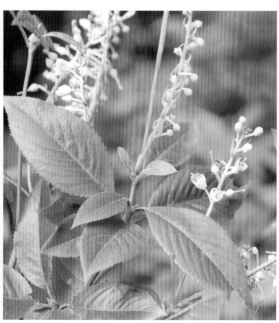

4.117 杜鹃花科

4.117.1 滇白珠树

GAULTHERIAE YUNNANENSIS CAULIS ET FOLIUM

【别名】白珠树、透骨香、满山香、小透骨草、钻骨风、火炭子

【基原】来源于杜鹃花科 Ericaceae 白珠树属 *Gaultheria* 滇白珠树 *Gaultheria yunnanensis* (Fr.) Rehd. 的根或全株入药。

【形态特征】常绿灌木，高 1~3m，树皮灰黑色；枝条细长，左右曲折，具纵纹，无毛。叶革质，有香味，卵状长圆形，稀卵形、长卵形，长 7~9（12）cm，宽 2.5~3.5（5）cm，顶端尾状渐尖，尖尾长达 2cm，基部钝圆或心形，边缘具锯齿，叶面绿色，有光泽，背面色较淡，两面无毛，背面密被褐色斑点，中脉在背面隆起，在叶面凹陷，侧脉 4~5 对，弧形上举，连同网脉在两面明显；叶柄短，粗壮，长约 5mm，无毛。总状花序腋生，序轴长 5~7（11）cm，纤细，被柔毛，

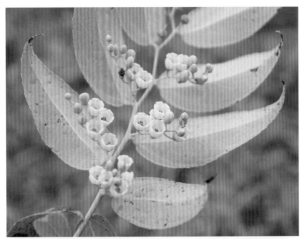

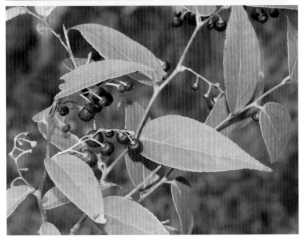

花 10~15 朵，疏生，序轴基部为鳞片状苞片所包；花梗长约 1cm，无毛；苞片卵形，长 3~4mm，凸尖，被白色缘毛；小苞片 2 枚，对生或近对生，着生于花梗上部近萼处，披针状三角形，长约 1.5mm，微被缘毛；花萼裂片 5 枚，卵状三角形，钝头，具缘毛；花冠白绿色，钟形，长约 6mm，口部 5 裂，裂片长宽各 2mm；雄蕊 10 枚，着生于花冠基部，花丝短而粗，花药 2 室，每室顶端具 2 芒；子房球形，被毛，花柱无毛，短于花冠。浆果状蒴果球形，直径约 5mm，或达 1cm，黑色，5 裂；种子多数。花期 5~6 月；果期 7~11 月。

【生境】生于海拔 700~1600m 的山谷山坡灌丛或荒坡草丛中。

【分布】云南、四川、贵州、湖南、广西等地。

【采集加工】夏、秋季采收，根或全株切段晒干备用。

【性味归经】味辛，性温。

【功能主治】祛风除湿，舒筋活络，活血止痛。治风湿性关节炎，跌打损伤，胃寒疼痛，风寒感冒。

【用法用量】9~15g，水煎服。

【附方】①治风湿痹痛：a. 白珠树、半枫荷、钩藤各 15g，水煎冲酒服或浸酒服。b. 白珠树根、金粟兰、枸骨各 30g，威灵仙 15g，水煎服。

②治风寒感冒：白珠树 15g，水煎服。

4.117.2 南烛

LYONIAE OVALIFOLIAE RADIX ET FOLIUM

【别名】南烛子、珍珠花、米饭花

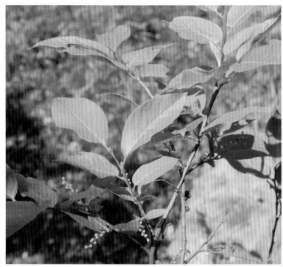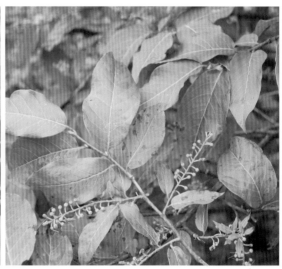

【基原】来源于杜鹃花科 Ericaceae 南烛属 Lyonia 南烛 Lyonia ovalifolia（Wall.）Drude 的根和叶入药。

【形态特征】常绿或落叶灌木或小乔木。高 8~16m；枝淡灰褐色，无毛；冬芽长卵圆形，淡红色，无毛。叶革质，卵形或椭圆形，长 8~10cm，宽 4~5.8cm，顶端渐尖，基部钝圆或心形，叶面深绿色，无毛，背面淡绿色，近于无毛，中脉在叶面下陷，在背面凸起，侧脉羽状，在表面明显，脉上多少被毛；叶柄长 4~9mm，无毛。总状花序长 5~10cm，着生叶腋，近基部有 2~3 枚叶状苞片，小苞片早落；花序轴上微被柔毛；花梗长约 6mm，近于无毛；花萼深 5 裂，裂片长椭圆形，长约 2.5mm，宽约 1mm，外面近于无毛；花冠圆筒状，长约 8mm，直径约 4.5mm，外面疏被柔毛，上部浅 5 裂，裂片向外反折，顶端钝圆；雄蕊 10 枚，花丝线形，长约 4mm，顶端有 2 枚芒状附属物，中下部疏被白色长柔毛；子房近球形，无毛，花柱长约 6mm，柱头头状，略伸出花冠外。蒴果球形，直径 4~5mm，缝线增厚；种子短线形，无翅。花期 5~6 月；果期 7~9 月。

【生境】生于山坡疏林或灌木丛中。

【分布】西藏、云南、四川、贵州、广西、广东、台湾等地。尼泊尔、不丹、缅甸、泰国、老挝、越南也有分布。

【采集加工】夏、秋季采收，根、叶鲜用。

【性味归经】味辛，性温，有毒。

【功能主治】活血止痛，祛风。治跌打损伤，骨折、癣疮。

【用法用量】外用鲜叶捣烂敷患处。

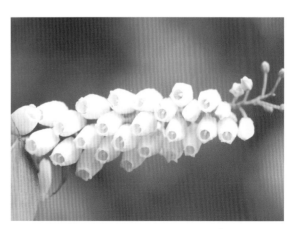

4.117.3 广东杜鹃

RHODODENDRI KWANGTUNGENSIS FRUTEX

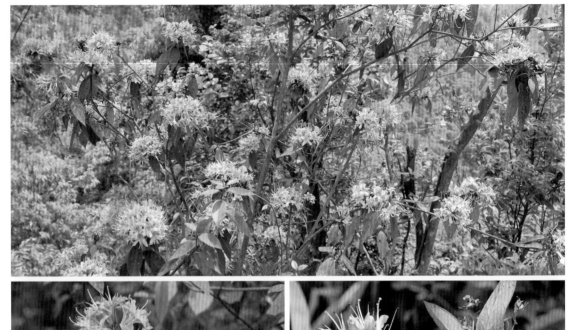

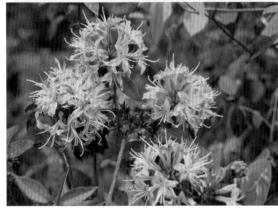
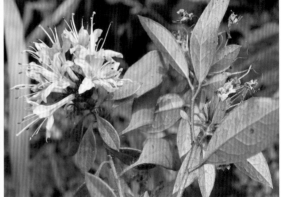

【基原】来源于杜鹃花科 Ericaceae 杜鹃花属 *Rhododendron* 广东杜鹃 *Rhododendron kwangtungense* Merr. et Chun 的全株入药。

【形态特征】常绿灌木。高 1~2m；幼枝、叶柄、花梗和果梗均被开展的褐色腺毛和刚毛；叶背、花梗、花萼和子房密被长柔毛状糙伏毛。叶近革质，披针形至长圆状披针形，长 2~8cm，宽 0.8~2.5cm，顶端渐尖，基部渐狭，下面苍绿色，侧脉在叶缘附近网结；叶柄短。顶生伞形花序，约 10 朵花；花萼小，裂片不明显；花冠漏斗状钟形，长约 2cm，5 裂，白色，偶带淡紫色；雄蕊 5 枚，无毛，与花冠等长；花柱无毛，外伸。蒴果长圆状卵形，长 8~10mm。花期 5 月；果期 10 月。

【生境】生于海拔 450m 以上的山谷、灌丛中。

【分布】广东、广西、湖南。

【采集加工】夏、秋季采收，全株切片晒干备用。

【性味归经】味辛、苦，性微温。

【功能主治】化痰止咳。治老年支气管炎。

【用法用量】20~30g，水煎服。

4.117.4 紫花杜鹃

RHODODENDRI MARIAIS FOLIUM ET RAMULUS

【别名】岭南杜鹃、异叶杜鹃

【基原】来源于杜鹃花科 Ericaceae 杜鹃花属 Rhododendron 紫花杜鹃 Rhododendron mariae Hance 的带叶嫩枝入药。

【植物特征】常绿灌木。高 1~3m。小枝圆柱状，被红褐色刚毛状糙伏毛。叶互生，革质，椭圆形至椭圆状长圆形，有时倒卵形，春生叶长 3~9cm，宽 1.3~4cm，夏生叶长 1~3cm，顶端短尖，基部楔形或稍钝，两面疏被糙伏毛，以叶缘和叶面中脉上较浓密；侧脉上面凹入；叶柄长约 1cm。伞形花序顶生，有花 12~22 朵；花紫色，芳香，花梗长约 1.5cm；花萼 5 齿裂；被毛；花冠漏斗形，冠管圆筒状，纤细，长约 1cm，裂片 5 片，伸展，与花冠管等长；雄蕊 5 枚，花丝白色，花药顶孔开裂；花柱细长，柱头头状。蒴果卵状，长约 1cm，被毛，开裂为 5 果瓣。花期 3~6 月；果期 7~11 月。

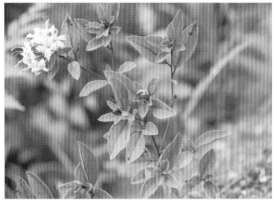

【生境】生于低山、丘陵灌丛中。

【分布】香港、广东、广西、江西、福建、湖南。

【采集加工】全年均可采收。割取带叶嫩枝，阴干或晒干。

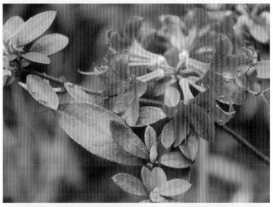

【药材性状】本品嫩枝呈圆柱形，直径 2~4.5mm，褐色，密被黄棕色糙伏毛；质脆，易折断，断面不平整，淡黄绿色。叶片常破碎，完整叶常椭圆形或长圆形，叶长 3~9cm，上面深绿色，下面淡绿色，两面均有棕色糙伏毛，中脉上的毛常很密，缘毛很明显。气无，味微涩。以叶多、枝嫩、色绿者为佳。

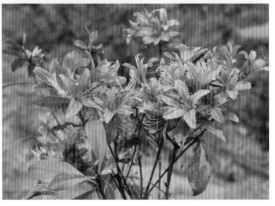

【性味归经】味苦、辛、涩，微温。归肺、大肠经。

【功能主治】镇咳，祛痰，平喘。治咳嗽，哮喘，支气管炎。

【用法用量】30~45g，水煎服。

【附方】① 治慢性支气管炎：a. 鲜紫花杜鹃 60g，水煎，浓缩至 40ml，分 2 次饭后服。10 日为 1 个疗程。b. 紫花杜鹃 30g，胡颓子叶 15g，救必应 12g，甘草 4.5g，水煎，分 2 次服。连服 20 日。

② 治口疮：紫花杜鹃鲜叶适量，捣烂敷患处。

4.117.5 满山红

RHODODENDRI MARIESII FOLIUM

【别名】山石榴、马礼士杜鹃

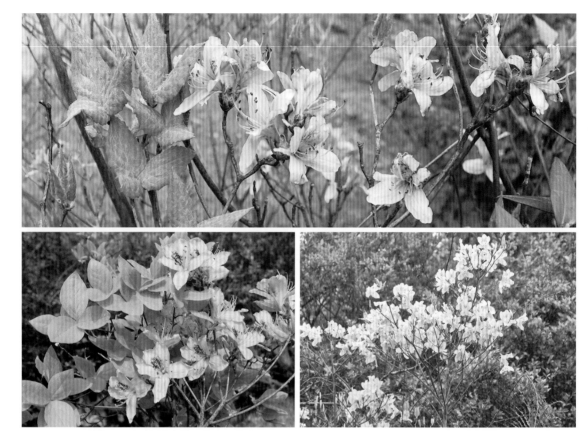

【基原】来源于杜鹃花科 Ericaceae 杜鹃花属 *Rhododendron* 满山红 *Rhododendron mariesii* Hemsl. et Wils. 的叶入药。

【形态特征】落叶灌木。高 1~2m；嫩枝被伏绢毛，后变无毛。叶革质，对生或 3 片轮生，卵状披针形，长（3）5~7cm，宽 2~3.5cm，顶端急尖，基部圆钝，边缘由中部向上有细钝齿，叶面幼时有淡黄色长绢毛，背面有疏柔毛，成长的叶近无毛；叶柄长 3~8mm，近无毛；芽鳞宽卵形，顶端尖，有柔毛。花顶生枝顶，通常成双生（少有 3 朵），先叶开放，花梗直立，长 5~10mm，有硬毛；花萼小，5 裂，有棕色伏毛；花冠辐状漏斗形，蔷薇色带紫，上侧的裂片有紫色点，5 深裂，两面无毛；雄蕊 10 枚，花丝无毛；子房有棕色密长柔毛。花柱无毛。蒴果长约 1.2cm，有密长柔毛。花期 2~3 月；果期 8~10 月。

【生境】生于海拔 200~900m 的丘陵、山地杂交林边缘或灌丛中。

【分布】长江以南各地。

【采集加工】夏、秋季采收，叶晒干备用。

【性味归经】味辛、苦，性寒；有小毒。

【功能主治】止咳，祛痰。治急、慢性支气管炎，心肌炎及胃肠炎。

【用法用量】15~30g，水煎服。

4.117.6 闹羊花

RHODODENDRI MOLLIS FLOS

【别名】羊踯躅、三钱三、毛老虎、一杯倒

【基原】来源于杜鹃花科 Ericaceae 杜鹃花属 Rhododendron 黄花杜鹃 Rhododendron molle G. Don 的花入药。

【植物特征】落叶灌木。高 0.3~1m。分枝稀疏，直立，上部被柔毛和刚毛。叶常聚生于枝顶，膜质，长圆形至长圆状披针形，长 5.5~12cm，宽 1.5~3.5cm，顶端略钝，边上有缘毛，两面均被灰色柔毛。花金黄色，先叶开放或与叶同时开放，常 5~9 朵组成顶生伞形花序；花梗长达 2.5cm；花萼小；花冠阔钟状，盛开时直径 5~6.5cm，上侧裂片有淡绿色斑点；雄蕊 5 枚，与花冠近等长。蒴果圆柱状长圆形，长达 2.5cm，被柔毛和刚毛。花期 3~5 月；果期 7~8 月。

【生境】生于山坡林缘或山脊灌丛、草地上。

【分布】江苏、浙江、江西、福建、河南、湖北、湖南、广东、广西、四川和云南等地。

【采集加工】夏季当花初开时将花整序摘下，晒干。

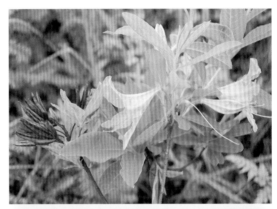

【药材性状】本品为伞形花序，由 5~9 朵花组成。花朵黄棕色，有灰白色、长短不等的花梗；花萼 5 裂，边缘有较长的细毛；花冠钟状，筒部长 2.5~3cm，顶端常皱褶，表面疏生短柔毛；雄蕊较长，花丝卷曲并露出于花冠外。气微香，味微麻。以朵大、色黄棕、无枝叶者为佳。

【性味归经】味辛，性温；有大毒。归脾经。

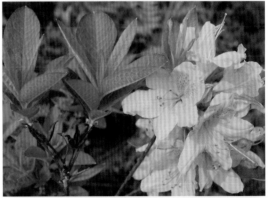

【功能主治】祛风除湿，散瘀镇痛，杀虫。可作麻醉剂。治风湿顽痹，折伤疼痛，皮肤顽癣。

【用法用量】本品毒性极大，一般只外用，如需内服需遵医嘱。外用 0.6~1.5g，煎汤洗或涂敷患处。

【附方】① 治跌打肿痛：黄花杜鹃 6g，小驳骨 30g，泽兰 60g，捣烂，用酒炒热，敷患处。

② 治神经性头痛、偏头痛：黄花杜鹃适量，捣烂，外敷后脑或痛处 2~3 小时。

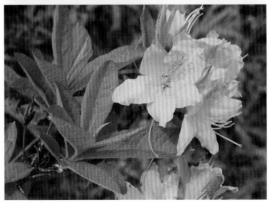

③ 治皮肤瘙痒及顽癣：鲜黄花杜鹃 15y，捣烂敷患处。

【附注】本植物的根、果实和果序均入药，根称三钱三，果称八厘麻，果序称六轴子，均有剧毒，但毒性比花稍小，功能与花略同。

4.118 鹿蹄草科

4.118.1 长叶鹿蹄草

PYROLAE ELEGANTULAE HERBA

【别名】极品鹿蹄草、雅致鹿蹄草

　　【基原】来源于鹿蹄草科 Pyrolaceae 鹿蹄草属 *Pyrola* 长叶鹿蹄草 *Pyrola elegantula* H. Andres 的全草入药。

　　【形态特征】常绿草本状小灌木。高 14~25cm；根茎细长，横生，斜升，有分枝。叶 3~6 片，基生，薄革质，狭长圆形，长 3.5~8cm，宽 1.6~3cm，顶端急尖，基部楔形，下延于叶柄，叶面暗绿色，背面淡绿色，边缘有疏细齿；叶柄长 2~3cm。花葶细，有 1~2 鳞片状叶，狭披针形，长 7~8mm，宽 1.2~1.5mm，顶端短渐尖，基部稍抱花葶。总状花序长 2~4cm，有 4~6 花，花倾斜，半下垂，花冠广碗状，直径 1.2~1.5cm，白色，常带粉红色；花梗长 4~9mm；腋间有膜质苞片，披针形，长 4~9mm；萼片长舌形，向上渐变狭，顶端短渐尖，长 3.5~6mm，宽 1.1~2mm；花瓣倒卵状长圆形，长 7~10mm，宽 4~6mm，顶端圆钝；雄蕊 10 枚，花丝无毛，长 5~6mm，花药长 3.5~4mm，宽 1~1.5mm，具小角，黄色；花柱长 9~13mm，倾斜，上部弯曲，顶端有环状突起，伸出花冠，柱头 5 圆裂。蒴果扁球形，直径 8~10mm。花期 6 月；果期 7 月。

　　【生境】生于山地密林中。

　　【分布】海南、广东、江西、福建、浙江、湖南、四川、广西。

　　【采集加工】夏、秋季采收，将全草晒干。

　　【性味归经】味甘、苦，性温。祛风湿，强筋骨，止血。

　　【功能主治】治风湿痹痛，腰膝无力，月经过多，久咳劳嗽，吐血，崩漏，外伤出血。

　　【用法用量】15~30g，水煎服。外用鲜品捣烂敷患处。

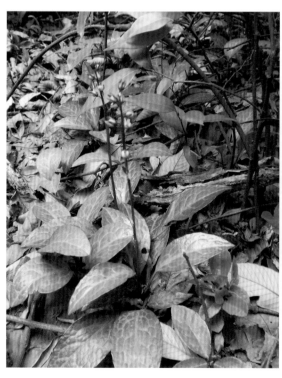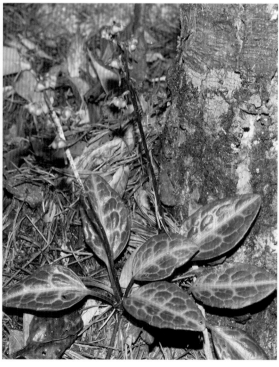

4.119 越橘科

4.119.1 南烛子

VACCINII BRACTEATI FRUCTUS

【别名】乌饭果

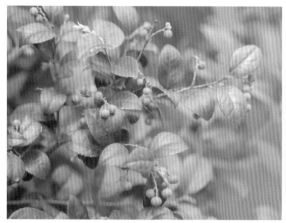 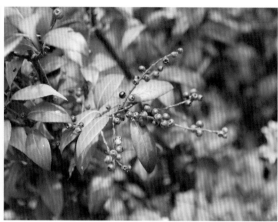

【基原】来源于越橘科 Vacciniaceae 越橘属 Vaccinium 乌饭树 Vaccinium bracteatum Thunb. 的成熟果实入药。

【形态特征】常绿小灌木，植株高 1~3m；分枝多，幼枝具柔毛。单叶互生，叶柄短；叶片幼时暗红色，老时绿色，革质、有光泽，椭圆形、长椭圆形或卵形，长 2.5~6cm，宽 1.5~2.5cm，顶端短尖，边缘有细齿，基部楔形，背面中脉略有刺毛。总状花序腋生，长 2~5cm，具短柔毛，有花 10 余朵，有披针形叶状苞片，长约 1cm；花有柄，单生于叶状苞片腋间，多下垂；花萼钟状，5 浅裂，裂片三角形；花冠白色，圆筒状，被柔毛，长 5~7mm，上端缩小，顶端 5 浅裂；雄蕊 10，花丝顶端伸长成管状，花丝有白色柔毛；雄蕊 1，子房下位。浆果球形，直径约 5mm，萼齿宿存，成熟时紫黑色，稍被白粉。花期 6~7 月；果期 8~9 月。

【生境】生于山坡、旷野的疏林、灌丛中。

【分布】长江流域以南各地。日本、朝鲜、中南半岛余部各地也有分布。

【采集加工】8~9 月果实转紫黑色时采收，拣去枝叶及杂质，晒干。

【药材性状】干燥果实呈球形，直径 4~5mm，表面深紫褐色，具细皱纹而粗糙，顶端具宿萼，约包被果实的 2/3。萼筒呈钟状，有 5 齿裂。基部常残留有果柄。无臭，味酸而略甜。以果实饱满、干燥、无杂质者为佳。

【性味归经】味甘，性平。归肾、肝经。

【功能主治】益肾固精，强筋明目。治久泄梦遗，久痢久泻，赤白带下。

【用法用量】6~12g，水煎服。

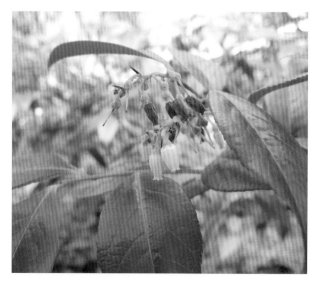

4.120 柿科

4.120.1 柿

DIOSPYRORIS KAKI FRUCTUS

【别名】柿子、朱果

【基原】来源于柿科 Ebenaceae 柿属 Diospyros 柿 Diospyros kaki Thunb. 的果、柿蒂、柿霜（柿饼的白霜）、根、叶入药。

【形态特征】落叶大乔木，高达 20m。叶纸质，卵状椭圆形至倒卵形或近圆形，长 5~18cm，宽 2.8~9cm，顶端渐尖或钝，基部楔形，钝，圆形或近截形，老叶面有光泽，深绿色，无毛，背面绿色，被柔毛或无毛，侧脉每边 5~7 条；叶柄长 8~20mm。花雌雄异株，腋生聚伞花序；雄花长 1~1.5cm，有花 3~5 朵；雄花小，长 5~10mm；花萼钟状，两面有毛；花冠钟状，黄白色，外

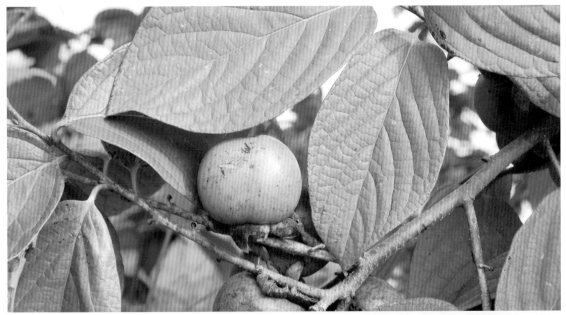

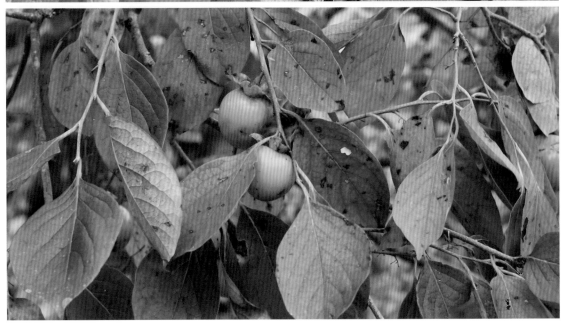

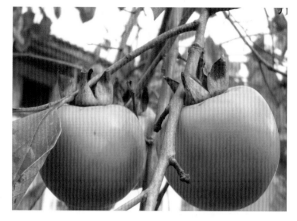

面或两面有毛，长约7mm，4裂，裂片卵形或心形，开展，雄蕊16~24枚，着生在花冠管的基部，连生成对；雌花单生叶腋，长约2cm，花萼绿色，有光泽，直径约3cm或更大，深4裂，萼管近球状钟形，肉质，长约5mm，直径7~10mm；花冠淡黄白色或黄白色而带紫红色，壶形或近钟形，较花萼短小，长和直径各1.2~1.5cm，4裂，花冠管近四棱形，直径6~10mm，裂片阔卵形，长5~10mm，宽4~8mm；退化雄蕊8枚，着生在花冠管的基部，带白色，有长柔毛；子房近扁球形，直径约6mm，多少具4棱，无毛或有短柔毛，8室，每室有胚珠1颗；花柱4深裂，柱头2浅裂；花梗长6~20mm，密生短柔毛。果形态各异，直径3.5~8.5cm不等。花期5~6月；果期9~10月。

【生境】栽培。

【分布】全国各地普遍有栽培。日本、印度、欧洲等地也有引种。

【采集加工】果、柿蒂、柿霜（柿饼的白霜）秋冬采收，根、叶夏、秋采收晒干。

【性味归经】果：味甘，性寒。柿蒂（缩荐萼）：味苦，性平。柿霜：味甘，性凉。根：味苦、涩，性凉。叶：味苦、酸，性凉。

【功能主治】果（柿子）：润肺生津，降压止血；治肺燥咳嗽，咽喉干痛，胃肠出血，高血压病。柿蒂：降气止呃；治呃逆，噫气，夜尿症。柿霜：生津利咽，润肺止咳；治口疮，咽喉痛，咽干咳嗽。根：清热凉血；治吐血，痔疮出血，血痢。叶：降压。治高血压病。

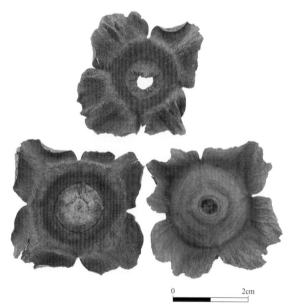

【用法用量】柿子1~2个，柿蒂、柿霜3~9g，根6~9g，水煎服，叶研粉3g水冲服。

【附方】① 治高血压、有中风的倾向时：生柿（一般用野柿）榨汁（名"柿漆"），以牛乳或米汤调服，每服半杯，作急救用。

② 治痔疮出血、大便干结：柿饼适量，加水煮烂当点心吃，一日2次。

③ 治慢性气管炎、干咳喉痛：柿霜12~18g，温水化服，每日2次分服。

④ 治呃逆不止：柿蒂3~5个，刀豆子15~18g，水煎服。

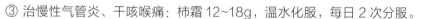

0　　　　　　2cm

4.120.2 野柿

DIOSPYRORIS KAKI RADIX

【别名】野柿树、油柿

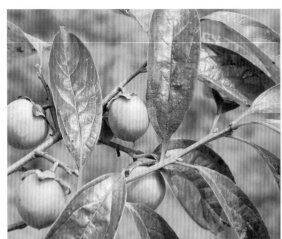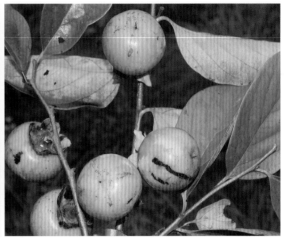

【基原】来源于柿科 Ebenaceae 柿属 Diospyros 野柿 Diospyros kaki Thunb. var. silvestris Makino 的根入药。

【形态特征】落叶乔木，高 10~14m。叶纸质，卵状椭圆形至倒卵形或近圆形，长 5~10cm，宽 3~5cm，顶端渐尖或钝，基部楔形，侧脉每边 5~7 条，叶柄长 8~15mm。花雌雄异株，但间或有雄株中有少数雌花，雌株中有少数雄花的，花序腋生，为聚伞花序；雄花序小，长 1~1.5cm，弯垂，有短柔毛或茸毛，有花 3~5 朵，常有 3 朵；总花梗长约 5mm，有微小苞片；雄花小，长 5~10mm；花萼钟状，两面有毛，深 4 裂，裂片卵形，长约 3mm，有睫毛；花冠钟状，不长过花萼的两倍，黄白色，外面或两面有毛，长约 7mm，4 裂，裂片卵形或心形，开展，两面有绢毛或外面脊上有长伏柔毛，里面近无毛，顶端钝，雄蕊着生在花冠管的基部，连生成对，腹面 1 枚较短，花丝短，顶端有柔毛，花药椭圆状长圆形，顶端渐尖，花梗长约 3mm；雌花单生叶腋，长约 2cm，花萼绿色，有光泽，直径约 3cm，深 4 裂，萼管近球状钟形，肉质，长约 5mm，直径 7~10mm，外面密生伏柔毛，里面有绢毛，裂片开展，长约 1.5cm，顶端钝或急尖；花冠淡黄白色，壶形或近钟形，长和直径各 1.2~1.5cm，4 裂，花冠管近四棱形，直径 6~10mm，子房近扁球形。果卵形，

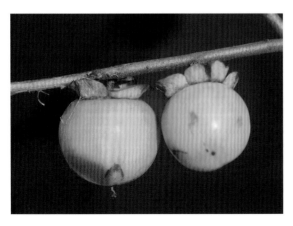

直径 2~3.5cm，橙黄色。花期 5~6 月；果期 9~10 月。

【生境】生于山地林中。

【分布】中南、西南及沿海各省。

【采集加工】夏、秋采收，将根晒干。

【性味归经】味涩、酸，性凉。

【功能主治】收敛清热。治风湿关节痛，吐血，痔疮出血，血痢。

【用法用量】6~9g，水煎服。

4.120.3　老鸦柿

DIOSPYRORIS RHOMBIFOLIAE RADIX

【别名】山柿子、野山柿、野柿子

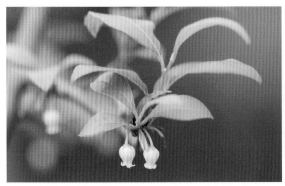 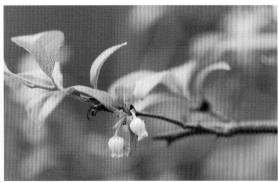

【基原】来源于柿科 Ebenaceae 柿属 Diospyros 老鸦柿 Diospyros rhombifolia Hemsl. 的根入药。

【形态特征】落叶乔木，高达 8m；多枝，有枝刺。叶纸质，菱状倒卵形，长 4~8.5cm，宽 1.8~3.8cm，顶端钝，基部楔形，叶面深绿色，沿脉有黄褐色毛，后变无毛，背面浅绿色，疏生伏柔毛，侧脉每边 5~6 条，上面凹陷，下面明显凸起，小脉纤细；叶柄很短，纤细，长 2~4mm，有微柔毛。雄花生当年生枝下部；花萼 4 深裂，裂片三角形，长约 3mm，宽约 2mm，顶端急尖，被髯毛，边缘密生柔毛，背面疏生短柔毛；花冠壶形，长约 4mm，两面疏生短柔毛，5 裂，裂片覆瓦状排列，长约 2mm，宽约 1.5mm，顶端有髯毛，边缘有短柔毛，外面疏生柔毛，内面有微柔毛；雄蕊 16 枚，每 2 枚连生，腹面 1 枚较短，花丝有柔毛；花药线形，顶端渐尖；退化子房小，球形，顶端有柔毛；花梗长约 7mm。雌花：散生当年生枝下部；花萼 4 深裂，几裂至基部，裂片披针形，长约 1cm，宽约 3mm，顶端急尖，边缘有柔毛，外面上部和脊上疏生柔毛，内面无毛，有纤细而凹陷的纵脉；花冠壶形，花冠管长约 3.5mm，宽约 4mm，4 脊上疏生白色长柔毛，内面有短柔毛，4 裂，裂片长圆形，约和花冠管等长，向外反曲，顶端有髯毛，边缘有柔毛，内面有微柔毛，外面有柔毛；子房卵形，密生长柔毛，4 室；花柱 2 枚，下部有长柔毛；柱头 2 浅裂；花梗纤细，长约 1.8cm，有柔毛。果单生，球形，直径约 2cm，嫩时黄绿色，有柔毛，后变橙黄色，熟时橘红色，有蜡样光泽，无毛，顶端有小突尖；有种子 2~4 颗。花期 4~5 月；果期 9~10 月。

【生境】生于山地疏林中或栽培。

【分布】安徽、江苏、浙江、湖南和福建，广东有栽培。

【采集加工】夏、秋季采收，根晒干。

【性味归经】味苦，性平。

【功能主治】清热利湿，退黄，利胆，化瘀消肿。治湿热黄疸，肝硬化胁痛，跌打瘀肿。

【用法用量】10~30g，水煎服。

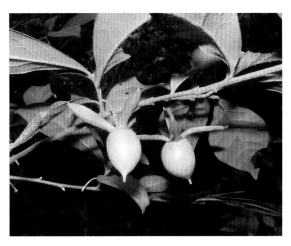

4.121 紫金牛科

4.121.1 细罗伞

ARDISIAE AFFINIS HERBA

【别名】矮地茶、波叶紫金牛

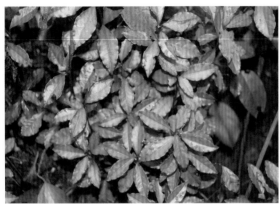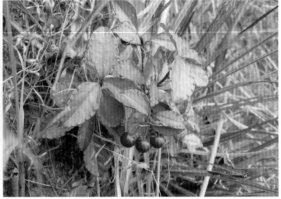

【基原】来源于紫金牛科 Myrsinaceae 紫金牛属 *Ardisia* 细罗伞 *Ardisia affinis* Hemsl. 的全株入药。

【形态特征】亚灌木，高达 35cm，有时具匍匐茎；幼嫩部分密被锈色微柔毛，以后渐疏，除侧生特殊花枝外，几无分枝。叶片坚纸质或较薄，椭圆状卵形至长圆状倒披针形，顶端钝或急尖，基部楔形，长 1.5~3.5cm，宽 1~1.5cm，边缘具浅波状齿或近圆齿，齿间具腺点或腺点不明显，叶面仅微凹的中脉具腺状微柔毛，背面被腺状微柔毛，中脉隆起，侧脉 4~5 对，不连成边缘脉；叶柄长 2~5mm。伞形花序，着生于侧生特殊花枝顶端，下弯，花枝长 2~4cm，近顶端常有 2~3 片退化叶，被锈色微柔毛；花梗长约 8mm，被锈色微柔毛；花长约 4mm，花萼基部联合达全长的 1/3 或略短，长约 1mm，萼片卵形，顶端急尖或钝，仅于联合部分被微柔毛，具腺点，有时具缘毛；花瓣淡粉红色，仅基部联合，卵形，顶端急尖，长约 4mm，具疏腺点，外面无毛，里面略被微柔毛或无毛；雄蕊较花瓣略短，花药披针形，背部具腺点；雌蕊与花瓣近等长，子房卵珠形，具疏腺点，无毛；胚珠 5 枚，1 轮。果球形，直径约 7mm，红色，略肉质，无腺点。花期 5~7 月；果期 10~12 月或翌年 1 月。

【生境】常见于低海拔地区山间路旁的灌木丛、疏林下或石灰岩林下。

【分布】江西、广东、广西、湖南、贵州。

【采集加工】夏、秋季采收，全株晒干。

【性味归经】味苦、辛，性平。

【功能主治】利咽止咳，理气活血。治咽喉肿痛，咳嗽，胃脘痛，跌打损伤。

【用法用量】15~30g，水煎服。

【附方】① 治慢性支气管炎：矮地茶 20g，水煎服。

② 治肺痨吐血：矮地茶 30g，红枣 60g，猪肺 1 个，共炖服。

③ 治跌打损伤，风湿痹痛：矮地茶 150g，白酒 1000ml，浸 7 天后，日服 2 次，每次 15~30ml。

④ 治目赤肿痛：矮地茶、荠菜、谷精草各 30g，水煎服。

4.121.2　少年红

ARDISIAE ALYXIAEFOLIAE RADIX

【别名】念珠藤叶紫金牛

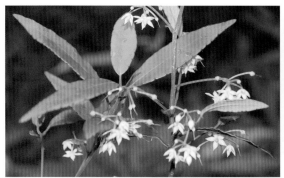
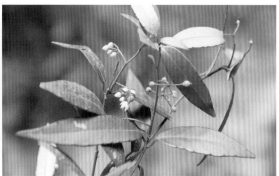

　　【基原】来源于紫金牛科 Myrsinaceae 紫金牛属 Ardisia 少年红 Ardisia alyxiaefolia Tsiang ex C. Chen 的根入药。

　　【形态特征】小灌木，高约 50cm，具匍匐茎；茎纤细，具细纵纹，幼时密被锈色微柔毛，以后无毛。叶片厚坚纸质至革质，卵形、披针形至长圆状披针形，顶端渐尖，基部钝至圆形，长 3.5~6cm，宽 1.5~2.3cm，边缘具浅圆齿，齿间具边缘腺点，两面干时具皱纹，被疏微柔毛或小鳞片，尤以背面中脉为多，腺点微隆起，侧脉不明显，连成不明显的边缘脉；叶柄长 5~8mm，具沟。亚伞形花序或伞房花序，稀复伞形花序，侧生，稀腋生，密被微柔毛；总梗长 1~3cm，稀达 6cm，顶端下弯，长达 6cm 时，常具 1~2 片退化叶；花梗长 6~10mm，通常带红色；花长约 4mm，花萼仅基部联合，仅于联合处被细微柔毛，长 1~1.5mm，萼片三角状卵形，顶端钝或急尖，具腺点；

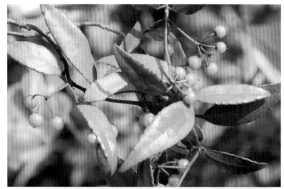

花瓣白色，稀粉红色，卵形或卵状披针形，顶端渐尖，长约 4mm，外面无毛，里面中部以下多少具乳头状突起，具疏腺点；雄蕊较花瓣略短，花药披针形，背部具疏腺点；雌蕊与花瓣等长，子房球形，无毛；胚珠 5 枚，1 轮。果球形，直径约 5mm，红色，略肉质，具腺点。花期 6~7 月；果期 10~12 月。

　　【生境】常见于海拔 1200m 以下或石灰岩山坡疏林下阴湿且土质肥沃的地方。

　　【分布】广东、湖南、江西、广西、贵州。

　　【采集加工】全年可采根晒干备用。

　　【性味归经】味苦、辛，性平。

　　【功能主治】活血散瘀。治跌打肿痛，风湿筋骨酸痛。

　　【用法用量】10~15g，水煎服。外用鲜品捣烂敷患处。

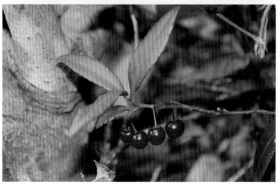

4.121.3 九管血

ARDISIAE BREVICAULIS RADIX

【别名】矮茎朱砂根、短茎紫金牛、血党、矮八爪金龙、开喉箭

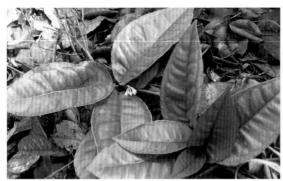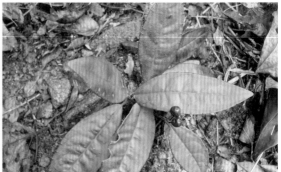

【基原】来源于紫金牛科 Myrsinaceae 紫金牛属 *Ardisia* 九管血 *Ardisia brevicaulis* Diels 的根入药。

【形态特征】矮小灌木，具匍匐生根的根茎；直立茎高 10~15cm，幼嫩时被微柔毛，除侧生特殊花枝外，无分枝。叶片坚纸质，狭卵形或卵状披针形，或椭圆形至近长圆形，顶端急尖且钝，或渐尖，基部楔形或近圆形，长 7~14cm，宽 2.5~4.8cm，近全缘，具不明显的边缘腺点，叶面无毛，背面被细微柔毛，尤以中脉为多，具疏腺点，侧脉 10~13 对，与中脉几成直角，至近边缘上弯，连成远离边缘的不规则的边缘脉；叶柄长 1~1.5cm，被细微柔毛。伞形花序，着生于侧生特殊花枝顶端，花枝长 2~5cm，除近顶端（即花序基部）有 1~2 片叶外，其余无叶或全部无叶；花梗长 1~1.5cm，花长 4~5mm，花萼基部联合达 1/3，萼片披针形或卵形，长约 2mm，外面有或无毛，里面无毛，具腺点；花瓣粉红色，卵形，

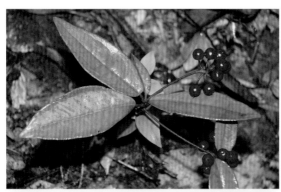

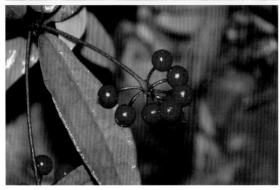

顶端急尖，长约 5mm，有时达 7mm，外面无毛，里面被疏细微柔毛，具腺点；雄蕊较花瓣短，花药披针形，背部具腺点；雌蕊与花瓣等长，无毛，具腺点；胚珠 6 枚，1 轮。果球形，直径约 6mm，鲜红色，具腺点，宿存萼与果梗通常为紫红色。花期 6~7 月；果期 10~12 月。

【生境】生于林下阴处。

【分布】江西、湖南、湖北、贵州、四川、云南、福建、台湾、广东、广西等地。

【采集加工】夏、秋季采收，根切片晒干。

【性味归经】味苦、涩，性寒。

【功能主治】清热利咽，活血消肿。治咽喉肿痛，痈疮肿毒，蛇咬伤，风湿关节疼痛，跌打损伤。

【用法用量】9~15g，水煎服。

4.121.4　凹脉紫金牛

ARDISIAE BRUNNESCENS RADIX

【别名】棕紫金牛、山脑根、石狮子

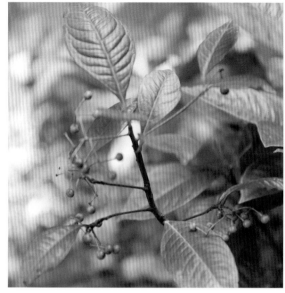
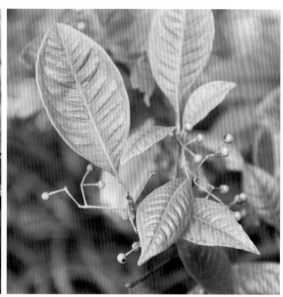

【基原】来源于紫金牛科 Myrsinaceae 紫金牛属 *Ardisia* 凹脉紫金牛 *Ardisia brunnescens* Walker 的根入药。

【形态特征】灌木，高 0.5~1m；小枝灰褐色，略肉质，具皱纹。叶片坚纸质，椭圆状卵形或椭圆形，顶端急尖或广渐尖，基部楔形，长 8~14cm，宽 3.5~6cm，全缘，两面无毛，叶面脉常下凹，背面中、侧脉明显，隆起，侧脉 10~15 对，常连成断续的边缘脉或一圈波状脉；叶柄长 7~1.2mm。复伞形花序或圆锥状聚伞花序，着生于侧生特殊花枝顶端，花枝长 5~9cm，无毛，近顶端有 1~2 片多少退化的叶；花梗长约 1cm，微弯；花长约 4mm，花萼基部联合达 1/3，萼片阔卵形，顶端钝，长约 1.5mm，具腺点和极细的缘毛，有时被疏锈色鳞片；花瓣粉红色，仅基部联合，卵形，顶端急尖，具多或少的腺点，长约 4mm，外面无毛，里面近基部具细乳头状突起；雄蕊较花瓣略短，达花瓣长的 2/3，花药卵形，顶端点尖，背部具腺点或无；雌蕊与花瓣等长，子房卵珠形，无毛。果球形，直径 6~7mm，深红色，多少具不明显的腺点。果期 10 至翌年 1 月。

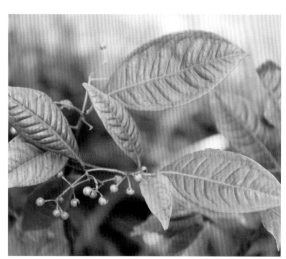

【生境】生于山谷密林中。

【分布】广西、广东。

【采集加工】夏、秋季采收，根切片晒干。

【性味归经】味甘，性平。入肝、肾经。

【功能主治】清热解毒。治扁桃腺炎。

【用法用量】15~25g，水煎含咽。

4.121.5 尾叶紫金牛

ARDISIAE CAUDATAE RADIX

【别名】峨眉紫金牛、薄叶紫金牛

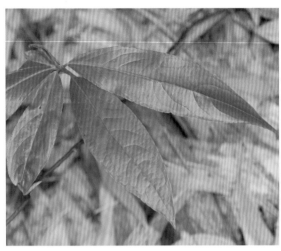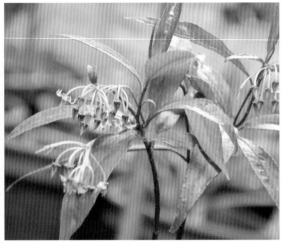

　　【基原】来源于紫金牛科 Myrsinaceae 紫金牛属 *Ardisia* 尾叶紫金牛 *Ardisia caudata* Hemsl. 的根入药。

　　【形态特征】灌木，高 0.5~1m；枝条纤细，被微柔毛，以后无毛，除侧生特殊花枝外，无分枝或仅从基部分枝。叶片膜质，长圆状或椭圆状披针形，稀椭圆形，顶端长而细渐尖或尾状渐尖，基部楔形或钝，近圆形，长 6~13cm，宽 2~3（4.5）cm，边缘具皱波状浅圆齿或圆齿，具边缘腺点，两面无毛，背面被不甚明显的疏鳞片，无腺点，侧脉约 8 对，不连成边缘脉；叶柄长 5~8mm。复亚聚伞花序或伞形花序，着生于侧生特殊花枝顶端，被微柔毛；花枝长 5~20cm，近顶端具 3~4 片叶；花梗长 7~12mm，被微柔毛，花长 6（8）mm，花萼仅基部联合，仅联合部分被微柔毛，萼片卵形，长约 3mm，顶端钝或急尖，无毛，具腺点；花瓣粉红色，广卵形，顶端急尖，长 6（8）mm，具腺点，外面无毛，里面近基部被微柔毛或无毛；雄蕊为花瓣长

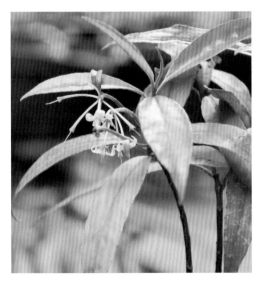

的 2/3，花药卵形，背部具疏腺点；雌蕊与花瓣等长或略长，子房卵珠形，无毛；胚珠 5 枚，1 轮。果球形，直径约 6mm，红色，具腺点，果梗有时长达 2cm。花期 5~7 月；果期 11~12 月或 5~6 月。

　　【生境】常见于山谷、坡边潮湿的地方或溪旁。

　　【分布】广东、广西、贵州、云南、四川等地。

　　【采集加工】夏、秋采收，根晒干。

　　【性味归经】味辛、苦，性寒。入肝、胃、脾、肾经。

　　【功能主治】治胃痛，牙痛，咽喉炎，风湿，跌打损伤，骨折，淋巴结肿大。

　　【用法用量】6~19g，水煎服。

4.121.6　朱砂根

ARDISIAE CRENATAE RADIX

【别名】圆齿紫金牛、大罗伞

【基原】来源于紫金牛科 Myrsinaceae 紫金牛属 Ardisia 朱砂根 Ardisia crenata Sims. 的根入药。

【植物特征】灌木。高 1~2m。根肉质，略带红色；除侧生特殊花枝外，无分枝。叶互生，稍革质，倒披针形，长 5~10cm，宽 2~4cm，顶端短尖或渐尖，基部楔形，边缘具圆齿，有树脂状腺体，稍背卷，无毛。伞形花序或聚伞花序生于侧生的特殊花枝顶端；花两性，白色或淡红色，有斑点；花萼 5 裂，裂片长圆状卵形；花冠 5 深裂至基部，向右螺旋状排列，裂片开花时扩展至外反；雄蕊生于花冠管基部，花丝短；花柱伸出花冠外。果球形，成熟时红色，具黑色小斑点。花期 5~6月；果期 10 月至翌年 3 月。

【生境】生于丘陵山地常绿阔叶林、杉木林下，或溪边荫蔽潮湿灌木林中。

【分布】我国长江流域各省区和福建、台湾、广东、广西、云南等地。日本、印度、印度尼西

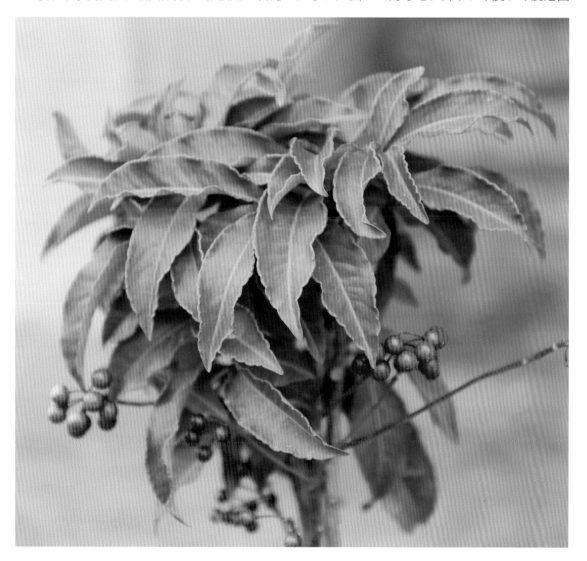

亚也有分布。

【采集加工】秋、冬二季采收。挖取根，洗净，晒干。

【药材性状】本品根头部略膨大，丛生多条支根；支根圆柱形，略具节结，稍弯曲，长短不一，直径2~10mm，暗棕色或暗紫色，有纵皱纹和横裂痕；质硬而脆，易折断，断面皮部易与木部分离，很厚，占断面的1/2~2/3，淡紫色或棕红色，散生红色小点，木质部淡黄色。气微，味微苦辛。以根条粗、皮厚者为佳。

【性味归经】味苦、辛，性平。归肺、肝经。

【功能主治】行血祛风，解毒消肿。治上呼吸道感染，咽喉肿痛，扁桃体炎，白喉，支气管炎，风湿性关节炎；腰腿痛，跌打损伤，丹毒，淋巴结炎。外用治外伤肿痛，骨折，毒蛇咬伤。

【用法用量】3~9g，水煎服。外用适量，鲜根捣烂敷患处。

【附方】① 治慢性气管炎：鲜朱砂根（全株）30g，紫金牛叶6g，猪肺半具。将上药切碎，放入猪肺气管内，扎紧猪气管口，加水600ml，煎至200ml，先服汤，后吃猪肺（除去药渣），每日1剂，10日为1个疗程。

② 治上呼吸道感染、扁桃体炎、白喉、丹毒、淋巴结炎：朱砂根6~9g。水煎服。

③ 治咽喉肿痛：a. 朱砂根9g，磨冷开水或磨醋徐徐含咽。b. 朱砂根全株9g，射干6g，甘草3g。水煎服。

④ 治跌打损伤或腰腿酸痛：朱砂根9g，水、酒各半煎服，或浸酒服。

⑤ 治毒蛇咬伤：先用冷开水，反复冲洗伤口，再用朱砂根粉调水搽，并内服朱砂根粉，每次9g，每日3次；起血疱者捣烂，加冰片外敷。

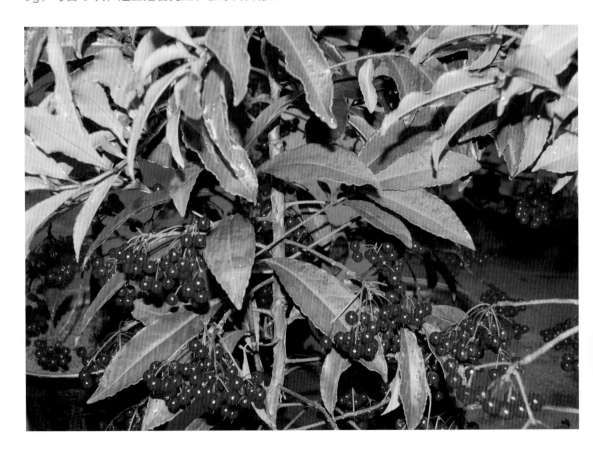

4.121.7 红凉伞

ARDISIAE CRENATAE RADIX

【别名】紫背紫金牛、红色紫金牛、大罗伞、大凉伞、珍珠伞

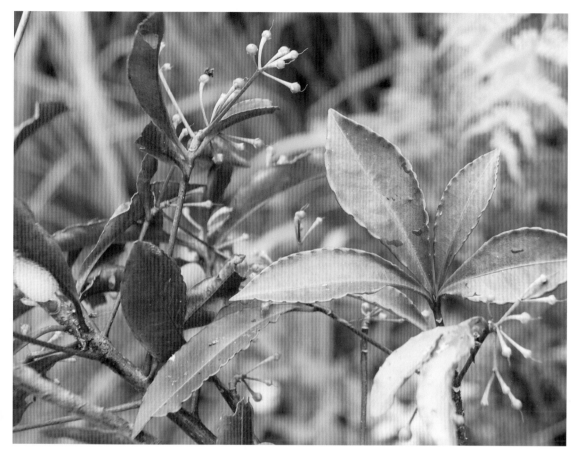

【基原】来源于紫金牛科 Myrsinaceae 紫金牛属 *Ardisia* 红凉伞 *Ardisia crenata* Sims var. *bicolor*（Walker）C. Y. Wu et C. Chen [*A. bicolor* Walker] 的根入药。

【形态特征】灌木，高 1~2m；茎粗壮，无毛，除侧生特殊花枝外，无分枝。叶背、花梗、花萼及花瓣均带紫红色，有的植株叶两面均为紫红色，叶片革质或坚纸质，椭圆形、椭圆状披针形至倒披针形，顶端急尖或渐尖，基部楔形，长 7~15cm，宽 2~4cm，边缘具皱波状或波状齿，具明显的边缘腺点，两面无毛，有时背面具极小的鳞片，侧脉 12~18 对，构成不规则的边缘脉；叶柄长约 1cm。伞形花序或聚伞花序，着生于侧生特殊花枝顶端；花枝近顶端常具 2~3 片叶或更多，或无叶，长 4~16cm；花梗长 7~10mm，几无毛；花长 4~6mm，花萼仅基部联合，萼片长圆状卵形，顶端圆形或钝，长 1.5mm 或略短，稀达 2.5mm，全缘，两面无毛，具腺点；花瓣白色，稀略带粉红色，盛开时反卷，卵形，顶端急尖，具腺点，外面无毛，里面有时近基部具乳头状突起；雄蕊较花瓣短，花药三角状披针形，背面常具腺点；雌蕊与花瓣近等长或略长，子房卵珠形，无毛，具腺点；胚珠 5 枚，1 轮。果球形，直径 6~8mm，鲜红色，具腺点。花期 5~6 月；果期 10~12 月，有时 2~4 月。

【生境】生于丘陵山地林下。

【分布】福建、江西、湖北、湖南、广东、广西、贵州、四川、云南等地。

【采集加工】夏、秋季采收，根切片晒干。

【性味归经】味苦、辛，性平。

【功能主治】行血祛风，解毒消肿。治上呼吸道感染，咽喉肿痛，扁桃体炎，白喉，支气管炎，风湿性关节炎，腰腿痛，跌打损伤，丹毒，淋巴结炎。外用治外伤肿痛，骨折，毒蛇咬伤。

【用法用量】3~9g，水煎服。外用适量，鲜根或鲜叶捣烂敷患处。

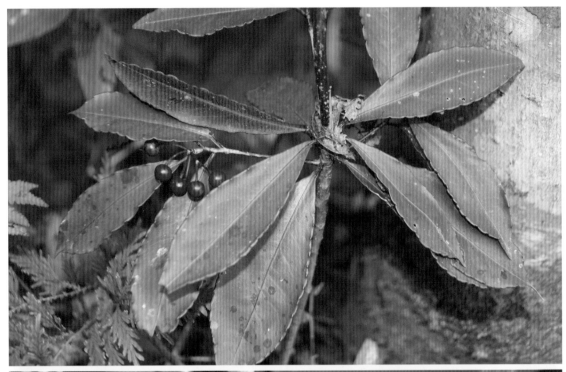

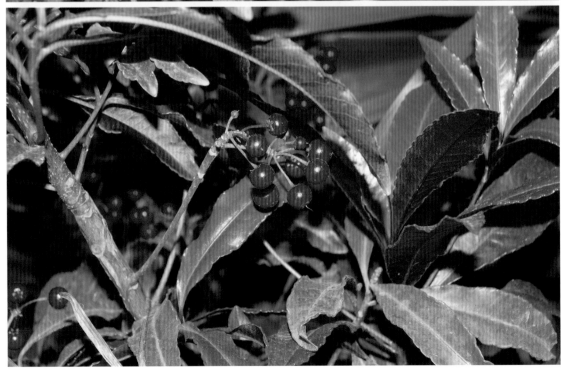

4.121.8 百两金

ARDISIAE CRISPAE RADIX

【别名】小罗伞、八爪金龙、八爪龙、铁雨伞、八爪根、开喉箭

【基原】来源于紫金牛科 Myrsinaceae 紫金牛属 Ardisia 百两金 Ardisia crispa (Thunb.) A. DC. 的根和叶入药。

【形态特征】灌木。高60~100cm，具匍匐生根的根茎，直立茎除侧生特殊花枝外，无分枝，花枝多，幼嫩时具细微柔毛或疏鳞片。叶片膜质或近坚纸质，椭圆状披针形或狭长圆状披针形，顶端长渐尖，稀急尖，基部楔形，长7~12（15）cm，宽1.5~3cm，全缘或略波状，具明显的边缘腺点，两面无毛，背面多少具细鳞片，无腺点或具极疏的腺点，侧脉约8对，边缘脉不明显；叶柄长5~8mm。亚伞形花序，着生于侧生特殊花枝顶端，花枝长5~10cm者通常无叶，长13~18cm者中部以上具叶或仅近顶端有2~3片叶；花梗长1~1.5cm，被微柔毛；花长4~5mm，花萼仅基部联合，萼片长圆状卵形或披针形，顶端急尖或狭圆形，长1.5mm，多少具腺点，无毛；花瓣白色或粉红色，卵形，长4~5mm，顶端急尖，外面无毛，里面多少被细微柔毛，具腺点；雄蕊较花瓣略短，花药狭长圆状披针形，背部无腺点或有；雌蕊与花瓣等长或略长，子房卵珠形，无毛；胚珠5枚，1轮。果球形，直径5~6mm，鲜红色，具腺点。花期5~6月；果期10~12月。

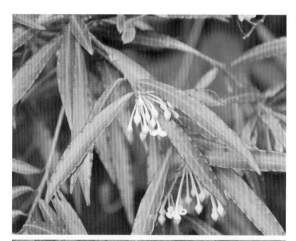

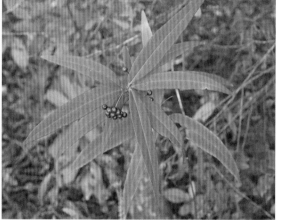

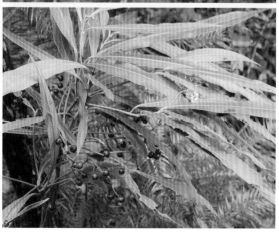

【生境】生于山坡或山谷林下。

【分布】我国长江流域各地。日本、印度尼西亚也有分布。

【采集加工】夏、秋季采收，根、叶晒干。

【性味归经】味苦，性平。

【功能主治】清利咽喉，散瘀消肿。治咽喉肿痛，跌打损伤，风湿骨痛。

【用法用量】9~15g，水煎服。

【附方】①治急性扁桃体炎：百两金根、射干各12g，煎水含服。

②治风火喉痛：百两金根6g，水煎服，或频频含咽。

4.121.9　小紫金牛

ARDISIAE CYMOSAE HERBA

【别名】紫金牛、聚散紫金牛

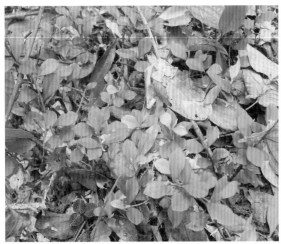 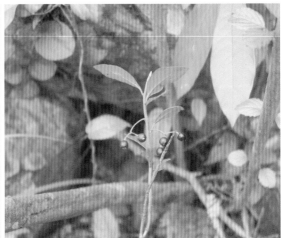

【基原】来源于紫金牛科 Myrsinaceae 紫金牛属 *Ardisia* 小紫金牛 *Ardisia cymosa* Blume [*A. chinensis* Benth.] 的全株入药。

【形态特征】亚灌木状矮灌木。具蔓生走茎；直立茎通常丛生，高约 25cm，稀达 45cm，幼时被锈色细微柔毛及灰褐色鳞片，以后脱落而具皱纹。叶片坚纸质，倒卵形或椭圆形，顶端钝或钝急尖，基部楔形，长 3~7.5cm，宽 1.5~3cm，全缘或于中部以上具疏波状齿，叶面无毛，叶脉平整。背面被疏鳞片，脉隆起，侧脉多数，尾端连成极近边缘的边缘脉；叶柄长 3~10mm。亚伞形花序，单生于叶腋，有花 3（5）朵；总梗与花梗近等长，长约 1cm，稀多花或总梗较花梗长，二者均被疏柔毛或灰褐色鳞片；花长约 3mm，花萼仅基部联合，萼片三角状卵形，顶端急尖，长约 1mm，具缘毛，有时具疏腺点；花瓣白色，广卵形，顶端急尖，长约 3mm，两面无毛，无腺点；

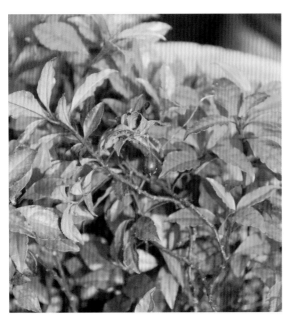

雄蕊为花瓣长的 2/3，花药卵形，顶端急尖，具小尖头，背部具腺点；雌蕊与花瓣近等长，子房卵珠形，无毛；胚珠 5 枚，1 轮。果球形，直径约 5mm，由红变黑色，无毛，无腺点。花期 4~6 月；果期 10~12 月。

【生境】生于山沟、山谷林下。

【分布】台湾、福建、浙江、江西、广西等地。

【采集加工】夏、秋季采收，全株切段晒干。

【性味归经】味苦，性平。

【功能主治】止血，止痛。治肺结核、咯血、呕血、跌打损伤、痛经等。

【用法用量】6~9g，水煎服。

4.121.10 圆果罗伞

ARDISIAE DEPRESSAE FOLIUM

【别名】拟罗伞树

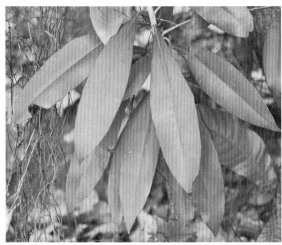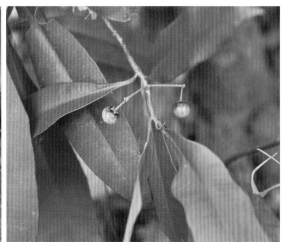

【基原】来源于紫金牛科 Myrsinaceae 紫金牛属 Ardisia 圆果罗伞 Ardisia depressa C. B. Clarke 的叶入药。

【形态特征】多枝灌木或大灌木，高 2~4m；小枝细，嫩时被锈色鳞片和微柔毛。叶片坚纸质，椭圆状披针形或近倒披针形，顶端渐尖，基部楔形，长 8~12cm，宽 2~4cm，全缘或具微波状齿，两面无毛，背面具细小鳞片，侧脉多数，不甚明显，与中脉几呈直角，连成近边缘的边缘脉；叶柄长约 1cm。聚伞花序或复伞形花序，腋生或着生于短的侧生特殊花枝顶端，长 2~4cm，被锈色细鳞片；花梗长约 5mm，花长约 3mm，花萼基部微微联合，萼片三角状卵形，顶端急尖，长约 1mm，具缘毛，无腺点，两面无毛；花瓣白色或粉红色，卵形，顶端急尖，无毛，无腺点；雄蕊与花瓣几等长，花药卵形，背部无腺点或具少数腺点；雌蕊与花瓣等长或超过，子房卵珠形，无毛；胚珠多数，约 3 轮。果球形，直径 5（7）mm，暗红色，具纵肋和不明显的腺点，有时具疏细小鳞片。花期 3~5 月；果期 8~11 月。

【生境】生于海拔 300~1300m 的山坡密林中阴湿处或沟谷林中。

【分布】四川、贵州、云南、广西、广东。印度至越南也有分布。

【采集加工】全年可采，叶晒干备用。

【性味归经】味苦，性凉。归肝、肾经。

【功能主治】凉血，止血。治鼻衄。

【用法用量】10~15g，水煎服。

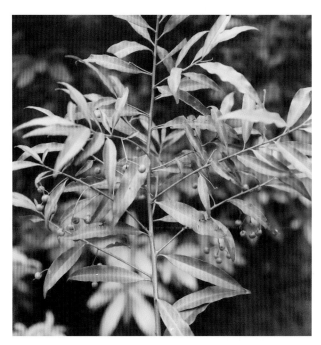

4.121.11　月月红

ARDISIAE FABERII HERBA

【别名】木步马胎、红毛走马胎、毛青杠、江南紫金牛

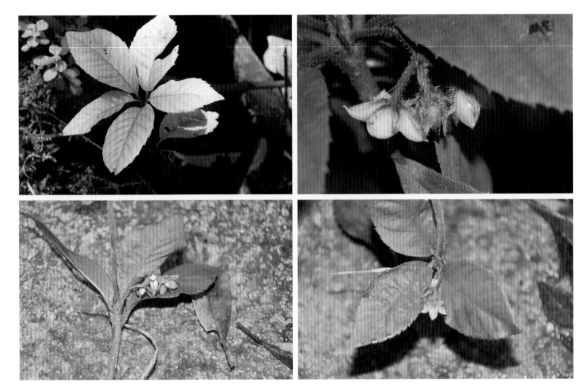

【基原】来源于紫金牛科 Myrsinaceae 紫金牛属 Ardisia 月月红 Ardisia faberi Hemsl. 的根或全株入药。

【形态特征】小灌木或亚灌木。具匍匐生根的根茎，近蔓生，长 15~30cm，无分枝，密被锈色卷曲长柔毛。叶对生或近轮生，叶片厚膜质或坚纸质，卵状椭圆形或披针状椭圆形，顶端渐尖，基部楔形，长 5~10cm，宽 2.5~4cm，边缘具粗锯齿，幼时两面被卷曲的长柔毛，以后叶面仅中脉和侧脉被毛，背面中、侧脉明显，隆起，毛尤多，无边缘脉；叶柄长 5~8mm，密被卷曲的长柔毛。亚伞形花序，腋生或生于节间互生的钻形苞片腋间，总梗长 1.5~2.5cm，花梗长 7~10mm，二者均被卷曲长柔毛；花长 4~5mm，花萼基部几分离，萼片狭披针形或线状披针形，长约 5mm，外面密被长柔毛，里面无毛；花瓣白色至粉红色，广卵形，顶端急尖或钝，长 4~6mm，多少具腺点，无毛；雄蕊长为花瓣的 2/3，花药卵形，背部无腺点；雌蕊与花瓣近等长，子房卵珠形，无毛；胚珠 5 枚，1 轮。果球形，直径约 6mm，红色，无腺点，无毛或被微柔毛。花期 5~7 月；果期 5 月或 11 月。

【生境】生于山谷疏密林下、水旁、路边或阴湿处。

【分布】湖南、湖北、广东、香港、海南、广西、云南、四川、贵州。

【采集加工】夏、秋季采收，根或全株晒干。

【性味归经】味辛、苦，性平。

【功能主治】疏风散热，解毒利咽，消肿。治风热感冒，咳嗽，咽肿。

【用法用量】9~15g，水煎服。

4.121.12　灰色紫金牛

ARDISIAE FORDII HERBA

【别名】细罗伞、两广紫金牛

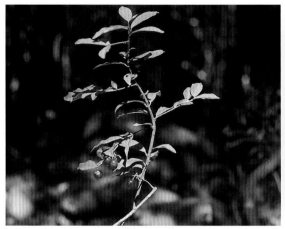 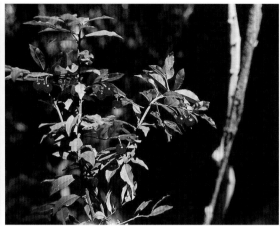

【基原】来源于紫金牛科 Myrsinaceae 紫金牛属 Ardisia 灰色紫金牛 Ardisia fordii Hemsl. 的全株入药。

【形态特征】小灌木。高 30~60cm，具匍匐状根茎；幼时茎密被锈色鳞片及微柔毛，通常除具侧生特殊花枝外，无分枝。叶片坚纸质，椭圆状披针形或倒披针形，顶端渐尖或钝，基部楔形且钝或近圆形，长 2.4~5.5cm，宽 1~1.6cm，全缘，两面无毛，背面被锈色鳞片，中脉于叶面下凹，背面明显隆起，侧脉极多，连成近边缘的边缘脉；叶柄长约 3mm。伞形花序，少花，着生于侧生特殊花枝顶端，花枝长 6~9cm，全部具叶或中部以上具叶；花梗长约 7mm，常于近基部具苞片 2 枚；花长约 4mm，花萼仅基部联合，长约 1.5mm，萼片卵形，顶端急尖或近圆形，具腺点和缘毛，多少被小鳞片；花瓣红色或粉红色，广卵形，顶端急尖，具腺点，无毛，长约 4mm；雄蕊为花瓣长的 3/4，花药卵形，顶端急尖，背部无腺点；雌蕊较花瓣略短，子房球形，无毛，具腺点；胚珠 5 枚，1 轮。果球形，直径约 5mm，有的达 8~9mm，深红色，具疏鳞片，具腺点。花期 6~8 月；果期 10~12月，有时达 2 月。

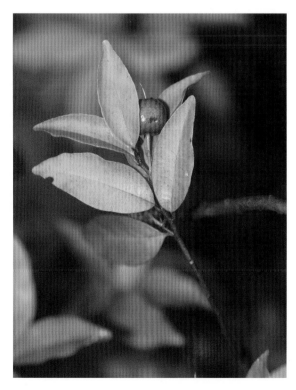

【生境】生于山谷林下。

【分布】广西、广东、香港。

【采集加工】夏、秋季采收，全株晒干。

【性味归经】味苦，性平。

【功能主治】活血消肿。治风湿痛。

【用法用量】15~30g，水煎服。

4.121.13　走马胎

ARDISIAE GIGANTIFOLIAE RADIX

【别名】大叶紫金牛

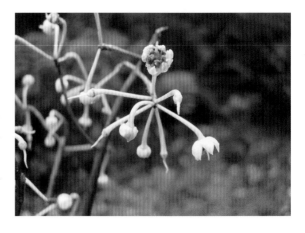

【基原】来源于紫金牛科 Myrsinaceae 紫金牛属 Ardisia 走马胎 Ardisia gigantifolia Stapf 的根入药。

【植物特征】直立灌木。通常高 1~3m。根粗壮，外皮黄棕色，内皮黄色。叶互生，膜质，阔椭圆形或长椭圆形，长 20~45cm，宽 8~20cm，顶端渐尖，基部渐狭而成一短柄，边缘有整齐的细锯齿，背面通常紫红色，有时淡绿色。圆锥花序顶生，长 20~30cm；花白色或淡紫红色；萼 5 裂，裂片近三角形，长约 1.5mm；花冠 5 深裂，裂片卵状长圆形，长 3~4mm；雄蕊 5 枚，着生于花冠裂片的基部并与其对生；子房上位，花柱线形。果球形，成熟时红色，具细长的柄。花期 2~6 月；果期 11~12 月，有时至翌年 2~6 月。

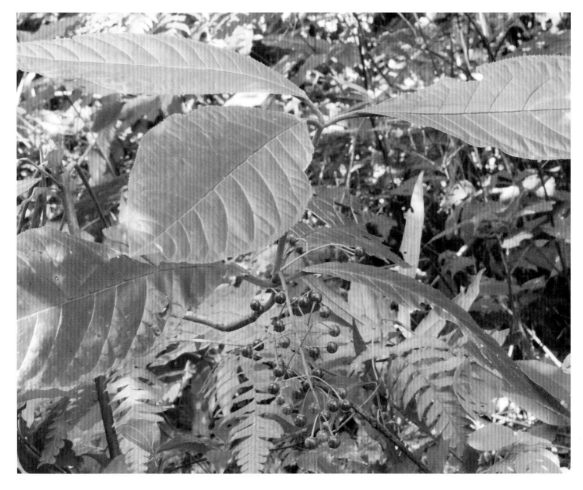

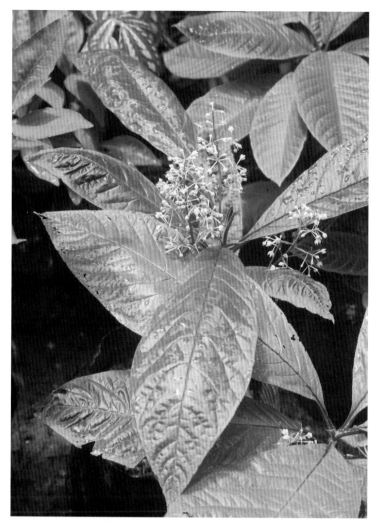

【生境】生于林下的潮湿处。

【分布】我国南部各地。越南也有分布。

【采集加工】全年可采，以秋季采者质佳。挖取根部，除去须根及泥土，洗净，晒干。

【药材性状】本品呈圆柱形，有分枝，多弯曲，常结节状或念珠状膨大，长20~50cm，直径2~4cm。表面灰褐色或棕褐色，有明显的皱缩横纹。皮部可剥离，略厚，用刀刮开皮层，可见血红色小点。质坚硬，难折断，断面不平坦，木质部发达，带粉质、白色或微带红，射线清晰，放射状排列，髓部小，淡红色。气微，味微苦。以根条粗壮、有膨大结节、表面横皱纹明显、断面白色带粉性、射线清晰者为佳。

【性味归经】味苦、微辛，性温。归肝、脾经。

【功能主治】行血祛风，强壮筋骨，消肿止痛。治风湿，疮疖溃烂，闭经，风湿性腰腿痛，产后风瘫，跌打肿痛，半身不遂，慢性溃疡，不孕症，崩漏，小儿麻痹后遗症。

【用法用量】10~30g，水煎服。外用适量，研末调敷患处。

【附方】① 治跌打损伤、风湿骨痛：走马胎30g，大罗伞、小罗伞各90g，五指毛桃、土牛膝各120g，浸酒1500ml，3日后药酒可用。每日早晚各服60ml，兼用药酒外擦患处。

② 治关节痛：走马胎、土牛膝、五加皮各15g，水煎服。

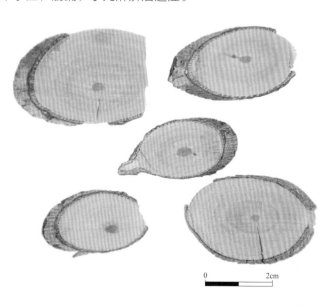

0   2cm

4.121.14　郎伞树

ARDISIAE HANCEANAE RADIX

【别名】珍珠盖罗伞、红斑紫金牛

【基原】来源于紫金牛科 Myrsinaceae 紫金牛属 Ardisia 郎伞树 Ardisia hanceana Mez [Ardisia elegans Andr.] 的根和叶入药。

【形态特征】灌木。高 0.8~1.5m，极少达 6m；茎通常粗壮，无毛，除侧生特殊花枝外，无分枝。叶片坚纸质或略厚，椭圆状或长圆状披针形，稀倒披针形，顶端长急尖或渐尖，基部楔形，长 10~17cm，宽 1.5~3.5cm，近全缘或具边缘反卷的疏突尖锯齿，齿尖具边缘腺点，两面无毛，背面近边缘通常具隆起的疏腺点，其余腺点极疏或无，被细鳞片，侧脉 12~18 对，隆起，近边缘连成边缘脉，边缘通常明显反卷；叶柄长 1cm 或更长。复伞房状伞形花序，无毛，着生于顶端下弯

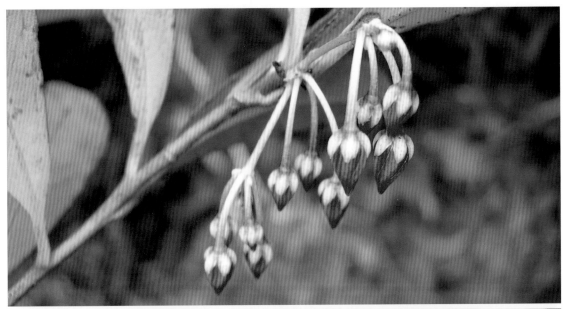

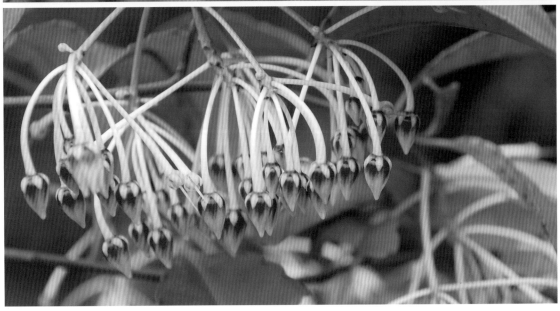

的侧生特殊花枝尾端，花枝长 8~24cm，于 1/4 以上部位具少数叶；花序轴长 1~2.5cm；花梗长 1.1~1.7cm，花长 6~7mm，花萼仅基部联合，萼片卵形，顶端钝或近圆形，长 2mm 或略短，具腺点或腺点不明显；花瓣白色或带紫色，长 6~7mm；卵形，顶端急尖，具腺点，里面近基部具乳头状突起；雄蕊与花瓣等长，花药箭状披针形，背部具疏大腺点；雌蕊与花瓣等长，子房卵珠形，无毛；胚珠 5 枚，1 轮。果球形，直径约 9mm，深红色，腺点不明显。花期 5~6 月；果期 11~12 月。

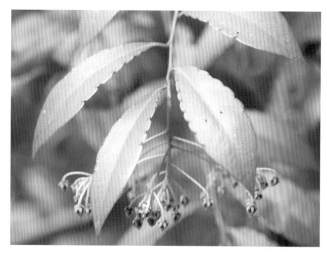

【生境】生于山沟林下。

【分布】广西、海南、广东。

【采集加工】夏、秋季采收，根、叶晒干。

【性味归经】味苦，性微温。

【功能主治】散瘀止痛。治跌打，腰骨疼痛，疮毒。

【用法用量】15~20g，水煎服。

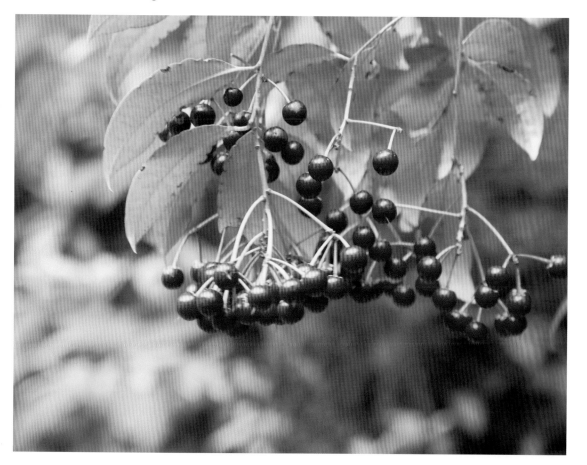

4.121.15 矮地茶

ARDISIAE JAPONICAE HERBA

【别名】矮茶风、矮脚樟、平地木、地青杠、不出林

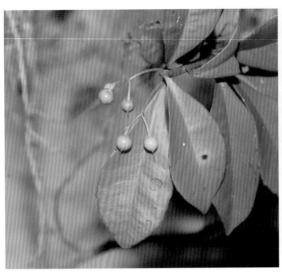
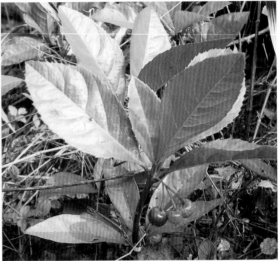

【基原】来源于紫金牛科 Myrsinaceae 紫金牛属 Ardisia 紫金牛 Ardisia japonica（Thunb.）Bl. 的全草入药。

【植物特征】蔓生状亚灌木。根状茎匍匐生根；直立茎高 25~40cm，不分枝，嫩部被微柔毛。叶对生或近轮生，具短柄，叶片厚纸质或近革质，椭圆形或椭圆状倒卵形，长 4~7cm，宽1.5~4cm，顶端短尖，基部楔形，边缘有小锯齿，两面无毛或仅下面中脉上被微柔毛，多少有腺点。花粉红色或白色，常 3~5 朵组成腋生聚伞花序；花梗长达 1cm；萼片 5 枚，卵形，长约1.5mm，被缘毛；花冠 5 深裂，裂片阔卵形，长 4~5mm，具腺点；花药背部有腺点。浆果核果状，球形，直径 5~6mm，近成熟时红色，后变黑色。花期 5~6 月；果期 11~12 月。

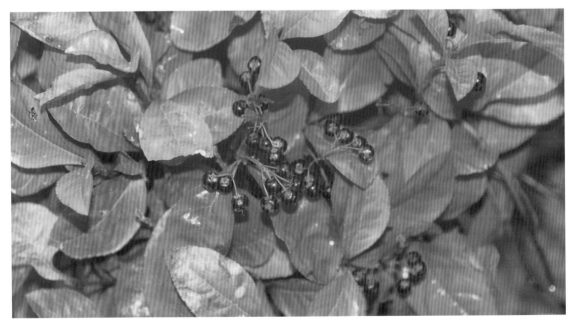

【生境】生于林下阴湿处。

【分布】我国西起云南、四川、贵州、东至江苏、浙江、福建、广西等地。日本、朝鲜也有分布。

【采集加工】夏、秋二季茎叶茂盛时采挖全株，除去泥沙，干燥。

【药材性状】本品根状茎匍匐状，灰色，生有少数须根。茎圆柱形，略扁，稍扭曲，长10~40cm，直径2~5mm，有细直纹，棕红色，叶痕及节明显可见；质硬，易折断，断面棕红色，无明显的髓。叶集生于茎近顶部，叶片卷曲或破碎，完整者展平后呈椭圆形，灰绿色、棕褐色或浅红棕色，基部楔形，边缘具细锯齿，下面有腺点。茎顶偶有红色球形浆果。气微，味微涩。以茎红棕色、叶绿色者为佳。

【性味归经】味辛，性平。归肺、肝经。

【功能主治】止咳化痰，祛风解毒，活血止痛。治支气管炎，大叶性肺炎，小儿肺炎，肺结核，肝炎，痢疾，急性肾炎，尿路感染，跌打损伤，风湿筋骨酸痛。外用治皮肤瘙痒。

【用法用量】15~60g，水煎服。外用适量，煎水洗患处。

【附方】① 治慢性支气管炎：矮地茶15g，胡颓子叶、鱼腥草各15g，桔梗6g，水煎，分3次服。每日1剂。

② 治小儿肺炎：矮地茶30g，枇杷叶7片，陈皮15g，水煎，分3次服。如有咯血或痰中带血者加墨旱莲15g。

③ 治肺结核：矮地茶60g，菝葜、白马骨各30g，加水300ml，水煎，浓缩到150ml，每次服50ml，每日3次。

④ 治溃疡病出血：矮地茶100g，水煎，浓缩成煎剂（药材量∶药液量＝1∶2），分3~4次服。

⑤ 治急性黄疸型肝炎：矮地茶30g，红枣10枚，水煎，加入红糖适量，混合后服用。每日1剂，连服1个月。

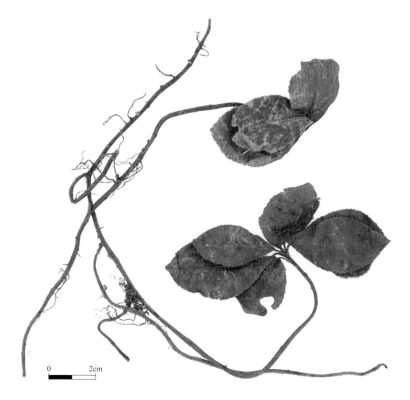

0   2cm

4.121.16　山血丹

ARDISIAE LINDLEYANAE RADIX

【别名】斑叶朱砂根、血党、腺点紫金牛、出血丹、细罗伞

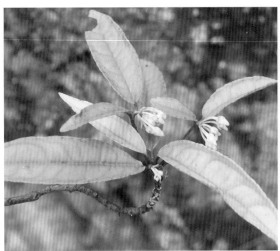 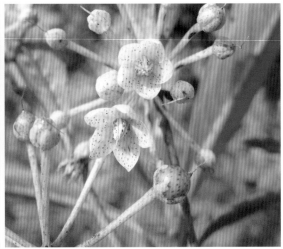

【基原】来源于紫金牛科 Myrsinaceae 紫金牛属 Ardisia 山血丹 Ardisia lindleyana D. Dietr. [A. punctata Lindl.] 的根入药。

【形态特征】灌木或小灌木。高 1~2m；叶片革质或近坚纸质，长圆形或椭圆状披针形，顶端急尖或渐尖，基部楔形，长 10~15cm，宽 3.5cm，近全缘或具微波状齿，齿尖具腺点，叶面无毛，背面被微柔毛；叶柄长 1~1.5cm，被微柔毛。近伞形花序，单生或稀为复伞形花序，着生于侧生特殊花枝顶端；花梗长 0.8~1.2cm，果时达 2.5cm；萼片长圆状披针形或卵形，被微柔毛，长 2~3mm，具腺点；花瓣白色，椭圆状卵形，顶端圆，具腺点；花药披针形，背部具腺点；子房球形，被微柔毛，具腺点。果球形，直径约 6mm，深红色，具疏腺点，有时上面枝条开花，下面枝条果成熟。花期 5~7 月；果期 10~12 月。

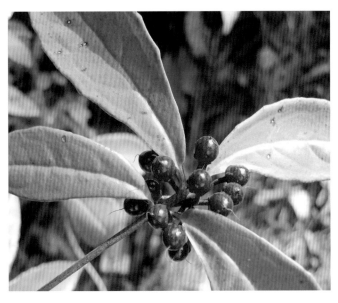

【生境】生于山地、疏林中。

【分布】福建、江西、浙江、湖南、广东、广西。

【采集加工】夏、秋季采收，根晒干备用。

【性味归经】味辛、苦，性温。

【功能主治】活血调经，散瘀消肿，祛风止痛。治咽喉肿痛，口腔炎，月经不调，经闭，风湿性关节炎，跌打损伤。

【用法用量】9~15g，水煎服。

4.121.17 心叶紫金牛

ARDISIAE MACLUREI HERBA

【别名】红云草、假地榕、红毛藤

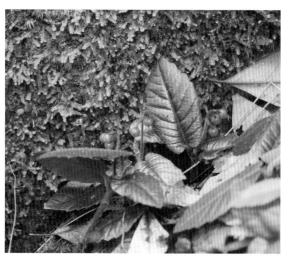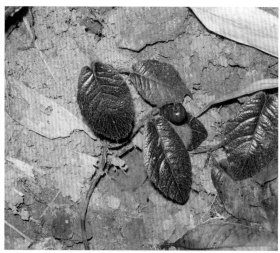

【基原】来源于紫金牛科 Myrsinaceae 紫金牛属 Ardisia 心叶紫金牛 Ardisia maclurei Merr. 的全草入药。

【形态特征】亚灌木或小灌木，具匍匐茎；直立茎高 4~15cm，幼时密被锈色长柔毛，以后无毛。叶互生，稀近轮生，叶片坚纸质，长圆状椭圆形或椭圆状倒卵形，顶端急尖或钝，基部心形，长 4~6cm，宽 2.5~4cm，边缘具不整齐的粗锯齿及缘毛，两面均被疏柔毛，尤以中脉为多，侧脉约 6 对，尾端直达齿尖；叶柄长 0.5~2.5cm，被锈色疏柔毛。伞形花序，近顶生，被锈色长柔毛，有花 3~6 朵，每植株有花序 1~2 个；总梗长 1.3~4cm，花梗长 3~6mm；花长约 4mm，花萼仅基部联合，被锈色长柔毛，长约 4mm，萼片披针形，顶端渐尖，具缘毛，无腺点；花瓣淡紫色或红色，卵形，顶端渐尖，长约 4mm，无毛，无腺点；雄蕊较花瓣略短，花药卵形，顶端急尖，基部箭形，背部无腺点；雌蕊与花瓣几等长，子房球形，无毛；胚珠 8~10 枚，2 轮。果球形，直径约 6mm，暗红色。花期 5~6 月；果期 12 月至翌年 2 月。

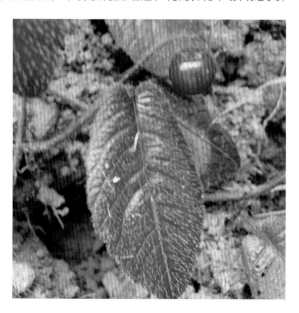

【生境】生于山坡密林下及山谷中的阴湿环境中。

【分布】广西、广东、香港、海南、贵州。

【采集加工】夏、秋采收，将全草晒干。

【性味归经】味苦，性凉。

【功能主治】止血，清热解毒。治吐血、便血、疮疖等。

【用法用量】6~9g，水煎服。

4.121.18 虎舌红

ARDISIAE MAMILLATAE HERBA

【别名】红毛紫金牛、毛青杠、红毛毡、老虎脷、毛凉伞、红胆

【基原】来源于紫金牛科 Myrsinaceae 紫金牛属 *Ardisia* 虎舌红 *Ardisia mamillata* Hance 的全株入药。

【形态特征】矮小灌木。具匍匐的木质根茎，直立茎高不超过15cm，幼时密被锈色卷曲长柔毛，以后无毛或几无毛。叶互生或簇生于茎顶端，叶片坚纸质，倒卵形至长圆状倒披针形，顶端急尖或钝，基部楔形或狭圆形，长7~14cm，宽3~5cm，边缘具不明显的疏圆齿，边缘腺点藏于毛中，两面绿色或暗紫红色，被锈色或有时为紫红色糙伏毛，毛基部隆起如小瘤，具腺点，以背面尤为明显，侧脉6~8对，不明显；叶柄长5~15mm或几无，被毛。伞形花序，单1，着生于侧生特殊花枝顶端，每植株有花枝1~2个，稀3个；花枝长3~9cm，有花约10朵，近顶端常有叶1~2片，稀达4片；花梗长4~8mm，被毛；花长5~7mm，花萼基部联合，萼片披针形或狭长圆状披针形，顶端渐尖，与花瓣等长或略短具腺点，两面被长柔毛或里面近无毛；花瓣粉红色；稀近白色；卵形；顶端急尖；具腺点；雄蕊与花瓣近等长，花药披针形，背部通常具腺点；雌蕊与花瓣等长，子房球形，有毛或几无毛；胚珠5枚，1轮。果球形，直径约6mm，鲜红色，多少具腺点。花期6~7月；果期11月至翌年1月，有时达6月。

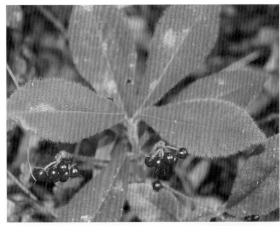

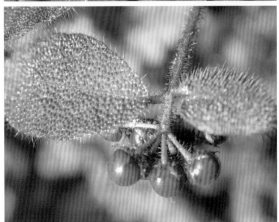

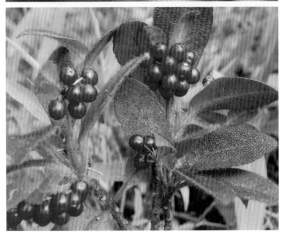

【生境】生于山坡密林下和水旁，耐阴喜湿。

【分布】广东、海南、湖南、福建、广西、四川、贵州。越南也有分布。

【采集加工】夏、秋季采收，将全株晒干。

【性味归经】味苦、微辛，性凉。

【功能主治】散瘀止血，清热利湿。治风湿关节痛，跌打损伤，肺结核咯血，月经过多，痛经，肝炎，痢疾，小儿疳积。

【用法用量】9~15g，水煎服。

【附方】治跌打损伤：虎舌红30g，泡酒500g，浸泡7日后内服，每次10ml，每日3次。

4.121.19 莲座紫金牛

ARDISIAE PRIMULAEFOLIAE HERBA

【别名】毛虫药、毛虫药公、老虎脷、老虎毛虫药、落地紫金牛

【基原】来源于紫金牛科 Myrsinaceae 紫金牛属 Ardisia 莲座紫金牛 Ardisia primulaefolia Gardn. et Champ. 的全株入药。

【形态特征】矮小灌木。茎短或几无，通常被锈色长柔毛。叶互生或基生呈莲座状，叶片坚纸质或几呈膜质，椭圆形或长圆状倒卵形，顶端钝或突然急尖，基部圆形，长 6~15cm，宽

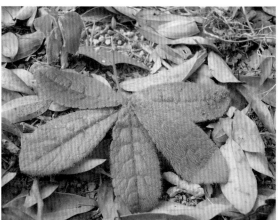
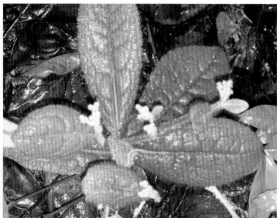

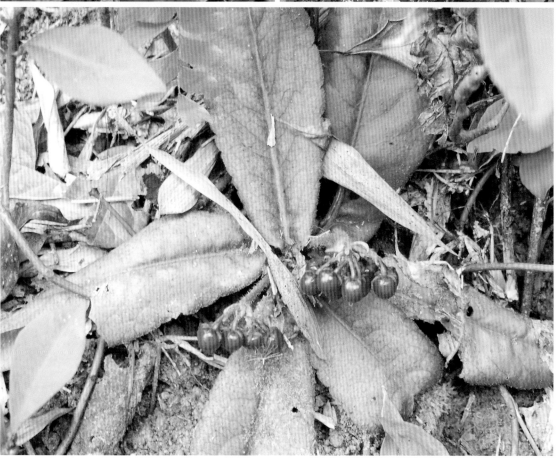

3~7cm，边缘具不明显的疏浅圆齿，具边缘腺点，两面有时紫红色，被卷曲的锈色长柔毛，具长缘毛，背面中脉隆起，侧脉约6对，明显，离边缘甚远则叉开，不连成边缘脉；叶柄长5~10mm，密被长柔毛。聚伞花序或亚伞形花序，单1，从莲座叶腋中抽出1~2个，总梗长3~10cm；花梗长6~8mm，均密被锈色长柔毛；花长4~6mm，花萼仅基部联合，萼片长圆状披针形，顶端急尖，与花瓣近等长，具腺点和缘毛，外面被锈色长柔毛，里面无毛；花瓣粉红色，广卵形，顶端急尖，具腺点，两面无毛；雄蕊较花瓣略短，花药披针形，顶端急尖，背部具疏腺点；雌蕊较花瓣略短，子房球形，被疏微柔毛；胚珠3~4枚，1轮。果球形，直径4~6mm，略肉质，鲜红色，具疏腺点，被柔毛或几无毛。花期6~7月；果期11~12月，有时延至4~5月。

【生境】生于密林下阴湿的地方。

【分布】广东、海南、江西、福建、广西、云南。越南也有分布。

【采集加工】夏、秋季采收，将全株晒干。

【性味归经】味辛、苦，性凉。

【功能主治】祛风通络，散瘀止血，解毒消痈。治风湿关节痛，咯血，吐血，肠风下血，闭经，恶露不尽，跌打损伤，乳痈，疔疮。

【用法用量】15~30g，水煎服。外用鲜品捣烂敷患处。

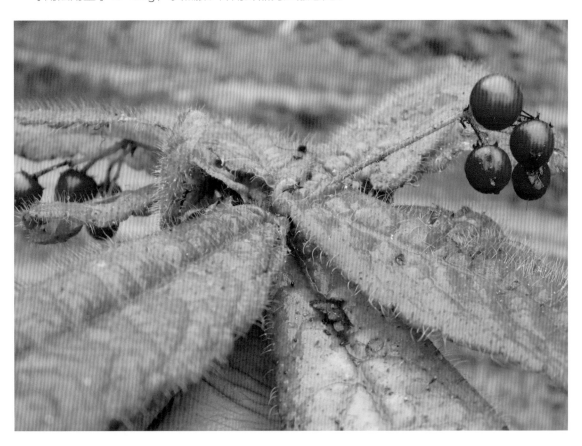

4.121.20 九节龙

ARDISIAE PUSILLAE HERBA

【别名】细小紫金牛、五托莲、毛不出林、地茶、猴接骨

【基原】来源于紫金牛科 Myrsinaceae 紫金牛属 Ardisia 九节龙 Ardisia pusilla A. DC. 的全株入药。

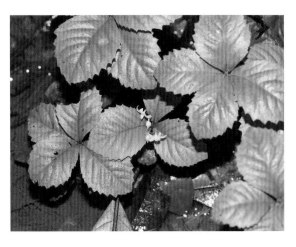

【形态特征】亚灌木状小灌木。长 30~40cm，蔓生，具匍匐茎，逐节生根，直立茎高不超过 10cm，幼时密被长柔毛，以后几无毛。叶对生或近轮生，叶片坚纸质，椭圆形或倒卵形，顶端急尖或钝，基部广楔形或近圆形，长 2.5~6cm，宽 1.5~3.5cm，边缘具明显或不甚明显的锯齿和细齿，具疏腺点，叶面被糙伏毛，毛基部常隆起，背面被柔毛及长柔毛，尤以中脉为多，侧脉约 7 对，明显，尾端直达齿尖或近边缘连成不明显的边缘脉；叶柄长约 5mm，被毛。伞形花序，单 1，侧生，被长硬毛、柔毛或长柔毛；总梗长 1~3.5cm，花梗长约 6mm；花长 3~4mm，花萼仅基部联合，萼片披针状钻形，顶端渐尖，与花瓣近等长，外面被疏柔毛及长柔毛，具腺点；花瓣白色或带微红色，长 3~4mm，广卵形，顶端急尖，具腺点；雄蕊与花瓣近等长，花药卵形，背部具腺点；雌蕊与花瓣等长，子房卵

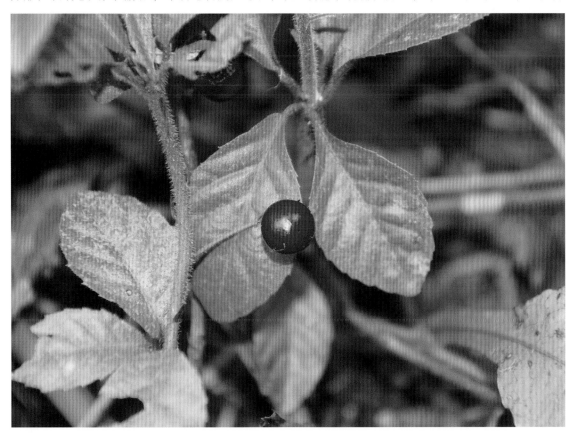

珠形，无毛；胚珠6枚，1轮。果球形，直径5mm，红色，具腺点。花期5~7月，罕见于12月。

【生境】生于山谷、林下。

【分布】广东、香港、福建、台湾、江西、湖南、广西、四川。朝鲜、日本至菲律宾也有分布。

【采集加工】夏、秋季采收，将全株晒干。

【性味归经】味苦，性凉。

【功能主治】清热解毒，消肿止痛。治黄疸，痛经和跌打损伤。

【用法用量】6~9g，水煎服。

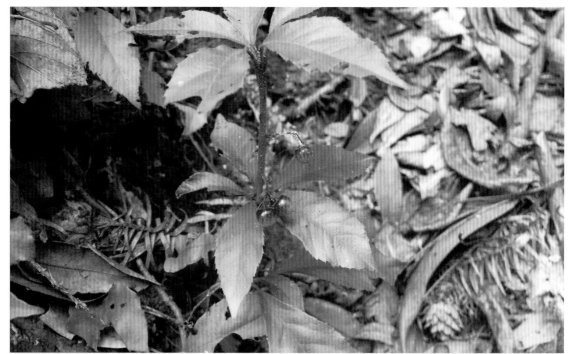

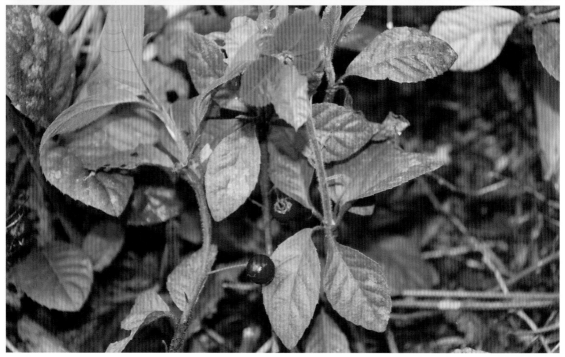

4.121.21 罗伞树

ARDISIAE QUINQUEGONAE RADIX

【别名】高脚罗伞树、高脚罗伞、五角紫金牛

【基原】来源于紫金牛科 Myrsinaceae 紫金牛属 *Ardisia* 罗伞树 *Ardisia quinquegona* Blume 的根和叶入药。

【形态特征】灌木或灌木状小乔木。高约 2m，有时可达 6m；小枝细，无毛，有纵纹，嫩时被锈色鳞片。叶片坚纸质，长圆状披针形、椭圆状披针形至倒披针形，顶端渐尖，基部楔形，长 8~16cm，宽 2~4cm，全缘，两面无毛，背面多少被鳞片，中脉明显，侧脉极多，不明显，连成近边缘的边缘脉，无腺点；叶柄长 5~10mm，幼时被鳞片。聚伞花序或亚伞形花序，腋生，稀着生于侧生特殊花枝顶端，长 3~5cm，花枝长达 8cm，多少被鳞片；花梗长 5~8mm，多少被鳞片；花长约 3mm 或略短，花萼仅基部联合，萼片三角状卵形，顶端急尖，长 1mm，具疏微缘毛及腺点，无毛；花瓣白色，广椭圆状卵形，顶端急尖或钝，长约 3mm，具腺点，外面无毛，里面近基部被细柔毛；雄蕊与花瓣几等长，花药卵形至肾形，背部多少具腺点；雌蕊常超出花瓣，子房卵珠形，无毛；胚珠多数，数轮。果扁球形，具钝 5 棱，稀棱不明显，直径 5~7mm，无腺点。花期 5~6 月；果期 12 月或 2~4 月。

【生境】生于山坡、山谷杂木林中。

【分布】台湾、福建、广东、海南、广西、云南。琉球群岛南部至马来半岛也有分布。

【采集加工】夏、秋季采收，根、叶晒干。

【性味归经】味苦、辛，性平。

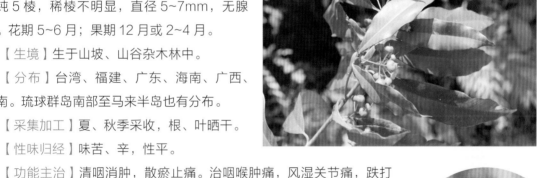

【功能主治】清咽消肿，散瘀止痛。治咽喉肿痛，风湿关节痛，跌打损伤，疖肿。

【用法用量】15~30g，水煎服。外用适量，鲜叶捣烂敷患处。

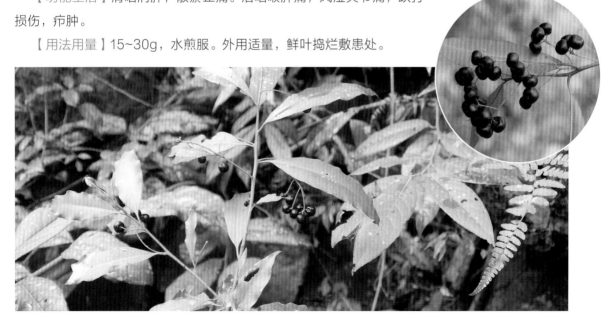

4.121.22 雪下红

ARDISIAE VILLOSAE HERBA

【别名】卷毛紫金牛、矮罗伞、毛罗伞

【基原】来源于紫金牛科 Myrsinaceae 紫金牛属 Ardisia 雪下红 Ardisia villosa Roxb. 的全株入药。

【形态特征】直立灌木。高 50~100cm，稀达 2~3m，具匍匐根茎；幼时几全株被灰褐色或锈色长柔毛或长硬毛，毛常卷曲，以后渐无毛。叶片坚纸质，椭圆状披针形至卵形，稀倒披针形，顶端急尖或渐尖，基部楔形，微下延，长 7~15cm，宽 2.5~5cm，近全缘或由边缘腺点缢缩成波状细锯齿或圆齿，通常不明显，叶面除中脉外，几无毛，背面密被长硬毛或长柔毛，具腺点，以背面尤显，侧脉约 15 对，多少连成边缘脉；叶柄长 5~10mm，被长柔毛。单或复聚伞花序或伞

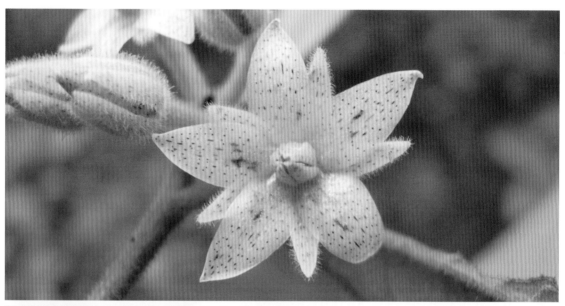

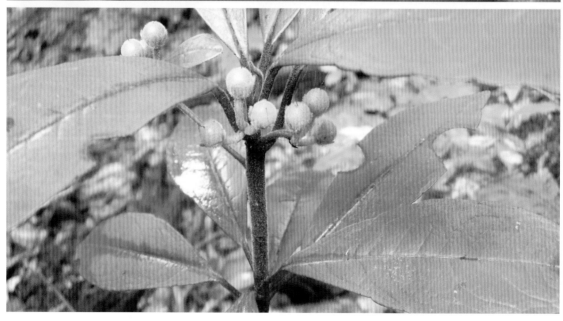

形花序，被锈色长柔毛，侧生或着生于侧生特殊花枝顶端；花枝长 2~15cm，长者近顶端常有 1~2 片叶或退化叶；花梗长 5~10mm；花长 5~8mm，花萼仅基部联合，萼片长圆状披针形或舌形，顶端钝，与花瓣等长，内面被毛，外面尤密，具密腺点；花瓣淡紫色或粉红色，稀白色，卵形至广披针形，顶端急尖，具腺点，无毛；雄蕊较花瓣略长或等长，子房卵珠形，几无毛或被微柔毛；胚珠 5 枚，1 轮。果球形，直径 5~7mm，深红色或带黑色，具腺点，被毛。花期 5~7 月；果期 2~5 月。

【生境】常见于密林下较阴湿的环境中。

【分布】香港、广东、海南、湖南、广西、云南。马来半岛余部至印度东部也有分布。

【采集加工】夏、秋季采收，全株晒干备用或鲜用。

【性味归经】味苦、辛，性平。

【功能主治】活血散瘀，消肿止痛。治风湿痹痛，跌打肿痛，痢疾，痈疮，咯血。

【用法用量】6~12g，水煎服。

【附方】治跌打肿痛：雪下红鲜叶适量捣烂敷患处。

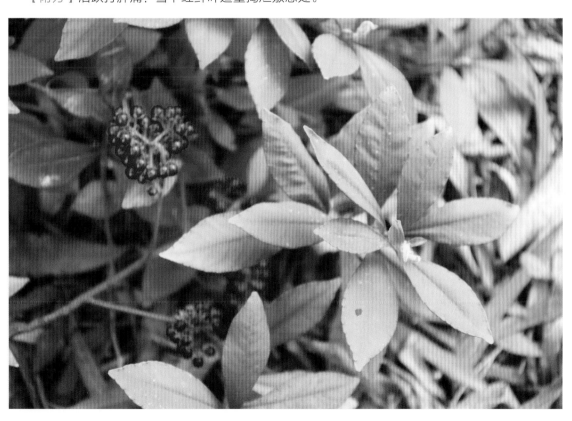

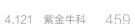

4.121.23 酸藤子

EMBELIAE LAETAE FRUCTUS

【别名】酸果藤、酸藤果、山盐酸鸡、酸醋藤、信筒子、入地龙

　　【基原】来源于紫金牛科 Myrsinaceae 酸藤子属 *Embelia* 酸藤子 *Embelia laeta*（L.）Mez 的根、叶和果实入药。

　　【形态特征】攀援灌木。长 1~3m；幼枝无毛，老枝具皮孔。叶片坚纸质，倒卵形或长圆状倒卵形，顶端圆形、钝或微凹，基部楔形，长 3~4cm，宽 1~1.5cm，稀长达 7cm，宽 2.5cm，全缘，两面无毛，无腺点，叶面中脉微凹，背面常被薄白粉，中脉隆起，侧脉不明显；叶柄长

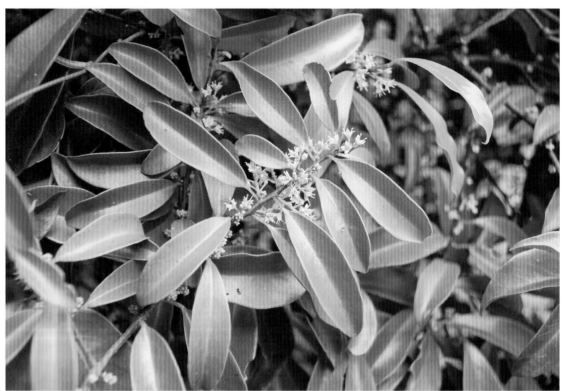

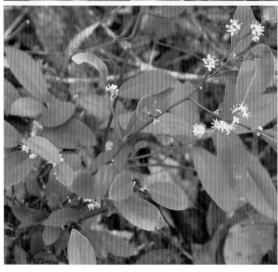

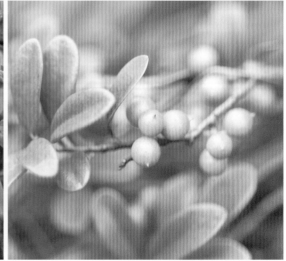

5~8mm。总状花序，腋生或侧生，生于前年无叶枝上，长 3~8mm，被细微柔毛，有花 3~8 朵，基部具 1~2 轮苞片；花梗长约 1.5mm，无毛或有时被微柔毛，小苞片钻形或长圆形，具缘毛，通常无腺点；花 4 数，长约 2mm，花萼基部联合达 1/2 或 1/3，萼片卵形或三角形，顶端急尖，无毛，具腺点；花瓣白色或带黄色，分离，卵形或长圆形，顶端圆形或钝，长约 2mm，具缘毛，外面无毛，里面密被乳头状突起，具腺点，开花时强烈展开；雄蕊在雌花中退化，长达花瓣的 2/3，在雄花中略超出花瓣，基部与花瓣合生，花丝挺直，花药背部具腺点；雌蕊在雄花中退化或几无，在雌花中较花瓣略长，子房瓶形，无毛，花柱细长，柱头扁平或几成盾状。果球形，直径约 5mm，腺点不明显。花期 12 月至翌年 3 月；果期 4~6 月。

【生境】多生于丘陵山坡灌丛及山地疏林中向阳处。

【分布】广东、海南、香港、台湾、福建、江西、广西、云南。越南、泰国、老挝、柬埔寨也有分布。

【采集加工】夏、秋季采收，根、叶、果晒干。

【性味归经】根、叶：味酸，性平。果：味甘、酸，性平。

【功能主治】根：祛瘀止痛，消炎止泻；治痢疾，肠炎，消化不良，咽喉肿痛，跌打损伤。果：强壮，补血；治闭经，贫血，胃酸缺乏。叶外用治跌打损伤，皮肤瘙痒。

【用法用量】根 15~30g，果 9~15g，水煎服。鲜叶外用适量，捣烂敷患处。

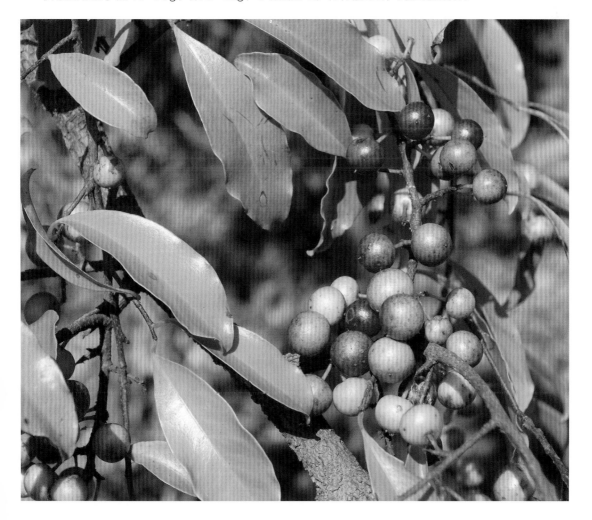

4.121.24　当归藤

EMBELIAE PARVIFLORAE RADIX ET CAULIS

【别名】小花酸藤子、虎尾草

　　【基原】来源于紫金牛科 Myrsinaceae 酸藤子属 *Embelia* 当归藤 *Embelia parviflora* Wall. ex A. DC. 的根和藤入药。

　　【形态特征】攀援灌木。长达 5m；老枝具皮孔，但不明显，小枝通常二列，密被锈色长柔毛，略具腺点或星状毛。叶二列，叶片坚纸质，卵形，顶端钝或圆形，基部广钝或近圆形，稀截

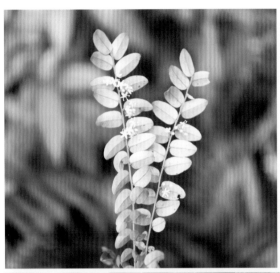
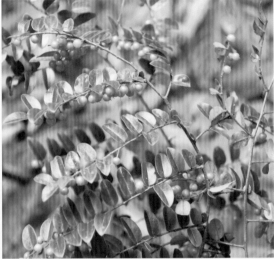
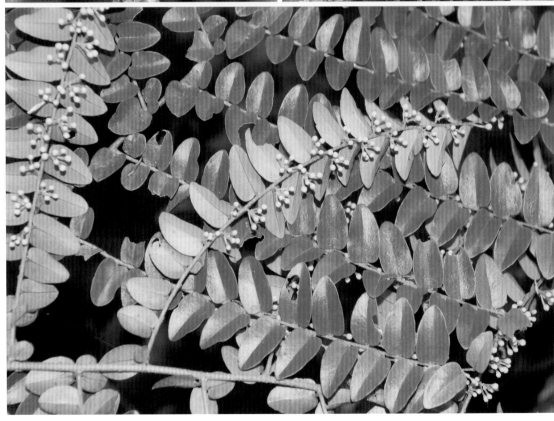

形，长 1~2cm，宽 0.6~1cm，全缘，多少具缘毛，叶面仅下凹的中脉被柔毛，侧脉不明显，被锈色长柔毛或鳞片，近顶端具疏腺点；叶柄长约 1mm，被长柔毛。亚伞形花序或聚伞花序，腋生，通常下弯藏于叶下，长 5~10mm，被锈色长柔毛，基部苞片不明显或无，有花 2~5 朵；花梗长 2~4mm，被锈色长柔毛；小苞片披针形至钻形，长约 1mm；花 5 数，长 2.5mm，花萼基部微微联合，萼片卵形或近三角形，急尖，顶端多少具腺点，两面无毛，具缘毛；花瓣白色或粉红色，分离，长 1.5~2.5mm，卵形、长圆状椭圆形或长圆形，顶端微凹，外面无毛，近顶端具腺点，边缘和里面密被微柔毛；雄蕊在雌花中退化，花丝短或几无，在雄花中长超出或与花瓣等长，着生于花瓣的 1/3 处，花药背部具腺点；雌蕊在雌花中与花瓣等长，子房卵形，无毛，花柱基部被疏微柔毛，有时具腺点，柱头扁平或微裂，稀盾状。果球形，直径 5mm 或略小，暗红色，无毛，宿存萼反卷。花期 12 月至翌年 5 月；果期 5~7 月。

【生境】多生于山坡密林中及水旁荫处。

【分布】广东、海南、香港、福建、广西、云南、贵州。印度、缅甸、印度尼西亚也有分布。

【采集加工】夏、秋季采收，根、藤晒干。

【性味归经】味涩、苦，性平。

【功能主治】补血调经，强腰膝。治贫血，闭经，月经不调，白带，腰腿痛。

【用法用量】15~30g，水煎服。

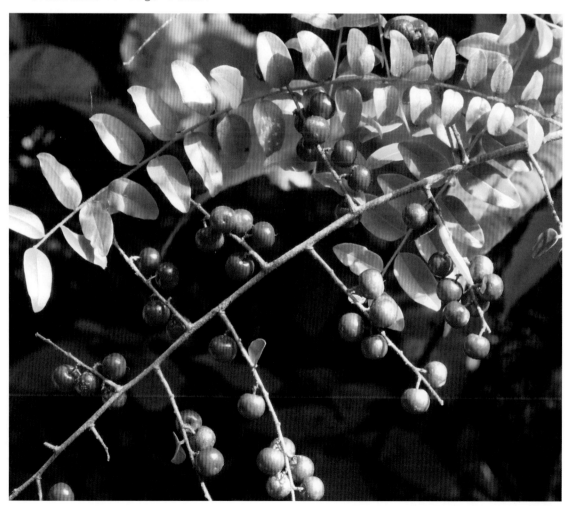

4.121.25 白花酸藤果

EMBELIAE RIBIS FRUCTUS

【别名】牛尾藤、小种楠藤、羊公板仔、碎米果

【基原】来源于紫金牛科 Myrsinaceae 酸藤子属 Embelia 白花酸藤果 Embelia ribes Burm. f. 的根和果实入药。

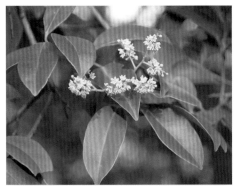

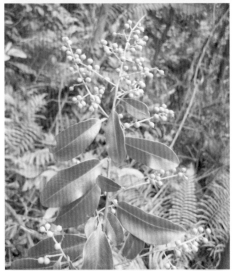

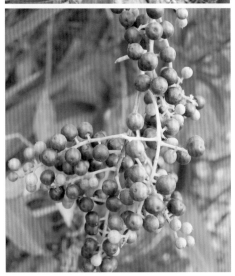

【形态特征】攀援灌木。长 3~9m；枝条无毛，老枝有明显的皮孔。叶片坚纸质，倒卵状椭圆形或长圆状椭圆形，顶端钝渐尖，基部楔形或圆形，长 5~8cm，宽约 3.5cm，全缘，两面无毛，背面有时被薄粉，腺点不明显，中脉隆起，侧脉不明显；叶柄长 5~10mm，两侧具狭翅。圆锥花序，顶生，长 5~15cm，枝条初时斜出，以后呈辐射展开与主轴垂直，被疏乳头状突起或密被微柔毛；花梗长 1.5mm 以上；小苞片钻形或三角形，长约 1mm，外面被疏微柔毛，里面无毛；花 5 数，稀 4 数，花萼基部联合达萼长的 1/2，萼片三角形，顶端急尖或钝，外面被柔毛，有时被乳头状突起，里面无毛，具腺点；花瓣淡绿色或白色，分离，椭圆形或长圆形，长 1.5~2mm，外面被疏微柔毛，边缘和里面被密乳头状突起，具疏腺点；雄蕊在雄花中着生于花瓣中部，与花瓣几等长，花丝较花药长 1 倍，花药卵形或长圆形，背部具腺点，在雌花中较花瓣短；雌蕊在雄花中退化，较花瓣短，柱头呈不明显的 2 裂，在雌花中与花瓣等长或略短，子房卵珠形，无毛，柱头头状或盾状。果球形或卵形，直径 3~4mm，稀达 5mm，红色或深紫色，无毛，干时具皱纹或隆起的腺点。花期 1~7 月；果期 5~12 月。

【生境】常见于海拔 1000m 以下的疏林内及灌木丛中。

【分布】香港、海南、广东、湖南、福建、广西、云南、贵州等地。

【采集加工】夏、秋季采收，根、果实晒干。

【性味归经】味辛、酸，性平。

【功能主治】活血调经，清热利湿，消肿解毒。治闭经，痢疾，腹泻，小儿头疮，皮肤瘙痒，跌打损伤，外伤出血，毒蛇咬伤。

【用法用量】9~15g，水煎服。外用鲜品捣烂敷患处，或煎水洗。

4.121.26　厚叶白花酸藤子

EMBELIAE RIBIS RADIX

【别名】早禾酸

【基原】来源于紫金牛科 Myrsinaceae 酸藤子属 *Embelia* 厚叶白花酸藤子 *Embelia ribes* Burm. f. var. *pachyphylla* Chun ex C. Y. Wu et C. Chen 的根入药。

【形态特征】攀援灌木。长 3~9m；皮光滑，很少具皮孔；小枝密被柔毛，极少无毛。叶片厚，革质或几肉质，倒卵状椭圆形或长圆状椭圆形，顶端钝渐尖，基部楔形或圆形，长 5~8cm，宽约 3.5cm，全缘，叶面光滑，常具皱纹，中脉下陷，背面被白粉，中脉隆起，侧脉不明显；叶柄长 5~10mm，两侧具狭翅。圆锥花序，顶生，长 5~15cm，枝条初时斜出，以后呈辐射展开与主轴垂直，被疏乳头状突起或密被微柔毛；花梗长 1.5mm 以上；小苞片钻形或三角形，长约 1mm，外面被疏微柔毛，里面无毛；花 5 数，稀 4 数，花萼基部联合达萼长的 1/2，萼片三角形，顶端急尖或钝，外面被柔毛，有时被乳头状突起，里面无毛，具腺点；花瓣淡绿色或白色，分离，椭圆形或长圆形，长 1.5~2mm，外面被疏微柔毛，边缘和里面被密乳头状突起，具疏腺点；雄蕊在雄花中着生于花瓣中部，与花瓣几等长，花丝较花药长 1 倍，花药卵形或长圆形，背部具腺点，在雌花中较花瓣短；雌蕊在雄花中退化，较花瓣短，柱头呈不明显的 2 裂，在雌花中与花瓣等长或略短，子房卵珠形，无毛，柱头头状或盾状。果球形或卵形，直径 2~3mm，红色或深紫色，无毛，干时具皱纹或隆起的腺点。花期 1~7 月；果期 5~12 月。

【生境】多生于阳光充足的山坡林缘或丘陵灌丛中。

【分布】我国南部各省区。

【采集加工】夏、秋季采收，根切片晒干。

【性味归经】味辛、酸，性平。

【功能主治】清热除湿，消炎止痛。治痢疾，急性肠胃炎，腹泻，外伤出血，蛇伤。

【用法用量】9~15g，水煎服。

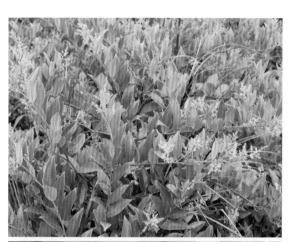

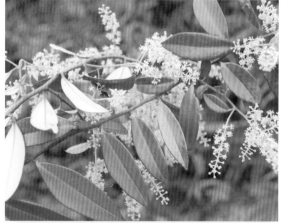

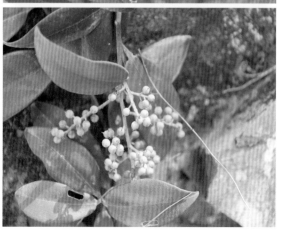

4.121.27　网脉酸藤子

EMBELIAE RUDIS RADIX
【别名】大样酸藤子、了哥刿

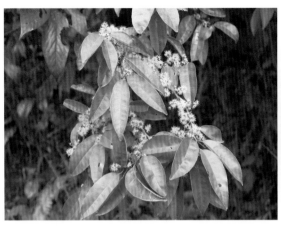
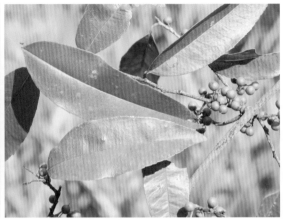

　　【基原】来源于紫金牛科 Myrsinaceae 酸藤子属 Embelia 网脉酸藤子 Embelia rudis Hand.-Mazz. 的根、茎入药。

　　【形态特征】攀援灌木。分枝多；枝条无毛，密布皮孔，幼时多少被微柔毛。叶片坚纸质，稀革质，长圆状卵形或卵形，稀宽披针形，顶端急尖或渐尖，基部圆或钝，稀楔形，长 5~10cm，宽 2~4cm，边缘具细或粗锯齿，有时具重锯齿或几全缘，两面无毛，叶面中脉下凹，背面隆起，侧脉多数，直达齿尖，细脉网状，明显隆起，腺点疏而不明显；叶柄长 6~8mm，具狭翅，多少被微柔毛。总状花序，腋生，长 1~2cm，可达 3cm 以上，被微柔毛；花梗长 2~4mm，被乳头状突起；小苞片钻形，长 1mm，里外均被乳头状突起；花 5 数，长 1~2mm，花萼基部联合，萼片卵形，顶端急尖，长 0.7mm，具缘毛，里外无毛，多少具腺点，有时于萼联合处被微柔毛；花瓣分离，淡绿色或白色，长 1~2mm，卵形或长圆形或椭圆形，顶端钝或圆形，边缘膜质，具缘毛，外面无毛，里面中央尤其是近基部密被微柔毛或乳头状突起，具腺点；雄蕊在雌花中退化，长达花瓣的 1/2，在雄花中与花瓣等长或较长，着生于花瓣的 1/3 处，花丝基部具乳头状突起，花药长圆形或卵形，背部具腺点；雌蕊在雌花中与花瓣等长，子房瓶形或球形，花柱常弯曲，柱头细尖或略展开。果球

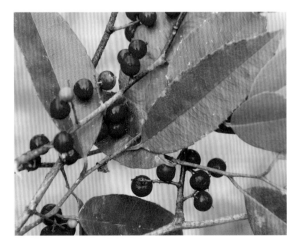

形，直径 4~5mm，蓝黑色或带红色，具腺点，宿存萼紧贴果。花期 10~12 月；果期 4~7 月。

　　【生境】生于林下或灌木丛中。

　　【分布】台湾、广东、福建、广西、浙江、江西、贵州、四川、云南。

　　【采集加工】夏、秋季采收，根、茎晒干。

　　【性味归经】味辛，性微温。

　　【功能主治】清热解毒，滋阴补肾。治闭经，月经不调，风湿痹痛。

　　【用法用量】9~15g，水煎服。

4.121.28 瘤皮孔酸藤子

EMBELIAE SCANDENTIS RADIX ET FOLIUM

【别名】假刺藤、乌肺叶

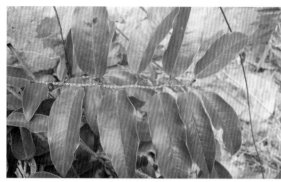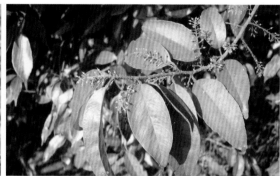

【基原】来源于紫金牛科 Myrsinaceae 酸藤子属 *Embelia* 瘤皮孔酸藤子 *Embelia scandens*（Lour.）Mez 的根和叶入药。

【形态特征】攀援灌木。长 2~8m；小枝无毛，密布瘤状皮孔。叶片坚纸质至革质，长椭圆形或椭圆形，顶端钝，稀急尖，基部圆形或楔形，长 5~9cm，宽 2.5~4cm，稀长 12cm，宽 4.5cm；全缘或上半部具不明显的疏锯齿，两面无毛，叶面中脉下凹，背面中、侧脉隆起，边缘及顶端具密腺点，侧脉 7~9 对；叶柄长 5~8mm，两侧微具狭翅。总状花序，腋生，长 1~4cm，多少被微柔毛或腺状微柔毛；花梗长 1~2mm，被微柔毛；小苞片钻形，长 1.5~2mm，具缘毛及腺点；花 5 数，稀 4 数，长约 2mm，花萼基部联合，萼片三角形，多少具缘毛，外面多少被微柔毛，里面无毛，具腺点；花瓣白色或淡绿色，分离，长 2~3mm，椭圆状披针形或长圆状卵形至倒卵形，顶端圆或钝，具明显的腺点，具疏缘毛，外面无毛，里面中央尤其是基部密被乳头状突起；雄蕊在雌花中退化，着生于花瓣的 1/2 处，在雄花中较花瓣长，着生于花瓣的 1/4 处；花丝基部多少具微柔毛，花药广卵形或卵形，背部具腺点；

雌蕊在雄花中退化，不超过花瓣的 1/2，在雌花中较长，子房卵形，无毛，花瓣脱落后，花柱伸长，柱头呈头状或浅裂。果球形，直径约 5mm，红色，花柱宿存，宿存萼反卷。花期 11 月至翌年 1 月；果期 3~5 月。

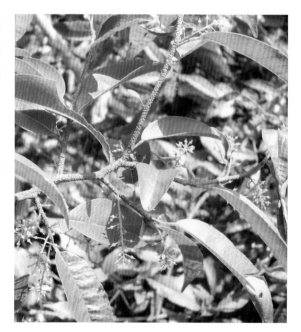

【生境】多生于阳光充足的灌丛中或林缘。

【分布】我国南部各地。越南、老挝、泰国及柬埔寨也有分布。

【采集加工】夏、秋季采收，叶、根晒干。

【性味归经】味淡、涩，性平；有小毒。

【功能主治】舒筋活络，疗肺止咳。治风湿，跌打，肺结核。

【用法用量】15~25g，水煎服。

4.121.29　大叶酸藤子

EMBELIAE SUBCORIACEAE FRUCTUS

【别名】阿林稀、近革叶酸藤果

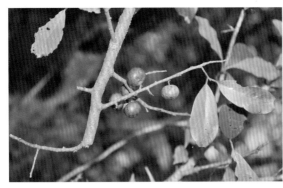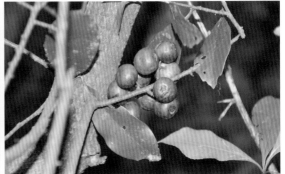

【基原】来源于紫金牛科 Myrsinaceae 酸藤子属 *Embelia* 大叶酸藤子 *Embelia subcoriacea*（C. B. Clarke）Mez. 的果实入药。

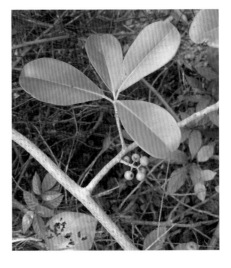

【形态特征】攀援灌木；枝条多少具瘤或皮孔。叶片革质或坚纸质，倒卵形或倒卵状椭圆形，顶端急尖或突然渐尖，基部楔形，长 8~15cm，宽 3.5~6.5cm，全缘，两面无毛，具腺点，有时腺点伸长呈碎发状，并从中脉与侧脉平行向两侧放射，叶面中脉微凹，侧脉不明显，背面中脉隆起，侧脉很多；叶柄长 1~1.5cm。总状花序，着生于次年无叶小枝叶痕上，长 3~5cm，幼时被微柔毛，基部具覆瓦状排列的苞片；花梗长约 5mm，稍被微柔毛；小苞片狭披针形或倒戟形，具疏缘毛；花 4 数，长约 3mm，花萼仅基部联合，萼片卵形至三角形，稀广卵形，顶端急尖或钝，具缘毛，两面无毛，多少具腺点；花瓣淡绿色或黄白色，分离，卵形或长圆状卵形，顶端圆形或钝，外面无毛，里面密被微柔毛，具缘毛，稍具腺点；雄蕊在雄花中超出花瓣，花药背部具腺点，雌蕊退化；雌花未详。果扁球形，直径 0.8~1cm，稀达 1.3cm，深红色，具密腺点，具纵肋，宿存萼反卷。花期 4~5 月，稀 8 月；果期 9~12 月。

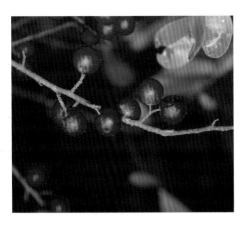

【生境】生于山地疏林中。

【分布】广东、海南、广西、云南、贵州。越南、印度、老挝、泰国、柬埔寨也有分布。

【采集加工】秋冬季果实近成熟时采摘，晒干备用。

【性味归经】味甘、酸，性平。归大肠经。

【功能主治】驱虫。治蛔虫病。

【用法用量】6~10g，水煎服或研粉冲服。

【附方】治蛔虫病：大叶酸藤子、苦楝皮各 6~9g，水煎服。

4.121.30　长叶酸藤子

EMBELIAE UNDULATAE CAULIS ET FOLIUM

【别名】大叶酸藤子、酸盘子、长叶酸藤果、马桂花、吊罗果

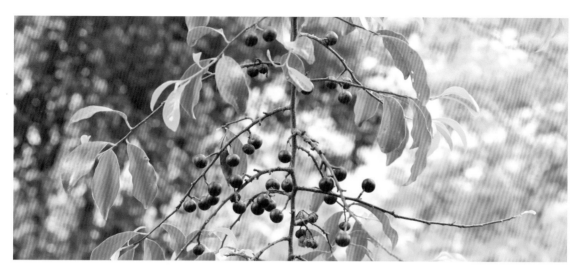

【基原】来源于紫金牛科 Myrsinaceae 酸藤子属 *Embelia* 长叶酸藤子 *Embelia undulata* (Wall.) Mez [*E. longifolia* (Benth.) Hemsl.] 的全株入药。

【形态特征】攀援灌木。长达 5m；小枝有明显的皮孔，无毛。叶片坚纸质，倒披针形或狭倒卵形，长 6~12cm，宽 2~4cm，顶端急尖至渐尖或钝，基部楔形，全缘，两面无毛，叶面中脉微凹，侧脉微隆起，背面中、侧脉均隆起，侧脉很多；叶柄长 0.8~1cm。总状花序，腋生或侧生于次年生无叶小枝上，长约 1cm，被疏微柔毛或无毛，基部具不甚明显的苞片；花梗长 3~4mm，被微柔毛；小苞片披针形或三角形，具缘毛及腺点；花 4 数，长 2~3mm，花萼基部联合达 1/3~1/2，萼片卵形或披针形，顶端急尖，具疏缘毛，密布腺点，外面几无毛，里面无毛；花瓣浅绿色或粉红色至红色，分离，椭圆形或卵形，顶端圆形或钝，稀渐尖，长约 2mm，外面无毛，具明显的腺点，里面及边缘密被乳头状突起；雄蕊在雄花中伸出花冠，长约为花瓣长的 1 倍，仅基部与花瓣合生，花药背部密布腺点；雌蕊在雌花中超出花冠或与花冠等长，子房瓶形，无毛，柱头扁平或略盾状。果球形或扁球形，直径 1~1.5cm，红色，有明显纵肋，多少具腺点，萼片脱落，若宿存则反卷；果梗长约 1cm。花期 6~8 月；果期 11 月至翌年 1 月。

【生境】生于疏林及灌丛中。

【分布】福建、广东、湖南、江西、广西、云南等地。印度、尼泊尔也有分布。

【采集加工】夏、秋季采收，全株晒干。

【性味归经】味酸、涩，性平。

【功能主治】祛风利湿，消肿散瘀。治肾炎水肿，肠炎腹泻，跌打瘀肿。

【用法用量】30~60g，水煎服。外用鲜品捣烂敷患处。

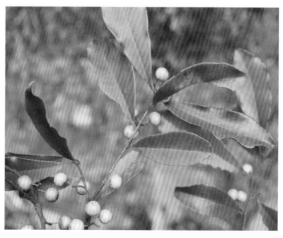

4.121.31 多脉酸藤子

EMBELIAE VESTITAE FRUCTUS

【别名】矩叶酸藤果、多脉信筒子、长圆叶酸藤子、断骨藤

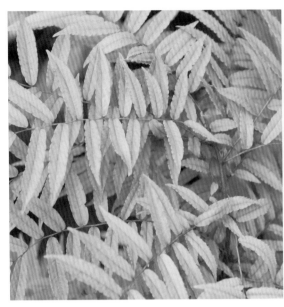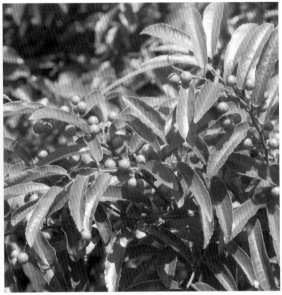

【基原】来源于紫金牛科 Myrsinaceae 酸藤子属 Embelia 多脉酸藤子 Embelia vestita Roxb. [E. oblongifolia Hemsl.] 的果实入药。

【形态特征】攀援灌木。高达 6m；小枝无毛或嫩枝被极细的微柔毛，具皮孔。叶片坚纸质，卵形至卵状长圆形，稀椭圆状披针形，顶端急尖、渐尖或钝，基部楔形或圆形，长 5~11cm，宽 2~3.5cm，边缘具细锯齿，稀成重锯齿，两面无毛，叶面中脉下凹，侧脉多数，明显，背面中、侧脉及细脉均隆起，具两面隆起的腺点，尤以近边缘为多；叶柄长 4~8mm，两侧微褶皱。总状花序，腋生，长 2~5cm，被细茸毛；花梗长 2~5mm，与轴几成直角，被疏乳头状突起；小苞片钻形，长约 1.5mm，具缘毛，两面被微柔毛；花 5 数，长约 2mm，花萼基部联合，萼片卵形，顶端急尖或钝，具缘毛，两面无毛，无或具极少的腺点；花瓣白色或粉红色，分离，狭长圆形或椭圆形，舌状或近匙形，顶端圆形或微凹，长约 2mm，外面无毛，里面密被乳头状突起，具明显的腺点；雄蕊在雌花中退化，长不超过花瓣的 1/2，在雄花中伸出花瓣，着生于花瓣 2/5 处，花药卵形或长圆形，背部无腺点；雌蕊在雌花中与花瓣近等长，子房卵形，无毛，花柱常下弯，柱头微裂，稀头状。果球形或略扁，直径约 5mm，红色，具腺点。花期 10~11月；果期 10 月至翌年 2 月。

【生境】生于山谷林下。

【分布】香港、海南、广东、台湾、福建、浙江、江西、湖南、广西、云南、四川、贵州。尼泊尔、缅甸、印度也有分布。

【采集加工】秋季采收果实晒干。

【性味归经】味甘、酸，性平。

【功能主治】驱虫，止泻。驱蛔虫、绦虫，治腹泻。

【用法用量】9~15g，水煎服。

4.121.32 杜茎山

MAESAE JAPONICAE RADIX

【别名】野胡椒、鱼子花、踏天桥、山茄子

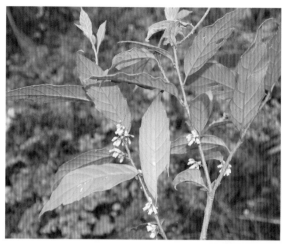
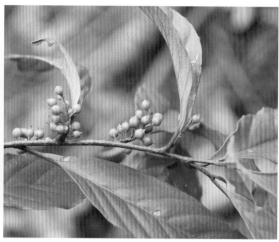

【基原】来源于紫金牛科 Myrsinaceae 杜茎山属 *Maesa* 杜茎山 *Maesa japonica*（Thunb.）Moritzi. ex Zoll. 的根入药。

【形态特征】灌木。叶片革质，椭圆形至披针状椭圆形，顶端渐尖、急尖或钝，有时尾状渐尖，基部楔形、钝或圆形，长 8~15cm，宽 2~5cm，几全缘或中部以上具疏锯齿，两面无毛，侧脉 5~8 对，不甚明显，尾端直达齿尖；叶柄长 5~13mm，无毛。总状花序或圆锥花序，单 1 或 2~3 个腋生，长 1~3cm，仅近基部具少数分枝，无毛；苞片卵形，长不到 1mm；花梗长 2~3mm，无毛或被极疏的微柔毛；小苞片广卵形或肾形，紧贴花萼基部，无毛，具疏细缘毛或腺点；花萼长约 2mm，萼片长约 1mm，卵形至近半圆形，顶端钝或圆形，具明显的脉状腺条纹，无毛，具细缘毛；花冠白色，长钟形，管长 3.5~4mm，具明显的脉状腺条纹，裂片长为管的 1/3 或更短，卵形或肾形，顶端钝或圆形，边缘略具细齿；雄蕊着生于花冠管中部略上，内藏；花丝与花药等长，花药卵形，背部具腺点；柱头分裂。果球形，直径 4~5mm，有时达 6mm，肉质，具脉状腺条纹，宿存萼包果顶端，常冠宿存花柱。

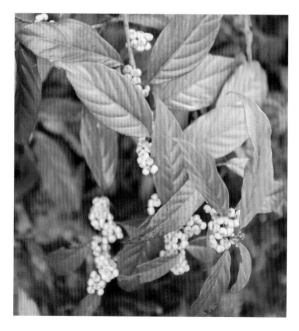

【生境】生于灌木丛中或荒坡地上。

【分布】我国长江流域以南各地。日本及越南也有分布。

【采集加工】夏、秋采根晒干。

【性味归经】味苦，性寒。

【功能主治】祛风利尿，止血，消肿。治头痛，腰痛，水肿，腹水。外用治创伤出血。

【用法用量】9~15g，水煎服。

4.121.33　空心花

MAESAE PERLARIAE CAULIS ET FLOS

【别名】鲫鱼胆草、节节花

　　【基原】来源于紫金牛科 Myrsinaceae 杜茎山属 *Maesa* 鲫鱼胆 *Maesa perlarius*（Lour.）Merr. 的带花叶茎枝入药。

　　【形态特征】多年生、近直立或平卧的粗壮草本。高 30~100cm；小枝被短硬毛，罕无毛，幼时近方柱形，老时呈圆柱形，通常节上生根。叶对生，近革质，披针形或椭圆形，长 3~8cm，宽 1~2.5cm，顶端短尖或渐尖，基部楔形或微下延，叶面平滑或粗糙，背面常被粉末状短毛；侧脉每边 4~6 条，与中脉成锐角斜向上伸；叶柄长 2~7mm 或更短；托叶膜质，被毛，合生成一短鞘，

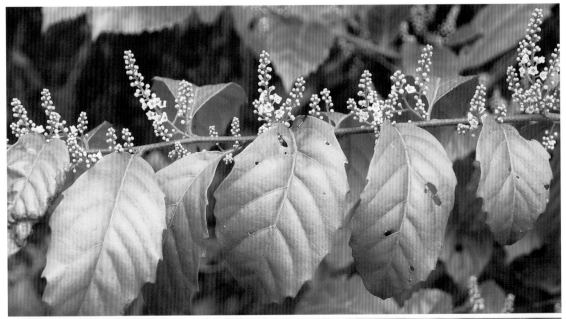

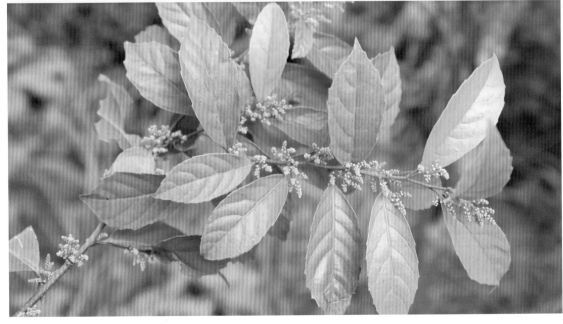

顶部 5~7 裂，裂片线形或刚毛状。聚伞花序腋生，密集成头状，无总花梗；苞片披针形，微小；花无梗或具长 1mm 的花梗；萼管长约 1mm，通常被毛，萼檐裂片 4，披针形，长 1~1.2mm，被毛；花冠白色，管长 1~1.5mm，外面无毛，里面仅喉部被毛，花冠 4 裂片，长 1.5~2mm，广展；雄蕊生于冠管喉部，花丝极短，花药突出，长圆形，比花丝稍短；花柱长 1mm，被毛，柱头 2 裂，裂片棒状，被毛。果球形，直径 1.2~1.5mm，疏被短硬毛或近无毛，成熟时不开裂，宿存萼檐裂片长 0.5~1mm；种子每室 2~6 粒，种皮干后黑色，有小窝孔。花期 3~8 月。

【生境】生于村边空旷的灌木丛中及疏林中。

【分布】台湾、福建、广西等地。越南、泰国也有分布。

【采集加工】春末夏初枝叶茂盛、花初开时采收为佳，割取带花叶茎枝，切成短段，晒干。

【药材性状】本品茎枝圆柱形，多已切成段，长 3~6cm，直径 0.5~2cm，棕褐色，微有纵皱纹，具棕红色圆形点状皮孔，主茎上更明显。叶互生，皱缩，展平后呈卵状椭圆形，长 5~9cm，宽 3~5cm，上面绿色，下面色较淡，顶端近渐尖，基部钝圆或略呈楔形，上部边缘有疏齿；叶柄长约 1cm，被锈色柔毛。叶腋间常有总状花序残留；花小，多脱落。未成熟小果球状，深黄棕色，长约 3mm。气微，味涩。以茎枝嫩、叶多、带花者为佳。

【性味归经】味苦，性平。归肝、脾经。

【功能主治】接骨消肿，生肌去腐。治疮疡肿毒，跌打瘀积，筋骨损伤，疔疮。

【用法用量】多为外用，研粉调敷或取鲜品适量捣烂敷患处。

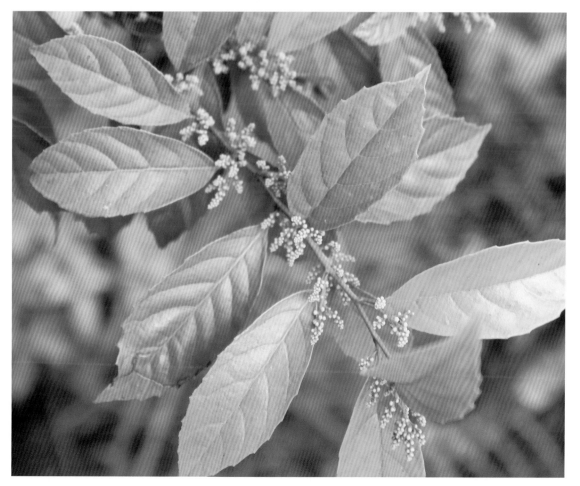

4.121.34 密花树

RAPANEAE NERIIFOLIAE FOLIUM

【别名】打铁树、鹅骨梢

【基原】来源于紫金牛科 Myrsinaceae 密花树属 *Rapanea* 密花树 *Rapanea neriifolia*（Sieb. & Zucc.）Mez 的根皮和叶入药。

【形态特征】大灌木或小乔木。高 2~7（12）m；小枝无毛，具皱纹，暗褐色，有时具皮孔。叶革质，长圆状倒披针形或倒披针形，顶端短尖或钝，稀急渐尖，基部楔形，长 7~17cm，宽 1.3~6cm，全缘，两面无毛；叶柄长约 1cm。伞形花序有花 3~10 朵；花梗长 2~3mm；花 5 数；

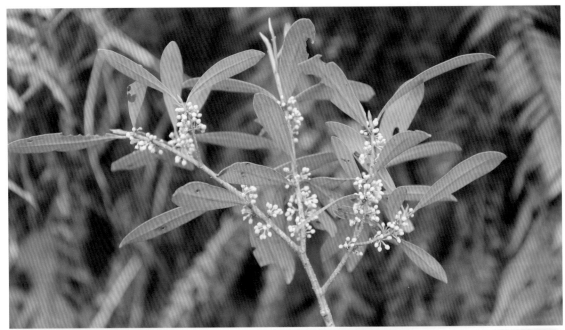

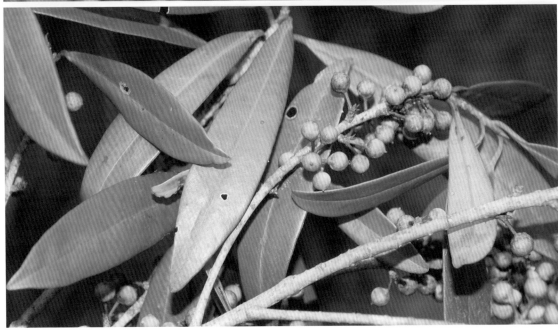

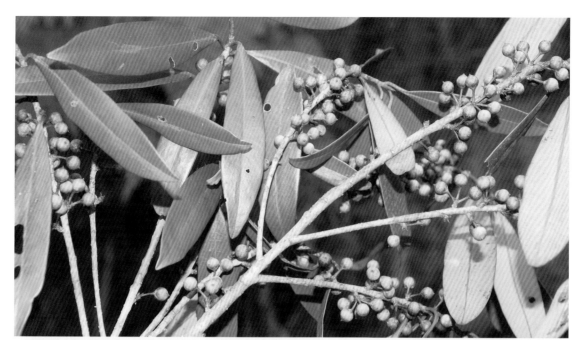

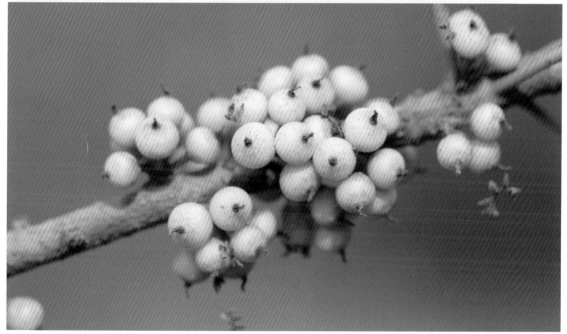

萼片卵形，具缘毛，有时具腺点；花瓣白色或淡绿色，卵形或椭圆形，具腺点，内面和边缘有乳头状凸起；雄蕊在雌花中退化，在雄花中着生于花冠中部，花丝极短，花药卵形，子房卵形或椭圆形。果球形或近卵形，直径 4~5mm，有时具纵行腺条纹或纵肋。花期 4~5 月；果期 10~12 月。

【生境】生于较密的次生林中。

【分布】我国西南、华中南部及福建、台湾、浙江、江西等地。

【采集加工】夏、秋季采收，叶、根皮晒干备用。

【性味归经】味淡，性寒。

【功能主治】清热解毒，凉血，祛湿。治乳腺炎初起。外用治湿疹，疮疖。

【用法用量】根皮 30~60g，水煎服。外用适量，鲜叶捣烂敷患处或煎水外洗。

4.122 安息香科

4.122.1 赤杨叶

ALNIPHYLLI FORTUNEI RADIX ET FOLIUM

【别名】红皮岭麻、拟赤杨、高山望、冬瓜木、白苍木

【基原】来源于安息香科 Styracaceae 赤杨叶属 Alniphyllum 赤杨叶 Alniphyllum fortunei (Hemsl.) Makino 的根和叶入药。

【形态特征】乔木。高 15~20m，树干通直。叶纸质，椭圆形、宽椭圆形或倒卵状椭圆形，长 8~15cm，宽 4~7cm，顶端急尖至渐尖，少尾尖，基部宽楔形或楔形，边缘具疏离硬质锯齿，两面疏生至密被褐色星状短柔毛或星状茸毛，有时脱落变为无毛，背面褐色或灰白色，有时具白粉，侧脉每边 7~12 条；叶柄长 1~2cm，被褐色星状短柔毛至无毛。总状花序或圆锥花序，顶

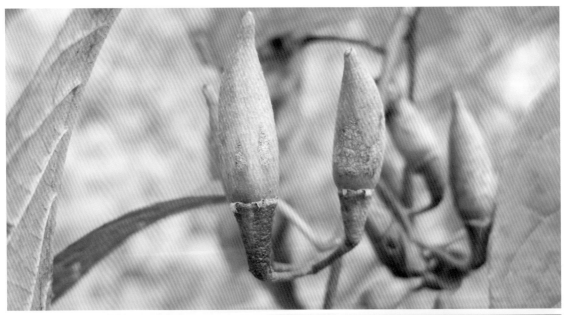

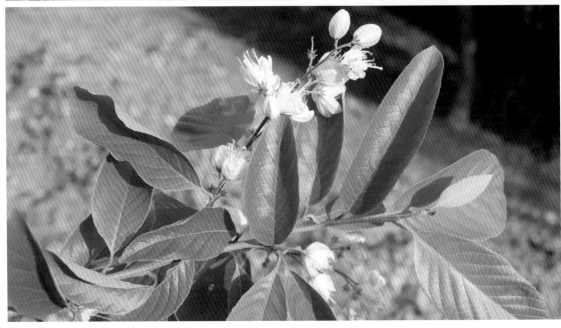

生或腋生，长 8~15cm，有花 10~20 朵；花序梗和花梗均密被褐色或灰色星状短柔毛；花白色或粉红色，长 1.5~2cm；花梗长 4~8mm；小苞片钻形，长约 3cm，早落；花萼杯状，连齿高 4~5mm，外面密被灰黄色星状短柔毛，萼齿卵状披针形，较萼筒长；花冠裂片长椭圆形，长 1~1.5cm，宽 5~7mm，顶端钝圆，两面均密被灰黄色星状细茸毛；雄蕊 10 枚，其中 5 枚较花冠稍长，花丝膜质，扁平，上部分离，下部联合成长约 8mm 的管，花药长卵形，长约 3mm；子房密被黄色长茸毛；花柱较雄蕊长，初被稀疏星状长柔毛，以后被毛脱落。果实长圆形或长椭圆形，长 10~20mm，直径 6~10mm，疏被白色星状柔毛或无毛，外果皮肉质，干时黑色，常脱落，内果皮浅褐色，成熟时 5 瓣开裂；种子多数，长 4~7mm，两端有不等大的膜质翅。花期 4~7 月；果期 8~10 月。

【生境】生于海拔 600~1000m 的林中。

【分布】我国华中、华南和西南各地。越南、印度和缅甸也有分布。

【采集加工】夏、秋季采收，根、叶晒干。

【性味归经】味辛，性微温。

【功能主治】祛风除湿，利尿消肿。治风湿痹痛，身目浮肿，小便不利。

【用法用量】3~10g，水煎服。外用煎水洗患处。

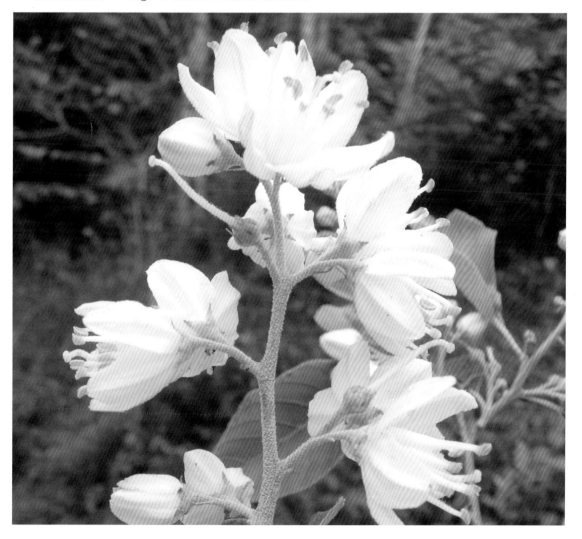

4.122.2　越南安息香

BENZOINUM

【别名】滇桂野茉莉、白背安息香

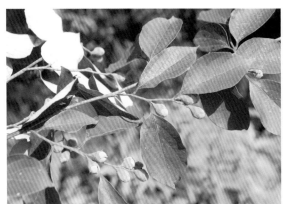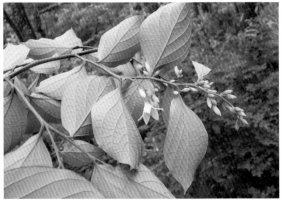

　　【基原】来源于安息香科 Styracaceae 安息香属 Styrax 越南安息香 Styrax tonkinensis（Pierre）Craib ex Hartwichk [S. subniveus Merr. et Chun] 的叶、树脂入药。

　　【形态特征】乔木。高 6~30m。叶互生，纸质至薄革质，椭圆形、椭圆状卵形至卵形，长 5~18cm，宽 4~10cm，顶端短渐尖，基部圆形或楔形，边近全缘，嫩叶有时具 2~3 个齿裂，叶面无毛或嫩叶脉上被星状毛，背面密被灰色至粉绿色星状茸毛，侧脉每边 5~6 条；叶柄长 8~15mm，上面有宽槽，密被褐色星状柔毛。圆锥花序，或渐缩小成总状花序，花序长 3~10cm；花序梗和花梗密被黄褐色星状短柔毛；花白色，长 12~25mm，花梗长 5~10mm；小苞片生于花梗中部或花萼上，钻形或线形，长 3~5mm；花萼杯状，高 3~5mm，顶端截形或有 5 齿，萼齿三角形，外面密被黄褐色或灰白色星状茸毛，内面被白色短柔毛；花冠裂片膜质，卵状披针形或长圆状椭圆形，长 10~16mm，宽 3~4mm，两面均密被白色星状短柔毛，花蕾时作覆瓦状排列，花冠管长 3~4mm；花丝扁平，上部分离，疏被白色星状柔毛，下部联合成筒，无毛；花药狭长圆形，长 4~10mm；花柱长约 1.5cm，无毛。果实近球形，直径 10~12mm，顶端急尖或钝，外面密被灰色星状茸毛。花期 4~6 月；果期 8~10 月。

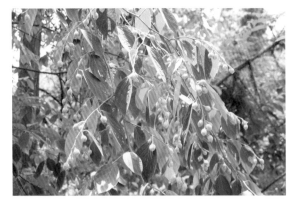

　　【生境】生于山地林中。

　　【分布】海南、广东、广西、云南、福建和湖南。越南也有分布。

　　【采集加工】夏、秋季采收叶，晒干。树干经自然损伤或于夏、秋二季割裂树干，收集流出的树脂，阴干。

　　【性味归经】叶味苦、甘，性平。树脂味辛、苦，性平。

　　【功能主治】叶润肺止咳。治肺热咳嗽。树脂开窍醒神，去腐生肌，行气活血，止痛。治中风昏厥，产后血晕，心腹诸痛，外伤出血。

　　【用法用量】叶 10~15g，水煎服；树脂 0.6~1.5g，多入丸、散用。

4.123　山矾科

4.123.1　薄叶山矾

SYMPLOCORIS ANOMALAE FOLIUM

【别名】薄叶冬青、薄叶灰木

【基原】来源于山矾科 Symplocaceae 山矾属 *Symplocos* 薄叶山矾 *Symplocos anomala* Brand 的叶入药。

【形态特征】小乔木或灌木。顶芽、嫩枝被褐色柔毛；老枝通常黑褐色。叶薄革质，狭椭圆形、椭圆形或卵形，长 5~7（11）cm，宽 1.5~3cm，顶端渐尖，基部楔形，全缘或具锐锯齿，叶面有光泽，中脉和侧脉在叶面均凸起，侧脉每边 7~10 条，叶柄长 4~8mm。总状花序腋生，长 8~15mm，有时基部有 1~3 分枝，被柔毛，苞片与小苞片同为卵形，长 1~1.2mm，顶端尖，有缘毛；花萼长 2~2.3mm，被微柔毛，5 裂，裂片半圆形，与萼筒等长，有缘毛；花冠白色，有桂花香，长 4~5mm，5 深裂几达基部；雄蕊约 30 枚，花丝基部稍合生；花盘环状，被柔毛；子房 3 室。核果褐色，长圆形，长 7~10mm，被短柔毛，有明显的纵棱，3 室，顶端宿萼裂片直立或向内伏。花、果期 4~12 月，边开花边结果。

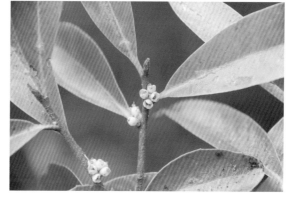

【生境】生于海拔 800~1700m 的山地杂林中。

【分布】长江流域及以南各地。

【采集加工】夏、秋季采收，叶鲜用。

【性味归经】味苦，性平。

【功能主治】活血消肿。治跌打肿痛。

【用法用量】外用鲜品捣烂敷患处。

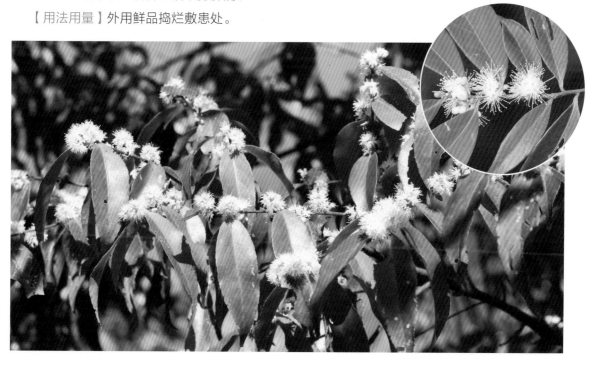

4.123.2 华山矾

SYMPLOCORIS CHINENSIS RADIX

【别名】土常山、狗屎木、华灰木

【基原】来源于山矾科 Symplocaceae 山矾属 Symplocos 华山矾 Symplocos chinensis（Lour.）Druce 的根入药。

【植物特征】落叶灌木。高 0.5~1m；小枝密被毛。单叶互生，椭圆形或倒卵形，长 4~7cm，宽 2~5cm，顶端短尖，基部楔形或圆，边缘有细锯齿，上面被短柔毛，下面被淡黄色柔毛；侧脉每边 5~7 条。圆锥花序顶生或腋生，被黄色柔毛；萼 5 裂，长 2~3mm；花冠白色，长约 4mm，5 深裂至近基部，裂片卵形；雄蕊多数，基部合生成五体。核果卵球形，歪斜，长 5~7mm，顶端具宿萼，成熟时蓝黑色，有种子 1~2 颗。花期 4~5 月；果期 8~9 月。

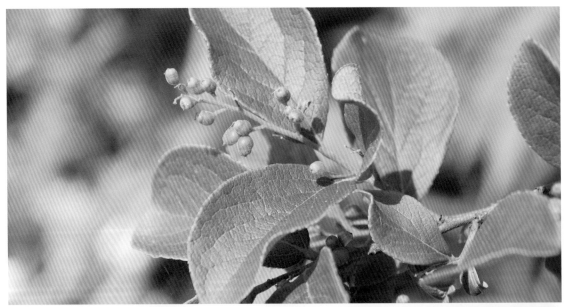

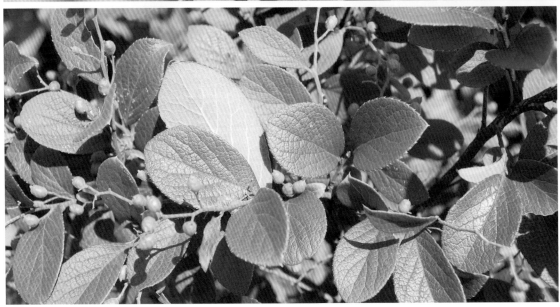

【生境】生于 800m 以下的丘陵荒坡灌丛中。

【分布】我国长江流域以南各地。

【采集加工】全年可采。挖取根部，洗净，除去须根，晒干。

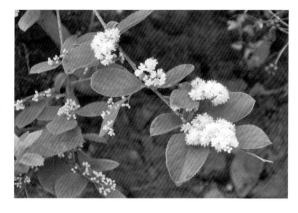

【药材性状】本品呈圆柱形，常弯曲，直径约 2cm，表皮较疏松，棕黄色，常片状剥落；质坚硬，难折断，横切面皮部淡黄色，木部灰白色，有细的射线，可见年轮。气无，味苦。以质坚硬、断面黄白色、味苦者为佳。

【性味归经】味甘、微苦，性凉。归肺、胃经。

【功能主治】解表退热，解毒除烦。治痢疾，肾炎，疟疾，疮疥，皮肤瘙痒，毒蛇咬伤，外伤出血，感冒发热，心烦口渴，腰腿痛，狂犬咬伤。

【用法用量】根 9~15g，水煎服。外用适量，鲜品捣烂或干品研末敷患处。

【附方】① 治狂犬咬伤：鲜华山矾根皮 15g，取汁，冲米酒（酒酿），于狂犬咬伤后当日服第 1 次，以后每隔 10 日服 1 次，连服 9 次。

② 治毒蛇咬伤：华山矾根 500g，切片加水煎煮，浓缩至体积为药材量的 1/3（煎时去泡沫），放冷后，在咬伤处自上而下洗涤，伤口处敷捣烂的华山矾嫩叶。如腹痛，吐血，神志不清，取嫩叶 1 把，捣烂加冷水过滤后取滤液内服。

③ 治痢疾、肠炎：华山矾根 15g（每次量），水煎服，每日 2 次。

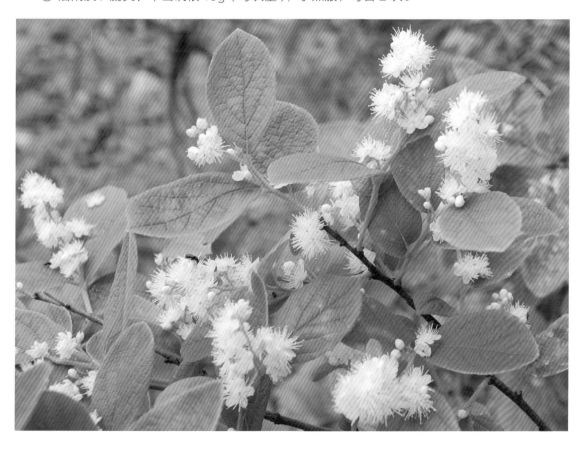

4.123.3 长毛山矾

SYMPLOCORIS DOLICHOTRICHAE RADIX

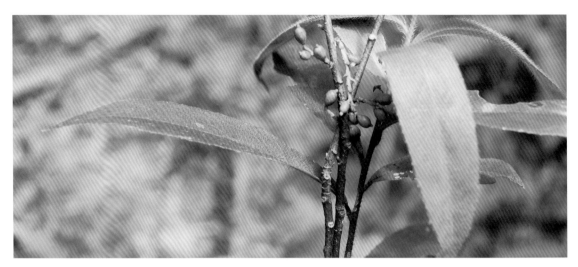

【基原】来源于山矾科 Symplocaceae 山矾属 *Symplocos* 长毛山矾 *Symplocos dolichotricha* Merr. 的根入药。

【形态特征】乔木，高 12m；枝细长，嫩枝、叶面或叶面脉上、叶背、叶柄均被展开的淡褐色长毛。嫩枝上的毛长 3~4mm。叶纸质，榄绿色，椭圆形、长圆状椭圆形或卵状椭圆形，长 6~13cm，宽 2~5cm，顶端渐尖，基部钝圆，全缘或有稀疏细锯齿；中脉及侧脉在叶面均凹下，侧脉每边 4~7 条，在离叶缘 2~4mm 处弯拱近环结，网脉在叶面微凸起；叶柄长 4~6mm，团

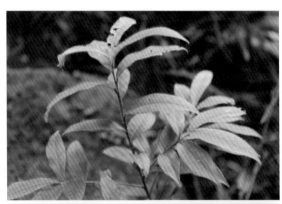

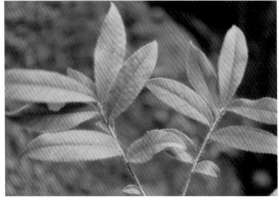

伞花序有花 6~8 朵，腋生或腋生于叶脱落后的叶痕上；苞片三角状、阔卵形或卵形，长约 3mm，顶端尖，外面被柔毛，小苞片较狭；花萼长 2.8~3.2mm，萼筒倒圆锥形，无毛，裂片长圆形或卵形，与萼筒等长或稍长于萼筒；花冠长约 4mm，5 深裂几达基部，雄蕊约 30 枚，花丝细长；花盘有灰色柔毛；子房 3 室。花柱粗壮，长 4~6mm。核果绿色，近球形，直径约 6mm，顶端宿萼裂片直立。花、果期 7~11 月，边开花边结果。

【生境】生于低海拔的路旁、山谷密林中。

【分布】广东、广西。越南也有分布。

【采集加工】全年可采，根晒干备用。

【性味归经】味苦、涩，性凉。

【功能主治】健脾，利水。治黄疸，水肿，泄泻，脾虚，消化不良，痧症。

【用法用量】10~15g，水煎服。

4.123.4 羊舌树

SYMPLOCORIS GLAUCAE CORTEX

【别名】羊屎木

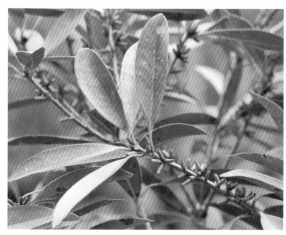
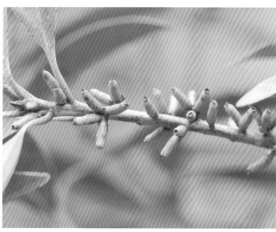

　　【基原】来源于山矾科 Symplocaceae 山矾属 *Symplocos* 羊舌树 *Symplocos glauca*（Thunb.）Koidz. 的树皮入药。

　　【形态特征】乔木；芽、嫩枝、花序均密被褐色短茸毛，小枝褐色。叶常簇生于小枝上端，叶片狭椭圆形或倒披针形，长 6~15cm，宽 2~4cm，顶端急尖或短渐尖，基部楔形，全缘，叶背通常苍白色，干后变褐色；中脉在叶面凹下，侧脉和网脉在叶面凸起，侧脉每边 5~12 条，在近叶缘处分叉网结；叶柄长 1~3cm。穗状花序基部通常分枝，长 1~1.5cm，在花蕾时常呈团伞状；苞片阔卵形，长约 2mm，被褐色短茸毛；花萼长约 3mm，裂片卵形，被褐色短茸毛，约与萼筒等长，萼筒无毛；花冠长 4~5mm，5 深裂几达基部，裂片椭圆形，顶端圆；雄蕊 30~40枚，花丝细长，基部稍合生；花盘环状，无毛；子房 3 室。核果狭卵形，长 1.5~2cm，近顶端狭，宿萼裂片直立；核具浅纵棱。花期 4~8 月；果期 8~10 月。

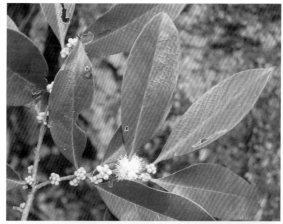

　　【生境】常生于中海拔的密林或疏林中。

　　【分布】香港、广东、海南、台湾、福建、浙江、广西、云南。日本也有分布。

　　【采集加工】夏、秋季采收，树皮晒干。

　　【性味归经】味苦、涩，性凉。

　　【功能主治】散寒清热。治伤风感冒、口燥、身热、头痛等。

　　【用法用量】9~15g，水煎服。

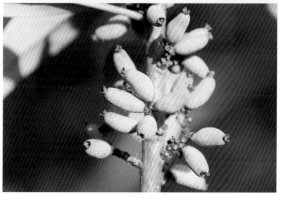

4.123.5 光叶山矾

SYMPLOCORIS LANCIFOLIAE RAMULUS ET FOLIUM

【别名】刀灰树、滑叶常山

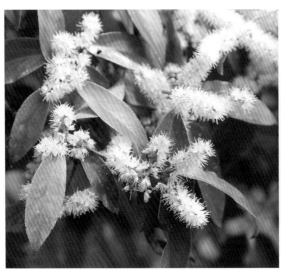
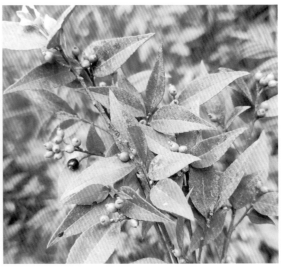

【基原】来源于山矾科 Symplocaceae 山矾属 *Symplocos* 光叶山矾 *Symplocos lancifolia* Sieb. et Zucc. 的全株入药。

【形态特征】小乔木；芽、嫩枝、嫩叶背面脉上、花序均被黄褐色柔毛，小枝细长，黑褐色，无毛。叶纸质或近膜质，干后有时呈红褐色，卵形至阔披针形，长 3~6（9）cm，宽 1.5~2.5（3.5）cm，顶端尾状渐尖，基部阔楔形或稍圆，边缘具稀疏的浅钝锯齿；中脉在叶面平坦，侧脉纤细，每边 6~9 条；叶柄长约 5mm。穗状花序长 1~4cm；苞片椭圆状卵形，长约 2mm，小苞片三角状阔卵形，长 1.5mm，宽 2mm，背面均被短柔毛，有缘毛；花萼长 1.6~2mm，5 裂，裂片卵形，顶端圆，背面被微柔毛，与萼筒等长或稍长于萼筒，萼筒无毛；花冠淡黄色，5 深裂几达基部，裂片椭圆形，长 2.5~4mm；雄蕊约 25 枚，花丝基部稍合生；子房 3 室，花盘无毛。核果

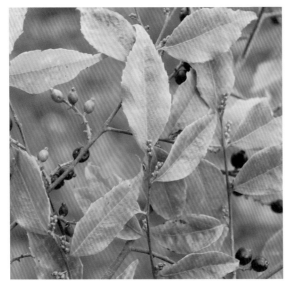

近球形，直径约 4mm，顶端宿萼裂片直立。花期 3~11 月；果期 6~12 月；边开花边结果。

【生境】多生于中海拔至高海拔的疏林中。

【分布】浙江、台湾、福建、广东、海南、广西、江西、湖南、湖北、四川、贵州、云南。日本也有分布。

【采集加工】夏、秋季采收，全株切片晒干。

【性味归经】味甘，性平。

【功能主治】和肝健脾胃，止血生肌。治外伤出血，吐血，咯血，疳积，结膜炎。

【用法用量】30~60g，水煎服。外用适量鲜品捣烂或干品研末敷患处。

4.123.6　黄牛奶树

SYMPLOCORIS LAURINAE CORTEX

【别名】散风木、泡花子、苦山矾、花香木

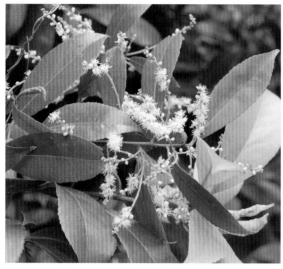
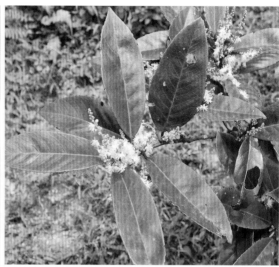

【基原】来源于山矾科 Symplocaceae 山矾属 *Symplocos* 黄牛奶树 *Symplocos laurina* （Retz.）Wall. 的树皮入药。

【形态特征】乔木；小枝无毛，芽被褐色柔毛。叶革质，倒卵状椭圆形或狭椭圆形，长7~14cm，宽 2~5cm，顶端急尖或渐尖，基部楔形或宽楔形，边缘有细小的锯齿，中脉在叶面凹下，侧脉很细，每边 5~7 条。叶柄长 1~1.5cm。穗状花序长 3~6cm，基部通常分枝，花序轴通常被柔毛，在结果时毛渐脱落；苞片和小苞片外面均被柔毛，边缘有腺点，苞片阔卵形，长约2mm，小苞片长约 1mm；花萼长约 2mm，无毛，裂片半圆形，短于萼筒；花冠白色，长约 4mm，5 深裂几达基部；雄蕊约 30 枚，花丝长 3~5mm，基部稍合生；花柱粗壮，子房 3 室，花盘环状，无毛。核果球形，直径4~6mm，顶端宿萼裂片直立。花期 8~12 月；果期翌年 3~6 月。

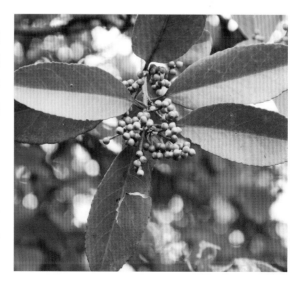

【生境】生于山地林中。

【分布】江西、台湾、浙江、福建、湖南、海南、广东、广西、云南、四川、贵州、西藏。中南半岛余部、印度、斯里兰卡也有分布。

【采集加工】夏、秋季采收，树皮晒干。

【性味归经】味苦、涩，性凉。

【功能主治】散寒清热。治伤风头痛、热邪口燥及感冒身热等。

【用法用量】15~30g，水煎服。

4.123.7 白檀

SYMPLOCORIS PANICULATAE RADIX ET FOLIUM

【别名】野荞面根、大撑药、地胡椒、乌子树

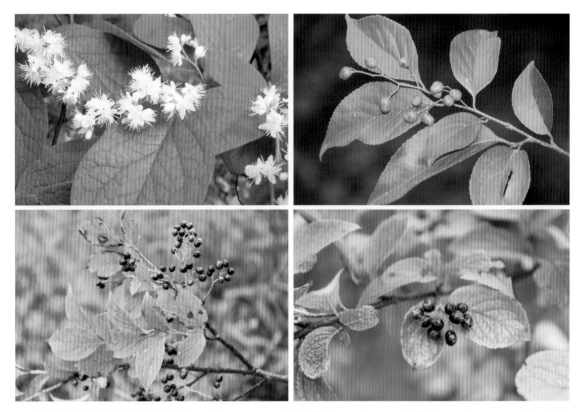

【基原】来源于山矾科 Symplocaceae 山矾属 *Symplocos* 白檀 *Symplocos paniculata*（Thunb.）Miq. 的根和叶入药。

【形态特征】落叶灌木或小乔木；嫩枝有灰白色柔毛，老枝无毛。叶膜质或薄纸质，阔倒卵形、椭圆状倒卵形或卵形，长 3~11cm，宽 2~4cm，顶端急尖或渐尖，基部阔楔形或近圆形，边缘有细尖锯齿，叶面无毛或有柔毛，叶背通常有柔毛或仅脉上有柔毛；中脉在叶面凹下，侧脉在叶面平坦或微凸起，每边 4~8 条；叶柄长 3~5mm。圆锥花序长 5~8cm，通常有柔毛；苞片早落，通常条形，有褐色腺点；花萼长 2~3mm，萼筒褐色，无毛或有疏柔毛，裂片半圆形或卵形，稍长于萼筒，淡黄色，有纵脉纹，边缘有毛；花冠白色，长 4~5mm，5 深裂几达基部；雄蕊 40~60 枚，子房 2 室，花盘具 5 凸起的腺点。核果熟时蓝色，卵状球形，稍偏斜，长 5~8mm，顶端宿萼裂片直立。花期 4~5 月；果期 8~9 月。

【生境】生于山坡灌丛中。

【分布】我国东北、华东、长江以南各地。朝鲜、日本、印度也有分布。

【采集加工】夏、秋季采收，根、叶晒干。

【性味归经】味苦、涩，性微寒。

【功能主治】消炎软坚，调气。治乳腺炎，淋巴腺炎，疝气，肠痈，胃癌，疮疖，皮肤瘙痒。

【用法用量】9~24g，水煎服。

4.123.8 山矾

SYMPLOCORIS SUMUNTIAE FOLIUM ET FLOS

【别名】十里香、山桂花、田螺柴

【基原】来源于山矾科 Symplocaceae 山矾属 *Symplocos* 山矾 *Symplocos sumuntia* Buch.-Ham. ex D. Don [*S. caudata* Wall.] 的根、花、叶入药。

【形态特征】乔木，嫩枝褐色。叶薄革质，卵形、狭倒卵形、倒披针状椭圆形，长 3.5~8cm，宽 1.5~3cm，顶端常呈尾状渐尖，基部楔形或圆形，边缘具浅锯齿或波状齿，有时近全缘；中脉在叶面凹下，侧脉和网脉在两面均凸起，侧脉每边 4~6 条；叶柄长 0.5~1cm。总状花序长 2.5~4cm，被展开的柔毛；苞片早落，阔卵形至倒卵形，长约 1mm，密被柔毛，小苞片与苞片同形；花萼长 2~2.5mm，萼筒倒圆锥形，无毛，裂片三角状卵形，与萼筒等长或稍短于萼筒，背面有微柔毛；花冠白色，5 深裂几达基部，长 4~4.5mm，裂片背面有微柔毛；雄蕊 25~35 枚，花丝基部稍合生；花盘环状，无毛；子房 3 室。核果卵状坛形，长 7~10mm，外果皮薄而脆，顶端宿萼裂片直立，有时脱落。花期 2~3 月；果期 6~7 月。

【生境】生于低海拔至中海拔的山林中。

【分布】长江以南各地。尼泊尔、不丹、印度、泰国也有分布。

【采集加工】夏、秋季采收，根、花、叶晒干。

【性味归经】味苦、辛，性平。

【功能主治】清热利湿，理气化痰。治黄疸，咳嗽，关节炎。

【用法用量】根 9~15g，花 6~9g，水煎服。叶治急性扁桃体炎，鹅口疮，用鲜品适量，捣汁含漱。

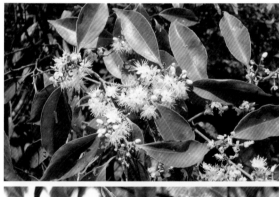
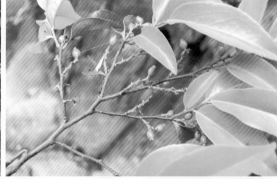
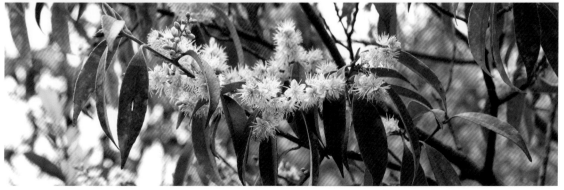

4.124 马钱科

4.124.1 狭叶醉鱼草

BUDDLEJAE ASIATICAE RADIX SEU CAULIS ET FOLIUM

【别名】驳骨丹、白花洋泡

【基原】来源于马钱科 Loganiaceae 醉鱼草属 Buddleja 狭叶醉鱼草 Buddleja asiatica Lour. 全株入药。

【形态特征】直立灌木，高 1~5m。枝条圆柱形；幼枝、叶下面、叶柄和花序均密被灰色或淡黄色星状短茸毛。叶对生，膜质至纸质，狭椭圆形、披针形或长披针形，长 6~30cm，宽 1~7cm，

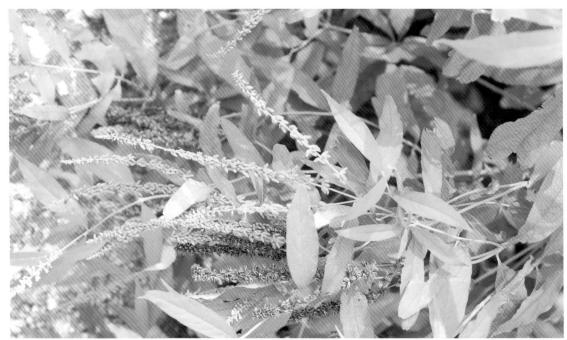

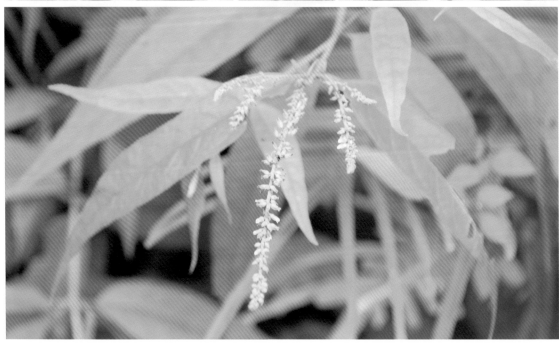

顶端渐尖或长渐尖，基部渐狭而成楔形，全缘或有小锯齿，叶面绿色，干后黑褐色，常无毛，稀有星状短柔毛，背面淡绿色；侧脉每边10~14条；叶柄长2~15mm。总状花序窄而长，由多个小聚伞花序组成，长5~25cm，宽0.7~2cm，单生或者3至数个聚生于枝顶或上部叶腋内，再排列成圆锥花序；花梗长0.2~2mm；小苞片线形，短于花萼；花萼钟状或圆筒状，长1.5~4.5mm，外面被星状短柔毛或短茸毛，内面无毛，花萼裂片三角形，长为花萼之半；花冠芳香，白色，有时淡绿色，花冠管圆筒状，直立，长3~6mm，外面近无毛或被稀疏星状毛，内面仅中部以上被短柔毛或绵毛，花冠裂片近圆形，长1~1.7mm，宽1~1.5mm，外面几无毛；雄蕊着生于花冠管喉部，花丝极短，花药长圆形，基部心形，花粉粒长球状，具3沟孔；雌蕊长2~3mm，无毛，子房卵形或长卵形，长1~1.5mm，宽0.8~1mm，花柱短，柱头头状，2裂。蒴果椭

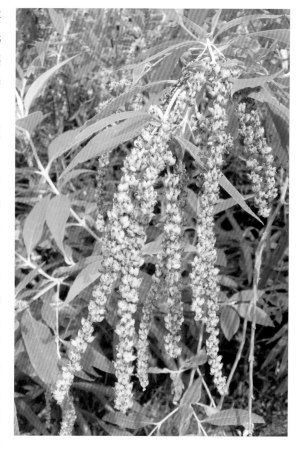

圆状，长3~5mm，直径1.5~3mm；种子灰褐色，椭圆形，长0.8~1mm，宽0.3~0.4mm，两端具短翅。花期1~10月；果期3~12月。

【生境】生于河岸沙石地、向阳山坡。

【分布】湖北、四川、云南、广西、广东、贵州、台湾、海南、福建等地。印度、中南半岛余部、马来西亚及菲律宾也有分布。

【采集加工】夏、秋采收，将全株晒干。

【性味归经】味辛、苦，性温；有小毒。

【功能主治】祛风利湿，行气活血。治妇女产后头风痛，胃寒作痛，风湿关节痛，跌打损伤，骨折。外用治皮肤湿痒、阴囊湿疹、无名肿毒。

【用法用量】9~15g，水煎服。外用适量煎水洗患处。

【附方】治跌打肿痛、骨折：狭叶醉鱼草根12~15g，酒、水各半煎服，并用鲜叶捣烂外敷。

4.124.2　大叶醉鱼草

BUDDLEJAE DAVIDII RADIX SEU RAMULUS ET FOLIUM

【别名】绛花醉鱼草、穆坪醉鱼草、兴山醉鱼草

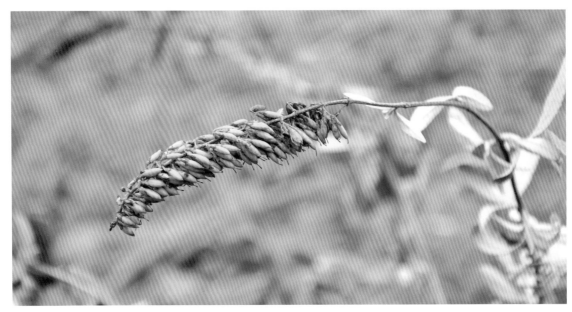

【基原】来源于马钱科 Loganiaceae 醉鱼草属 *Buddleja* 大叶醉鱼草 *Buddleja davidii* Franch. 的枝、叶和根入药。

【形态特征】灌木，高 1~5m。幼枝、叶片下面、叶柄和花序均密被灰白色星状短茸毛。叶对生，叶片膜质至薄纸质，狭卵形、狭椭圆形至卵状披针形，稀宽卵形，长 1~20cm，宽 0.3~7.5cm，顶端渐尖，基部宽楔形至钝，有时下延至叶柄基部，边缘具细锯齿，上面深绿色，被疏星状短柔毛，后变无毛；侧脉每边 9~14 条；叶柄长 1~5mm；叶柄间具有 2 枚卵形或半圆形的托叶。总状或圆锥状聚伞花序，顶生，长 4~30cm，宽 2~5mm；花梗长 0.5~5mm；小苞片线状披针形，长 2~5mm；花萼钟状，长 2~3mm，外面被星状短茸毛，后变无毛，内面无毛，裂片披针形，长 1~2mm，膜质；花冠淡紫色，后变黄白色至白色，喉部橙黄色，芳香，长 7.5~14mm，外面被疏星状毛及鳞片，后变光滑无毛，花冠管细长，长 6~11mm，直径

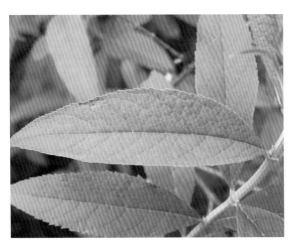

1~1.5mm，内面被星状短柔毛，花冠裂片近圆形，长和宽 1.5~3mm，内面无毛，边缘全缘或具不整齐的齿；雄蕊着生于花冠管内壁中部，花丝短，花药长圆形，长 0.8~1.2mm，基部心形；子房卵形，长 1.5~2mm，直径约 1mm，无毛，花柱圆柱形，长 0.5~1.5mm，无毛，柱头棍棒状，长约 1mm。蒴果狭椭圆形或狭卵形，长 5~9mm，直径 1.5~2mm，2瓣裂，淡褐色，无毛，基部有宿存花萼。花期 5~10月；果期 9~12 月。

【生境】生于山谷、路旁旷野。

【分布】长江流域各地。日本也有分布。马来西亚、印度尼西亚、美国及非洲有栽培。

【采集加工】夏、秋季采收，枝、叶、根晒干。

【性味归经】味辛、微苦，性温；有毒。

【功能主治】祛风散寒，活血止痛，解毒杀虫。治风寒咳嗽，痹痛，跌打损伤，痈肿疮疖，妇女阴痒，麻风，足癣。

【用法用量】9~15g，水煎服。外用鲜品捣烂敷患处或煎水洗。

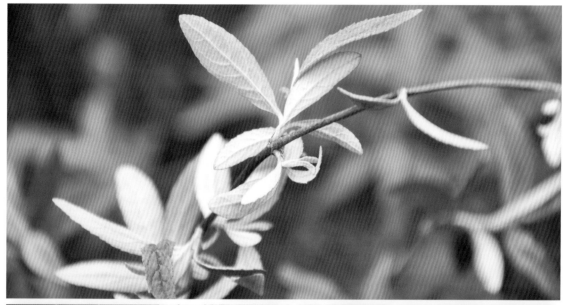

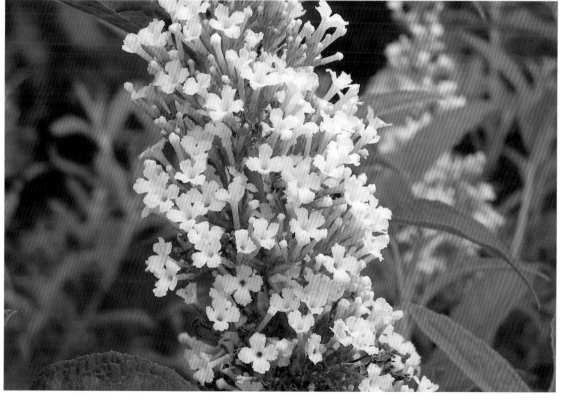

4.124.3 醉鱼草

BUDDLEJAE LINDLEYANAE HERBA

【别名】毒鱼草、闭鱼花、闹鱼花、鱼尾草

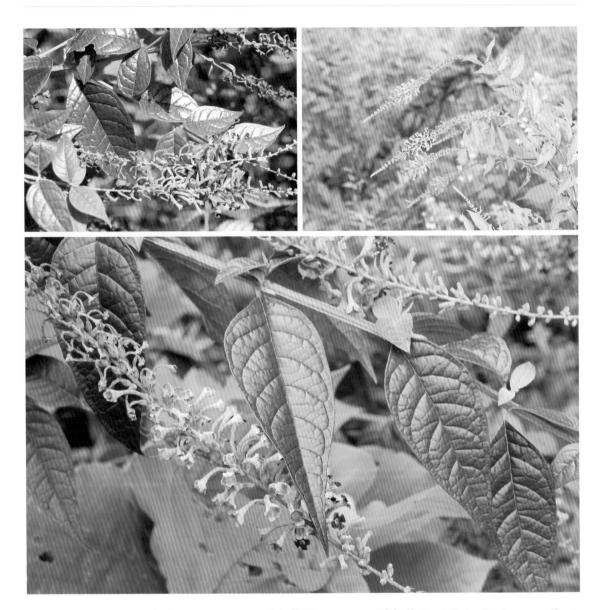

　　【基原】来源于马钱科 Loganiaceae 醉鱼草属 *Buddleja* 醉鱼草 *Buddleja lindleyana* Fort. 的全草入药。

　　【形态特征】落叶灌木，高 1~3m。小枝具四棱，略有翅，幼枝、嫩叶背面及花序均被棕黄色星状毛。单叶对生，叶柄短，密生茸毛；叶片纸质，阔披针形、卵状披针形至长卵形，长 4~9cm，宽 1.5~3cm，顶端渐尖，全缘，稀有具疏波状齿，基部阔楔形，表面深绿色至黄褐色。假穗状花序顶生，花间断着生，长 8~25cm，微下垂，花偏生于一侧，每花有细线形苞片 1 枚；花萼筒状，宿存，顶端 4 裂，裂片三角形，密生腺毛，基部有星状毛；花冠紫色，稍弯曲，筒长 1.5~2cm，顶端 4 裂，密生腺体；雄蕊 4 枚，着生于花冠管下部或近基部，花丝极短，花药卵形，顶端具尖头，基部耳状；子房卵形，无毛。蒴果长圆形，长约 5mm，被鳞片。种子淡褐色，多数，细小。花期 5~8 月；果期 9~12 月。

【生境】生于山地、路旁、山谷或溪旁。

【分布】江苏、安徽、浙江、江西、福建、湖北、湖南、广东、广西、四川、贵州和云南等地区。日本也有分布，马来西亚、美洲及非洲均有栽培。

【采集加工】夏、秋季采集全株，晒干。

【药材性状】本品干燥茎枝呈黄褐色或灰褐色，小枝近四棱形；质坚，难折断，断面呈纤维状，髓部明显，中空。单叶对生，叶柄短，密生茸毛；叶片质薄而脆，多皱缩或部分已脱落，完整者展平后为披针形、卵状披针形或长卵形，长 4~8cm，宽 1.5~3cm，全缘，稀有具疏波状齿，绿褐色至黄褐色。小枝顶端有假穗状花序着生，花序长而微下垂，花均偏生于一侧，部分花已脱落，残存的花可见筒形的花萼，顶端 4 裂；花冠长筒状，干燥时黄褐色，花冠筒明显弯曲，顶端 4 裂。蒴果长圆形。气微，味淡苦。以身干、枝叶繁茂、稍带花者为佳。

【性味归经】味辛、苦，性温；有毒。

【功能主治】祛风，杀虫，活血。治流感，慢性支气管炎，咳嗽，哮喘，风湿性关节炎，跌打损伤，疳膒，瘰疬。外用治创伤出血，烧、烫伤，并作杀蛆灭孑孓用。

【用法用量】9~15g，水煎服。外用适量，捣汁涂。

【注意】孕妇忌服。

【附注】本种的花亦药用，称醉鱼草花。治久疟，疳积，烫伤。

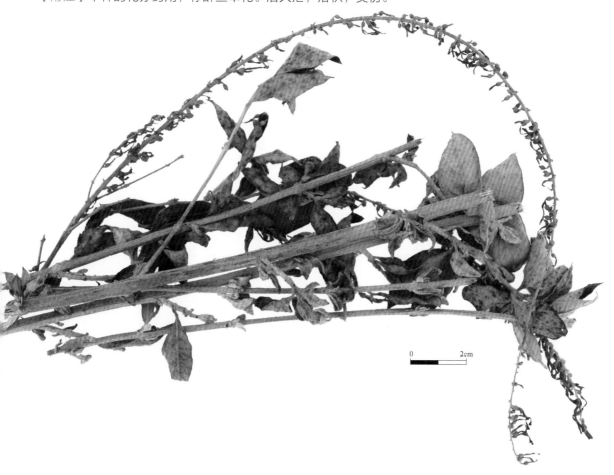

4.124.4 密蒙花

BUDDLEJAE FLOS

【别名】蒙花、蒙花珠、老蒙花、羊耳朵朵尖、水锦花、黄花醉鱼草

【基原】来源于马钱科 Loganiaceae 醉鱼草属 *Buddleja* 密蒙花 *Buddleja officinalis* Maxim. 的花蕾和花序入药。

【植物特征】落叶灌木。高 1~4m。小枝略呈四棱形，密被灰白色茸毛。单叶对生，长圆状披针形至线状披针形，长 5~15cm，宽 2~6cm，顶端渐尖，基部楔形，全缘或有小锯齿，两面被星

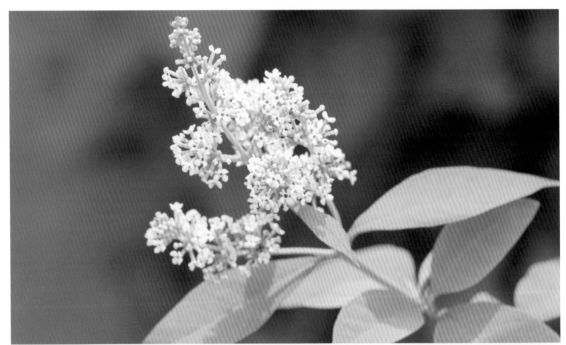

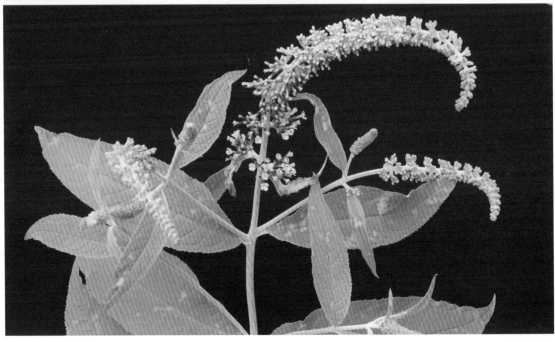

状毛，下面毛很密；叶脉在上面凹下；叶柄长 6~10mm，被茸毛。聚伞圆锥花序顶生，长 5~12cm，密被白色柔毛；花萼钟状，4 裂，外面被毛；花冠白色或淡紫色，内外均被柔毛；雄蕊 4 枚，着生于花冠筒中部；子房上位，2 室，花柱短，柱头不裂。蒴果卵形，长 2~6mm，2 瓣裂；种子多数，具翅。花期 3~4 月；果期 5~8 月。

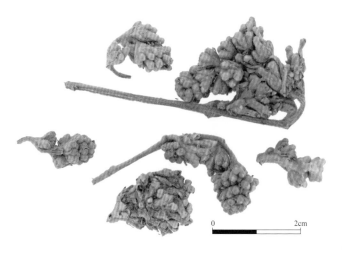

【生境】生于山坡、杂木林地、河边和丘陵地。

【分布】陕西、甘肃及西南、华中南部等地。不丹、缅甸、越南也有分布。

【采集加工】春季花未开放时采收，常整序摘取，晒干。

【药材性状】本品多为花序的一部分，卷缩成团块状，展开后长 1.5~3cm。表面灰黄色或棕黄色，密被茸毛。花蕾短棒状，上端略大，长 0.3~1cm，直径 1~2mm；花萼钟状，先端 4 齿裂；花冠筒状，与萼等长或稍长，有 4 个卵形裂片；雄蕊 4 个，着生在花冠管中部；质柔软易碎。气微香，味辛、微苦。以花蕾密聚、色灰黄、茸毛多者为佳。

【性味归经】味甘，性微寒。归肝经。

【功能主治】清热泻火，养肝明目，去翳。治目赤肿痛，视物昏花，多泪羞明，目生翳膜。

【用法用量】3~9g，水煎服。

【附方】① 治角膜云翳：密蒙花、石决明（先煎）各 9g，木贼、菊花、蒺藜各 9g，水煎服。

② 治肝虚目暗、视物昏花：密蒙花 27g，楮实、蒺藜子（炒，去角）、甘菊花、防风（去叉）、蛇蜕各 15g，甘草（炒）7.5g，研末，每次 3g，餐后用温水调服，每日 3 次。

③ 治创伤：鲜密蒙花嫩叶适量，加香油适量，捣烂，敷患处。

4.124.5 大茶药

GELSEMII ELEGANTIS RADIX

【别名】胡蔓藤、断肠草、钩吻、大炮叶、黄猛菜、黄花苦蔓

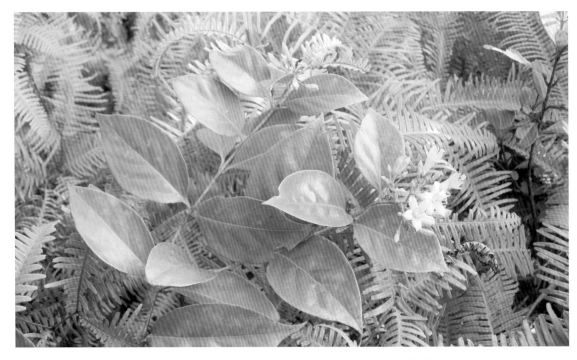

【基原】来源于马钱科 Loganiaceae 钩吻属 *Gelsemium* 大茶药 *Gelsemium elegans*（Gardn. et Champ.）Benth. 的根入药。

【植物特征】缠绕藤本。枝光滑。叶对生，卵形至卵状披针形，长 7~12cm，宽 2~6cm，顶端渐尖，基部渐狭至近圆形，边全缘。聚伞花序顶生或腋生；花小，苞片小而狭；萼片 5 枚，分离，长约 3mm；花冠黄色，漏斗状，长 1~1.5cm，内面有淡红色斑点，裂片 5 枚，卵形，比花冠筒短；雄蕊 5 枚，着生于花冠筒基部，与花冠裂片互生；花柱丝状，柱头 4 浅裂，子房 2 室。蒴果分裂为 2 个 2 裂的果瓣，萼片宿存；种子具有膜质的翅。花期 5~11 月；果期 7 月至翌年 3 月。

【生境】生于丘陵、疏林或灌丛。

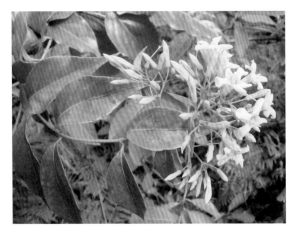

【分布】浙江、福建、湖南、广西、海南、广东、贵州、云南等地。亚洲东南部均有分布。

【采集加工】全年可采收，将根洗净，切段，晒干。

【药材性状】本品呈圆柱状，稍扭曲，常不分枝，长 30~100cm，直径约 1.5cm，灰黄褐色，粗糙，有纵皱纹和横裂纹，易剥离。质坚硬，不易折断，横切面皮部灰棕色，木质部淡黄色，导管群呈放射状排列，清楚，木射线较窄，深黄色。气微，味辛，麻口。

【性味归经】味苦、辛，性温；有剧毒。归肝、脾经。

【功能主治】攻毒拔脓，散瘀止痛，杀虫止痒。外用治皮肤湿疹，体癣，脚癣，跌打损伤，骨折，痔疮，疔疮，麻风。

【用法用量】外用适量，或浸酒涂擦，或煎汤熏洗，或熬膏、研粉调敷患处。本品有剧毒，只作外用，禁止内服。

【附注】① 大茶药全株均含钩吻素甲、钩吻素乙、钩吻素丙等多种有毒生物碱，以嫩叶、花和果实含量最多，内服少量即可致死。

② 本品形态特征与入地金牛和海风藤相似，要注意识别。

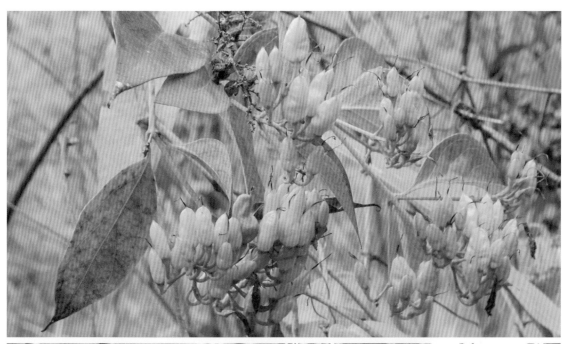

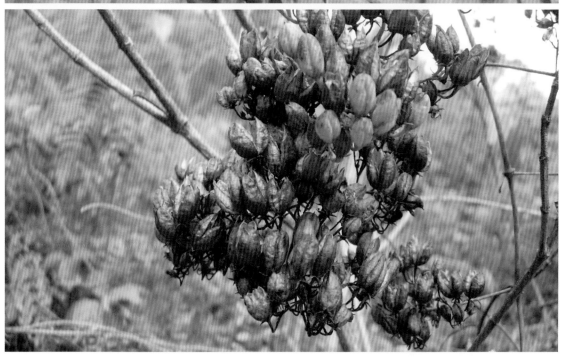

4.124.6 马钱子

STRYCHNI SEMEN
【别名】番木鳖、牛眼

【基原】来源于马钱科 Loganiaceae 马钱属 *Strychnos* 马钱 *Strychnos nux-vomica* L. 的成熟种子入药。

【植物特征】乔木。高 10~30m。树皮灰色，具皮孔。叶对生，革质，阔卵形或近圆形，长 6~15cm，宽 3~8.5cm，顶端短尖，基部圆形，全缘；主脉 3~5 条。花白色，近无梗，排成顶生聚伞花序；总苞片和小苞片三角形，被短柔毛；花萼绿色，长约 2.8mm，顶端 5 裂；花冠筒状，

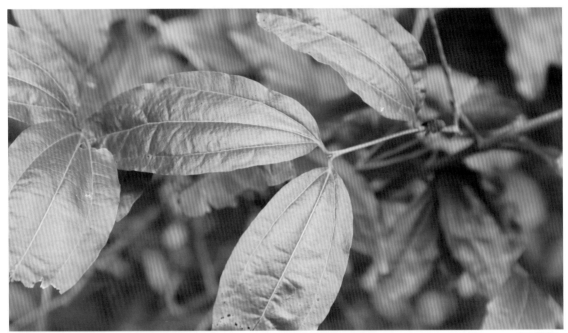

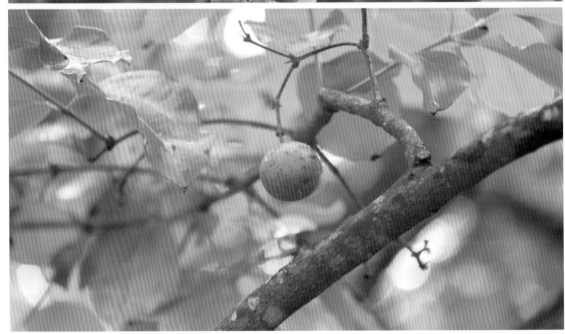

长 10~20mm，顶端 5 裂，裂片呈镊合状排列；雄蕊 5 枚，着生于花冠筒之喉部。浆果球形，直径 6~13cm，成熟时橙色，光滑；种子 3~8 颗，圆盘状，直径约 2.5cm，密被银色茸毛。花期春、夏两季；果期 8 月至翌年 1 月。

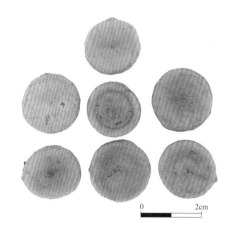

【生境】栽培植物。

【分布】我国台湾、福建、广东、海南、广西和云南南部等地有栽培。原产印度、斯里兰卡、缅甸、泰国、越南、老挝、柬埔寨、马来西亚、印度尼西亚和菲律宾等。

【采集加工】冬季采收成熟果实，取出种子，晒干。

【药材性状】本品呈扁圆形，状如纽扣，直径 1.5~3cm，厚 0.3~0.6cm。表面密被辐射状排列的银灰色绢状茸毛，常一面隆起，一面稍凹下，其中一面近中心处有 1 突起的种脐；质坚硬，不易折断，平行剖面可见淡黄白色或灰白色的角质状胚乳，子叶卵状心形，上有微凸起的叶脉 5~7 条。气微，味极苦。以饱满、质坚、色灰黄，有光泽者为佳。

【性味归经】味苦，性温；有大毒。归脾、肝经。

【功能主治】通络止痛，散结消肿。治肢体软瘫，小儿麻痹后遗症，类风湿性关节痛，跌打损伤，痈疽。

【用法用量】0.3~0.6g，一般炮制后入丸、散用。

【附注】本品含多种生物碱，其中番木鳖碱（士的宁 Strychnine）为主要有效成分，而且含量高。

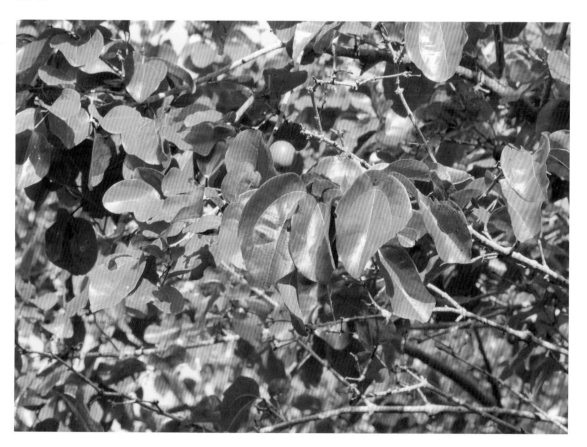

4.125 木犀科

4.125.1 连翘

FORSYTHIA FRUCTUS

【别名】连壳、黄花条、青翘、黄花杆、黄寿丹

【基原】来源于木犀科 Oleaceae 连翘属 *Forsythia* 连翘 *Forsythia suspensa*（Thunb.）Vahl 的果实入药。

【形态特征】落叶灌木。枝开展或下垂，棕色、棕褐色或淡黄褐色，小枝土黄色或灰褐色，略呈四棱形，疏生皮孔，节间中空，节部具实心髓。叶通常为单叶，或 3 裂至三出复叶，叶片卵形、宽卵形或椭圆状卵形至椭圆形，长 2~10cm，宽 1.5~5cm，顶端锐尖，基部圆形、宽楔形至楔形，边缘除基部外具锐锯齿或粗锯齿，叶面深绿色，背面淡黄绿色，两面无毛；叶柄长 0.8~1.5cm，

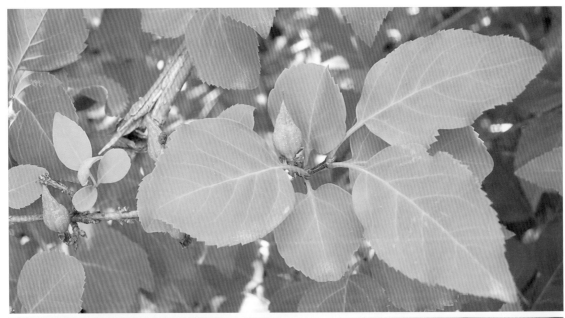

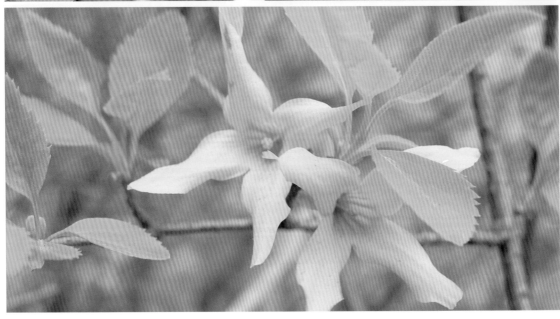

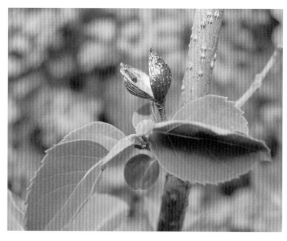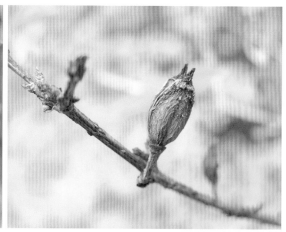

无毛。花通常单生或 2 至数朵着生于叶腋，先于叶开放；花梗长 5~6mm；花萼绿色，裂片长圆形或长圆状椭圆形，长（5）6~7mm，顶端钝或锐尖，边缘具睫毛，与花冠管近等长；花冠黄色，裂片倒卵状长圆形或长圆形，长 1.2~2cm，宽 6~10mm；在雌蕊长 5~7mm 花中，雄蕊长 3~5mm，在雄蕊长 6~7mm 的花中，雌蕊长约 3mm。果卵球形、卵状椭圆形或长椭圆形，长 1.2~2.5cm，宽 0.6~1.2cm，顶端喙状渐尖，表面疏生皮孔；果梗长 0.7~1.5cm。花期 3~4 月；果期 7~9 月。

【生境】栽培。

【分布】我国东北及河北、山东、河南、山西、陕西、甘肃、湖北、江苏、云南、广东等地。

【采集加工】秋季采收果实晒干。

【药材性状】本品呈长卵形至卵形，稍扁，长 15~25mm，直径 5~13mm。表面有不规则的皱纹和多数突起的小斑点，两面各有 1 条明显的纵沟。顶端锐尖，基部有小果梗或已脱落。青翘多不开裂，表面绿色，突起的灰白色小斑点较少；质硬；种子多数，黄绿色，细长，一侧有翅。老翘自顶端开裂或裂成两瓣，表面黄棕色或红棕色，内表面多为浅黄棕色，平滑，具一纵隔；质脆；种子棕色，多已脱落。气微香，味苦。

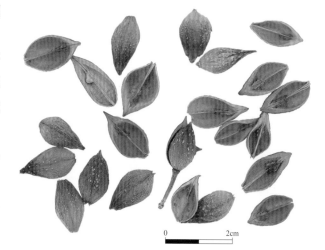

【性味归经】味苦，性微寒。归肺、心、小肠经。

【功能主治】疏散风热，清热解毒，散结消肿。治热病初起，风热感冒，高热烦渴，神昏发斑，痈肿疮疡，瘰疬，乳痈，痈疽，丹毒，热淋涩痛。

【用法用量】6~15g，水煎服。

【附方】① 治痈肿疮疖：连翘 12g，金银花、野菊花、蒲公英、紫花地丁各 9g。水煎服。

② 治咽喉肿痛：连翘、黄芩、麦冬各 12g，生地黄 24g，玄参 9g。水煎 2 次，分 2~3 次服。

4.125.2 白蜡树

FRAXINI CHINENSIS CORTEX

【别名】秦皮、鸡糠树、青榔木、白荆树

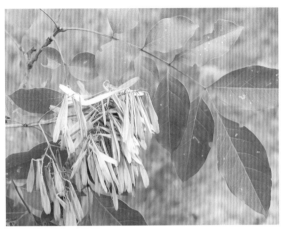 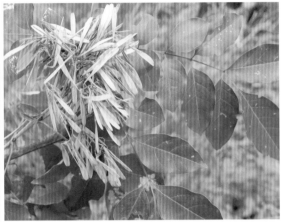

【基原】来源于木犀科 Oleaceae 梣属 *Fraxinus* 白蜡树 *Fraxinus chinensis* Roxb. 的枝皮、干皮入药。

【形态特征】落叶乔木，高 10~12m。羽状复叶长 15~25cm；叶柄长 4~6cm，基部不增厚；叶轴挺直，上面具浅沟，初时疏被柔毛，旋即秃净；小叶 5~7 枚，硬纸质，卵形、倒卵状长圆形至披针形，长 3~10cm，宽 2~4cm，顶生小叶与侧生小叶近等大或稍大，顶端锐尖至渐尖，基部钝圆或楔形，叶缘具整齐锯齿，叶面无毛，背面无毛或有时沿中脉两侧被白色长柔毛，中脉在上面平坦，侧脉 8~10 对，下面凸起，细脉在两面凸起，明显网结；小叶柄长 3~5mm。圆锥花序顶生或腋生枝梢，长 8~10cm；花序梗长 2~4cm，无毛或被细柔毛，光滑，无皮孔；花雌雄异株；雄花密集，花萼小，钟状，长约 1mm，无花冠，花药与花丝近等长；雌花疏离，花萼大，桶状，长 2~3mm，4 浅裂，花柱细长，柱头 2 裂。翅果匙形，长 3~4cm，宽 4~6mm，上中部最宽，顶端锐尖，常呈犁头状，基部渐狭，翅平展，下延至坚果中部，坚果圆柱形，长约 1.5cm；宿存萼紧贴于坚果基部，常在一侧开口深裂。花期 4~5 月；果期 7~9 月。

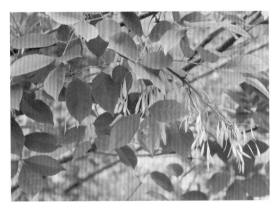

【生境】生于山谷林中潮湿的地方。

【分布】我国黄河流域、长江流域及福建、广西。越南、朝鲜也有分布。

【采集加工】夏、秋季剥收，枝皮、干皮晒干。

【性味归经】味苦、涩，性寒。归肝、胆、大肠经。

【功能主治】清热燥湿，收涩止痢，明目，止带。治肠炎，痢疾，白带，慢性气管炎，急性结膜炎。外用治牛皮癣。

【用法用量】6~9g，水煎服。外用 30~60g，煎水洗患处。

【附方】治痢疾：秦皮、黄柏、委陵菜各 9g，水煎服。

4.125.3 白花茶

JASMINI ELONGATI FOLIUM

【别名】左扭藤、扭肚藤

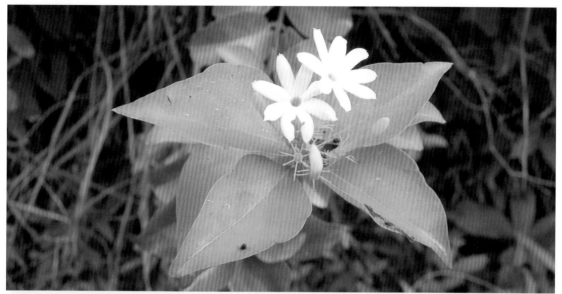

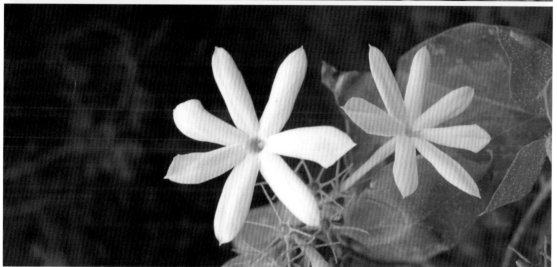

【基原】来源于木犀科 Oleaceae 素馨属 *Jasminum* 扭肚藤 *Jasminum elongatum*（Bergius）Willd. [*Jasminum amplexicaule* Buch.-Ham.] 的嫩枝叶入药。

【植物特征】木质藤本。长达 4~6m。嫩部被柔毛。单叶对生，膜质，卵形至卵状披针形，长 3~7cm，宽 2~5cm，顶部急尖，基部圆或心形，全缘，叶面被柔毛或变无毛，叶背常仅脉上有毛；侧脉每边 4~6 条；叶柄长 3~5mm，密被柔毛。花白色，5~7 朵排成顶生，伞状聚伞花序；花柄长 1~3mm，被柔毛；花萼管部长 1~2mm，檐部 5~8 裂，裂片线形，长 5~8mm；花冠高脚碟状，冠管长约 2cm，檐部通常 8 裂，长 7~10mm；雄蕊 2，内藏，花丝长约 1mm；子房 2 室。浆果卵状长圆形，常孪生。花期 4~12 月；果期 8 月至翌年 3 月。

【生境】生于海拔 850m 以下的灌木丛、混交林及沙地。

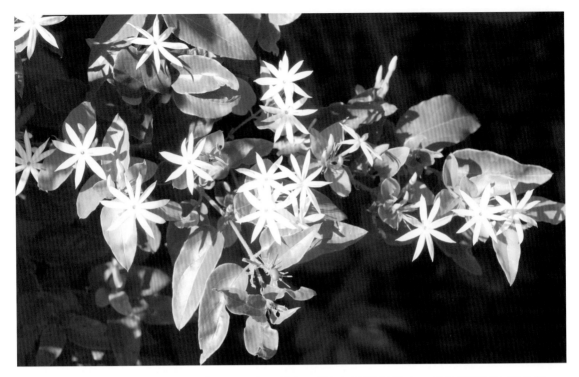

【分布】香港、广东、海南、广西、云南。越南、缅甸至喜马拉雅山一带余部地区也有分布。

【采集加工】夏、秋季采收带叶嫩枝，斩成短段，晒干。

【药材性状】枝圆柱形，扭曲，节部膨大，商品多数为 3~5cm 短段，直径 0.4~0.5cm。表面棕褐色至茶褐色，较光滑，幼枝有柔毛。质坚，断面黄白色，常中空。叶对生，卵状披针形，长 3~7cm，宽 2~3cm，棕褐色，微有光泽，基部稍心形，全缘，具被毛短柄，质脆，易破碎。气微，味淡微苦。以叶片多、完整、棕褐色者为佳。

【性味归经】味微苦，性凉。归肝、脾、肾、胃、大肠经。

【功能主治】清热解毒，利湿消滞，解郁舒肝。治急性胃肠炎，湿热腹痛，四肢麻痹肿痛，痢疾，消化不良，急性结膜炎，急性扁桃体炎。

【用法用量】15~30g，水煎服。

【附方】① 治湿热腹痛：白花茶、阮生龙、乌桕树、红救主、七枝莲、独脚柑、槐花各 15g，水煎服。

② 治四肢麻痹肿痛：白花茶 15~30g，与猪蹄炖，喝汤食肉。

③ 治乳疮：白花茶 30g，山鸡椒 6g。水煎服。

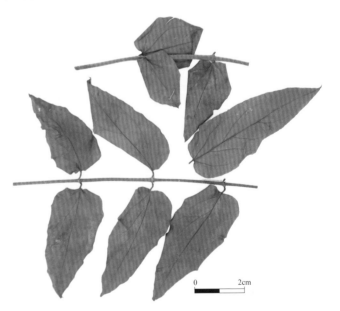

0   2cm

4.125.4 素馨花

JASMINI OFFICINALIS FLOS

【别名】素馨针

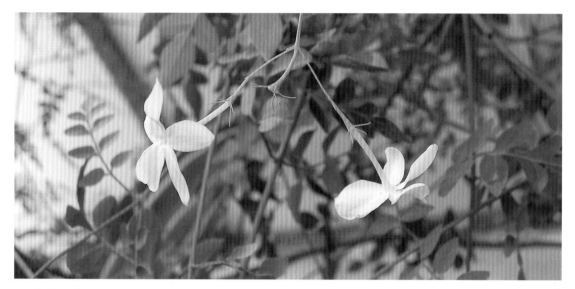

【基原】来源于木犀科 Oleaceae 素馨属 *Jasminum* 素馨 *Jasminum grandiflorum* L. 的花蕾或已开放的花入药。

【植物特征】攀援灌木。长达 4m。全株几无毛。奇数羽状复叶对生，无托叶，具小叶 3~9 片，顶生 1 片常较大；小叶卵形至长圆状披针形，长 1.5~3.5cm，宽 0.5~1.5cm，全缘，顶端急尖或渐尖，基部楔形或圆。聚伞花序顶生，具花 3~7 朵；花具梗，辐射对称；花萼管状，顶端具线形裂片 5 片；花冠白色，高脚碟状，冠管长 15~23mm，檐部 5 裂，裂片卵形或长圆形，长 13~20mm；雄蕊 2，内藏；子房上位，2 室。浆果椭圆形，长约 8mm。花期 8~10 月。

【生境】古老栽培植物。

【分布】广东、海南、广西、福建、云南、西藏、四川等地。原产于中东地区。

【采集加工】夏、秋季采收近开放的花蕾，隔水蒸约 20 分钟，蒸至变软为度，取出，晒干。

【药材性状】花蕾习称素馨针，呈管状，前半部似箭头形，后半部纤细，常不带花蕾，长 1.5~2cm，中部直径约 0.3cm；花冠 5 裂，裂片覆瓦状排列，全体黄色或黄棕色，有纵脉纹；纵向剖开可见花冠管上部着生 2 枚雄蕊，花丝短，花药狭长圆形。已开放的花朵常皱缩成不规则的小团块，花冠基部狭筒形，上部 5 裂片展开，黄色或黄棕色。质稍硬脆，遇潮变软。气香，味苦，微涩。以色金黄、气香者为佳。

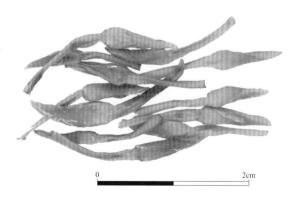

【性味归经】味甘，性平。归肝经。

【功能主治】疏肝解郁，行气止痛。治肝郁气痛，胸胁不舒，痢疾腹痛。

【用法用量】6~9g，水煎服。

4.125.5 清香藤

JASMINI LANCEOLARII RADIX ET CAULIS

【别名】破骨风、破膝风、川滇茉莉

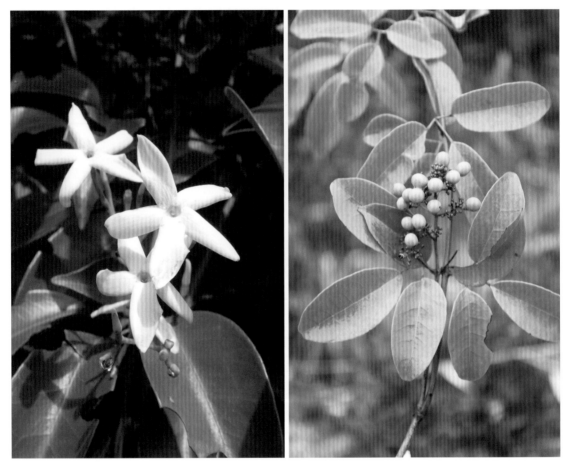

【基原】来源于木犀科 Oleaceae 素馨属 *Jasminum* 清香藤 *Jasminum lanceolarium* Roxb.
的根和茎入药。

【形态特征】大型攀援灌木，长10~15m。叶对生或近对生，三出复叶，有时花序基部侧生小叶
退化成线状而成单叶；小叶椭圆形、长圆形、卵圆形、卵形或披针形，稀近圆形，长 3.5~16cm，
宽 1~9cm，顶端钝、锐尖、渐尖或尾尖，稀近圆形，基部圆形或楔形，叶面绿色，光亮，无毛或
被短柔毛，背面色较淡，光滑或疏被至密被柔毛，具凹陷的小斑点；叶柄长 1~4.5cm；顶生小叶
柄稍长或等长于侧生小叶柄，长 0.5~4.5cm。复聚伞花序常排列成圆锥状，顶生或腋生，有花多
朵，密集；苞片线形，长 1~5mm；花梗短或无，果时增粗增长，无毛或密被毛；花芳香；花萼筒
状，光滑或被短柔毛，果时增大，萼齿三角形，不明显，或几近截形；花冠白色，高脚碟状，花
冠管纤细，长 1.7~3.5cm，裂片 4~5 枚，披针形、椭圆形或长圆形，长 5~10mm，宽 3~7mm，
顶端钝或锐尖；花柱异长。果球形或椭圆形，长 0.6~1.8cm，直径 0.6~1.5cm，两心皮基部相连
或仅一心皮成熟，黑色，干时呈橘黄色。花期 4~10 月；果期 6 月至翌年 3 月。

【生境】生于山地、河边杂木林或灌丛中。

【分布】安徽、台湾、福建、江西、湖北、湖南、海南、广东、广西、贵州、四川、云南等地。印度、缅甸、越南也有分布。

【采集加工】夏、秋采收，将根、茎晒干。

【性味归经】味苦，性温。

【功能主治】祛风除湿，活血散瘀。治风湿筋骨痛，腰痛，无名肿毒，跌打损伤。

【用法用量】30~60g，水煎服。外用适量鲜品捣烂敷患处。

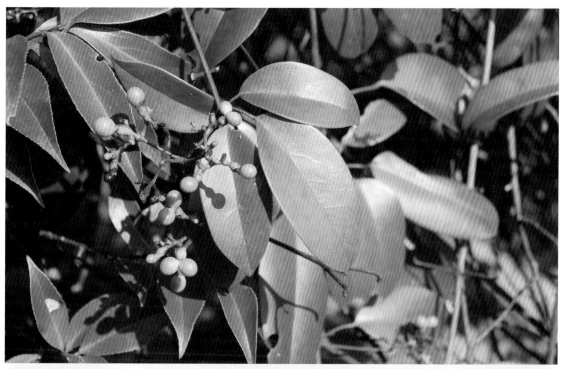

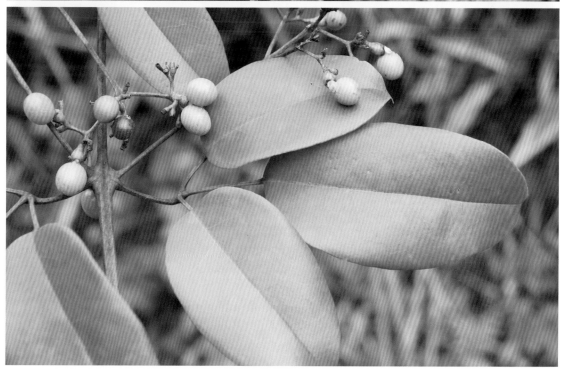

4.125.6 青藤仔

JASMINI NERVOSI FLOS SEU CAULIS ET FOLIUM

【别名】牛腿虱、鸡香骨、蟹鱼胆藤

【基原】来源于木犀科 Oleaceae 素馨属 *Jasminum* 青藤仔 *Jasminum nervosum* Lour. 的茎、花、叶入药。

【形态特征】攀援灌木，长达 5m。小枝圆柱形，直径 1~2mm，光滑无毛或微被短柔毛。叶对生，单叶，叶片纸质，卵形、窄卵形、椭圆形或卵状披针形，长 2.5~13cm，宽 0.7~6cm，顶

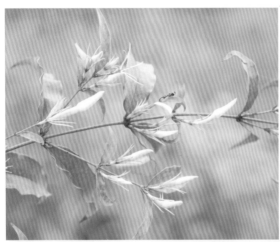 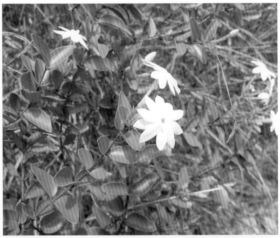

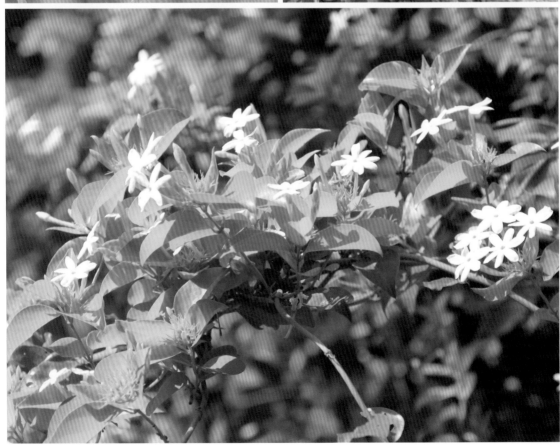

端急尖、钝、短渐尖至渐尖，基部宽楔形、圆形或截形，稀微心形，基出脉 3 或 5 条，两面无毛或在下面脉上疏被短柔毛；叶柄长 2~10mm，具关节。聚伞花序顶生或腋生，有花 1~5 朵，通常花单生于叶腋；花序梗长 0.2~1.2（1.5）cm 或缺；苞片线形，长 0.1~1.3cm；花梗长 1~10mm，无毛或微被短柔毛；花芳香；花萼常呈白色，无毛或微被短柔毛，裂片 7~8 枚，线形，长 0.5~1.7cm，果时常增大；花冠白色，高脚碟状，花冠管长 1.3~2.6cm，直径 1~2mm，裂片 8~10 枚，披针形，长 0.8~2.5cm，宽 2~5mm，顶端锐尖至渐尖。果球形或长圆形，长 0.7~2cm，直径 0.5~1.3cm，成熟时由红变黑。花期 3~7 月；果期 4~10 月。

【生境】生于灌木丛中。

【分布】台湾、广东、香港、海南、广西、贵州、云南、西藏。印度、不丹、缅甸、越南、老挝、柬埔寨也有分布。

【采集加工】夏、秋季采收，茎、花、叶晒干。

【性味归经】味微苦，性凉。

【功能主治】清湿热，拔脓生肌。治痢疾，劳伤腰痛，疮疡溃烂。

【用法用量】9~15g，水煎服。外用茎叶或花适量，水煎外洗，并用茎叶研粉，撒患处。

【附方】① 治痢疾：花 9~15g，水煎加蜜糖 30g 服。

② 治劳伤腰痛：茎 15g，水煎冲米酒 30g 服。

③ 治疮疡脓肿：鲜叶捣烂外敷。

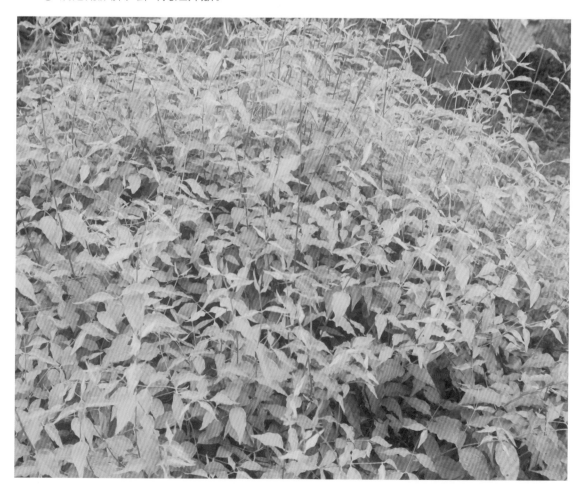

4.125.7 厚叶素馨

JASMINI PENTANEURI RADIX SEU CAULIS ET FOLIUM

【别名】鲫鱼胆

【基原】来源于木犀科 Oleaceae 素馨属 *Jasminum* 厚叶素馨 *Jasminum pentaneurum* Hand.-Mazz. [*J. subtripnerve* Rehd.] 的全株入药。

【形态特征】攀援灌木，高达 9m。小枝黄褐色，圆柱形或扁平而成钝角形，节处稍压扁，枝

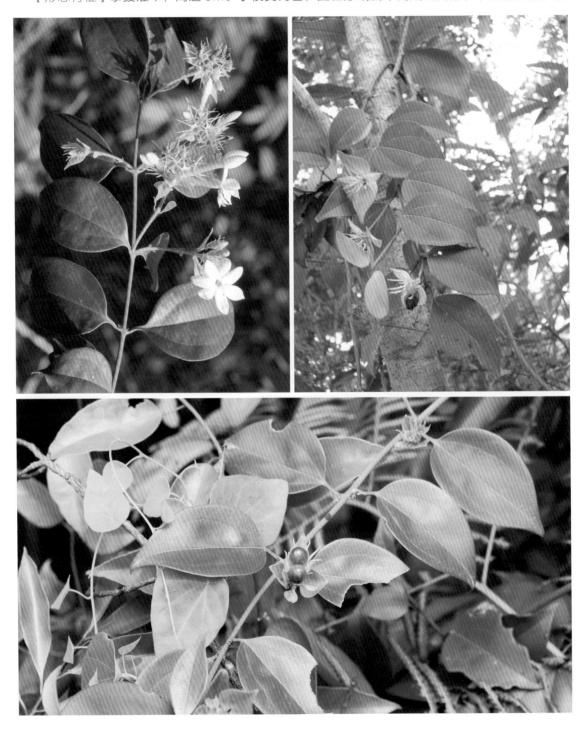

中空，直径 2~2.5mm，当年生枝被短柔毛或光滑。叶对生，单叶，叶片革质，干时呈黄褐色或褐色，宽卵形、卵形或椭圆形，有时几近圆形，稀披针形，长 4~10cm，宽 1.5~6.5cm，顶端渐尖或尾状渐尖，基部圆形或宽楔形，稀心形，叶缘反卷，两面无毛，具网状乳突，常具褐色腺点，基出脉 5 条，最外一对常不明显或缺而成三出脉；叶柄长 0.5~1.8cm，扭转，下部具关节。聚伞花序密集似头状，顶生或腋生，有花多朵；花序梗长 1~5mm，具节；花序基部有 1~2 对小叶状苞片，长 1~2cm，宽 0.5~1.1cm，近无柄，其余苞片呈线形；花梗长 1~5mm，果时增粗，被短柔毛；花芳香；花萼无毛或被短柔毛，裂片 6~7 枚，线形，长 0.5~1.4cm；花冠白色，花冠管长 2~3cm，直径 1.5~2mm，裂片 6~9 枚，披针形或长圆形，长 1~2cm，宽 2~6mm，顶端圆钝或渐尖；花柱异长。果球形、椭圆形或肾形，长 0.9~1.8cm，直径 6~10mm，呈黑色。花期 8 月至翌年 2 月；果期 2~5 月。

【生境】生于疏林或灌木丛中。

【分布】广西、广东、海南。越南也有分布。

【采集加工】夏、秋季采收，全株晒干。

【性味归经】味苦，性凉。

【功能主治】清热行气，祛瘀生新。治跌打刀伤，蛇伤，烂疮。

【用法用量】10~15g，水煎服。外用鲜品捣烂敷患处。

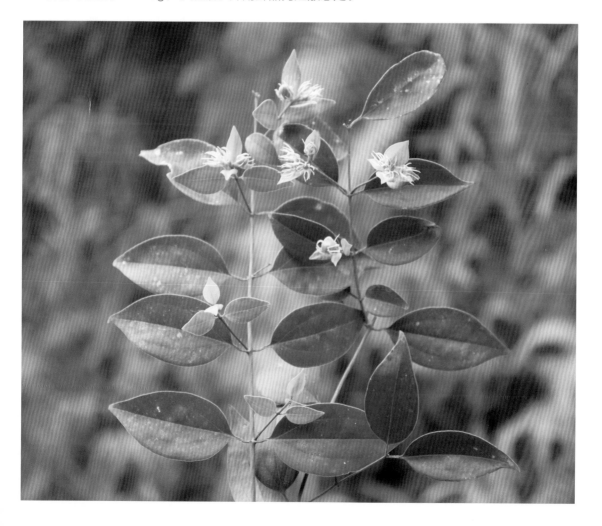

4.125.8 茉莉花

JASMINI SAMBAC FLOS

【别名】茉莉

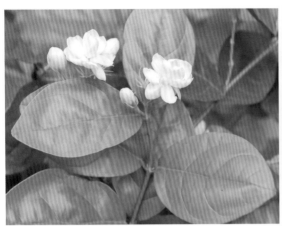
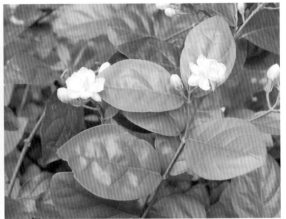

【基原】来源于木犀科 Oleaceae 素馨属 *Jasminum* 茉莉花 *Jasminum sambac*（L.）Ait. 的花入药。

【植物特征】攀援灌木。嫩枝常被柔毛。单叶对生，卵形或椭圆形，长 4~9cm，顶端短尖或钝，基部阔楔形，全缘，两面被疏柔毛或无毛；叶柄长约 5mm，被短柔毛。夏季开花。聚伞花序顶生或腋生，通常具花 3 朵；总花梗长 1~3cm，花梗长 5~10mm，被柔毛；花萼管状，8~9 裂，裂片线形，长约 5mm；花冠白色，冠管长 5~12mm，裂片长圆形，长 9mm；雄蕊 2 枚，着生于冠管内；子房 2 室，每室有胚珠 2 颗。花后通常不结果实。花期 5~8 月；果期 7~9 月。

【生境】栽培植物。

【分布】我国长江流域及其以南各省区栽培。现广植于热带、亚热带和温带地区。原产印度。

【采集加工】夏、秋季当花初开时摘下，晒干。

【药材性状】本品常卷皱成团，展开后长 1~1.5cm，上部直径 0.3~1cm，黄棕色至棕褐色，基部的颜色略深。花蕾上部球形；花萼管状，绿色，具细长的裂齿 8~9 个，外面有皱缩直条纹，被稀疏短毛；花冠裂片长圆形，顶端钝。气芳香，味涩。以朵大、色黄棕、气香浓者为佳。

【性味归经】味辛、甘，性温。归肝、胃经。

【功能主治】疏肝解郁，行气止痛。治肝郁气滞所致的心胃气痛，胸胁胀痛。外用治目赤肿痛。

【用法用量】6~9g，水煎服。

【附方】① 治感冒发热、腹胀腹泻：茉莉花、青茶各 3g，土草果 6g，水煎服。

② 治目赤肿痛、迎风流泪：a. 茉莉花适量，水煎熏洗。b. 茉莉花 9g，金银花 9g，菊花 6g，水煎服。

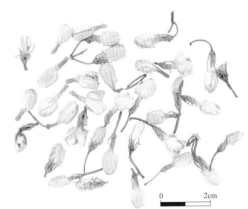

4.125.9 华素馨

JASMINI SINENSIS RADIX SEU CAULIS

【别名】华清香藤

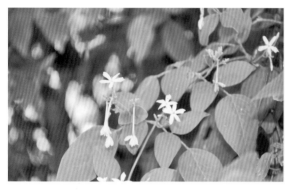 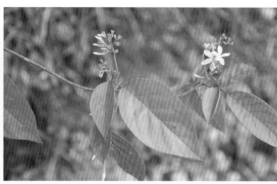

【基原】来源于木犀科 Oleaceae 素馨属 *Jasminum* 华素馨 *Jasminum sinense* Hemsl. 的全株入药。

【形态特征】缠绕藤本，高 1~8m。小枝淡褐色、褐色或紫色，圆柱形，密被锈色长柔毛。叶对生，三出复叶；叶柄长 0.5~3.5cm；小叶片纸质，卵形、宽卵形或卵状披针形，稀近圆形或椭圆形，顶端钝、锐尖至渐尖，基部圆形或圆楔形，叶缘反卷，两面被锈色柔毛，背面脉上尤密，稀两面除脉上有毛外其余无毛，羽状脉，侧脉 3~6 对，在两面明显；顶生小叶片较大，长 3~12.5cm，宽 2~8cm，小叶柄长 0.8~3cm，侧生小叶片长 1.5~7.5cm，宽 0.8~5.4cm，小叶柄短，长 1~6mm。聚伞花序常呈圆锥状排列，顶生或腋生，花多数，稍密集，稀单花腋生；花梗缺或具短梗，长 1~5mm；花芳香；花萼被柔毛，裂片线形或尖三角形，长 0.5~5mm，果时稍增大；花冠白色或淡黄色，高脚碟状，花冠管细长，长 1.5~4cm，直径 1~1.5mm，裂片 5 枚，长圆形或披针形，长 0.6~1.4cm，宽 2~4mm；花柱异长。果长圆形或近球形，长 0.8~1.7cm，直径 6~10mm，呈黑色。花期 6~10 月；果期 9 月至翌年 5 月。

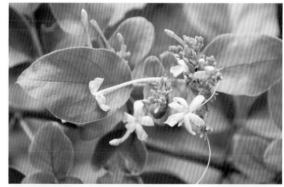

【生境】生于混交林中。

【分布】浙江、福建、江西、湖北、湖南、广东、广西、贵州、云南、四川等地。

【采集加工】夏、秋季采收，全株晒干备用或鲜用。

【性味归经】味苦，性寒。

【功能主治】清热解毒，消炎。治疮疡疔肿，疥疮，金器或竹木刺伤。

【用法用量】15~30g，水煎服。外用鲜叶捣烂敷患处。

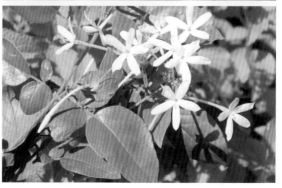

4.125.10 日本女贞

LIGUSTRI AMAMIANI FOLIUM

【别名】台湾女贞

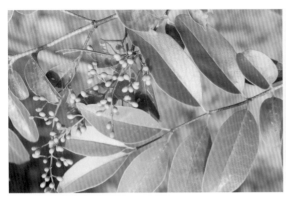 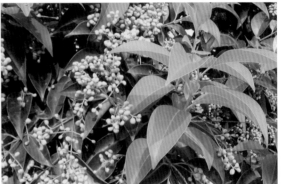

【基原】来源于木犀科 Oleaceae 女贞属 *Ligustrum* 日本女贞 *Ligustrum amamianum* Koidz. [*L. japonicum* auct. non Thunb.] 的叶入药。

【形态特征】灌木。高达 3m。小枝灰褐色或灰色，圆柱形，疏被圆形皮孔，幼枝被微柔毛，节处稍压扁。叶片革质或厚革质，常绿，椭圆形、宽卵形至近圆形，长 2.5~6.5cm，宽1.5~3.5cm，顶端钝、钝急尖至圆形，有时凹入，基部通常钝或下延，叶缘强烈反卷，叶面深绿色，常密被腺点，背面黄绿色，密被腺点，两面无毛，中脉在上面微凹入，下面明显凸起，侧脉3~5 对，上面常凹入，下面稍凸起；叶柄长 0.6~1.2cm，上面具沟，无毛。圆锥花序顶生，塔形，长 6~15cm，宽几与长相等，被短柔毛，稀无毛；苞片线形或披针形，长 1.5~8mm，不久脱落；

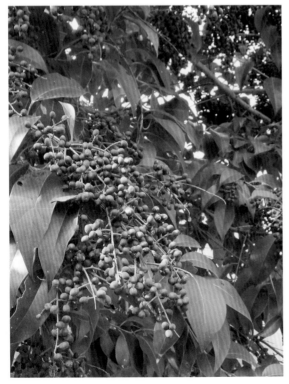

花梗长 0~1.5mm；花萼无毛，长约 1.5mm，顶端近截形或具浅齿；花冠管长 2.5~3mm，裂片卵形，长 2~3mm，顶端内折，呈盔状；雄蕊伸出，花丝与花冠裂片近等长或稍短，花药黄色，长圆形，长约 2mm；花柱长3~4mm，伸出于花冠管外，柱头长卵形。果近球形或卵形，直径 6~7mm。花期 5 月；果期 11~12 月。

【生境】生于山地疏林。

【分布】台湾、广东、海南、湖南、香港。日本也有分布。

【采集加工】夏、秋季采收，叶晒干。

【性味归经】味微甘、苦，性凉。

【功能主治】清肝火，解热毒。治头目眩晕，火眼，口疮，无名肿毒，烧、烫伤。

【用法用量】9~15g，水煎服。

4.125.11 女贞子

LIGUSTRI LUCIDI FRUCTUS

【别名】女贞、爆格蚤、冬青子

【基原】来源于木犀科Oleaceae女贞属Ligustrum女贞Ligustrum lucidum Ait.的果实入药。

【形态特征】乔木。高可达25m；树皮灰褐色。枝黄褐色、灰色或紫红色，圆柱形，疏生圆形或长圆形皮孔。叶片常绿，革质，卵形、长卵形或椭圆形至宽椭圆形，长6~17cm，宽3~8cm，顶端锐尖至渐尖或钝，基部圆形或近圆形，有时宽楔形或渐狭，叶缘平坦，叶面光亮，两面无毛，中脉在叶面凹入，背面凸起，侧脉4~9对，两面稍凸起或有时不明显；叶柄长1~3cm，上面具沟，无毛。圆锥花序顶生，长8~20cm，宽8~25cm；花序梗长0~3cm；花序轴及分枝轴无毛，紫色或黄棕色，果时具棱；花序基部苞片常与叶同型，小苞片披针形或线形，长0.5~6cm，宽0.2~1.5cm，凋落；花无梗或近无梗，长不超过1mm；花萼无毛，长1.5~2mm，齿不明显或近截形；花冠长4~5mm，花冠管长1.5~3mm，裂片长2~2.5mm，反折；花丝长1.5~3mm，花药长圆形，长1~1.5mm；花柱长1.5~2mm，柱头棒状。果肾形或近肾形，长7~10mm，直径4~6mm，深蓝黑色，成熟时呈红黑色，被白粉；果梗长0~5mm。花期5~7月；果期7月至翌年5月。

【生境】常植于村边、庭园和路旁。

【分布】我国长江流域及以南各地有野生，其他地区有栽培。

【采集加工】冬季果实成熟时采收，除去枝叶，稍蒸或置沸水中略烫后，干燥；或直接干燥。

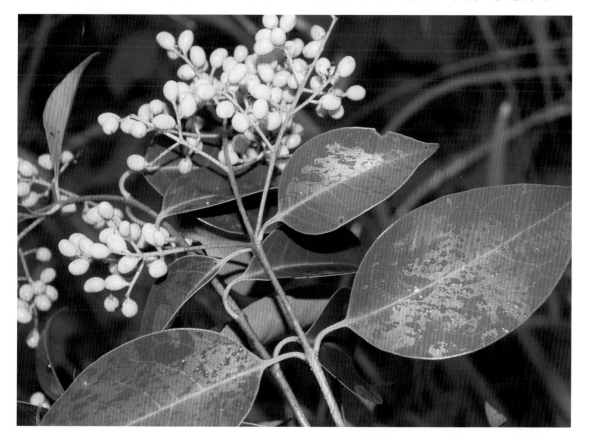

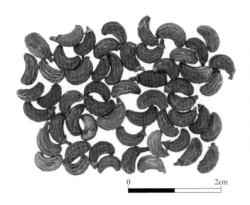

【药材性状】本品呈卵形、椭圆形或肾形，长 6~8.5mm，直径 3.5~5.5mm。表面黑紫色或灰黑色，皱缩不平，基部有果梗痕或具宿萼及短梗。体轻。外果皮薄，中果皮较松软，易剥离，内果皮木质，黄棕色，具纵棱，破开后有 1 粒种子，肾形，紫黑色，油性。气微，味甘、微苦涩。

【性味归经】味甘、苦，性凉。归肝、肾经。

【功能主治】滋补肝肾，明目乌发。治肝肾阴虚，头晕目眩，耳鸣，头发早白，腰膝酸软，老年习惯性便秘，慢性苯中毒。

【用法用量】6~12g，水煎服。

【附方】① 治身体虚弱，腰膝酸软：女贞子 9g，墨旱莲、桑椹、枸杞子各 12g，水煎服。

② 治慢性苯中毒：女贞子、墨旱莲、桃金娘根各等量，共研细粉，炼蜜为丸，每丸 6~9g。每服 1~2 丸，每日 3 次。10 天为 1 个疗程。

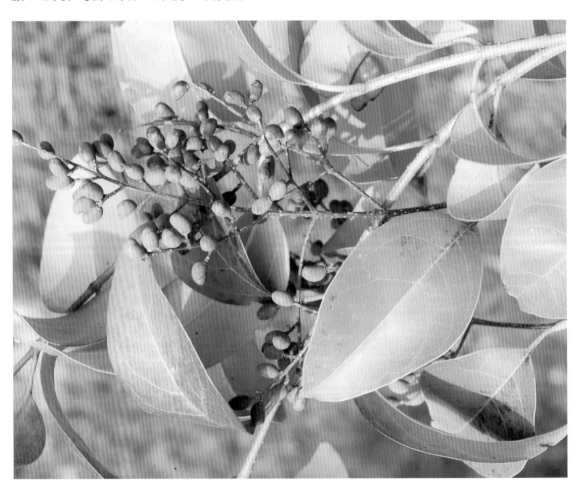

4.125.12　小叶女贞

LIGUSTRI QUIHOUI FOLIUM

【别名】小叶冬青、小白蜡、楝青、小叶水蜡树

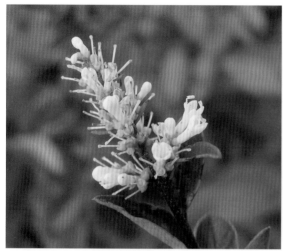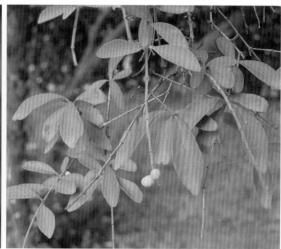

　　【基原】来源于木犀科 Oleaceae 女贞属 *Ligustrum* 小叶女贞 *Ligustrum quihoui* Carr. 的叶入药。

　　【形态特征】落叶灌木，高 1~3m。小枝淡棕色，圆柱形，密被微柔毛，后脱落。叶片薄革质，形状和大小变异较大，披针形、长圆状椭圆形、椭圆形、倒卵状长圆形至倒披针形或倒卵形，长 1~4（5.5）cm，宽 0.5~2（3）cm，顶端锐尖、钝或微凹，基部狭楔形至楔形，叶缘反卷，叶面深绿色，背面淡绿色，常具腺点，两面无毛，稀沿中脉被微柔毛，中脉在叶面凹入，背面凸起，侧脉 2~6 对，不明显；叶柄长 0~5mm，无毛或被微柔毛。圆锥花序顶生，近圆柱形，长 4~15（22）cm，宽 2~4cm，分枝处常有 1 对叶状苞片；小苞片卵形，具睫毛；花萼无毛，长 1.5~2mm，萼齿宽卵形或钝三角形；花冠长 4~5mm，花冠管长 2.5~3mm，裂片卵形或椭圆形，长 1.5~3mm，顶端钝；雄蕊伸出裂片外，花丝与花冠裂片近等长或稍长。果倒卵形、宽椭圆形或近球形，长 5~9mm，直径 4~7mm，呈紫黑色。花期 5~7 月；果期 8~11 月。

　　【生境】生于山谷、山地林中。

　　【分布】陕西、山东、江苏、安徽、浙江、江西、河南、湖北、湖南、四川、贵州、云南、西藏。

　　【采集加工】夏、秋季采收，叶晒干。

　　【性味归经】味苦，性凉。

　　【功能主治】清热祛暑，解毒消肿。治伤暑发热，风火牙痛，咽喉肿痛，口舌生疮，痈肿疮毒，烧、烫伤。

　　【用法用量】9~15g，水煎服。外用鲜品捣烂敷患处。

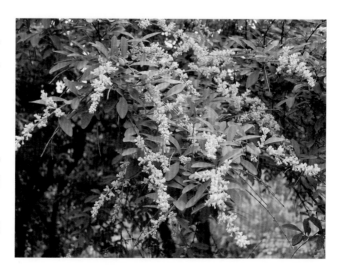

4.125.13 山指甲

LIGUSTRI SINENSIS FOLIUM

【别名】小蜡、板子茶、蚊仔树

【基原】来源于木犀科 Oleaceae 女贞属 *Ligustrum* 山指甲 *Ligustrum sinense* Lour. 的叶入药。

【形态特征】灌木或小乔木，高 2~6m。叶纸质或薄革质，卵形、椭圆状卵形、长圆形、长圆状椭圆形至披针形，或近圆形，长 2~7cm，宽 1~3cm，顶端锐尖、短渐尖至渐尖，或钝而微凹，基部宽楔形至近圆形，或为楔形，上面深绿色，疏被短柔毛或无毛，或仅沿中脉被短柔毛，下面淡绿色，疏被短柔毛或无毛，常沿中脉被短柔毛，侧脉 4~8 对，上面微凹入，下面略凸起；叶柄长 10~25mm，被短柔毛。圆锥花序顶生或腋生，塔形，长 4~11cm，宽 3~8cm；花序轴被较密淡黄色短

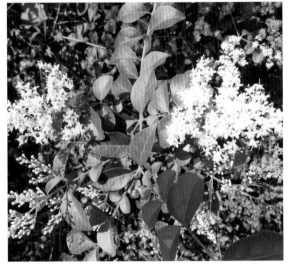

柔毛或柔毛以至近无毛；花梗长 1~3mm，被短柔毛或无毛；花萼无毛，长 1~1.5mm，顶端呈截形或呈浅波状齿；花冠长 3.5~5.5mm，花冠管长 1.5~2.5mm，裂片长圆状椭圆形或卵状椭圆形，长 2~4mm；花丝与裂片近等长或长于裂片，花药长圆形，长约 1mm。果近球形，径 5~8mm。

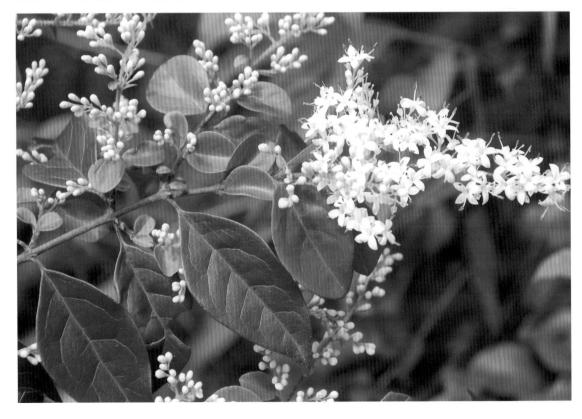

花期 3~6 月；果期 9~12 月。

【生境】生于山地疏林下或路旁、沟边。

【分布】江苏、浙江、安徽、江西、福建、台湾、湖北、湖南、海南、广东、香港、广西、贵州、四川、云南。越南、马来西亚也有分布。

【采集加工】夏、秋采收，将叶晒干。

【性味归经】味苦，性寒。

【功能主治】清热解毒，消肿止痛，去腐生肌。治急性黄疸性肝炎，痢疾，肺热咳嗽。外用治跌打损伤，创伤感染，烧、烫伤、疮疡肿毒等外科感染性疾病。

【用法用量】15~30g，水煎服。外用适量，鲜叶捣烂外敷，或熬膏涂敷患处。

【附方】① 治急性黄疸性肝炎：小蜡树叶 30g，甘草 6g，加水 2000ml，煎两小时，得 500ml，每天服 1 剂，小儿酌减。

② 治痢疾、肝炎：小蜡树鲜叶 30~60g（干叶 9~15g），水煎服，每日 1~2 次。对急性细菌性痢疾，有用干叶 90g（或鲜叶 150g），水煎，分两次内服，每天 1 剂，7 天为一疗程。

③ 治皮肤感染：鲜小蜡树叶 500g，青黛 4g，冰片 3g，凡士林 30g。将鲜小蜡树叶加水煎，浓缩成浸膏（不要过分黏稠），加 1%防腐剂和凡士林、青黛后，继续加热成膏，然后再加冰片搅拌即得。外敷患部，每日 1 次。

④ 抗感染：小蜡树叶 1kg 加水 3000ml，煮沸 30~60 分钟，过滤，再加水 3000ml，过滤，两次滤液浓缩成 2000ml 备用。用于外科手术皮肤消毒、术者洗手、注射局部消毒等。

⑤ 治产后会阴水肿：50%小蜡树叶液，湿敷。

⑥ 治烧、烫伤：小蜡树叶 500g。加水浸过药面，煎 2 次，每次煎沸 1 小时过滤，两次滤液合并，浓缩至 100%（即 1ml 中含生药 1g）溶液即成。用时配成 50%溶液，湿敷创面，每小时喷雾 1 次。或用小蜡树注射液，每日 2~3 次，每次 2ml，肌内注射。实践证明，有铜绿假单胞菌的创面经本品水溶液湿敷后，很快能控制细菌的生长，植皮也容易获得成功。

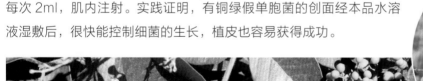

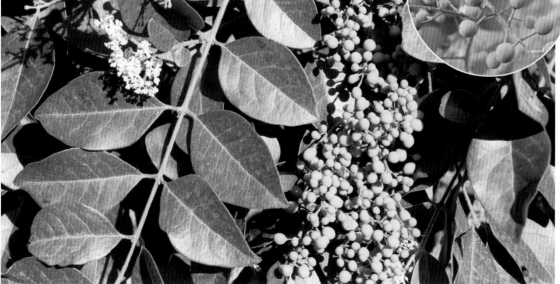

4.125.14 桂花

OSMANTHI FRAGRANTIS FLOS

【别名】金桂、银桂、丹桂

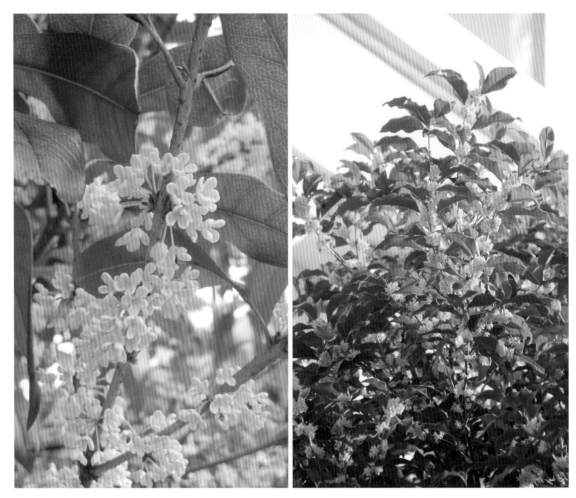

【基原】来源于木犀科 Oleaceae 木犀属 Osmanthus 桂花 Osmanthus fragrans（Thunb.）Lour. 的花和根、果入药。

【形态特征】常绿乔木或灌木，高 3~8m，最高可达 18m；树皮灰褐色。小枝黄褐色，无毛。叶片革质，椭圆形、长椭圆形或椭圆状披针形，长 7~14.5cm，宽 2.6~4.5cm，顶端渐尖，基部渐狭呈楔形或宽楔形，全缘或通常上半部具细锯齿，两面无毛，腺点在两面连成小水疱状凸起，中脉和侧脉在上面凹入，下面凸起，侧脉 6~8 对，多达 10 对；叶柄长 0.8~1.2cm，最长可达 15cm，无毛。聚伞花序簇生于叶腋，或近于帚状，每腋内有花多朵；苞片宽卵形，质厚，长 2~4mm，具小尖头，无毛；花梗细弱，长 4~10mm，无毛；花极芳香；花萼长约 1mm，裂片稍不整齐；花冠黄白色、淡黄色、黄色或橘红色，长 3~4mm，花冠管仅长 0.5~1mm；雄蕊着生于花冠管中部，花丝极短，长约 0.5mm，花药长约 1mm，药隔在花药顶端稍延伸呈不明显的小尖头；雌蕊长约 1.5mm，花柱长约 0.5mm。果歪斜，椭圆形，长 1~1.5cm，呈紫黑色。花期 9~10 月；果期翌年 3 月。

【生境】生于山地、村旁林中或栽培。

【分布】现南方各地均有栽培。原产我国西南部。

【采集加工】秋季采收花、根，春季采收果晒干。

【性味归经】花：芳香，味辛，性温。果：味辛、甘，性温。根：味甘、微涩，性平。

【功能主治】花：散寒破结，化痰止咳；治牙痛，咳喘痰多，经闭腹痛。果：暖胃，平肝，散寒；治虚寒胃痛。根：祛风湿、散寒；治风湿筋骨疼痛，腰痛，肾虚牙痛。

【用法用量】花、果 6~12g，根 60~90g，水煎服。

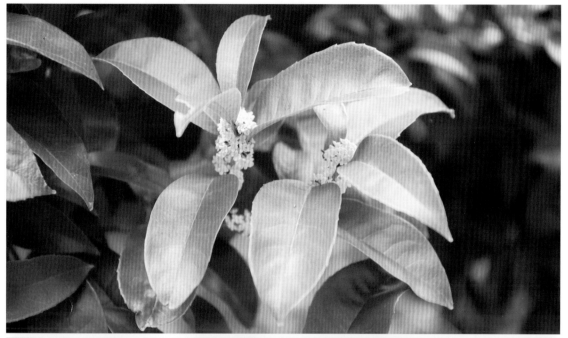

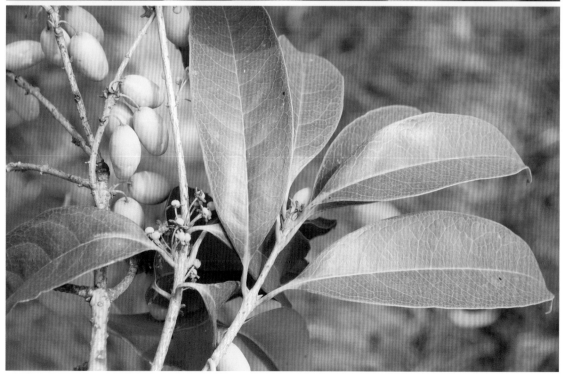

4.126 夹竹桃科

4.126.1 筋藤

ALYXIAE LEVINEI HERBA

【别名】瓜子藤、念珠藤、阿利藤、三托藤、香藤

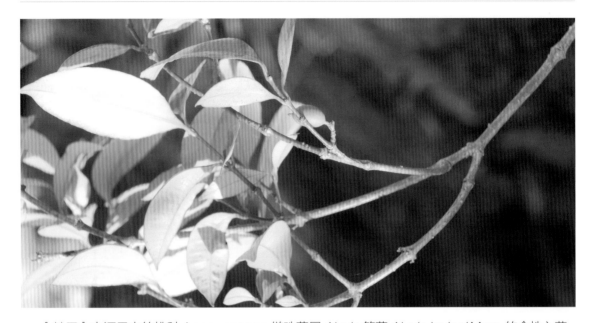

【基原】来源于夹竹桃科 Apocynaceae 链珠藤属 *Alyxia* 筋藤 *Alyxia levinei* Merr. 的全株入药。

【形态特征】攀援灌木。具乳汁，全株无毛；小枝和老枝皆柔弱，老枝圆柱状，平滑，淡红褐色，节间长 2.5cm；小枝直径 1.5mm 或更细，稍具棱角和条纹。叶对生或 3 叶轮生，椭圆形或长圆形，长 5~8cm，宽 2~3cm，嫩时膜质，老时纸质或近革质，橄榄色，顶端钝或渐尖，基部急尖

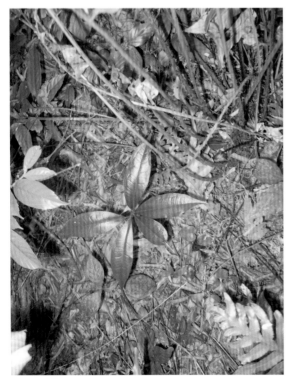

或稍渐尖；叶面侧脉不明显，向下凹陷；叶柄长 4~7mm。聚伞花序单生于叶腋内，短；总花梗长 5mm 或更短，被微柔毛；花萼裂片长圆形，长 1.5mm；花冠白紫色，高脚碟状，花冠筒圆筒状，喉部紧缩，裂片向左覆盖；雄蕊 5 枚，着生于花冠筒内面中部以上，花药内藏，无花盘；子房由 2 枚离生心皮组成，花柱丝状，柱头头状。核果椭圆状，长约 9mm。花期 3~8 月；果期 8 月至翌年 6 月。

【生境】生于丘陵山地疏林下或山谷水沟旁。

【分布】广东、广西、贵州。

【采集加工】夏、秋季采收，全株晒干。

【性味归经】味辛、微苦，性温。

【功能主治】消肿止痛，祛瘀生新。治风湿、腰痛、心胃痛等。

【用法用量】15~20g，水煎服。

4.126.2　链珠藤

ALYXIAE SINENSIS HERBA

【别名】瓜子藤、念珠藤、阿利藤、过山香、满山香、春根藤

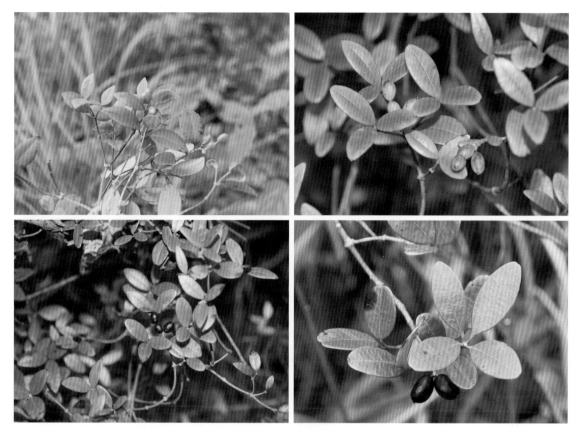

　　【基原】来源于夹竹桃科 Apocynaceae 链珠藤属 Alyxia 链珠藤 Alyxia sinensis Champ. ex Benth. 的全株入药。

　　【形态特征】藤状灌木，具乳汁，长达 3m；除花梗、苞片及萼片外，其余无毛。叶革质，对生或 3 枚轮生，通常圆形或卵圆形、倒卵形，顶端圆或微凹，长 1.5~3.5cm，宽 8~20mm，边缘反卷；侧脉不明显；叶柄长 2mm。聚伞花序腋生或近顶生；总花梗长不及 1.5cm，被微毛；花小，长 5~6mm；小苞片与萼片均有微毛；花萼裂片卵圆形，近钝头，长 1.5mm，内面无腺体；花冠先淡红色后退变白色，花冠筒长 2.3mm，内面无毛，近花冠喉部紧缩，喉部无鳞片，花冠裂片卵圆形，长 1.5cm；雌蕊长 1.5mm，子房具长柔毛。核果卵形，长约 1cm，直径 0.5cm，2~3 颗组成链珠状。花期 4~9 月；果期 5~11 月。

　　【生境】生于山地林中或灌丛中。

　　【分布】浙江、江西、福建、湖南、广东、香港、广西和贵州。

　　【采集加工】夏、秋季采收，全株晒干备用。

　　【性味归经】味辛、微苦，性温。

　　【功能主治】祛风活血，通经活络。治风湿性关节炎，腰痛，跌打损伤，闭经。

　　【用法用量】15~24g，水煎服或酒水炖服。

4.126.3 罗布麻叶

APOCYNI VENETI FOLIUM

【别名】红麻、茶叶花、红柳子、羊肚拉角

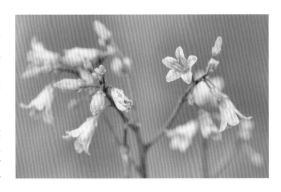

【基原】来源于夹竹桃科 Apocynaceae 罗布麻属 Apocynum 罗布麻 Apocynum venetum L. 的叶入药。

【形态特征】直立亚灌木，高 80~150cm。全株具乳汁；枝条圆筒形，光滑无毛，紫红色或淡红色。叶对生；叶柄长 3~6mm；腋间具腺点，老时脱落；叶片椭圆状披针形或狭长椭圆形，顶端急尖至钝，基部楔形，叶缘具细牙齿，两面无毛。主脉在背面明显隆起。聚伞花序通常顶生，花梗被短毛；花萼 5 深裂，裂片椭圆状披针形，顶端尖，两面被短柔毛；花冠筒钟形，紫红色或粉红色，外被短柔毛，顶端 5 裂，裂片卵圆状椭圆形，顶端钝；雄蕊 5，花丝短，花药箭头状；雌蕊长约 2mm。果 2，圆柱形，紫红色，无毛；种子卵状椭圆形，顶端具一簇白色种毛。花期 6~7 月；果期 8~9 月。

【生境】生于盐碱荒地、沟渠旁及河岸沙地。

【分布】新疆、青海、甘肃、陕西、山西、河南、河北、江苏、山东、辽宁及内蒙古等地。欧洲及亚洲温带余部也有分布。

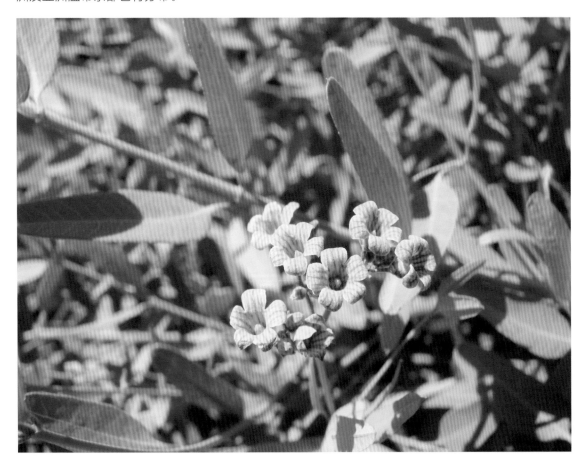

【采集加工】夏季植株茂盛时采收叶晒干。

【药材性状】本品多皱缩卷曲，有的破碎，完整的叶片展平后呈椭圆状披针形或卵状披针形，长 2~5cm，宽 0.5~2cm。淡绿色或灰绿色，顶端钝，有小芒尖，基部钝或楔形，边缘有细齿，常反卷，两面无毛，叶脉于背面突起；叶柄细，长约 4mm。质脆。气微，味淡。

【性味归经】味甘、微苦，性凉。

【功能主治】清热利水，平肝安神。治高血压病，心悸失眠，肾炎水肿，神经衰弱，尿少。

【用法用量】6~12g，水煎服。

【附方】① 治肝炎腹胀：罗布麻 10g，甜瓜蒂 5.5g，延胡索 10g，公丁香 5g，木香 15g。共研末，一次 0.5g，一日两次，开水送服。

② 治神经衰弱、眩晕、脑震荡后遗症、心悸、失眠、高血压病、肝硬化腹水、水肿：罗布麻 5~15g。开水冲泡当茶喝，不可煎煮。

③ 治肝阳上亢、头痛：罗布麻、菊花、钩藤（后下）各 9g，水煎服；或罗布麻叶 6g，开水泡，代茶饮。

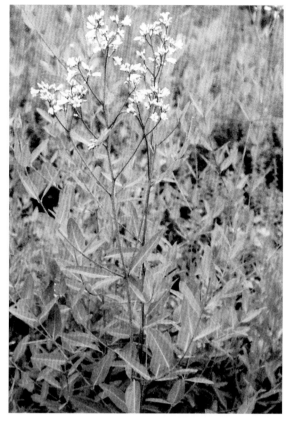

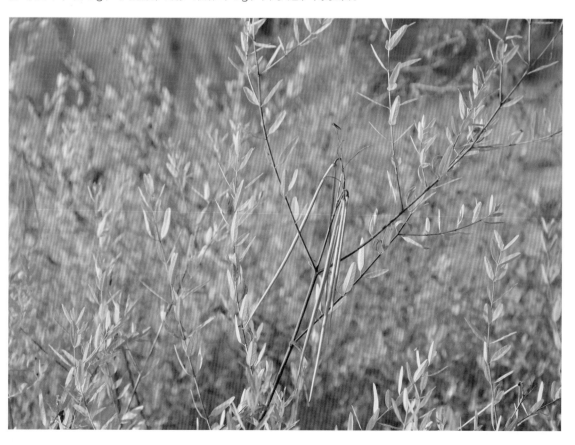

4.126.4　假虎刺

CARISSAE SPINARAE RADIX
【别名】刺郎果、老虎刺、绣花针、三棵针、刺檀香

【基原】来源于夹竹桃科 Apocynaceae 假虎刺属 *Carissa* 假虎刺 *Carissa spinarum* L. 的根入药。

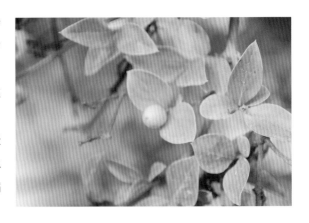

【形态特征】灌木。高约 3m，有时可达 5m。有长而尖锐的刺，刺单条或顶端分叉；枝条被柔毛。叶革质，卵圆形至椭圆形，长 2~5.5cm，宽 1.2~2.5cm，顶端短渐尖或急尖，基部楔形或圆形；叶背中脉凸起，侧脉扁平；叶柄长 2~3mm。花 3~7 朵组成聚伞花序；花小，白色，长 1.5cm；萼片披针形，长 2.5mm，宽 1mm，内面无腺体，外面被柔毛；花冠高脚碟状，冠片向右覆盖，长 7mm，宽 1.5mm，无缘毛，冠筒长 1cm，内面被柔毛；雄蕊着生于冠筒的上部；柱头长圆形，顶端 2 裂，被毛。浆果圆球状或椭圆状，长 5~8mm，直径 4~6mm，成熟时紫黑色，内有 2 个盾形而具有皱纹的种子；种子长约 5mm。花期 3~5 月；果期 10~12 月。

【生境】生于山地灌木丛中。

【分布】云南、贵州、四川。印度、斯里兰卡、缅甸也有分布。

【采集加工】全年可采，根洗净，切片，晒干。

【性味归经】味苦、辛，性凉。

【功能主治】消炎，解热，止痛。治黄疸性肝炎，胃痛，风湿性关节炎，疮，疖，淋巴腺炎，急性结膜炎，牙周炎，咽喉炎。

【用法用量】30~100g，水煎服。

4.126.5　长春花

CATHARANTHI ROSEI HERBA

【别名】日日新、雁来红

【基原】来源于夹竹桃科 Apocynaceae 长春花属 *Catharanthus* 长春花 *Catharanthus roseus*（L.）G. Don [*Vinca rosea* L.] 的全草入药。

【形态特征】多年生草本或亚灌木，高 50~70cm，全株光滑无毛；幼枝绿色或红褐色。单叶交互对生，倒卵形或长椭圆形，长 3~5cm，宽 2~2.5cm，顶端圆钝，有尖头，基部狭窄，具短柄，全缘。花淡红色或白色，1~3 朵腋生或顶生，花柄短；萼裂片线形，细而短；花冠筒细长，高脚碟状，长 2~2.5cm，裂片宽倒卵形，左旋；花盘由 2 枚舌状腺体组成，与心皮互生。蓇葖果 2，长圆锥形，长 2~3cm，表面有细纵棱和短毛。种子数个，黑褐色，具沟槽和粒状小凸起。花、果期几全年。

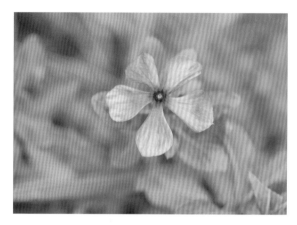

【生境】栽培。

【分布】山东、江苏、福建、湖南、广东、海南、香港、广西、云南及四川均有栽培。原产非洲。

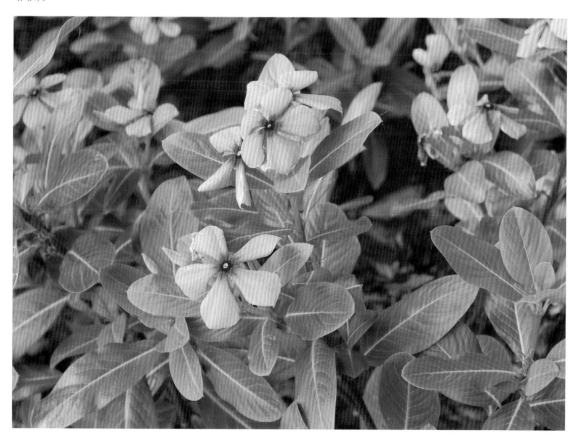

【采集加工】全年可采，割取地上部分，去泥杂，晒干。

【药材性状】茎圆柱形，红褐色，直径 0.4~0.8cm，节部稍膨大。叶对生、多已破碎，展平后，完整叶呈倒卵形或长椭圆形，长 5~9cm，宽 2~3cm，顶端有尖头，全缘，中脉基部淡红紫色。花单生或成对生于叶腋；花冠高脚蝶状，长 2~2.5cm。偶见有长圆锥形的蓇葖果。种子黑褐色，有沟槽和粒状小突起。气微，味微苦。以身干、叶多、色绿、质嫩、无泥杂者为佳。

【性味归经】味微苦，性凉；有毒。归肝、胃经。

【功能主治】镇静安神，平肝降压。治急性淋巴细胞性白血病，淋巴肉瘤，巨滤泡性淋巴瘤，高血压病。

【用法用量】6~15g，水煎服。或将提取物制成注射剂。

【附方】① 治急性淋巴细胞性白血病：a. 硫酸长春新碱 0.025~0.05mg/kg 体重，用 10ml 生理盐水溶解后，静脉注射或静脉滴注（注意勿漏至皮下），每周 1 次。用本药后可有脱发、腹痛、恶心、便秘、肌肉酸痛、手指麻木、发热等不良反应，一般不影响治疗，个别需要暂时停药。b. 长春花 15g，水煎服。

② 治高血压病：a. 长春花 12g，豨莶草 9g，决明子 6g，菊花 6g，每日 1 次，水煎服。b. 长春花、夏枯草、沙参各 15g，水煎服。

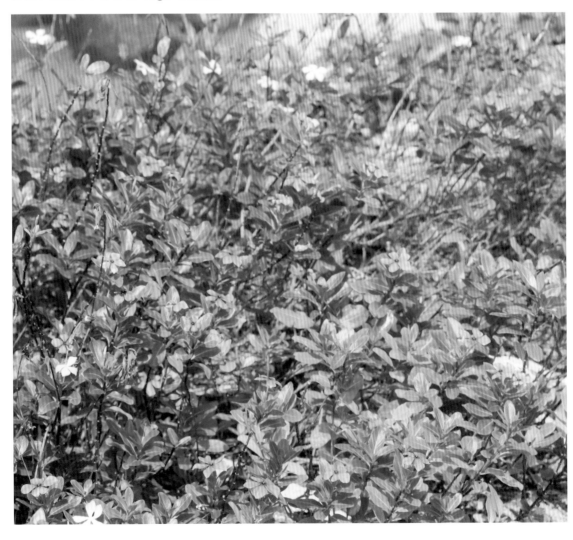

4.126.6　狗牙花

ERVATAMIAE DIVARICATAE RADIX ET FOLIUM

【别名】白狗牙、狮子花、豆腐花

【基原】来源于夹竹桃科 Apocynaceae 狗牙花属 *Ervatamia* 狗牙花 *Ervatamia divaricata* (Linn.) Burk. cv. Gouyahua 的根和叶入药。

【形态特征】灌木。高达 3m，除萼片有缘毛外，其余无毛；枝和小枝灰绿色，有皮孔，干时有纵裂条纹；节间长 1.5~8cm。腋内假托叶卵圆形，基部扩大而合生，长约 2mm。叶坚纸质，椭圆形或椭圆状长圆形，短渐尖，基部楔形，长 5.5~11.5cm，宽 1.5~3.5cm，叶面深绿色，背面淡绿色；侧脉 12 对，在叶面扁平，在背面略为凸起；叶柄长 0.5~1cm。聚伞花序腋生，通常双生，近小枝端部集成假二歧状，着花 6~10 朵；总花梗长 2.5~6cm；花梗长 0.5~1cm；苞片和小苞片卵状披针形，长 2mm，宽 1mm；花蕾端部长圆状急尖；花萼基部内面有腺体，萼片长圆形，边缘有缘毛，长 3mm，宽 2mm；花冠重瓣，白色，花冠筒长达 2cm；雄蕊着生于花冠筒中部之下；花柱长 11mm，柱头倒卵球形。蓇葖长 2.5~7cm，极叉开或外弯；种子 3~6 个，长圆形。花期 6~11 月；果期秋季。

【生境】栽培。

【分布】云南、广西、广东、福建、台湾等地有栽培。

【采集加工】夏、秋季采收，根、叶晒干。

【性味归经】味苦、辛，性凉；有毒。

【功能主治】清热解毒，散结利咽，降血压，消肿止痛。治蛇伤，高血压，喉痛，头痛，疮疖。

【用法用量】5~10g，水煎服。

4.126.7 海南狗牙花

ERVATAMIAE HAINANENSIS RADIX

【别名】单根木、山辣椒树、独根木、鸡爪花

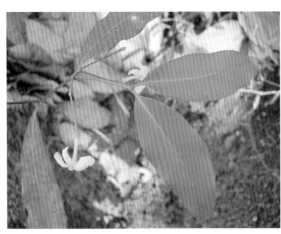 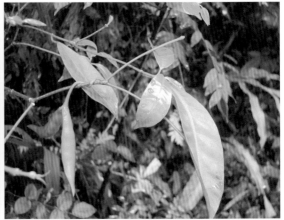

【基原】来源于夹竹桃科 Apocynaceae 狗牙花属 *Ervatamia* 海南狗牙花 *Ervatamia hainanensis* Tsiang 的根入药。

【形态特征】灌木。高 1~3m，全株无毛。叶纸质，倒卵状椭圆形，有时椭圆状长圆形，端部通常极短而猝然急尖，基部宽楔形或猝然窄缩，长 4~9cm，宽 1.7~3.5cm；中脉在叶面凹陷，侧脉近对生，几平行；叶柄长 2~14mm。花序腋生或稀有假顶生，集成假伞房多歧聚伞花序，有花 7~12 朵，比叶为短，结果时则伸长。总花梗：第一级长 1~1.5cm，二级长 0.5~1cm；花梗长 1~1.5cm；苞片与小苞片卵形，急尖，长约 1mm；花蕾圆筒状，急尖；花萼 5 深裂，萼内腺体约 20 个，虫状，生于萼筒中部之上，到达喉部；萼片梅花式，长圆状披针形，边缘无毛，透明，长 2mm，宽 1mm；花冠白色，高脚碟状，花冠裂片向右旋转，长圆状镰刀形，基部边缘覆瓦状排列，近直立，端部急尖，长 7~9mm，宽 4~5mm，花冠筒上部膨大；花药到达喉部，披针

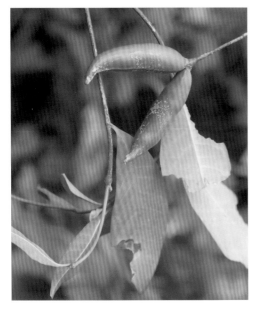

形，端部急尖，基部由急尖附属物组成；心皮 2 枚，离生，花柱圆筒状，端部膨大，柱头 2 裂。蓇葖双生，近 180°叉开，椭圆状披针形，有长喙，几无柄，长 3cm，直径 1.3cm，喙长 1cm，外果皮淡灰色；种子在每个果内 10~20 粒，分为 4 排。花、果期 3~12 月。

【生境】生于山地林中或灌木丛中。

【分布】海南、云南、广西。

【采集加工】夏、秋季采收，根晒干。

【性味归经】味苦、辛，性凉；全株有毒。

【功能主治】清热解毒，散结利咽，降压止痛。治毒蛇咬伤，高血压病，风湿骨痛，乳痈，疖肿，跌打瘀痛，胃痛，痢疾。

【用法用量】10~15g，水煎服。

4.126.8　药用狗牙花

ERVATAMIAE OFFICINALIS RADIX

【别名】山辣椒树

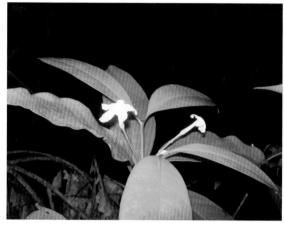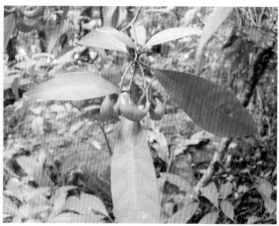

【基原】来源于夹竹桃科 Apocynaceae 狗牙花属 *Ervatamia* 药用狗牙花 *Ervatamia officinalis* Tsiang 的根入药。

【形态特征】灌木。高 2~4m，除花外无毛。叶坚纸质，椭圆状长圆形，稀长圆状披针形，长 7~15cm，宽 3~6cm，顶端长尾状渐尖或长突尖，基部近圆形或狭楔形，叶面深绿色，中脉凹陷，叶背淡绿色；中脉凸起，侧脉 10~12 条，在叶面扁平，在叶背略为凸起；叶柄长 3~7mm。聚伞花序腋生，通常二枝成对，生在小枝顶端，成假二叉式，着花约 9 朵，比叶为短。总花梗：第一级长 2.5~4.5cm，二级长 1~2cm，三级长 3~5mm；苞片与小苞片极小，披针形，长约 1mm；花蕾圆筒形，端部近圆球形；花萼钟状，基部内面无腺体或仅有 1~2 个，萼片梅花式，卵圆形，钝头，不等长，外面的长 1.5mm，宽 1mm，内面的长 1mm，宽 1.5mm，边缘无毛，透明；花冠白色，花冠筒长 2.2cm，近直立或近喉部向右旋转，直径 2mm，裂片向左覆盖，近垂直，长圆状披针形，近镰刀形，边缘波状，两面具微柔毛，长 7mm，宽 2.5mm；雄蕊着生于近花冠筒喉部膨大之处，花药披针形，长 2.5mm，端部有薄膜，基部狭耳形；子房无毛，卵球形，花柱丝状，柱头 2 裂，基部棍棒状，具长硬毛。蓇葖双生，或有一个不发育，线状长圆形，近肉质，端部有喙，基部有柄，长 1.5~3cm，直径 0.6~1cm，外果皮在干时呈黑色。花期 5~7 月；果期 8 月至翌年 4 月。

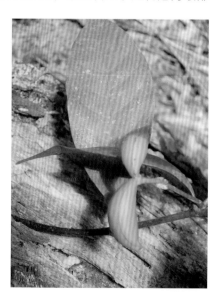

【生境】生于低海拔林中或灌木丛中。

【分布】海南、云南、广西。

【采集加工】夏、秋季采收，根晒干。

【性味归经】全株有毒。

【功能主治】解毒，祛风，降压止痛。治高血压病，风湿骨痛，咽喉肿痛。

【用法用量】10~15g，水煎服。

4.126.9 止泻木

HOLARRHENAE ANTIDYSENTERICAE CORTEX

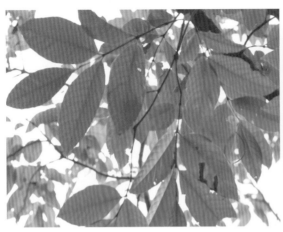
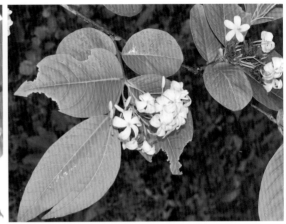

【基原】来源于夹竹桃科 Apocynaceae 止泻木属 *Holarrhena* 止泻木 *Holarrhena antidysenterica* Wall. ex A. DC. 的树皮入药。

【形态特征】乔木，高达10m，胸径20cm。叶对生，阔卵形、近圆形或椭圆形，膜质，顶端急尖至钝或圆，基部急尖或圆形，长10~24cm，宽4~11.5cm，叶面深绿色，叶背浅绿色，两面被短柔毛，叶背更密，老时叶面毛渐脱落；中脉和侧脉在叶面扁平，在叶背凸起，侧脉每边12~15条，斜曲上升，至叶缘网结；叶柄长约5mm，被短柔毛。伞房状聚伞花序顶生和腋生，长5~6cm，直径4~8cm，被短柔毛，着花稠密；苞片小，线形，被微毛；花萼裂片长圆状披针形，长2mm，宽1mm，外面被短柔毛，内面基部具5枚腺体；花冠白色，向外展开，直径2~2.5cm，内外面被短柔毛，喉部更密，花冠筒细长，基部膨大，喉部收缩，长1~1.5cm，直径1.5~2mm，花冠裂片长圆形，顶端圆，长15~17mm，宽5~6mm；雄蕊着生花冠筒近基部，花丝丝状，长1mm，基部被柔毛，花药长圆状披针形，长1.5mm，宽0.5mm；无花盘；心皮2，离生，无毛，花柱丝状，柱头长圆形，到达花丝基部，顶端钝，短2裂；每心皮有胚珠多颗。蓇葖双生，长圆柱形，顶端渐尖，向内弯，长20~43cm，直径5~8mm，无毛，具白色斑点；种子浅

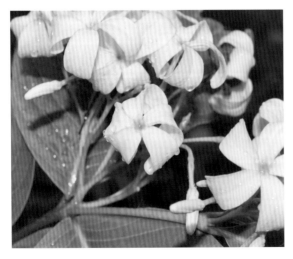

黄色，长圆形，长约2cm，宽约3mm，中部凹陷，顶端具黄白色绢质种毛；种毛长5cm。花期4~7月；果期6~12月。

【生境】栽培。

【分布】广东、海南、台湾有栽培；云南野生。印度、缅甸、泰国、老挝、越南、柬埔寨和马来西亚也有分布。

【采集加工】夏、秋采收，树皮晒干。

【性味归经】味苦、辛，性平。

【功能主治】止泻。治痢疾。

【用法用量】9~15g，水煎服。

4.126.10 尖山橙

MELODINI FUSIFORMIS HERBA

【别名】竹藤、乳汁藤

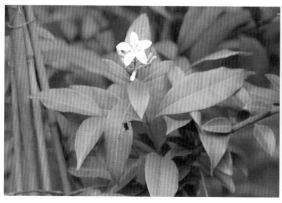 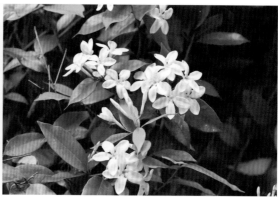

【基原】来源于夹竹桃科 Apocynaceae 山橙属 Melodinus 尖山橙 Melodinus fusiformis Champ. ex Benth. 的全株入药。

【形态特征】粗壮木质藤本，具乳汁；茎皮灰褐色；幼枝、嫩叶、叶柄、花序被短柔毛，老渐无毛；节间长 2.5~11cm。叶近革质，椭圆形或长椭圆形，稀椭圆状披针形，长 4.5~12cm，宽 1~5.3cm，顶端渐尖，基部楔形至圆形；中脉在叶面扁平，在叶背略为凸起，侧脉约 15 对，向上斜升到叶缘网结；叶柄长 4~6mm。聚伞花序生于侧枝的顶端，有花 6~12 朵，长 3~5cm，比叶为短；花序梗、花梗、苞

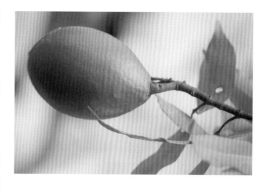

片、小苞片、花萼和花冠均疏被短柔毛；花梗长 0.5~1cm；花萼裂片卵圆形，边缘薄膜质，顶端急尖，长 4~5mm；花冠白色，花冠裂片长卵圆形或倒披针形，偏斜；副花冠呈鳞片状在花喉中稍伸出，鳞片顶端 2~3 裂；雄蕊着生于花冠筒的近基部。浆果橙红色，椭圆形，顶端短尖，长 3.5~5.3cm，直径 2.2~4cm；种子压扁，近圆形或长圆形，边缘不规则波状，直径 0.5cm。花期 4~9 月；果期 6 月至翌年 3 月。

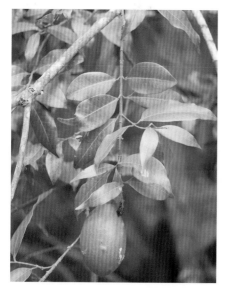

【生境】生于山地疏林中或山坡路旁、山谷水沟边。

【分布】福建、广东、广西、贵州、云南。

【采集加工】夏、秋采收，全株晒干。

【性味归经】味苦、辛，性平。

【功能主治】活血消肿，祛风除湿。治风湿痹痛，跌打损伤。

【用法用量】10~15g，水煎服。果实有毒，误食能致呕吐。

4.126.11 山橙

MELODINI SUAVEOLENTIS FRUCTUS

【别名】猢狲果、马骝藤、猴子果

　　【基原】来源于夹竹桃科 Apocynaceae 山橙属 *Melodinus* 山橙 *Melodinus suaveolens* Champ. ex Benth. 的成熟果实入药。

　　【植物特征】攀援木质藤本。长达 10m。具乳汁；小枝褐色。叶对生，椭圆形或卵圆形，长 5~9.5cm，宽 1.8~4.5cm，顶端渐尖，基部阔楔形，全缘，叶面深绿色，有光泽。聚伞花序顶生

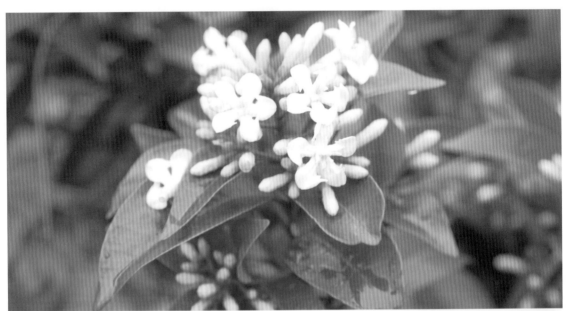

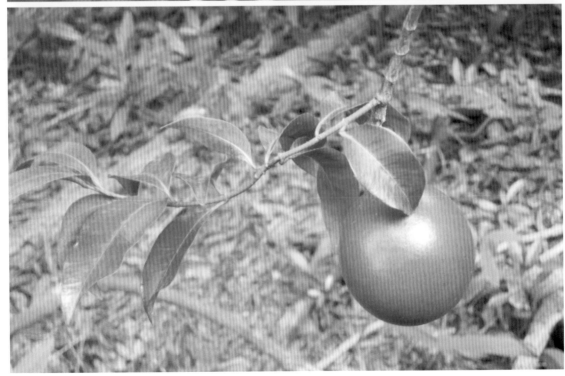

或腋生；花白色；花萼长约 3mm，5 深裂，裂片卵形，呈双盖覆瓦状排列；花冠高脚碟状，花冠管筒状，长 1~1.4cm，裂片斜镰刀形，向左覆盖，较筒短一半，顶端有双齿；副花冠钟状，5 裂片，伸出花冠喉外；雄蕊生于花冠筒中部。浆果球形，直径 5~8cm，成熟时橙红色；种子很多，两侧压扁，长约 8mm。花期 5~11 月；果期8 月至翌年 1 月。

【生境】生于向阳山坡，常攀援于树顶。

【分布】广西、广东、海南。

【采集加工】秋、冬季果实成熟时摘下，晒干。

【药材性状】本品呈圆球形，直径 5~8.5cm，红棕褐色或红棕色，常有黑褐色斑块，光滑无毛，顶端常有宿存花萼，基部有木质果柄；果皮厚，质坚硬，不易破碎，剖开后可见果肉干缩成海绵状，白色与棕色相杂；种子多数，嵌于果肉内，扁圆形，长 0.5~0.8cm，形似冬瓜子，有不规则棱角，棕褐色至黑褐色；种仁黄色，富油性。气无，味涩。以个大、棕红色、无破裂者为佳。

【性味归经】味苦，性平；有小毒。归肝、脾经。

【功能主治】行气止痛，消积化痰。治胃气痛，消化不良，痰火核，小儿疳积，睾丸炎，疝气，腹痛，瘰疬，皮肤热毒，湿癣疥癞。

【用法用量】15~30g 或果 1~2 个，水煎服或煮肉吃。

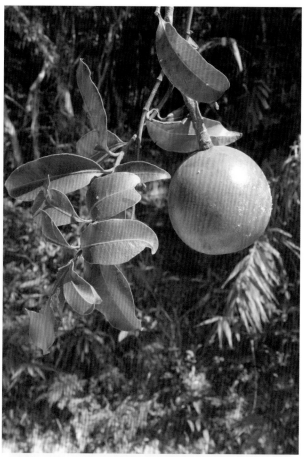

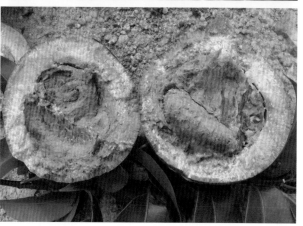

4.126.12　鸡蛋花

PLUMERIAE FLOS

【别名】缅栀子

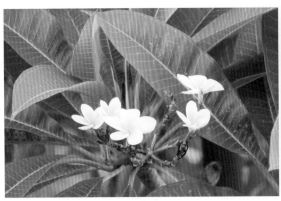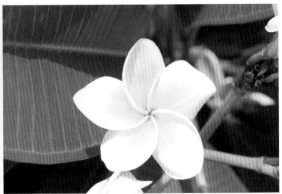

【基原】来源于夹竹桃科 Apocynaceae 鸡蛋花属 *Plumeria* 鸡蛋花 *Plumeria rubra* L. 'Acutifolia' 的花朵入药。

【植物特征】灌木至小乔木。高 3~10m。枝粗壮，肉质，有乳汁。叶聚生于小枝的顶部，椭圆形或长圆形，长 20~40cm，宽 5~7cm，叶面绿色，背面浅绿色，边缘疏被柔毛，顶端渐尖，基部楔形；侧脉羽状，近边缘处联结成边脉。聚伞花序顶生，花大，芳香；萼小，5 裂，花冠漏斗状，有 5 个旋卷排列的裂片；花冠外面白色而略带淡红，内面基部黄色，长 5~6cm；雄蕊 5 枚，雄蕊着生在花冠筒基部，花丝短，花药内藏；子房上位，心皮 2 枚，分离。蓇葖果长圆形。花期 5~10 月；果期 7~12 月。

【生境】栽培。

【分布】福建、广东、香港、海南、广西、云南等地有栽培。在云南有逸为野生的。原产墨西哥。

【采集加工】夏、秋季当花盛开时采摘，晒干。

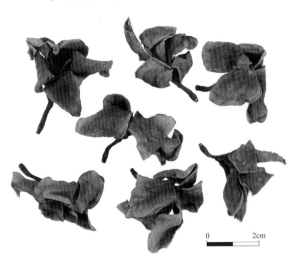

【药材性状】花朵皱缩，黄褐色，展开后全长 3.5~5cm，有 5 枚大形旋转排列的花瓣。花瓣倒卵形，长 3~4cm，宽 2~3cm，下部合生成细管，长约 1cm；雄蕊 5 枚，花丝极短；子房卵状。气醇香，味清淡稍苦。以花朵完整、色黄褐、气芳香者为佳。

【性味归经】味甘、淡，性凉。归大肠、胃经。

【功能主治】润肺解毒，清热祛湿，滑肠，止咳。治湿热下痢，里急后重，细菌性痢疾，消化不良，小儿疳积，传染性肝炎，支气管炎。预防中暑。

【用法用量】5~15g，水煎服。

【附方】细菌性痢疾：鸡蛋花、木棉花、金银花各 9g。水煎服。

4.126.13　帘子藤

POTTSIAE LAXIFLORAE RADIX ET CAULIS

【别名】毛帘子藤

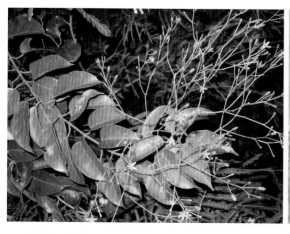
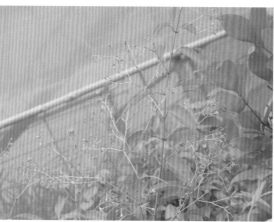

　　【基原】来源于夹竹桃科 Apocynaceae 帘子藤属 *Pottsia* 帘子藤 *Pottsia laxiflora*（Blume）Kuntze 的根、茎入药。

　　【形态特征】常绿攀援灌木，长达 9m；枝条柔弱，平滑，无毛，具乳汁。叶薄纸质，卵圆形、椭圆状卵圆形或卵圆状长圆形，长 6~12cm，宽 3~7cm，顶端急尖具尾状，基部圆或浅心形，两面无毛；叶面中脉凹入，侧脉扁平，叶背中脉和侧脉略凸起，侧脉每边 4~6 条，斜曲上升，至叶缘前网结；叶柄长 1.5~4cm。总状式的聚伞花序腋生和顶生，长 8~25cm，具长总花梗，多花；花梗长 0.8~1.5cm；花萼短，裂片宽卵形，外面具短柔毛，内面具腺体；花冠紫红色或粉红色，花冠筒圆筒形，长 4~5mm，宽 2.5mm，无毛，花冠裂片向上展开，卵圆形，长约 2mm，宽 1.5mm；雄蕊着生在花冠筒喉部，花丝被长柔毛，花药箭头状，伸出花冠筒喉部之外，腹部中间粘连在柱头上，顶端渐尖，基部具耳；子房被长柔毛，由 2 枚离生心皮组成，花柱中部加厚，柱头圆锥状，每心皮有胚珠多颗；花盘环状，5 裂，围绕子房周围。蓇葖双生，线状长圆形，细而长，下垂，长达 40cm，直径 3~4mm，绿色，无毛，外果皮薄；种子线状长圆形，长 1.5~2cm，直径 1.5mm，顶端具白色绢质种毛；种毛长 2~2.5cm。花期 4~8 月；果期 8~10 月。

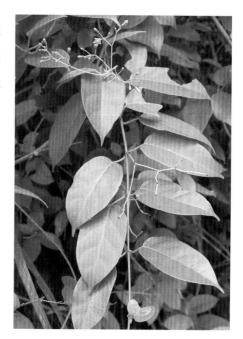

　　【生境】生于村中、山坡、路旁、灌丛中的向阳处。

　　【分布】广西、海南、广东、湖南、贵州和云南。

　　【采集加工】夏、秋采收，根、茎晒干。

　　【性味归经】味苦、微辛，性微温。

　　【功能主治】祛风除湿，活血通络。治风湿痹痛，跌打损伤，妇女闭经。

　　【用法用量】9~15g，水煎服。

4.126.14　四叶萝芙木

RAUVOLFIAE TETRAPHYLLAE LATEX

【别名】异叶萝芙木

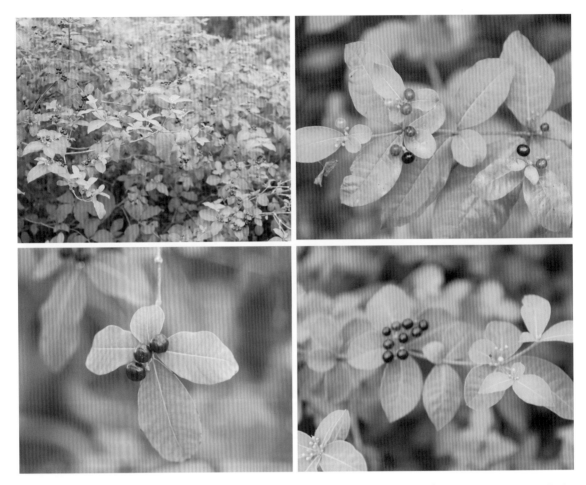

　　【基原】来源于夹竹桃科 Apocynaceae 萝芙木属 Rauvolfia 四叶萝芙木 Rauvolfia tetraphylla L. 的树汁入药。

　　【形态特征】灌木，高达 1.5m；幼枝被微毛，老枝无毛。叶膜质，4 枚轮生，稀 3 或 5 枚轮生，大小不相等，卵圆形或阔椭圆形，最大的长 5~15cm，宽 2~4cm，最小的长 1~4cm，宽 0.8~2cm，两面被茸毛，老时毛脱落；侧脉每边 5~12 条，弧曲上升。花序顶生或腋生，总花梗幼时被长柔毛，后渐脱落；花冠白色，坛状，冠筒内外面均被长柔毛；雄蕊着生于冠筒喉部；心皮合生。核果 2 个合生，未成熟时绿色，后渐变为红色，成熟时黑色。花期 5 月；果期 6~8 月。

　　【生境】常栽培于庭院中。

　　【分布】我国云南、广东、海南、广西有引种栽培。原产南美洲，现亚洲热带地区有栽培。

　　【采集加工】全年可采，树汁鲜用。

　　【性味归经】味苦，性寒，有小毒。

　　【功能主治】催吐，止泻痢，利尿。治痢疾，水肿。

　　【用法用量】9~15g，水煎服。

4.126.15　萝芙木

RAUVOLFIAE RADIX

【别名】萝芙藤、鸡眼子、染布子

【基原】来源于夹竹桃科 Apocynaceae 萝芙木属 *Rauvolfia* 萝芙木 *Rauvolfia verticillata*（Lour.）Baill. 的根入药。

【形态特征】灌木，高达 3m；多枝，树皮灰白色；幼枝绿色，被稀疏的皮孔，直径约 5mm；节间长 1~5cm。叶膜质，干时淡绿色，3~4 叶轮生，稀为对生，椭圆形或长圆形、稀披针形，渐尖或急尖，基部楔形或渐尖，长 2.6~16cm，宽 0.3~3cm；叶面中脉扁平或微凹，叶背则凸起，侧脉弧曲上升，无皱纹；叶柄长 0.5~1cm。伞形式聚伞花序，生于上部的小枝的腋间；总花梗

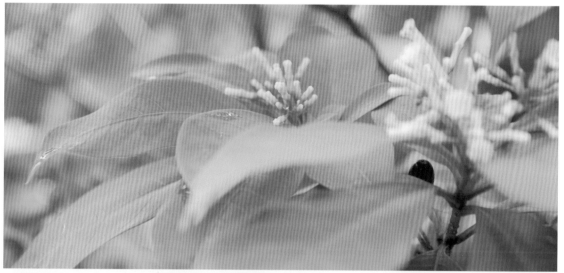

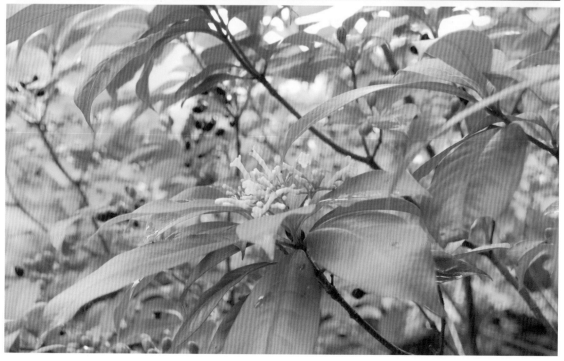

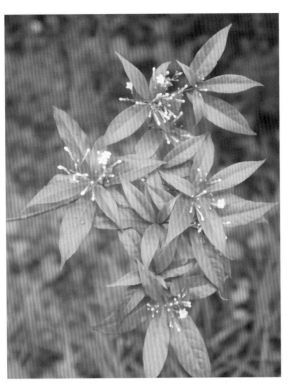

长 2~6cm；花小，白色；花萼 5 裂，裂片三角形；花冠高脚碟状，花冠筒圆筒状，中部膨大，长 10~18mm；雄蕊着生于冠筒内面的中部，花药背部着生，花丝短而柔弱；花盘环状，长约为子房的一半；子房由 2 个离生心皮所组成，一半埋藏于花盘内，花柱圆柱状，柱头棒状，基部有一环状薄膜。核果卵圆形或椭圆形，长约 1cm，直径 0.5cm，由绿色变暗红色，然后变成紫黑色，种子具皱纹；胚小，子叶叶状，胚根在上。花期 2~10 月；果期 4 月至翌年春季。

【生境】生于丘陵地区或溪边较潮湿的灌木丛中及村边。

【分布】香港、广东、海南、台湾、广西、云南和贵州。

【采集加工】夏、秋采收，根晒干。

【性味归经】味苦，性寒；有小毒。

【功能主治】镇静，降压，活血止痛，清热解毒。治高血压病，头痛，失眠，眩晕，高热不退。外用治跌打损伤，毒蛇咬伤。

【用法用量】15~20g，水煎服。外用适量鲜品捣烂敷患处。

【附方】治高血压病：萝芙木 15~20g。水煎服。

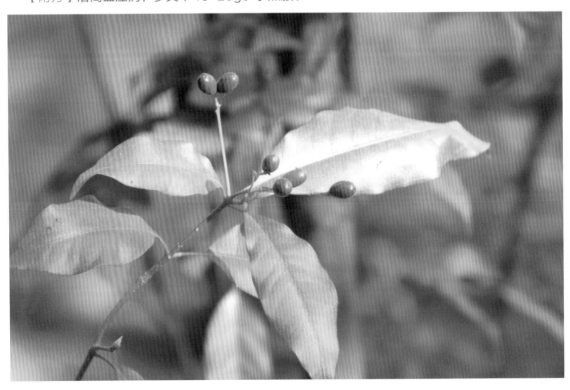

4.126.16　催吐萝芙木

RAUVOLFIAE VOMITORIAE RADIX ET CORTEX

【基原】来源于夹竹桃科 Apocynaceae 萝芙木属 *Rauvolfia* 催吐萝芙木 *Rauvolfia vomitoria* Afzel. ex Spreng. 的根、茎皮入药。

【形态特征】灌木，具乳汁。叶膜质或薄纸质，3~4 叶轮生，稀对生，阔卵形或卵状椭圆形，长 5~12cm，宽 3~6cm；侧脉弧曲上升，每边 9~12 条。聚伞花序顶生，花淡红色，花冠高脚碟状，冠筒喉部膨大，内面被短柔毛；雄蕊着生花冠筒喉部；花盘环状；心皮离生，花柱基部膨大，被短柔毛，柱头棍棒状。核果离生，圆球形。花期 8~10 月；果期 10~12 月。

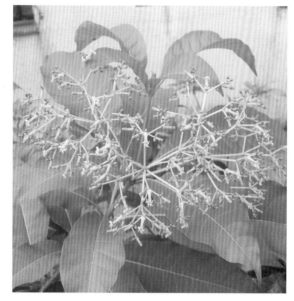

【生境】栽培。

【分布】广东、海南、广西、云南有栽培。原产热带非洲。

【采集加工】夏、秋季采收，根、茎皮晒干。

【性味归经】味苦，性寒；有毒。

【功能主治】清热解毒，清肝火，理气止痛，杀虫止痒。治外感风热，或温病初起发热、头痛、咽喉肿痛等。外治疥癣。

【用法用量】0.3~0.6g，水煎服。

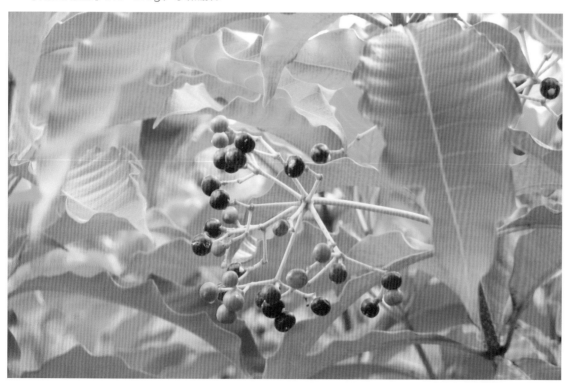

4.126.17 羊角拗

STROPHANTHI DIVARICATI FOLIUM ET CAULIS

【别名】羊角藤、羊角扭、黄葛扭、羊角树、牛角藤

【基原】来源于夹竹桃科 Apocynaceae 羊角拗属 Strophanthus 羊角拗 Strophanthus divaricatus（Lour.）Hook. et Arn. 的茎、叶或种子入药。

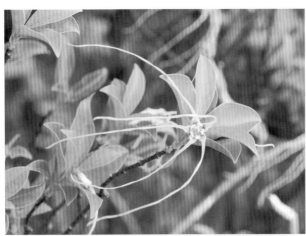

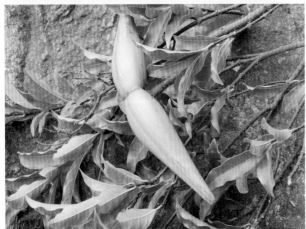

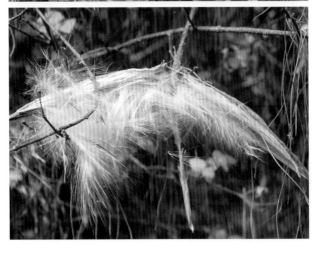

【形态特征】藤状灌木。长达 2m，上部枝条蔓延，枝条密披灰白色皮孔，全株无毛。叶椭圆状长圆形或椭圆形，长 3~10cm，宽 1.5~5cm；侧脉通常每边 6 条，斜曲上升。花序顶生，常 3 朵；花黄色，花冠漏斗状，冠筒内面披疏短柔毛，顶端延长呈一长尾，长达 10cm，基部宽 4~5mm，下垂，裂片内面基部和冠筒喉部有紫红色的斑纹，副花冠裂片每 2 片基部合生；雄蕊着生于冠檐基部，花丝向下延长至冠筒上呈肋状凸起，被短柔毛，药隔顶部渐尖成尾状，不伸出花喉部；子房无毛，柱头 2 裂。蓇葖果广叉生，长椭圆形，长 10~15cm，直径 2~3.5cm；种子扁平，上部渐狭而延长成喙，喙上轮生白色绢质种毛，种毛长 2.5~3cm。花期 3~7 月；果期 6 月至翌年 2 月。

【生境】生于丘陵山地的疏林或灌丛中。

【分布】福建、广东、香港、海南、广西、贵州和云南。越南、老挝也有分布。

【采集加工】茎、叶夏、秋季采收，秋季采收种子晒干备用。

【性味归经】味苦，性寒；有大毒。

【功能主治】强心消肿，止痛，止痒，杀虫。治风湿关节肿痛，小儿麻痹后遗症，皮癣，多发性疖肿，腱鞘炎，骨折（应先复位，夹板固定）。

【用法用量】外用适量，以茎、叶煎汤温洗，或用粉末适量，酒、水调匀温敷患处。本品有大毒，内服要慎重。

4.126.18 紫花络石

TRACHELOSPERMI AXILLARIS CAULIS

【别名】车藤

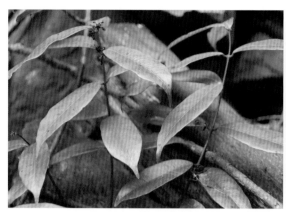
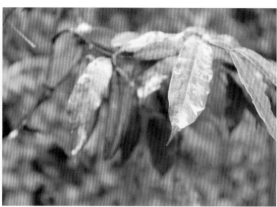

【基原】来源于夹竹桃科 Apocynaceae 络石属 Trachelospermum 紫花络石 Trachelospermum axillare Hook. f. 的藤茎入药。

【形态特征】粗壮木质藤本，无毛或幼时具微长毛；茎直径 1cm，具多数皮孔。叶厚纸质，倒披针形、倒卵形或长椭圆形，长 8~15cm，宽 3~4.5cm，顶端尖尾状，顶端渐尖或锐尖，基部楔形或锐尖，稀圆形；侧脉多至 15 对，在叶背明显；叶柄长 3~5mm。聚伞花序近伞形，腋生或有时近顶生，长 1~3mm；花梗长 3~8mm；花紫色；花蕾顶端钝；花萼裂片紧贴于花冠筒上，卵圆形、钝尖，内有腺体约 10 枚；花冠高脚碟状，花冠筒长 5mm，花冠裂片倒卵状长圆形，长 5~7mm；雄蕊着生于花冠筒的基部，花药隐藏于其内；子房卵圆形，无毛，花柱线形，柱头近头状；花盘的裂片与子房等长。蓇葖圆柱状长圆形，平行，粘生，无毛，向顶端渐狭，略似镰刀状，通常端部合生，老时略展开，长 10~15cm，直径 10~15mm；外果皮无毛，具细纵纹；种子暗紫色，倒卵状长圆形或宽卵圆形，端部钝头，长约 15mm，宽 7mm；种毛细丝状，长约 5cm。花期 5~7 月；果期 8~10 月。

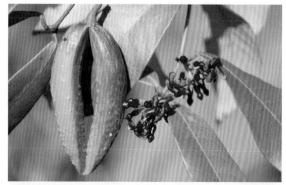

【生境】生于山地疏林中或山谷水沟边。

【分布】我国西南、华南、华中及华东各地。越南、斯里兰卡也有分布。

【采集加工】夏、秋采收，藤茎晒干。

【性味归经】味辛、微苦，性温；有毒。

【功能主治】祛风解表，活络止痛，强筋骨，降血压。治感冒头痛，咳嗽，支气管炎，肺痨，风湿痹痛，跌打损伤。

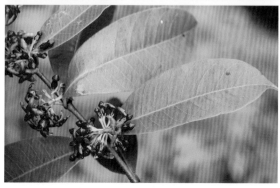

【用法用量】9~15g，水煎服。

4.126.19 络石藤

TRACHELOSPERMI CAULIS ET FOLIUM

【别名】石龙藤、感冒藤、爬墙虎

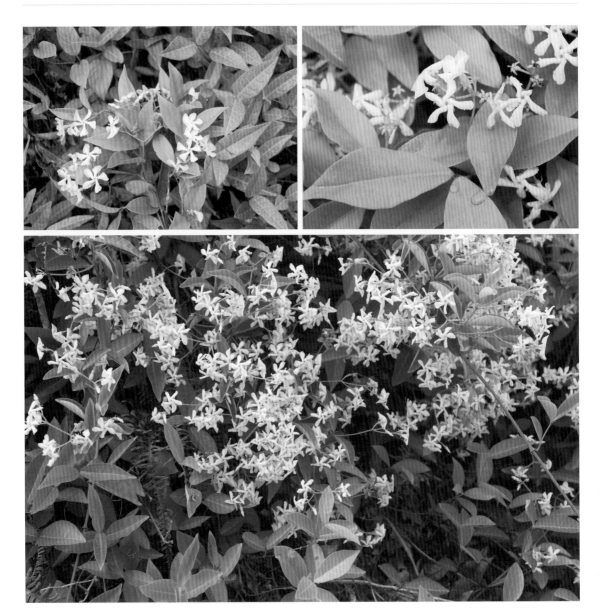

【基原】来源于夹竹桃科 Apocynaceae 络石属 *Trachelospermum* 络石 *Trachelospermum jasminoides*（Lindl.）Lem. 的藤茎入药。

【形态特征】常绿木质藤本，长达 10m，具乳汁。叶革质或近革质，椭圆形至卵状椭圆形或宽倒卵形，长 2~10cm，宽 1~4.5cm，顶端锐尖至渐尖或钝，有时微凹或有小凸尖，基部渐狭至钝，叶面无毛，叶背被疏短柔毛，老渐无毛；侧脉每边 6~12 条，扁平或稍凸起；叶柄短，被短柔毛，老渐无毛。二歧聚伞花序腋生或顶生，花多朵组成圆锥状，与叶等长或较长；花白色，芳香；总花梗长 2~5cm，被柔毛，老时渐无毛；苞片及小苞片狭披针形，长 1~2mm；花萼 5 深裂，裂片线状披针形，顶部反卷，长 2~5mm，外面被有长柔毛及缘毛，内面无毛，基部具 10 枚鳞片状腺体；

花蕾顶端钝，花冠筒圆筒形，中部膨大，外面无毛，内面在喉部及雄蕊着生处被短柔毛，长5~10mm，花冠裂片长 5~10mm，无毛；雄蕊着生在花冠筒中部，腹部粘生在柱头上，花药箭头状，基部具耳，隐藏在花喉内；花盘环状5裂与子房等长；子房由 2 个离生心皮组成，无毛，花柱圆柱状，柱头卵圆形，顶端全缘；每心皮有胚珠多颗，着生于 2 个并生的侧膜胎座上。蓇葖双生，叉开，无毛，线状披针形，向顶端渐尖，长 10~20cm，宽 3~10mm。花期 3~7 月；果期 7~12 月。

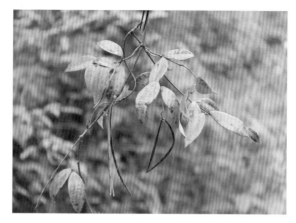

【生境】攀附生于树干、岩石或墙上。

【分布】陕西、甘肃、四川、湖南、湖北、河北、河南、山东、江苏、安徽、浙江、台湾、福建、江西、海南、广东、广西、贵州、云南等地。日本、朝鲜和越南也有分布。

【采集加工】冬季至次春采收。割取藤茎，除去杂质，晒干。

【性味归经】味苦，性微寒。

【功能主治】祛风止痛，活血通络。治风湿性关节炎，腰腿痛，跌打损伤，痈疖肿毒。外用治创伤出血。

【用法用量】9~15g，水煎服。外用适量鲜品捣烂或干品研粉敷患处。

【附方】治跌打损伤、关节酸痛：络石藤 30g。水煎，黄酒送服。

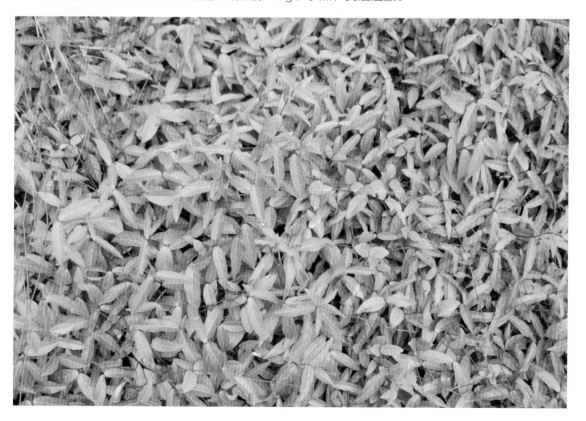

4.126.20 毛杜仲藤

URCEOLAE HUAITINGII RADIX ET CAULIS

【别名】婢嫁、银花藤、鸡头藤、力酱梗

【基原】来源于夹竹桃科 Apocynaceae 水壶藤属 Urceola 毛杜仲藤 Urceola huaitingii（Chun & Tsiang）D. J. Middleton [Parabarium huaitingii Chun et Tsiang] 的根和茎入药。

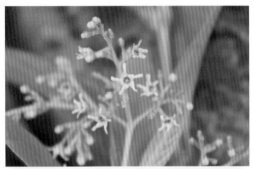

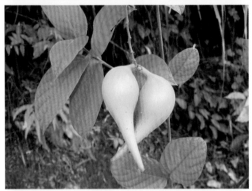

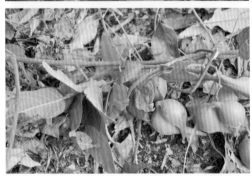

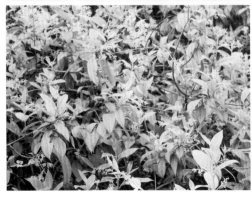

【形态特征】攀援多枝灌木，长达 13m，具乳汁，除花冠裂片外，都具有灰色或红色短茸毛。叶生于枝的顶端，薄纸质或老叶略厚，两面被柔毛，叶背脉上被毛较密，卵圆状或长圆状椭圆形，长 2.5~7.5cm，宽 1.5~3.5cm，边缘略向下卷，顶端锐尖或短渐尖，基部狭圆形或宽楔形，叶面深绿色，叶背淡绿色；侧脉每边 10 条，弧形上升，在边缘前网结；叶柄有茸毛，长 5mm。花序近顶生或稀腋生，伞房状，多花，长 4~6cm；苞片叶状，长 1~3mm，宽 0.5~1mm；花梗丝状，长 1~2mm；花蕾顶端钝；花有香味；花萼近钟状，外面有茸毛，双盖覆瓦状排列，裂片长圆状披针形，钝头，长 2mm，宽 1mm，花萼内面腺体 5 枚，腺体极小；花冠黄色，坛状辐形，外面有微毛，花冠筒长 2mm，喉部胀大，基部缩小，裂片向右覆盖而向左旋转，在花蕾内顶端钝头而内褶，开花后开展，镊合状排列，长 2mm，宽 1mm；雄蕊着生于花冠筒的基部，花丝极短，花药披针状箭头形；花盘 5 裂；子房有心皮 2 枚，具疏柔毛，每心皮约有 10 胚珠，花柱极短，花柱头陀螺状，顶端不明显 2 裂。蓇葖双生或 1 个不发育，卵圆状披针形，基部膨大，长 6~7cm，基部直径 1.5~2cm，外果皮基部多皱纹，中部以上有细条纹。花期 4~6 月；果期 7 月至翌年 6 月。

【生境】生于密林中。

【分布】广东、海南、贵州、广西和湖南。

【采集加工】夏、秋采收，根、茎晒干。

【性味归经】味苦、微辛，性平；有小毒。

【功能主治】祛风活络，强筋骨。治风湿痹痛，腰肌劳损，腰腿痛，跌打损伤。外用治外伤出血。

【用法用量】9~15g，水煎服。外用适量，茎皮及干叶研粉敷患处。

4.126.21 藤杜仲

URCEOLAE MICRANTHAE CORTEX

【别名】花皮胶藤

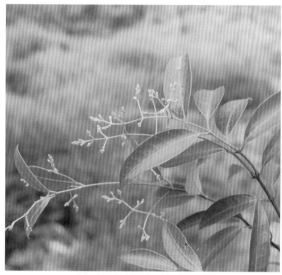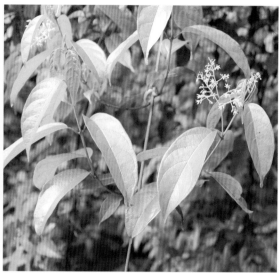

【基原】来源于夹竹桃科 Apocynaceae 水壶藤属 Urceola 杜仲藤 Urceola micrantha（Wall. ex G. Don）D. J. Middleton [Ecdysanthera utilis Hayata & Kawakami、Parabarium micranthum（Wall.）Pierre] 的茎皮入药。

【植物特征】攀援灌木。有乳汁。小枝有皮孔。叶对生，椭圆形或卵状椭圆形，长 5~8cm，宽 1.5~3cm，顶端渐尖，基部楔形，全缘；叶柄长约 1.5cm。花淡红色，排成长约 9cm 的聚伞花序；花萼 5 深裂，内面基部有时有少数腺体，裂片披针形；花冠坛状，裂片 5，在花蕾中内褶，开花后伸直；雄蕊 5，生于花冠筒的基部，花药粘生于柱头上，花丝极短；花盘环状，肉质。蓇葖基部膨大，向顶端渐狭尖；种子长约 2cm，有一束长约 4cm 的种毛。花期 3~6 月；果期 7~12 月。

【生境】生于山谷、疏林或密林、灌木丛、水旁等处。

【分布】台湾、福建、海南、广东、湖南、广西、云南、四川等地。印度、尼泊尔、泰国、老挝、越南、日本、马来西亚、印度尼西亚也有分布。

【采集加工】全年可采。剥取茎皮，晒干。

【药材性状】本品呈卷筒状、瓦槽状或不规则片状，厚 3~5mm。外表面深褐色，粗糙，灰白色点状皮孔很明显，栓皮多已刮去，里面较平滑。质脆，易折断，断面有橡胶丝相连。气无，味微涩。以片大、外表面褐色、刮净外皮、断面橡胶丝多者为佳。

【性味归经】味苦、涩，性平；有小毒。归肝、肾经。

【功能主治】祛风活血，强筋骨，健腰膝。治风湿痹痛，腰膝酸软，高血压病。

【用法用量】5~10g，水煎服。外用鲜品捣烂敷患处。

【附方】① 治风湿关节痛：藤杜仲 10g，水煎服。

② 治扭、挫伤，骨折：a. 藤杜仲 10g，水煎服。b. 鲜藤杜仲捣烂敷患处。

③ 治外伤出血：藤杜仲适量，研末撒敷患处。

4.126.22　红杜仲藤

URCEOLAE QUINTARETII CAULIS

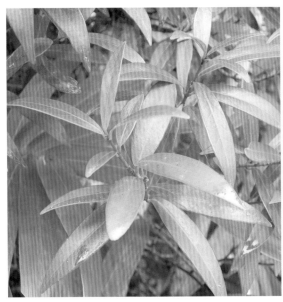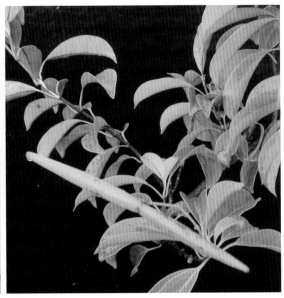

【基原】来源于夹竹桃科 Apocynaceae 水壶藤属 Urceola 红杜仲藤 Urceola quintaretii（Pierre）D. J. Middleton [Parabarium chunianum Tsiang] 的茎藤入药。

【形态特征】攀援藤本，长达 10m；幼枝、总花梗、花梗及花萼外面具长硬毛，老枝无毛，有皮孔。叶腋间及腋内腺体线形，锐尖，长 1mm。叶纸质，椭圆形或卵圆状长圆形，短渐尖，基部楔形，下延至叶柄，长 4.5~7cm，宽 2.2~3cm，叶面亮绿色，幼时叶背具白霜，老时灰绿色，具散生黑色乳头状圆点；侧脉 5~6 对，叶面几扁平，斜拱上升，近边缘网结，网脉不多；叶柄长 5mm。聚伞花序总状式，顶生或腋生，与叶等长或比叶为长；总花梗直立开展，长 4~5cm，纤弱，着花 14~16 朵；苞片长圆状披针形，锐尖，有缘毛，长 4mm；花梗长 3~5mm；花萼 5 深裂，裂片双盖覆瓦状排列，卵圆状长圆形，长约 2mm，顶端钝，外面具有蜡质点，内面基部有腺体，腺体顶端齿状；花冠近坛状，外面被微毛，花冠筒直径 1.5mm，裂片卵圆形，在花蕾内有一小而膜质的斜形裂片压紧在内，花开后顶端圆形，向右覆盖，长约 1mm；雄蕊着生于花冠筒的基部，花药箭头状；花盘短，肉质，环状不裂或不明显；子房具 2 个心皮，被长柔毛，半埋于花盘中，花柱短，柱头圆锥状，顶端 2 裂。蓇葖双生或有时 1 个不发育，线状披针形，中间略大，向上渐细渐尖，长 4.5~6cm，直径 7mm；种子长圆形，顶端紧缩，基部钝，长 1.3cm，宽 3mm；种毛白色绢质，长 1.5cm。花期 4~11 月；果期 8 月至翌年 2 月。

【生境】生于密林中。

【分布】海南、广东、广西。

【采集加工】夏、秋季采收，茎藤晒干。

【性味归经】味苦、微酸涩，性平；有小毒。

【功能主治】祛风活络，补腰肾，强筋骨。治肾虚腰痛，扭伤，骨折，风湿，阳痿，高血压病。

【用法用量】6~10g，水煎服。

4.126.23　酸叶胶藤

URCEOLAE ROSEAE RADIX ET FOLIUM

【别名】石酸藤、细叶榕藤

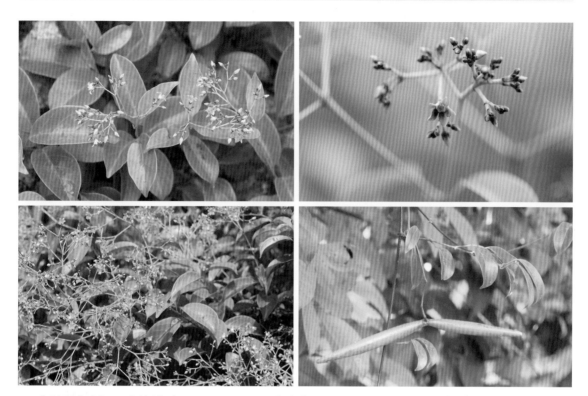

【基原】来源于夹竹桃科 Apocynaceae 水壶藤属 Urceola 酸叶胶藤 Urceola rosea（Hook. et Arn.）D. J. Middleton [Ecdysanthera rosea Hook. et Arn.] 的根和叶入药。

【形态特征】高攀木质大藤本，长达 10m，具乳汁；茎皮深褐色，无明显皮孔，枝条上部淡绿色，下部灰褐色。叶纸质，阔椭圆形，长 3~7cm，宽 1~4cm，顶端急尖，基部楔形，两面无毛，叶背被白粉；侧脉每边 4~6 条，疏距。聚伞花序圆锥状，宽松展开，多歧，顶生，花多朵；总花梗略具白粉和被短柔毛；花小，粉红色；花萼 5 深裂，外面被短柔毛，内面具有 5 枚小腺体，花萼裂片卵圆形，顶端钝；花冠近坛状，花冠筒喉部无副花冠，裂片卵圆形，向右覆盖；雄蕊 5 枚，着生于花冠筒基部，花丝短，花药披针状箭头形，基部具耳，顶端到达花冠筒喉部，腹面贴生于柱头上；花盘环状，全缘，围绕子房周围，比子房短；子房由 2 枚离生心皮所组成，被短柔毛，花柱丝状，柱头顶端 2 裂。蓇葖 2 枚，叉开成近一直线，圆筒状披针形，长达 15cm，外果皮有明显斑点；种子长圆形，顶端具白色绢质种毛。花期 4~12 月；果期 7 月至翌年 1 月。

【生境】生于山地杂木林中。

【分布】长江以南各地。泰国、越南、印度尼西亚也有分布。

【采集加工】夏、秋采收，根晒干备用，叶鲜用。

【性味归经】味酸、微涩，性凉。

【功能主治】利尿消肿，止痛。治咽喉肿痛，慢性肾炎，肠炎，风湿骨痛，跌打瘀肿。

【用法用量】根 15~30g，水煎服。外用鲜叶捣烂敷患处。

4.126.24　蓝树

WRIGHTIAE LAEVIS RADIX ET FOLIUM

【别名】大蓝靛、米木、木蓝、木靛

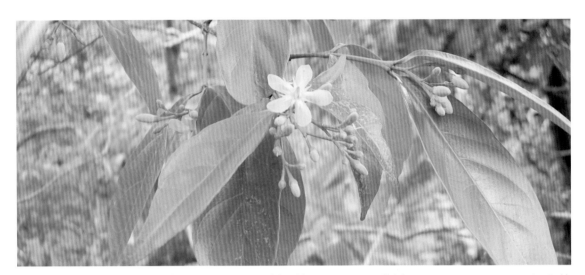

【基原】来源于夹竹桃科 Apocynaceae 倒吊笔属 *Wrightia* 蓝树 *Wrightia laevis* Hook. f. 的根和叶入药。

【形态特征】乔木，高 8~20m，除花外无毛，具乳汁。叶膜质，长圆状披针形或狭椭圆形至椭圆形，稀卵圆形，顶端渐尖至尾状渐尖，基部楔形，长 7~18cm，宽 2.5~8cm，无毛；侧脉每边 5~9（11）条，干后呈缝纫机轧孔状的皱纹；叶柄长 5~7mm。花白色或淡黄色，多朵组成顶生聚伞花序，长约 6cm，宽约 8cm；总花梗长 1cm，无毛至有微柔毛；花梗长 1.0~1.5cm，无毛至有微柔毛；苞片小；花萼短而厚，裂片比花冠筒短，卵形，长 1mm，顶端钝或圆，内面基部有卵形腺体；花冠漏斗状，花冠筒长 1.5~3mm，裂片椭圆状长圆形，长 5.5~13.5mm，宽 3~4mm，具乳头状凸起；副花冠分裂为 25~35 鳞片，呈流苏状，鳞片顶端条裂，基部合生，被微柔毛；雄蕊着生在花冠筒顶端，花药被微柔毛，长 5mm；子房由 2 枚离生心皮组成，无毛，花柱丝状，向上逐渐增大，柱头头状。蓇葖 2 个离生，圆柱状，顶部渐尖，长 20~35cm，直径 7mm，外果皮具斑点；种子线状披针形，长 1.5~2cm，顶端具白色绢质种毛；种毛长 2~4cm。花期 4~8 月；果期 7 月至翌年 3 月。

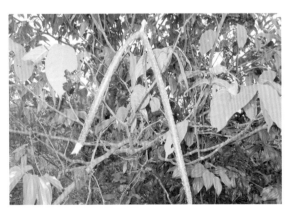

【生境】生于山地疏林中或山谷向阳处。

【分布】香港、广东、海南、广西、云南、贵州。印度、越南、缅甸、泰国、马来西亚、印度尼西亚、菲律宾和澳大利亚也有分布。

【采集加工】夏、秋采收，根、叶鲜用。

【性味归经】微苦、微涩，性凉；有毒。

【功能主治】止血，散瘀消肿。治刀伤，跌打损伤。

【用法用量】内服：泡酒，适量饮。外用鲜品捣烂敷患处。

4.126.25　章表根

WRIGHTIAE PUBESCENTIS RADIX

【别名】九龙木、墨柱根、苦常、土北芪、枝桐木

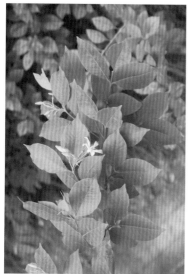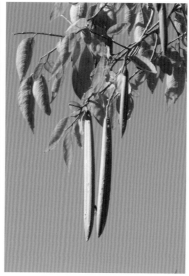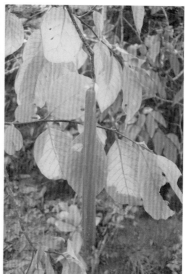

【基原】来源于夹竹桃科 Apocynaceae 倒吊笔属 *Wrightia* 倒吊笔 *Wrightia pubescens* R. Br. 的根入药。

【植物特征】乔木。高 8~20m。小枝纤细，密生黄白色皮孔。叶对生，膜质，卵状长圆形或卵形，长 5.5~10cm，宽达 6cm，顶端骤然短尖或渐尖，基部阔楔尖或有时近圆，全缘，两面被柔毛或仅背脉上被柔毛。花白色、淡黄色或粉红色，数朵组成顶生、长达 5cm 的聚伞花序；萼 5 深裂，里面基部有鳞片状腺体；花冠漏斗状，裂片向左旋卷状排列，副花冠 10 片，鳞片状，有流苏状边缘；雄蕊 5 枚，伸至花冠管口之上，花药箭头形，互相粘连包围着柱头。蓇葖果 2 枚粘生，披针状线形，长 15~30cm，微有斑点；种子多数，倒生，顶端有一束长毛。花期 4~8 月；果期 8 月至翌年 2 月。

【生境】生于低海拔热带雨林中和亚热带疏林中。

【分布】云南、贵州、广西、广东、海南。越南、老挝、柬埔寨、泰国、马来西亚、菲律宾、印度尼西亚和澳大利亚也有分布。

【采集加工】全年可采挖。挖取根部，趁鲜洗净斩成厚片，晒干。

【药材性状】本品多斩成不规则的厚片，外皮土黄色或灰白色，可见不规则的纵皱纹及点状凸起的皮孔。切面皮部质松易剥落，木部黄白色，质轻而硬。气微，味淡。以黄白色、大片者为佳。

【性味归经】味甘，性平。归肝、脾、肺经。

【功能主治】祛风利湿，化痰散结。治颈淋巴结结核，风湿性关节炎，腰腿痛，慢性支气管炎，黄疸性肝炎，肝硬化腹水，带下。

【用法用量】15~30g，水煎服。

【附方】老年性慢性支气管炎：章表根 30g，生姜 6g，水煎，分 2 次服。每日 1 剂。10 日为 1 个疗程。

4.127 萝藦科

4.127.1 马利筋

ASCLEPIATIS CURASSAVICAE HERBA

【别名】莲生桂子花、竹林标、刀口药

　　【基原】来源于萝藦科 Asclepiadaceae 马利筋属 Asclepias 马利筋 Asclepias curassavica L. 的全草入药。

　　【形态特征】多年生直立草本，亚灌木状，高达 80cm，全株有白色乳汁；茎淡灰色，无毛或有微毛。叶膜质，披针形至椭圆状披针形，长 6~14cm，宽 1~4cm，顶端短渐尖或急尖，基部楔形而下延至叶柄，无毛或在脉上有微毛；侧脉每边约 8 条；叶柄长 0.5~1cm。聚伞花序顶生或腋生，有花 10~20 朵；花萼裂片披针形，被柔毛；花冠紫红色，裂片长圆形，长 5mm，宽 3mm，反折；副花冠生于合蕊冠上，5 裂，黄色，匙形，有柄，内有舌状片；花粉块长圆形，下垂，着粉腺紫红色。蓇

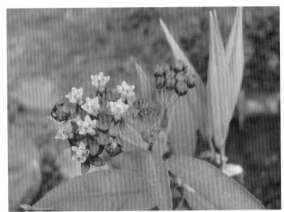 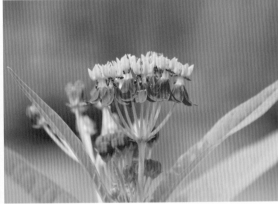

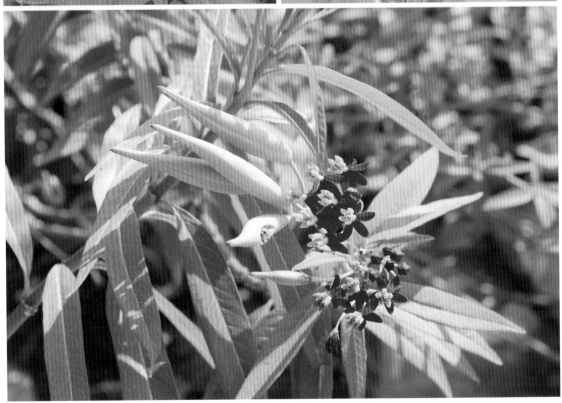

蓇葖披针形，长 6~10cm，直径 1~1.5cm，两端渐尖；种子卵圆形，长约 6mm，宽 3mm，顶端具白色绢质种毛；种毛长 2.5cm。花期几乎全年；果期 8~12 月。

【生境】栽培或逸为野生；生于旷野和村庄附近。

【分布】云南、福建、广西、海南、广东等地有栽培或野生。原产非洲。

【采集加工】夏、秋采收，将全草晒干。

【性味归经】味苦，性寒。

【功能主治】消炎止痛，止血。治乳腺炎，痈疖，痛经。外用治骨折、刀伤、湿疹、顽癣等。

【用法用量】6~9g，水煎服。外用适量鲜品捣烂敷患处。

【附方】① 治痛经：鲜马利筋 30g，水煎服，胡椒为引。

② 治乳腺炎、疮疖：鲜马利筋叶及花捣烂敷患处，同时用全草 6~9g，煎水服。

③ 治湿疹及顽癣：用折断后流出的乳汁搽患处，每日 2 次。

④ 治外伤出血：马利筋花、叶晒干为末或果内种毛撒敷伤口。

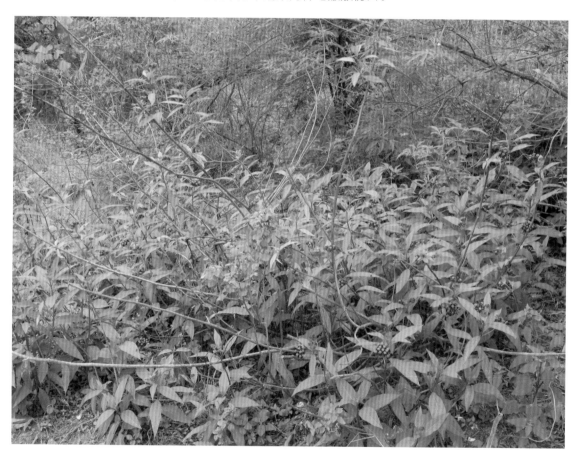

4.127.2 牛角瓜

CALOTROPIS GIGANTEAE FOLIUM

【别名】哮喘树、羊浸树、断肠草

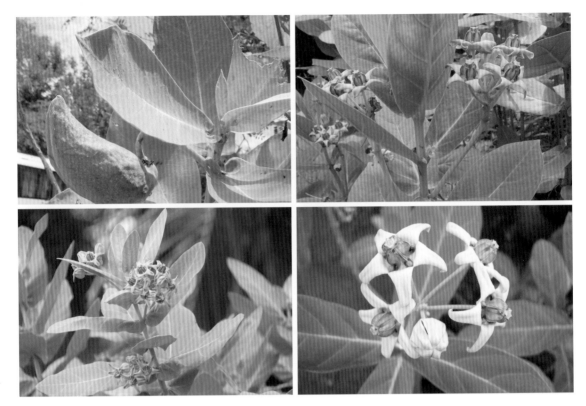

【基原】来源于萝藦科 Asclepiadaceae 牛角瓜属 Calotropis 牛角瓜 Calotropis gigantea（L.）Dry. 的叶入药。

【形态特征】直立灌木，高达 3m，全株具乳汁；茎黄白色，枝粗壮，幼枝部分被灰白色茸毛。叶倒卵状长圆形或椭圆状长圆形，长 8~20cm，宽 3.5~9.5cm，顶端急尖，基部心形；两面被灰白色茸毛，老渐脱落；侧脉每边 4~6 条，疏离；叶柄极短，有时叶基部抱茎。聚伞花序伞形状，腋生和顶生；花序梗和花梗被灰白色茸毛，花梗长 2~2.5cm；花萼裂片卵圆形；花冠紫蓝色，辐状，直径 3~4cm，裂片卵圆形，长 1.5cm，宽 1cm，急尖；副花冠裂片比合蕊柱短，顶端内向，基部有距。菁葖单生，膨胀，端部外弯，长 7~9cm，直径 3cm，被短柔毛；种子广卵形，长 5mm，宽 3mm，顶端具白色绢质种毛；种毛长 2.5cm。花果期几乎全年。

【生境】生于海边和旷野较干燥的地方。

【分布】广东、海南、广西、云南、四川。印度、斯里兰卡、缅甸、越南、马来西亚也有分布。

【采集加工】夏、秋采收，叶鲜用。

【性味归经】味淡、涩，性平；有毒。

【功能主治】祛痰定喘。治哮喘，百日咳，支气管炎。

【用法用量】鲜叶 15~24g，水煎服，或炖猪瘦肉服。

【注意】孕妇忌服。

4.127.3 吊灯花

CEROPEGIAE TRICHANTHAE HERBA

【别名】狭瓣吊灯花

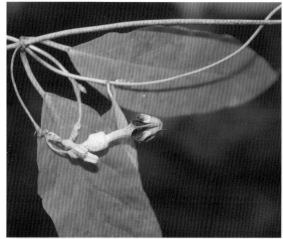
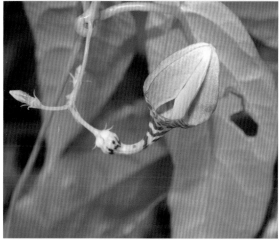
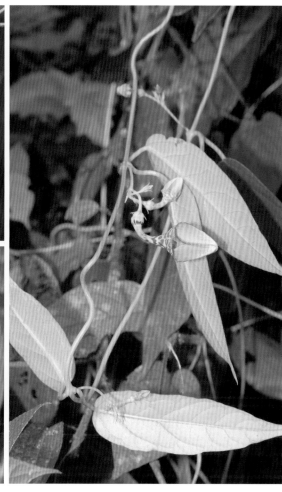

【基原】来源于萝藦科 Asclepiadaceae 吊灯花属 *Ceropegia* 吊灯花 *Ceropegia trichantha* Hemsl. 的全株入药。

【形态特征】草质藤本，无毛；茎纤弱缠绕。叶对生，膜质，长圆状披针形，长 10~13cm，宽 2~3cm，顶端渐尖，基部圆形。聚伞花序着花 4~5 朵；花紫色；萼片披针形；花冠如吊灯状；副花冠 2 轮，外轮具 10 个齿，内轮具 5 个舌状片，具长硬毛；花粉块每室 1 个，直立，内角有 1 个透明膜边。蓇葖长披针形，长达 20cm，直径 5mm；种子具种毛。花期 8~10 月；果期 12 月。

【生境】生于山谷密林下。

【分布】香港、广东、海南、广西、四川、湖南。

【采集加工】夏、秋季采收，全株晒干。

【性味归经】味酸涩，性平。

【功能主治】清热解毒。外用治无名肿毒，癣癖。

【用法用量】煎水洗患处。

4.127.4 白薇

CYNANCHI ATRATI RADIX ET RHIZOMA

【别名】白马尾、硬白薇、山白薇、白马薇

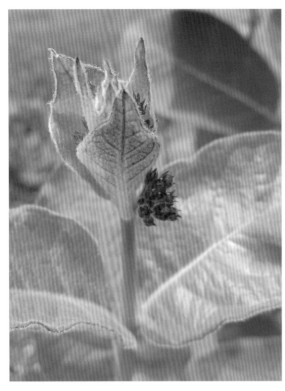
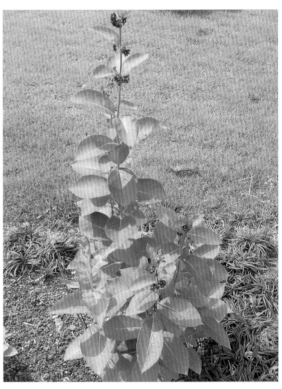

【基原】来源于萝藦科 Asclepiadaceae 鹅绒藤属 *Cynanchum* 白薇 *Cynanchum atratum* Bunge 或蔓生白薇 *Cynanchum versicolor* Bunge 的根和根状茎入药。

【植物特征】A. 白薇：多年生直立草本。高 40~70cm。植物体具白色乳汁。根条状，多数簇生。茎圆柱形，被茸毛。叶对生，膜质，通常卵形，长 5~8.5cm，宽 3~4cm，顶端骤然渐尖或短尖，基部圆或略短尖，两面被茸毛；侧脉每边 6~7 条；叶柄长 5~10mm。聚伞花序腋生，常有花 8~10 朵；花深紫色；花萼 5 深裂，里面基部有腺体；花冠辐状，直径约 1cm，外面和边缘均被毛；副花冠裂片盾状，顶端钝圆；花丝合生成筒状，花药枯，顶端有圆形膜片。蓇葖果单生，中间膨大，顶端渐尖，基部钝形。种子多数，卵圆形，有狭翼；种毛白色。花期 4~7 月；果期 7~9 月。

【生境】生于低海拔山坡或树林边缘。

【分布】东北、华北、中南、华南、西南及陕西。朝鲜、日本也有分布。

【植物特征】B. 蔓生白薇：亚灌木；茎上部缠绕，下部直立，全株被茸毛。叶对生，纸质，宽卵形或椭圆形，长 7~10cm，宽 3~6cm，顶端锐尖，基部圆形或近心形，两面被黄色茸毛，边具缘毛；侧脉 6~8 对。伞形状聚伞花序腋生，近无总花梗，着花 10 余朵；花序梗被茸毛，长仅 1mm，稀达 10mm；花萼外面被柔毛，内面基部 5 枚腺体极小，裂片狭披针形，渐尖；花冠初呈黄白色，渐变为黑紫色，枯干时呈暗褐色，钟状辐形；副花冠极低，比合蕊冠为短，裂片三角形；

花药近菱状四方形；花粉块每室1个，长圆形，下垂；柱头略为凸起，顶端不明显2裂。蓇葖单生，宽披针形，长5cm，直径1cm，向端部渐尖；种子宽卵形，暗褐色，长5mm，宽3mm；种毛白色绢质，长2cm。花期5~8月；果期7~9月。

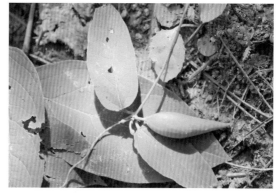

【生境】生长于海拔100~500m的山地灌木丛中及溪流旁。

【分布】吉林、辽宁、河北、河南、四川、山东、江苏和浙江等地。

【采集加工】春、秋二季采挖，洗净，晒干。

【药材性状】本品根茎粗短，有结节，多弯曲，上面有圆形的茎痕，下面及两侧簇生多数细长的根。根长10~25cm，直径0.1~0.2cm。表面棕黄色。质脆，易折断，断面皮部黄白色，木部黄色。气微，味微苦。以根粗壮、表面棕黄色者为佳。

【性味归经】味苦、咸，性寒。归胃、肝、肾经。

【功能主治】清热凉血，利尿通淋，解毒疗疮。治阴虚潮热，热病后期低热不退，尿路感染。

【用法用量】5~10g，水煎服。

【附方】① 治阴虚潮热：白薇、银柴胡、地骨皮各9g，生地黄15g，水煎服。

② 治火眼（急性结膜炎）：白薇10g，水煎服。

③ 治肺实鼻塞，嗅觉功能不佳：白薇、款冬花、贝母（去心）各10g，百部60g，研为末，每次3g，用米汤送服。

④ 治风湿关节痛：白薇、臭山羊、大鹅儿肠根各25g，泡酒服。

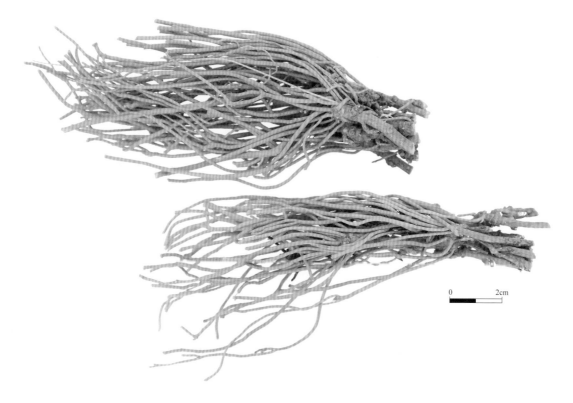

4.127.5 牛皮消

CYNANCHI AURICULATI RADIX

【别名】飞来鹤、耳叶牛皮消、隔山消

【基原】来源于萝藦科 Asclepiadaceae 鹅绒藤属 *Cynanchum* 牛皮消 *Cynanchum auriculatum* Royle ex Wight 的根入药。

【形态特征】藤本植物，有乳汁；宿根肥厚；茎被微柔毛。叶对生，阔卵形或卵状长圆形，长4~12cm，宽 4~10cm，顶端渐尖，基部心形，全缘；叶脉羽状。花多朵组成伞房状聚伞花序；花萼裂片 5，呈双盖覆瓦状排列；花冠白色，辐状，裂片反折，内面有毛；副花冠浅杯状，裂片

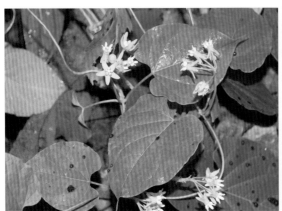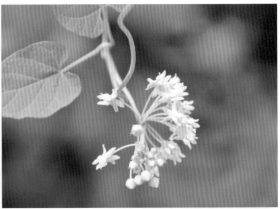

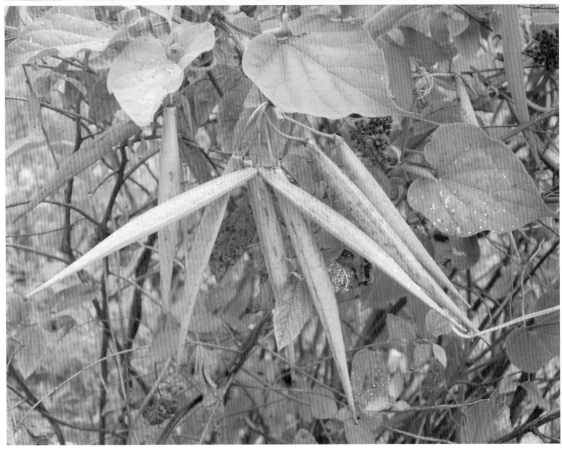

椭圆形，肉质，内面有舌状鳞片；雄蕊 5，与雌蕊合生成合蕊柱；花粉块每室 1 个，下垂；柱头圆锥状，2 裂；无花盘。蓇葖双生，披针形，长约 8cm，直径约 1cm；种子卵状椭圆形，有白色绢质种毛。

【生境】生于山坡林缘及路旁灌丛中、河流、水沟边潮湿地。

【分布】山东、河北、河南、陕西、甘肃、西藏、安徽、江苏、浙江、福建、台湾、江西、湖南、湖北、广东、海南、广西、贵州、四川、云南等地。印度也有分布。

【采集加工】秋、冬季采挖根部，洗净，除去须根，晒干。

【药材性状】本品近圆柱形，长纺锤形，或结节状圆柱形，略弯曲，长 10~20cm，直径 1~5cm，淡黄棕色，残留棕色至棕黑色的木栓皮，有明显横长皮孔，具纵皱纹。质坚实而脆，断面较平坦，类白色，粉质，有深黄色呈放射状排列的小针孔。气微，味微甘苦。以个大、体重、富粉质、断面淡黄白色者为佳。

【性味归经】味甘、微苦，性微温；有小毒。归肝、肾经。

【功能主治】补肝肾，益精血，强筋骨，止心痛，兼健脾益气。治肝肾阴虚的头昏眼花、神经衰弱、失眠健忘、须发早白、腰膝酸软、筋骨不健、胸闷心痛及胃和十二指肠溃疡、消化不良、肾炎和小儿高热等。又可治食积腹痛，胃痛，小儿疳积，痢疾。外用治毒蛇咬伤，疔疮。

【用法用量】9~15g，水煎服。外用适量，鲜根或全草捣烂敷患处。

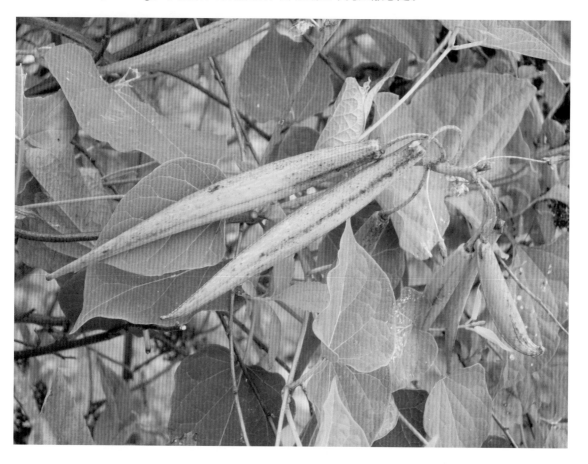

4.127.6 白首乌

CYNANCHI BUNGEI RADIX

【别名】柏氏白前、何首乌

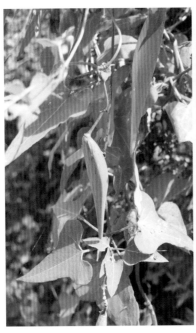
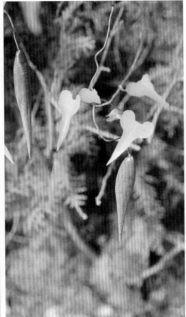
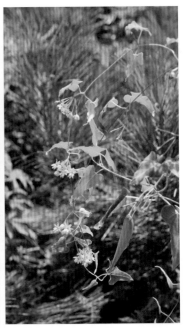

【基原】来源于萝藦科 Asclepiadaceae 鹅绒藤属 *Cynanchum* 白首乌 *Cynanchum bungei* Decne. 的块根入药。

【形态特征】攀援性半灌木。块根粗壮；茎纤细而韧，被微毛。叶对生，戟形，长 3~8cm，基部宽 1~5cm，顶端渐尖，基部心形，两面被粗硬毛，以叶面较密，侧脉约 6 对。伞形聚伞花序腋生，比叶为短；花萼裂片披针形，基部内面腺体通常没有或少数；花冠白色，裂片长圆形；副花冠 5 深裂，裂片呈披针形，内面中间有舌状片；花粉块每室 1 个，下垂；柱头基部 5 角状，顶端全缘。膏葖单生或双生，披针形，无毛，向端部渐尖，长 9cm，直径 1cm；种子卵形，长 1cm，直径 5mm；种毛白色绢质，长 4cm。花期 6~7 月；果期 7~10 月。

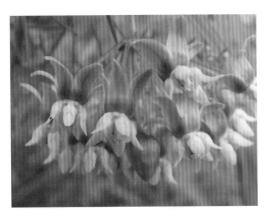

【生境】生于山坡、山谷或河坝、路边的灌木丛中或岩石隙缝中。

【分布】吉林、辽宁、内蒙古、河北、河南、山东、山西、甘肃。朝鲜也有分布。

【采集加工】春、秋季采挖块根，除去泥土，洗净，晒干。

【性味归经】味甘、苦，涩，性微温。

【功能主治】补肝肾，强筋骨，益精血。治久病气虚，贫血，须发早白，风痹，腰膝酸软，神经衰弱，痔疮，肠出血，体虚。

【用法用量】9~15g，水煎服。

4.127.7 刺瓜

CYNANCHI CORYMBOSI HERBA

【别名】乳蚕、小刺瓜、野苦瓜、刺果牛皮消

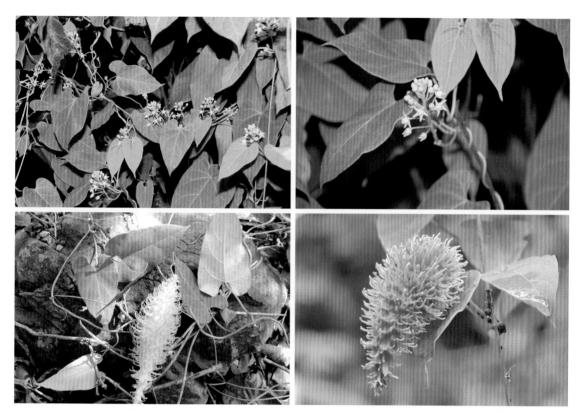

【基原】来源于萝藦科 Asclepiadaceae 鹅绒藤属 *Cynanchum* 刺瓜 *Cynanchum corymbosum* Wight 全草入药。

【形态特征】多年生草质藤本；块根粗壮；茎的幼嫩部分被两列柔毛。叶薄纸质，除脉上被毛外无毛，卵形或卵状长圆形，长 4.5~8cm，宽 3.5~6cm，顶端短尖，基部心形，叶面深绿色，叶背苍白色；侧脉约 5 对。伞房状或总状聚伞花序腋外生，着花约 20 朵；花萼被柔毛，5 深裂；花冠绿白色，近辐状；副花冠大形，杯状或高钟状，顶端具 10 齿，5 个圆形齿和 5 个锐尖的齿互生；花粉块每室 1 个，下垂。蓇葖大形，纺锤状，具弯刺，向端部渐尖，中部膨胀，长 9~12cm，中部直径 2~3cm；种子卵形，长约 7mm；种毛白色绢质，长 3cm。花期 5~10 月；果期 8 月至翌年 1 月。

【生境】生于低海拔的溪边、河边灌丛及疏林中。

【分布】香港、广东、福建、广西、四川、云南。印度、缅甸、越南、柬埔寨、老挝、马来西亚也有分布。

【采集加工】夏、秋采收，将全草晒干。

【性味归经】味甘、淡，性平。

【功能主治】益气，催乳，解毒。治乳汁不足，神经衰弱，慢性肾炎，睾丸炎，血尿，闭经，肺结核，肝炎。

【用法用量】15~30g，水煎服。

4.127.8 白前

CYNANCHI STAUNTONII RHIZOMA ET RADIX

【别名】水杨柳、柳叶白前、竹叶白前

【基原】来源于萝藦科 Asclepiadaceae 鹅绒藤属 Cynanchum 白前 Cynanchum glaucescens (Decne.) Hand.-Mazz. 和柳叶白前 Cynanchum stauntonii (Decne.) Schltr. ex Lévl. 的根及根茎入药。

【植物特征】A. 白前：直立矮灌木。高达 50cm。茎具两列柔毛。叶无毛，长圆形或长圆状披针形，长 1~5cm，宽 0.7~1.2cm，顶端钝或急尖，基部楔形或圆形，近无柄；侧脉不明显，3~5 对。伞形聚伞花序腋内或腋间生，比叶短，无毛或具微毛，着花 10 余朵；花萼 5 深裂，内面基部有腺体 5 个，极小；花冠黄色、辐状；副花冠浅杯状，裂片 5 枚，肉质，卵形，龙骨状内向，其端部倾倚于花药；花粉块每室 1 个，下垂；柱头扁平。蓇葖单生，纺锤形，顶端渐尖，基部紧窄，长 6cm，直径 1cm；种子扁平，宽约 5mm；种毛白色绢质，长 2cm。花期 5~10 月；果期 7~11 月。

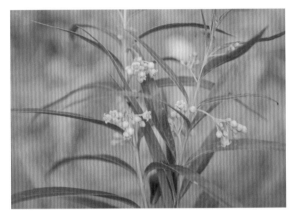

【生境】生于海拔 100~300m 的江边河岸及沙石间，也有在路边丘陵地区的。

【分布】江苏、浙江、福建、江西、湖南、广东、广西和四川等地。

【植物特征】B. 柳叶白前：多年生草本。根状茎细长，匍匐生根；茎直立，细长，圆柱状，灰绿色。单叶对生，叶片线状披针形，长 3~8cm，宽 3~5mm，顶端渐尖，边全缘，上面深绿色，下面淡绿色，两面无毛。花 3~8 朵组成腋生聚伞花序；萼绿色，5 深裂，裂片长约 1mm；花冠辐射状，裂片线形，紫色，长约 5mm；

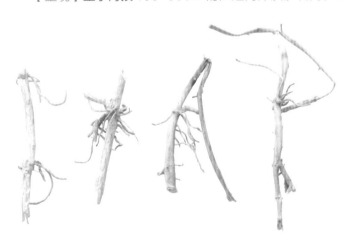

副花冠 5 枚，与花丝基部相连；雄蕊 5 枚，着生于花冠基部。蓇葖果细长，角状，渐尖，长约 7cm；种子多数，黄棕色，顶端有白色丝状茸毛。花期 5~8 月；果期 9~10 月。

【生境】生于低海拔山谷、湿地、水旁以至半浸在水中。

【分布】安徽、浙江、福建、江西、湖南、广西、广东等地。

【采集加工】秋季采收，挖取根及根茎，洗净，晒干。

【药材性状】A. 白前：根茎较短小或略呈块状；表面灰绿色或灰黄色，有节，节间长 1~2cm。质脆，断面髓腔较小。须根纤细弯曲，长达 10cm，直径不足 1mm，分枝较少。气微，味微甜。以根

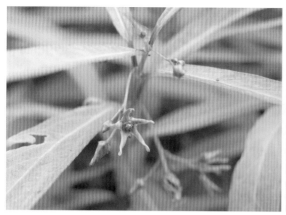
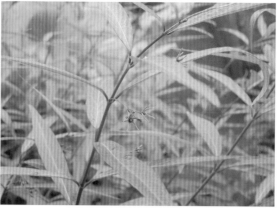

茎粗壮者为佳。

B. 柳叶白前：根茎呈细长圆柱形，稍弯曲，常有分枝，长 4~15cm，直径 1.5~4mm。表面黄白色或黄棕色，平滑或有细皱纹；节明显膨大，节间长 1.5~4cm。质脆，断面中空。根状茎节上丛生纤细而又弯曲的须根，须根长 5~10cm，直径不足 1mm，黄棕色至紫棕色，有多数分枝，常相互交织成团，质脆易断。气微，味微甜。

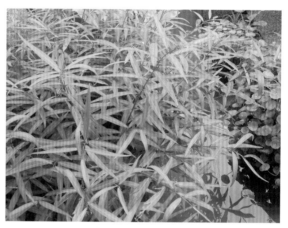

【性味归经】味苦、辛，性微温。归肺经。

【功能主治】降气，消痰，止咳。治感冒咳嗽，支气管炎，气喘，水肿，小便不利。外用治毒蛇咬伤，皮肤湿疹。

【用法用量】3~10g，水煎服。外用适量，鲜草捣烂敷患处。

【附方】支气管炎、咳嗽、哮喘：白前、桔梗、紫菀、百部、紫苏子各 9g，陈皮 6g，水煎服。

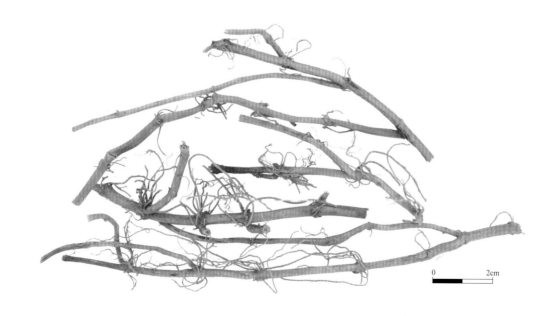

0　　2cm

4.127.9 徐长卿

CYNANCHI PANICULATI RADIX ET RHIZOMA

【别名】寮刁竹、山勺竹、鬼督邮

【基原】来源于萝藦科 Asclepiadaceae 鹅绒藤属 Cynanchum 徐长卿 Cynanchum paniculatum（Bunge）Kitagawa ex Hara [Pycnostelma paniculatum（Bunge）K. Schum.] 的根和根茎入药。

【植物特征】多年生直立草本。高 0.3~1m，有乳汁。须根多数，多至 50 余条。茎纤细，单生或偶尔从根部生少数分枝。单叶对生，纸质，线形或披针形，长 5~13cm，宽 0.5~1.5cm，两端渐尖，边全缘，略反卷，两面无毛或上面被稀疏柔毛；侧脉不明显；叶柄极短或无。花黄绿色，较小，排成顶生、少花圆锥状聚伞花序，花序长约 7cm；萼裂片小，披针形；花冠 5 深裂，裂片长圆形，长达 4mm，外反，无毛；副花冠杯状，5 裂，生于合蕊冠上。蓇葖果单生，牛角形，长约 6cm；种子长圆形，长约 3mm，顶端具白色、丛生绢质种毛，毛长约 1cm。花期 5~7 月；果期 9~12 月。

【生境】生于阳坡草丛中。

【分布】辽宁、山东、河北、陕西及西南、华中南部、华南地区。日本、朝鲜也有分布。

【采集加工】秋季采挖，除去杂质，阴干。

【药材性状】本品长 30~100cm。须根丛生，着生于短的根头部，根细长圆柱形或绳索状，弯曲不直，长 10~18cm，直径 1~1.5mm。表面棕黄色、灰黄色至淡棕褐色，有细的纵皱纹。干燥时质脆，稍潮变柔韧，折断面白色，中央有细小黄色木质心，粉质，存放稍久常见析出闪光的结晶。茎圆柱形，单一，极少有分枝，直径 0.2~0.4cm，少数 0.5cm，有细纵棱和纵沟，灰绿色。质硬而脆，断面中空。叶对生、远生，叶片披针形至线形，青绿色，无毛或有稀疏的柔毛。具浓郁芳香气味，根部尤盛，味辛苦而麻舌。以根多、灰黄色、茎枝少、气芳香浓郁、味辛麻舌者为佳。

【性味归经】味辛，性温。归肝、胃经。

【功能主治】祛风，化湿，止痛，止痒。治风寒湿痹，风湿关节痛，腰痛，胃痛，牙痛，痛经，毒蛇咬伤，跌打损伤。外用治神经性皮炎，荨麻疹。

【用法用量】3~12g，水煎服。外用适量，鲜品捣烂或干品研粉敷患处。

【附方】① 治风湿关节痛：徐长卿 24~30g，米酒 250g，浸泡 7 日，每日服药酒 60g。

② 治牙痛：a. 徐长卿 12g，水煎服。服时先用药

液漱口 1~2 分钟再咽下。b. 徐长卿适量，烘干，粉碎成细粉，每次 1.5~3g，每日 2 次。

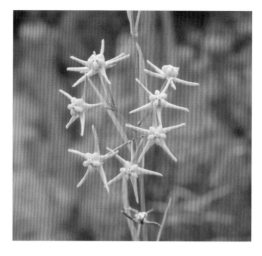

③ 治毒蛇咬伤：a. 徐长卿 500g，广西蛇总管（全草）5000g，阴干，粉碎成细粉，加适量淀粉浆，制粒，干燥，压片，每片含生药材 0.5g。首次服 10~15 片，以后每次 5~8 片，每日 3~4 次，连服 2~4 日。b. 蛇药酒：徐长卿 30g，广西蛇总管（全草）500g，阴干，切小段，用米酒 2.5kg 浸 3 周，备用。首次服 90~120g，以后每次服 30~90g，每日 3~4 次，连服 3~4 日。a 方法和 b 方法可单用，也可交替使用。c. 徐长卿 30g，山梗菜 15g，金线莲 2~3 株，捣烂，取汁调蜜服。多用于治疗五步蛇咬伤。

④ 治神经性皮炎、荨麻疹、湿疹：徐长卿 500g，水煎至适量，加入 0.3% 苯甲酸钠适量，备用。每日 2~4 次，涂患处。

⑤ 治跌打损伤：徐长卿 9g，连钱草 60g，水煎，黄酒兑服。另取鲜品捣烂敷患处。

⑥ 治慢性腰痛：徐长卿、虎杖各 9g，红四块瓦 5g，研末，每次服 0.6~1g，每日 2~3 次。

⑦ 治寒气腹痛：徐长卿 9g，小茴香 6g，水煎服。

⑧ 治血虚经闭：徐长卿 6~9g，煨甜酒内服或炖肉吃，或研末吞服 3g。

⑨ 治小儿高热抽搐：徐长卿 9g，钩藤 4g，水煎服。

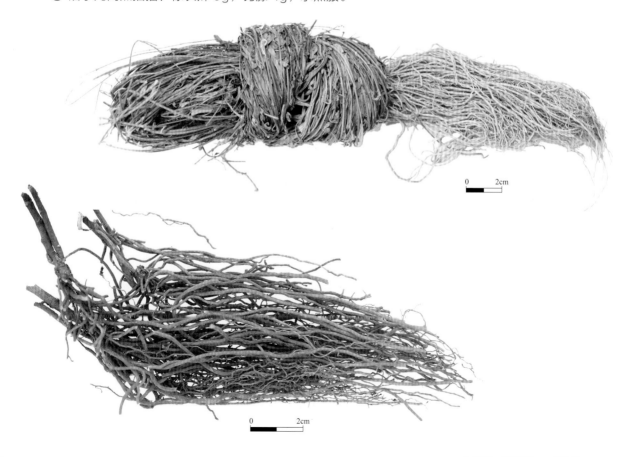

4.127.10 马兰藤

DISCHIDANTHI URCEOLATI HERBA

【别名】假瓜子金、金腰带

【基源】来源于萝藦科 Asclepiadaceae 马兰藤属 *Dischidanthus* 马兰藤 *Dischidanthus urceolatus*（Decne.）Tsiang 的全株入药。

【形态特征】草质藤本；茎灰褐色，被 2 列柔毛。叶薄革质，除中脉外无毛，卵圆形至卵圆状披针形，长 1.5~5cm，宽 1.5~4cm，顶端急尖，基部圆形，稀近心形；侧脉每边 4~5 条；叶柄长 0.4~1.5cm，被短柔毛，顶端具丛生腺体。密集聚伞花序腋生，比叶为短，着花 8~10 朵；花萼裂片卵圆形，除具缘毛外两面无毛，花萼内面基部有 5 个腺体；花冠绿色，坛状，裂片短，顶端急尖；生于花冠上的副花冠位于花冠裂片的弯缺处，加厚，生于雄蕊背部的副花冠为 5 个肉质、小镰刀状直立的裂片；花药顶端具内折的膜片；花粉块长圆状，直立；子房无毛；柱头圆锥状，基部五角形。蓇葖双生，线状圆柱形，长 8cm，直径 5mm；种子卵圆状长圆形，长 6mm，宽 2mm，有边缘，顶端具白色绢质种毛；种毛长 3.5cm。花期 3~9 月；果期 5 月至翌年 2 月。

【生境】生于山地杂木林或山谷、溪边。

【分布】广东、海南、广西。

【采集加工】夏、秋采收，全株切段，晒干。

【性味归经】味辛、苦，性微温。

【功能主治】活血止痛，通乳止崩。治咽喉炎，风湿腰痛，肾虚腰痛，妇女红崩、白崩，跌打损伤。

【用法用量】6~9g，水煎服。

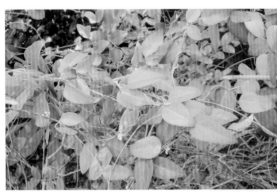

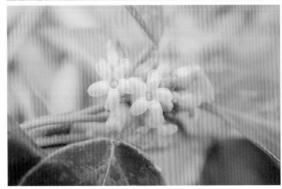

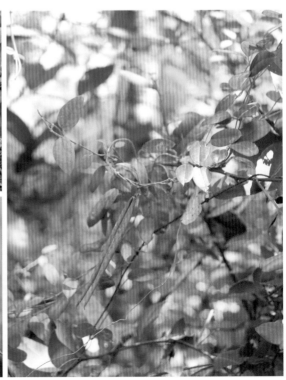

4.127.11 眼树莲

DISCHIDIAE CHINENSIS HERBA

【别名】上树瓜子、瓜子金、石仙桃、小耳环、乳汁藤

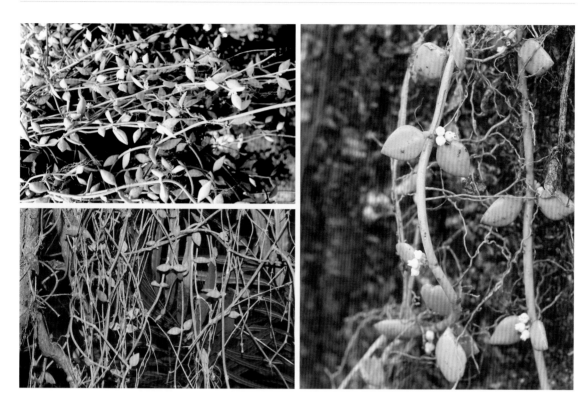

【基原】来源于萝藦科 Asclepiadaceae 眼树莲属 *Dischidia* 眼树莲 *Dischidia chinensis* Champ. ex Benth. 的全株入药。

【形态特征】藤本，常攀附于树上或石上，全株含有乳汁；茎肉质，节上生根，绿色，无毛。叶肉质，卵圆状椭圆形，长 1.5~2.5cm，宽 1cm，顶端圆形，无短尖头，基部楔形，叶柄长约 2mm。聚伞花序腋生，近无柄，有瘤状凸起；花极小，花萼裂片卵圆形，长和宽约 1mm，具缘毛；花冠黄白色，坛状，花冠喉部紧缩，加厚，被疏长柔毛，裂片三角状卵形，钝头，长和宽约 1mm；副花冠裂片锚状，具柄，顶端 2 裂，裂片线形，展开而下折，其中间有细小圆形的乳头状凸起；花粉块长圆状，直立，花粉块柄顶端增厚。蓇葖披针状圆柱形，长 5~8cm，直径 4mm；种子顶端具白色绢质种毛。花期 4~5 月；果期 5~6 月。

【生境】生于山地杂木林或山谷、溪边。

【分布】广东、海南、广西。

【采集加工】夏、秋季采收，将全株晒干。

【性味归经】味甘、微酸，性寒。

【功能主治】清肺化痰，凉血解毒。治肺结核，支气管炎，百日咳，咯血，痢疾，小儿疳积。外用治跌打肿痛，疮疖肿毒，毒蛇咬伤。

【用法用量】9~15g，水煎，冲蜜糖服。外用适量，捣烂敷患处。水煎外洗，可治小儿脓疱疮。

4.127.12 南山藤

DREGEAE VOLUBILIS CAULIS

【别名】假夜来香、各山消、苦凉菜

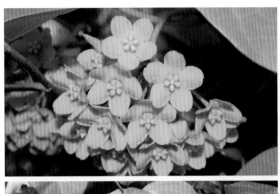
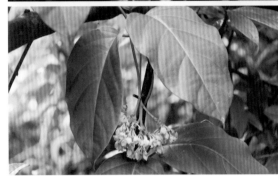
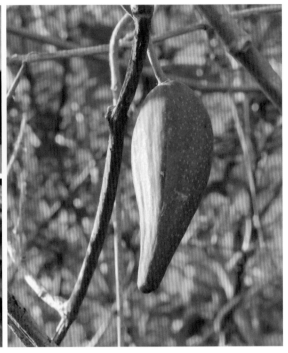

【基原】来源于萝藦科 Asclepiadaceae 南山藤属 Dregea 南山藤 Dregea volubilis（Linn. f.）Benth. ex Hook. f. 的茎藤入药。

【形态特征】木质大藤本；茎具皮孔，枝条灰褐色，具小瘤状凸起。叶宽卵形或近圆形，长7~15cm，宽5~12cm，顶端急尖或短渐尖，基部截形或浅心形，无毛或略被柔毛；侧脉每边约4条；叶柄长2.5~6cm。花多朵，组成伞状聚伞花序，腋生，倒垂；花序梗长2~4cm，被微毛；花梗长2~2.5cm；花萼裂片外面被柔毛，内面有腺体多个；花冠黄绿色，夜吐清香，裂片阔卵形，长约8mm，宽6mm；副花冠裂片生于雄蕊的背面，肉质膨胀，内角呈延伸的尖角；花粉块长圆形，直立；子房被疏柔毛，花柱短，柱头厚而顶端具圆锥状凸起。蓇葖披针状圆柱形，长12cm，直径约3cm，外果皮被白粉，具多皱棱条或纵肋；种子阔卵形，长1.2cm，宽6mm，扁平，有薄边，棕黄色，顶端具白色绢质种毛；种毛长4.5cm。花期4~9月；果期7~12月。

【生境】生于山地林中，常攀援于大树上。

【分布】云南、贵州、广西、广东、海南、台湾等地。印度、越南、泰国、马来西亚、印度尼西亚、菲律宾也有分布。

【采集加工】夏、秋季采收，茎藤晒干。

【性味归经】味苦、辛，性凉。

【功能主治】清热，消炎，止吐。治感冒，气管炎，妊娠呕吐，食管癌，胃癌。

【用法用量】6~30g，水煎服，或研粉每次3g，日服2~3次。

【注意】孕妇忌服。

4.127.13 天星藤

GRAPHISTEMMATIS PICTI HERBA

【别名】骨碗藤、鸡脚果、大奶藤

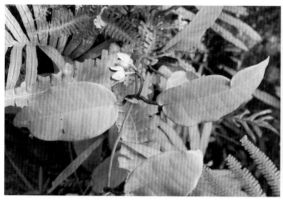 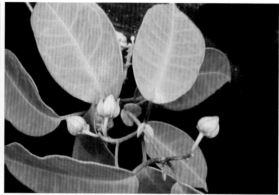

【基原】来源于萝藦科 Asclepiadaceae 天星藤属 Graphistemma 天星藤 Graphistemma pictum（Champ. ex Bentham）Benth. et Hook. f. ex Maxim. 的全株入药。

【形态特征】木质藤本。具乳汁，全株无毛。托叶叶状，抱茎，圆形或卵圆形，有明显的脉纹，长 1~3.5cm，宽 0.8~1.5cm。叶长圆形，长 6~20cm，宽 2.5~7cm，顶端渐尖或急尖，基部近心形或圆形，叶面深绿色，叶背浅绿色；侧脉每边约 10 条，扁平；叶柄扁平，长 1~4.5cm，顶端丛生小腺体。花序开始为伞形状聚伞花序，后伸长为单歧或二歧总状式聚伞花序，着花 3~12 朵；花序梗长 1.5~5cm；花梗长 0.5~1.5cm；花蕾卵珠状；花长 1.2cm，直径 2cm；花萼裂片卵圆形，长 4mm，宽 2mm，钝头，具缘毛，花萼内面基部有 5 个腺体；花冠外面绿色，内面紫红色，有黄色的边，花冠筒很短，裂片长圆形，长 8~10mm，宽 3~4mm，边缘具细缘毛；副花冠生于合蕊冠上，比花药短，环状 5 裂，裂片侧向外卷；花药顶端有圆形膜片，贴盖着柱头；子房无毛，柱头五角状，顶端凸起。蓇葖通常单生，木质，披针状圆柱形，长 9~11cm，直径 3~4cm，上部渐狭，基部膨大；种子卵圆形，长 1.3cm，棕色，有膜质的边缘，顶端具白色绢质种毛；种毛长 4cm。花期 4~9 月；果期 7~12 月。

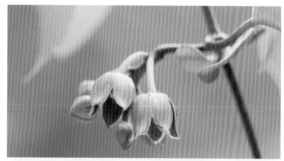

【生境】生于中海拔的山地林中。

【分布】香港、广东、海南、广西。越南也有分布。

【采集加工】夏、秋季采收，将全草晒干。

【性味归经】味辛，温。归肝、肺、肾经。

【功能主治】活血散瘀，通经下乳。治跌打损伤，骨折，乳汁不下。

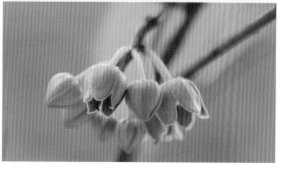

【用法用量】15~20g，水煎服。外用鲜品捣烂敷患处。

4.127.14 匙羹藤

GYMNEMATIS SYLVESTRIS RADIX SEU CAULIS ET FOLIUM

【别名】武靴藤、金刚藤、蛇天角、饭杓藤

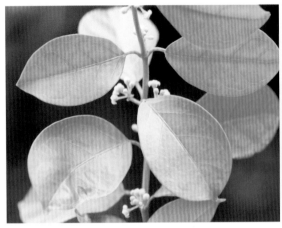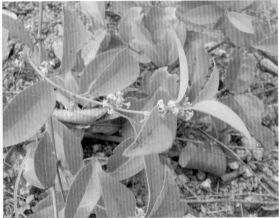

【基原】来源于萝藦科 Asclepiadaceae 匙羹藤属 Gymnema 匙羹藤 Gymnema sylvestre (Retz.) Schult. 的全株入药。

【形态特征】木质藤本。长达 4m，具乳汁；茎皮灰褐色，具皮孔，幼枝被微毛，老渐无毛。叶倒卵形或卵状长圆形，长 3~8cm，宽 1.5~4cm，仅叶脉上被微毛；侧脉每边 4~5 条，弯拱上升；叶柄长 3~10mm，被短柔毛，顶端具丛生腺体。聚伞花序伞形，腋生，比叶短；花序梗长 2~5mm，被短柔毛；花梗长 2~3mm，纤细，被短柔毛；花小，绿白色，长和宽约 2mm；花萼裂片卵圆形，钝头，被缘毛，花萼内面基部有 5 个腺体；花冠绿白色，钟状，裂片卵圆形，钝头，略向右覆盖；副花冠着生于花冠裂片弯缺下，厚而成硬条带；雄蕊着生于花冠筒的基部；花药长圆形，顶端具膜片；花粉块长圆形，直立；柱头宽而短圆锥状，伸出花药之外。蓇葖卵状披针形，长 5~9cm，基部宽 2cm，基部膨大，顶部渐尖，外果皮硬，无毛；种子卵圆形，薄而凹陷，顶端截形或钝，基部圆形，有薄边，顶端轮生的种毛白色绢质；种毛长 3.5cm。花期 5~9 月；果期 10 月至翌年 1 月。

【生境】生于低海拔至中海拔的林中、灌木丛中。

【分布】浙江、台湾、福建、广东、海南、广西、云南。印度、越南、印度尼西亚、澳大利亚和非洲热带也有分布。

【采集加工】夏、秋季采收，全株晒干。

【性味归经】味苦，性平。

【功能主治】清热解毒，祛风止痛。治风湿关节痛，痈疖肿毒，毒蛇咬伤。

【用法用量】9~30g，水煎服。

【注意】孕妇慎用。

4.127.15 醉魂藤

HETEROSTEMMAE ALATAE RADIX SEU HERBA

【别名】野豇豆、老鸦摆

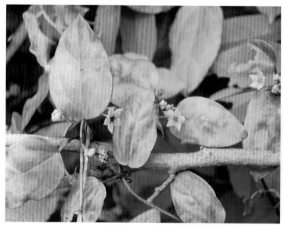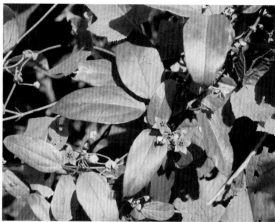

【基原】来源于萝藦科 Asclepiadaceae 醉魂藤属 Heterostemma 醉魂藤 Heterostemma alatum Wight 的根或全株入药。

【形态特征】木质藤本。长达 4m；茎有纵纹及两列柔毛，老时渐落无毛。叶纸质，宽卵形或长卵圆形，长 8~15cm，宽 5~8cm，顶端渐尖，基部圆形或阔楔形，稀近心形，幼嫩时两面均被微毛，尤以背面脉上为多，老渐光滑无毛；3~5 基出脉，初成翅形，后渐扁平，侧脉每边 3~4 条，纤细，顶端弯曲；叶柄扁平，长 2~5cm，粗壮，被柔毛，顶端具丛生小腺体。伞形聚伞花序腋生，长 2~6cm，着花 10~15 朵；花序梗粗壮，被微毛；花梗长 1~1.5cm，被微毛；苞片和小苞片卵形，长和宽约 5mm；花蕾卵圆形，顶端钝；花直径 1cm；花萼裂片卵形，长和宽约 1mm，花萼内面基部有小腺体；花冠黄色、辐状，外面被微毛，内面无毛，花冠筒长 4~5mm，裂片在未开时顶端彼此黏合，开后则成镊合状排列，三角状卵圆形，长和宽 4~5mm；副花冠 5 片，星芒状，从合蕊冠伸出平展于花冠上，副花冠裂片呈长舌状，基部狭小，顶端钝，可达花冠的弯缺处；花药方形，顶端具透明膜片；花粉块近方形，直立，内角顶端具三角形的薄膜边；子房长圆形，无毛，柱头平坦，基部 5 棱，蓇葖双生，线状披针形，长 10~15cm，直径 5~10mm，外果皮灰色，无毛，具纵条纹；种毛长 3cm。花期 4~9 月；果期 6 月至翌年 2 月。

【生境】生于海拔 1200m 以下的山地林中，常见于山谷、水旁阴湿处。

【分布】广东、海南、广西、云南、贵州、四川。印度、尼泊尔也有分布。

【采集加工】夏、秋季采收，根、全株晒干。

【性味归经】味辛，性平。

【功能主治】除湿，解毒，截疟。治风湿，脚气，疟疾，胎毒。

【用法用量】10~15g，水煎服。

【附方】① 治风湿、脚气：醉魂藤根 15g，水煎服。或用全株煎水洗患处。

② 治胎毒：醉魂藤根及花椒少许，用菜油煎后搽患处。

③ 治疟疾：醉魂藤根 6g，煎鸡蛋吃。

4.127.16 球兰

HOYAE CARNOSAE CAULIS SEU FOLIUM

【别名】雪球花、金雪球、绣球花藤

【基原】来源于夹竹桃科 Asclepiadaceae 球兰属 Hoya 球兰 Hoya carnosa（L. f.）R. Br. 的全草入药。

【形态特征】攀援灌木，附生于树上或石上；茎节上生气根。叶对生，肉质，卵圆形至卵圆状长圆形，长 3.5~12cm，宽 3~4.5cm，顶端钝，基部圆形；侧脉不明显，约有 4 对。聚伞花序伞形，腋生，着花约 30 朵；花白色，直径 2cm；花冠辐状，花冠筒短，裂片外面无毛，内面多乳头状突起；副花冠星状，外角急尖，中脊隆起，边缘反折而成 1 孔隙，内角急尖，直立；花粉块每室 1 个，伸长，侧边透明。蓇葖线形，光滑，长 7.5~10cm；种子顶端具白色绢质种毛。花期 4~6 月；果期 7~8 月。

【生境】生于平原或山地，附生于树木或石上，亦有栽培于庭园中。

【分布】云南、广西、广东、福建、台湾。世界热带和亚热带地区有栽培或野生。

【采集加工】夏、秋季采收，将全草晒干。

【性味归经】味微苦，性平。

【功能主治】清热解毒，祛风除湿。治流行性乙型脑炎，肺炎，支气管炎，睾丸炎，风湿性关节炎，小便不利。外用治痈肿疔疮。

【用法用量】15~30g，水煎服。外用适量鲜品捣烂敷患处。

【附方】治大叶性肺炎、支气管炎：球兰 30g，捣烂绞汁，调蜂蜜或水煎服。

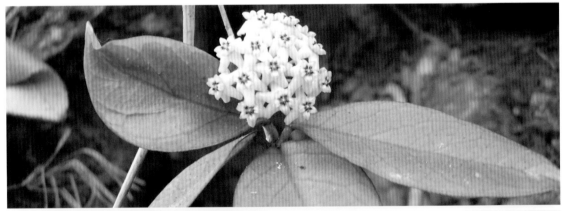

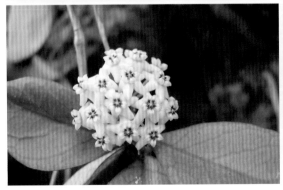
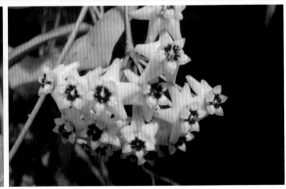

4.127.17 黑鳗藤

JASMINANTHEI MUCRONATAE CAULIS

【别名】华千金子藤、史惠藤、博如藤

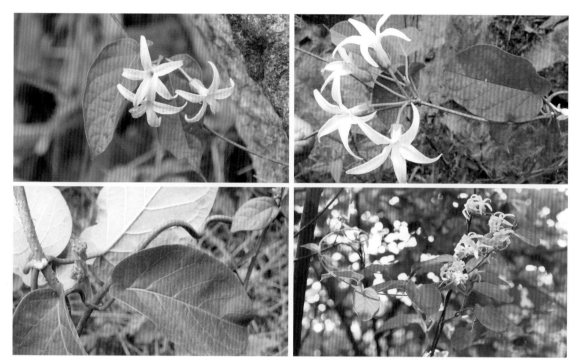

【基源】来源于萝藦科 Asclepiadaceae 黑鳗藤属 Jasminanthes 黑鳗藤 Jasminanthes mucronata（Blanco）W. D. Stevens & P. T. Li[Stephanotis mucronata（Blanco）Merr.] 的藤茎入药。

【形态特征】藤本，长达 10m；枝被短柔毛。叶纸质，卵圆状长圆形，长 7~12cm，宽 4.5~8cm，基部心形，嫩叶被微毛，老时脱落；侧脉每边约 8 条，斜曲上升，在叶缘前网结；叶柄长 2~3cm，被短柔毛，顶端具丛生腺体。聚伞花序假伞形状，腋生或腋外生，常有花 2~4 朵，稀多朵；花序梗长 1.5~2cm；花梗长 2~3cm；小苞片卵圆形，长和宽约 1mm，外面被短柔毛；花萼裂片长圆形，长 7mm，钝头；花冠白色，含紫色液汁，花冠筒圆筒形，长 2cm，外面无毛，内面基部具 5 行 2 列毛，花冠裂片镰刀形，长 3cm，宽 5mm，展开；合蕊柱比花冠筒短；副花冠 5 片，着生于雄蕊背面，比花药为短；花药顶端膜片长卵圆形，粘闭于柱头；花粉块每室 1 个，卵圆形，直立，花粉块柄横生，着粉腺宽卵形；子房无毛，卵圆形，心皮离生，胚珠每室多个花柱短，膨大，柱头膨大，基部五角形，顶端不明显 2 裂。蓇葖长披针形，长 12cm，直径 1cm，渐尖，无毛；种子长圆形，长约 1cm，顶端具白色绢质种毛；种毛长约 2.5cm。花期 5~6 月；果期 9~10 月。

【生境】生于海拔 500m 以下林中。

【分布】广东、香港、广西、贵州、四川、湖南、福建、浙江、台湾。菲律宾也有栽培。

【采集加工】夏、秋采收，藤茎晒干。

【性味归经】味苦，性平。

【功能主治】补虚益气，调经。治产后虚弱，经闭，腰骨酸痛。

【用法用量】10~15g，水煎服。

4.127.18 华萝藦

METAPLEXIS HEMSLEYANAE HERBA

【别名】奶浆藤、奶浆草、倒插花

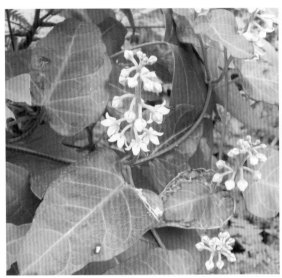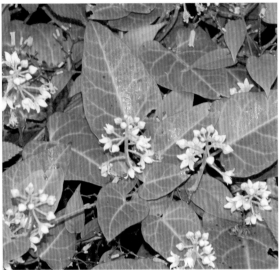

【基原】来源于萝藦科 Asclepiadaceae 萝藦属 *Metaplexis* 华萝藦 *Metaplexis hemsleyana* Oliv. 的全草入药。

【形态特征】多年生草质藤本，长 5m，具乳汁；枝条具单列短柔毛，节上更密，直径 3mm。叶膜质，卵状心形，长 5~11cm，宽 2.5~10cm，顶端急尖，基部心形，叶耳圆形，长 1~3cm，展开，两面无毛，或叶背中脉上被微毛，老时脱落，叶面深绿色，叶背粉绿色；侧脉每边约 5 条，斜曲上升，叶缘前网结；具长叶柄，长 4.5~5cm，顶端具丛生小腺体。总状式聚伞花序腋生，一至三歧，6~16 朵花；总花梗长 4~6cm，被疏柔毛；花梗长 5~10mm，被疏柔毛；花白色，芳香，长 5mm，直径 9~12mm；花蕾阔卵状，顶端钝或圆形；花萼裂片卵状披针形至长圆状披针形，急尖，与花冠等长；花冠近辐状，花冠筒短，裂片宽长圆形，长约 5mm，顶端钝形，两面无毛；副花冠环状，着生于合蕊冠基部，5 深裂，裂片兜状；花药近方形，顶端具圆形膜片；花粉块长圆形，下垂，花粉块柄短，基部膨大；心皮离生，胚珠每心皮多个；柱头延伸成 1 长喙，高出花药顶端膜片之上，顶端 2 裂。蓇葖双生，长圆形，长 7~8cm，直径 2cm，外果皮粗糙被微毛；种子宽长圆形，长 6mm，宽 4mm，有膜质边缘，顶端具白色绢质种毛；种毛长 3cm。花期 7~9 月；果期 9~12 月。

【生境】生于山谷林中。

【分布】陕西、河北、四川、湖北、湖南、广东、江西、贵州、云南、广西。

【采集加工】夏、秋季采收，将全草晒干。

【性味归经】味甘、涩，性微温。

【功能主治】温肾助阳，益精血。治肾阳亏虚，畏寒肢冷，腰酸膝软，阳痿遗精，缺乳，宫冷不孕。

【用法用量】15~30g，水煎服。

4.127.19 夜来香

TELOSMAE PROCUMBENTIS FLOS ET FRUCTUS

【别名】夜兰香

【基原】来源于萝藦科 Asclepiadaceae 夜来香属 Telosma 夜来香 Telosma procumbens（Blanco）Merrill [Telosma cordata（Burm. f.）Merr.] 的叶、花及果实入药。

【形态特征】藤本。植株纤细；小枝被柔毛，老时无毛，略有皮孔。叶膜质，卵状长圆形至宽卵形，长 6.5~9.5cm，宽 4~8cm，顶端短渐尖，基部深心形；叶脉被微毛，基脉 3~5 条，侧脉每边约 6 条；叶柄长 1.5~5cm，顶端丛生 3~5 个小腺体。花芳香，夜间更浓；萼片长圆状披针形，外面被微毛；花冠黄绿色，喉部被长柔毛，裂片长圆形，被缘毛；副花冠裂片膜质，子房无毛。果披针形，长 7~10cm，无毛；种子宽卵形，长约 8mm。花期 5~8 月；果期冬季。

【生境】栽培于田野上。

【分布】现南方各省区均有栽培。原产我国华南地区。

【采集加工】夏、秋季采收，叶、花、果晒干备用。

【性味归经】味甘、淡，性平。

【功能主治】清肝明目，去翳，拔毒生肌。治急、慢性结膜炎，角膜炎，角膜翳，麻疹引起的结膜炎。鲜叶外用治已溃疮疖脓肿，脚臁外伤糜烂。

【用法用量】3~6g，水煎服。鲜叶外用，适量，用开水烫后贴之。治脚臁外伤糜烂，用鲜叶捶猪肥肉敷患处。

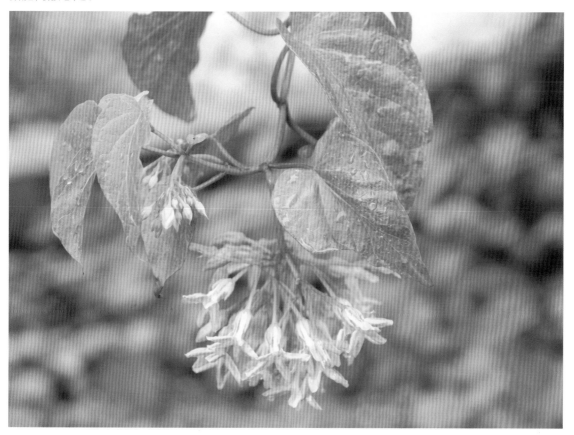

4.127.20 七层楼

TYLOPHORAE FLORIBUNDAE RADIX

【别名】多花娃儿藤、双飞蝴蝶、老君须

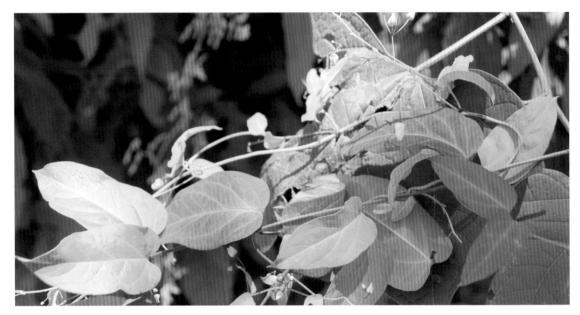

　　【基原】来源于萝藦科 Asclepiadaceae 娃儿藤属 Tylophora 七层楼 Tylophora floribunda Miq. 的根入药。

　　【形态特征】多年生缠绕藤本，具乳汁；根须状，黄白色；全株无毛；茎纤细，分枝多。叶卵状披针形，长 3~5cm，宽 1~2.5cm，顶端渐尖或急尖，基部心形，叶面深绿色，叶背淡绿色，密被小乳头状凸起；侧脉每边 3~5，叶背凸起，明显；叶柄纤细，长约 5mm。聚伞花序广展，腋生或腋外生，比叶长；花序梗曲折；花淡紫红色，小，直径约 2mm；花萼裂片长圆状披针形，花萼内面基部有 5 个腺体；花冠辐状，裂片卵形；副花冠裂片卵形，贴生于合蕊冠基部，钝头，顶端达花药的基部，花药菱状四方形，顶端有圆形膜片；花粉块每室 1 个，近球状，平展；子房无毛；柱头盘状五角形，顶端小凸起。蓇葖双生，叉开度 180°~200°，线状披针形，长 5cm，直径 4mm，无毛；种子近卵形，棕褐色，无毛，顶端具白色绢质种毛；种毛长 2cm。花期 5~9 月；果期 8~12 月。

　　【生境】生于山地灌木丛中。

　　【分布】陕西、江苏、浙江、湖北、湖南、广东、江西、福建、贵州、广西。日本、朝鲜也有分布。

　　【采集加工】夏、秋季采收，根晒干。

　　【性味归经】味辛，性温；有小毒。

　　【功能主治】祛风化痰，通经散瘀。治小儿惊风，白喉，支气管炎，月经不调，毒蛇咬伤，跌打损伤。

　　【用法用量】6~9g，水煎服。外用适量捣烂敷患处。

　　【附方】治支气管炎：七层楼 9g，瓜子金 6~9g，水煎，加蜜糖 30g 调服。

4.127.21 人参娃儿藤

TYLOPHORAE KERRII RADIX

【别名】土人参、土牛七、山豆根

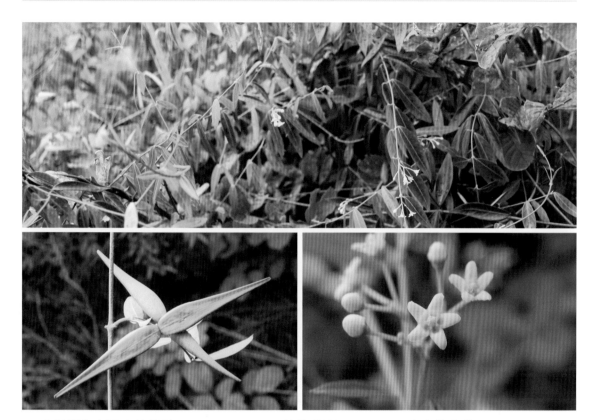

【基原】来源于萝藦科 Asclepiadaceae 娃儿藤属 Tylophora 人参娃儿藤 Tylophora kerrii Craib 的根入药。

【形态特征】柔弱攀援小灌木；须根丛生。除花外，全株无毛。叶薄膜质，线形或线状披针形，长5.5~7.5cm，宽4~11cm，渐尖，基部圆形；侧脉每边4~6条，不甚明显；叶柄长3cm。伞房状聚伞花序腋外生，长2~4cm；小苞片小，卵形，有缘毛；花小，白色，长和直径2~4cm；花萼裂片三角形，有边毛，花萼内面基部有5个腺体；花冠辐状，外面无毛，内面具疏柔毛，裂片长圆形；副花冠裂片卵形，隆肿成凸圆状，顶端达花药的基部；花药顶端具圆形膜片；花粉块每室1个，圆球状，近直立，花粉块柄平展；子房卵圆状，无毛；柱头盘状五角形，顶端有细尖头。蓇葖单生，线状披针形，长11cm，直径1cm，灰褐色，光滑；种子长圆形，长8cm，有边缘，顶端具黄白色种毛；种毛长2.5cm。花期5~8月；果期8~12月。

【生境】生于海拔800m以下的草地、山谷、溪边密林或灌木丛中。

【分布】福建、广东、广西、贵州、云南。越南、泰国也有分布。

【采集加工】夏、秋季采收，根晒干。

【性味归经】味辛，性平。

【功能主治】清肝明目，行气止痛。治视物昏花，胃腹疼痛。

【用法用量】6~10g，水煎服。

4.127.22 通天连

TYLOPHORAE KOI RADIX ET RHIZOMA

【别名】乳汁藤、双飞蝴蝶、信宜娃儿藤

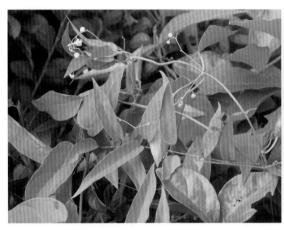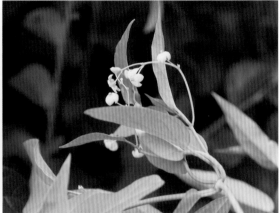

【基原】来源于萝藦科 Asclepiadaceae 娃儿藤属 Tylophora 通天连 Tylophora koi Merr. 的全株入药。

【形态特征】攀援灌木,全株无毛。叶薄纸质,长圆形或长圆状披针形,大小不一,小叶长 4~5cm,宽 1cm,大叶长 8~11cm,宽 2~4cm,通常长 8cm,宽 2.5cm,顶端渐尖,有时具细尖头,小叶的基部圆形、钝或截形,大叶的基部心形或浅心形;侧脉每边 4~5 条;叶柄长 8~15mm,扁平。聚伞花序近伞房状,腋生或腋外生;花序梗长 4~11cm,曲折;花梗纤细;花黄绿色,直径 4~6mm;花萼 5 深裂,内面基部有腺体 5 个,裂片长圆形,边缘透明;花冠近辐状,花冠筒短,裂片长圆形,具不明显的 4~5 条脉纹;副花冠裂片卵形,贴生于合蕊冠的基部,肉质隆起,钝头,高达花药之半;花粉块每室 1 个,近球状,平展;子房无毛,柱头略凸起,顶端不明显 2 裂。蓇葖通常单生,线状披针形,长 4~9cm,直径 5mm,无毛;种子卵圆形,顶部具白色绢质种毛;种毛长 1.5cm。花期 6~9 月;果期 7~12 月。

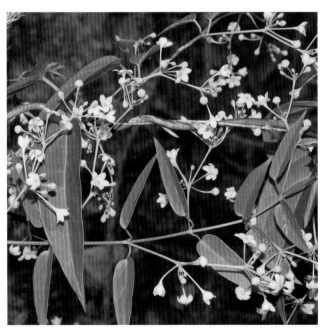

【生境】生于林下或灌木丛中。

【分布】海南、广东、湖南、广西、云南。越南也有分布。

【采集加工】夏、秋季采收,全株晒干。

【性味归经】味苦,性平。

【功能主治】解毒,消肿。治感冒,跌打伤,毒蛇咬伤,疮疖。

【用法用量】1.5~3g,水煎服。外用鲜品捣烂敷患处。

4.127.23 三十六荡

TYLOPHORAE OVATAE RADIX

【别名】三十六须、三十六根

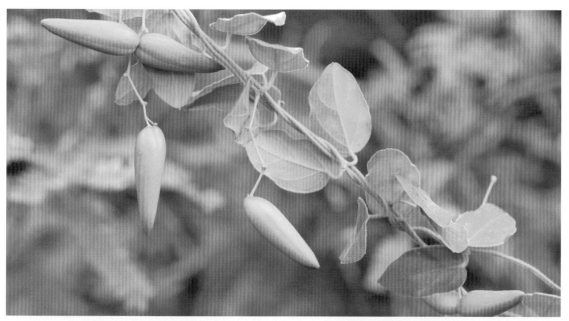

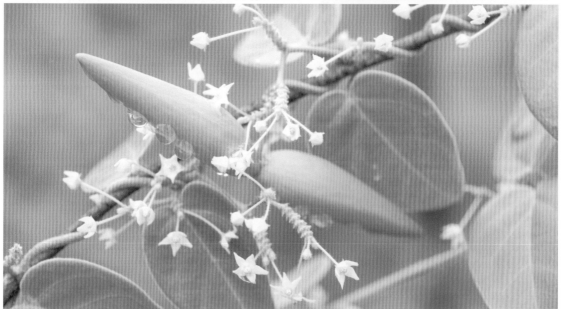

【基原】来源于萝藦科 Asclepiadaceae 娃儿藤属 Tylophora 娃儿藤 Tylophora ovata（Lindl.）Hook. ex Steud. 的根入药。

【形态特征】攀援灌木，有乳汁，全株被锈色柔毛。叶卵形，长 2.5~6cm，宽 2~5.5cm，顶端短尖，基部浅心形；侧脉明显，每边约 4 条，花小，5 数，整齐，淡黄色，直径约 5mm，多朵排成伞房状聚伞花序；萼裂卵形，有缘毛，内面基部无腺体；花冠辐状，裂片长圆状披针形，两面被毛；副花冠裂片卵形，贴生于合蕊冠上，背部肉质，隆起；花药顶端有圆形膜片，弯向柱头；

花粉块每室 1 个；心皮 2，柱头五角状，顶端扁。蓇葖双生，圆柱状披针形，长 4~7cm，直径 7~12cm；种子卵形，长约 1mm，具长约 3cm 的绢毛。花期 4~8 月；果期 8~12 月。

【生境】生于海拔 900m 以下的山地灌木丛中或杂木林中。

【分布】台湾、湖南、广东、广西、云南。印度、缅甸、老挝、越南也有分布。

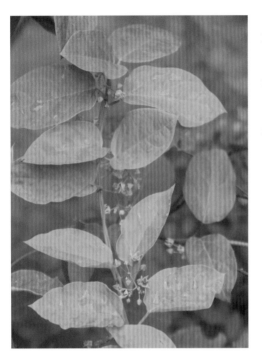

【采集加工】全年可采，以夏、秋开花前采收较好。挖取根部，抖净泥沙，晒干。

【药材性状】本品根头部呈结节状，上端有残茎，下端丛生细根。多达 20~30 条；根细长，稍弯曲，长 10~15cm，直径 1~1.5mm，表面黄白色至黄棕色，具细纵皱纹。体轻，质脆，易折断，断面灰白色，粉质，木质部淡黄白色。气微香，味辛，嚼之有麻舌感。以根条长、粉质，断面灰白色者为佳。

【性味归经】味辛，性温；有毒。

【功能主治】祛风除湿，散瘀止痛，止咳定喘，解蛇毒。治风湿筋骨痛，跌打肿痛，咳嗽，哮喘，毒蛇咬伤。

【用法用量】3~9g，水煎服。外用适量，鲜根捣烂敷患处。

【注意】孕妇及体弱者忌用。

【附方】① 治慢性气管炎：娃儿藤（提取总碱，相当原生药 6g）加少量水及少量盐酸（或硫酸）至 pH6 左右，搅匀使全部溶解；另取葫芦茶浸膏（相当原生药 27g）加开水适量搅拌使溶，两液混合调匀，并加白糖 6g 及 0.1% 尼泊金（先用乙醇溶解），共配制 30ml，为成人 1 日量，分 3 次服，每次 10ml。10 天为一个疗程。

② 治眼镜蛇咬伤：鲜娃儿藤（全草）适量，捣烂，调酒，由上而下擦患处（留出伤口不擦）。

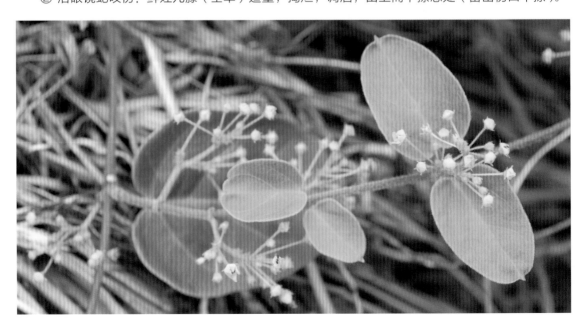

4.128 杠柳科

4.128.1 白叶藤

CRYPTOLEPIS SINENSIS RADIX ET CAULIS

【别名】红藤仔、飞扬藤

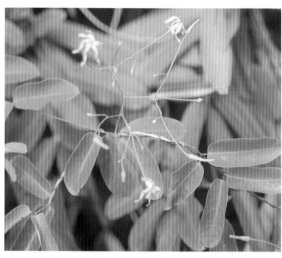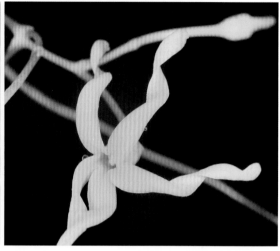

【基原】来源于杠柳科 Periplocaceae 白叶藤属 Cryptolepis 白叶藤 Cryptolepis sinensis（Lour.）Merr. 的全株入药。

【形态特征】柔弱木质藤本，具乳汁；小枝通常红褐色，直径约 1mm，无毛。叶长圆形，长 1.5~6cm，宽 0.8~2.5cm，两端圆形，顶端具小尖头，无毛，叶面深绿色，叶背苍白色；侧脉纤细，每边 5~9 条；叶柄长 5~7mm。聚伞花序顶生或腋生，比叶长；花蕾长圆形，顶端尾状渐尖；花萼裂片卵圆形，长 1mm，花萼内面基部有 10 个腺体；花冠淡黄色，花冠筒圆筒状，长 5mm，花冠裂片长圆状披针形或线形，比花冠筒长 2 倍，向右覆盖，顶端旋转；副花冠裂片卵圆形，生于花冠筒内面；花粉器匙形，粘于柱头上；心皮离生，无毛，花柱短，柱头宽圆锥状。蓇葖长披针形或圆柱状，长达 12.5cm，直径 6~8mm；种子长圆形，长约 1cm，宽 2mm，棕色，顶端具白色绢质种毛。花期 4~9 月；果期 6 月至翌年 2 月。

【生境】生于丘陵山地灌丛中。

【分布】台湾、湖南、广西、广东、海南、云南、贵州。印度、缅甸、老挝、越南也有分布。

【采集加工】夏、秋季采收，全株晒干。

【性味归经】味甘、淡，性凉；有小毒。

【功能主治】清热解毒，散瘀止痛，止血。治肺结核咯血，肺热咯血，胃出血，毒蛇咬伤，疮毒溃疡，疥疮，跌打刀伤。

【用法用量】9~15g，水煎服。外用鲜品捣烂外敷。

【附方】治毒蛇咬伤、疮疡溃疡：鲜白叶藤 9~15g，捣汁冲酒服，并用鲜品适量捣烂外敷。

参考文献

[1] 中华人民共和国药典：一部 [S]. 北京：中国医药科技出版社，2020.

[2] 中国药用植物：1~30 册 [M]. 北京：化学工业出版社，2015-2020.

[3] 谢宗万，等. 全国中草药汇编：上册 [M]. 北京：人民卫生出版社，1975.

[4] 谢宗万，等. 全国中草药汇编：下册 [M]. 北京：人民卫生出版社，1975.

[5] 《广东中药志》编辑委员会. 广东中药志：第一卷 [M]. 广州：广东科技出版社，1994.

[6] 《广东中药志》编辑委员会. 广东中药志：第二卷 [M]. 广州：广东科技出版社，1994.

[7] 叶华谷，等. 华南药用植物 [M]. 武汉：华中科技大学出版社，2013.

[8] 湖南中医药研究所. 湖南药物志：第一辑 [M]. 长沙：湖南人民出版社，1962.

[9] 湖南中医药研究所. 湖南药物志：第二辑 [M]. 长沙：湖南人民出版社，1962.

[10] 湖南中医药研究所. 湖南药物志：第三辑 [M]. 长沙：湖南人民出版社，1962.

[11] 吴征镒，等. 云南中药资源名录 [M]. 北京：科学出版社，1993.

[12] 中国药材公司. 中国中药资源志要 [M]. 北京：科学出版社，1994.

[13] 方鼎，等. 广西药用植物名录 [M]. 南宁：广西人民出版社，1986.

[14] 国家中医药管理局中华本草编委会. 中华本草：蒙药卷 [M]. 上海：上海科学技术出版社，2005.

[15] 国家中医药管理局中华本草编委会. 中华本草：维吾尔药卷 [M]. 上海：上海科学技术出版社，2005.

[16] 易思荣，等. 重庆市药用植物名录 [M]. 重庆：重庆出版社，2009.

[17] 中国药材公司. 中国中药资源 [M]. 北京：科学出版社，1995.

[18] 中国药材公司. 中国中药资源志要 [M]. 北京：科学出版社，1994.

[19] 梁国鲁，易思荣. 金佛山野生药用植物资源 [M]. 北京：中国科学技术出版社，2013.

[20] 陈绍成，谭君，戴传云. 长江三峡天然药用植物志 [M]. 重庆：重庆大学出版社，2016.

[21] 万德光，彭成，赵军宇. 四川道地中药材志 [M]. 成都：四川科技出版社，2005.

[22] 李永和，等. 新疆药用植物野外识别手册 [M]. 乌鲁木齐：新疆人民出版社，2014.

[23] 朱有昌. 东北药用植物 [M]. 哈尔滨：黑龙江科学技术出版社，1989.

[24] 中国科学院中国植物志编辑委员会. 中国植物志1-80（126 册）卷 [M]. 北京：科学出版社，1959-2004.

中文名索引

拉丁名索引